总主编 秦正红 乐卫东 谢志平

自 噬
——生物学与疾病
方法卷
第 3 版

主编 谢志平

科学出版社

北 京

内 容 简 介

本书是国内第一部系统介绍自噬生物学基础和疾病关系的专著。根据自噬研究飞速发展的现状，在前两版的基础上，第3版的内容做了大幅度的调整，分为基础卷、临床卷和方法卷三卷。其中，方法卷为第3版新增，设置初衷在于为广大科研工作者开展细胞自噬相关研究提供实用的参考信息。方法卷对细胞自噬的基本过程进行了简要的介绍，包括自噬的分型、自噬囊泡的形成与降解、自噬的选择性等。经过这些铺垫，其余篇幅重点探讨当前自噬研究常用的模式生物、观察检测方法、自噬调控工具和药物、组学与生物信息学方法等。本书的编者均为活跃在自噬研究领域的一线学者，具有丰富而扎实的自噬理论知识和研究经验。

本书可以作为从事生物学和医药学基础研究的学者和临床医师的参考用书，也适合作为相关专业研究生的教材。

图书在版编目（CIP）数据

自噬：生物学与疾病．方法卷 / 谢志平主编．—3版．—北京：科学出版社，2021.4
ISBN 978-7-03-068383-0

Ⅰ．①自… Ⅱ．①谢… Ⅲ．①人体细胞学—细胞生物学—研究 Ⅳ．① R329.2

中国版本图书馆 CIP 数据核字 (2021) 第 047054 号

责任编辑：戚东桂 / 责任校对：杨 赛
责任印制：肖 兴 / 封面设计：龙 岩

科学出版社 出版
北京东黄城根北街16号
邮政编码：100717
http://www.sciencep.com

三河市春园印刷有限公司 印刷
科学出版社发行 各地新华书店经销
*

2011年4月第 一 版 开本：787×1092 1/16
2021年4月第 三 版 印张：21
2021年4月第三次印刷 字数：480 000

定价：158.00元
（如有印装质量问题，我社负责调换）

《自噬——生物学与疾病·方法卷》编写人员

主 编 谢志平

编 委 （按姓氏汉语拼音排序）

陈　忠　浙江大学

段秀英　浙江大学

樊启文　华中农业大学

葛　亮　清华大学

郭仁鹏　南京农业大学

胡卓伟　中国医学科学院药物研究所

黄　瑞　苏州大学

金彩彩　中国医学科学院药物研究所

来庆璇　上海交通大学

李绘绘　四川大学

梁永恒　南京农业大学

梁中琴　苏州大学

林　芳　苏州大学

林福呈　浙江大学

刘　蓉　南京农业大学

刘春风　苏州大学附属第二医院

刘小红　浙江大学

留筱厦　上海交通大学

卢克锋　四川大学

吕晓希　中国医学科学院药物研究所

乜铁建　空军军医大学

彭　迪　华中科技大学

乔露瑶　中国医学科学院药物研究所

秦正红　苏州大学

荣岳光　华中科技大学

时焕斌　浙江大学

佟　超　浙江大学

王　栋　南方医科大学

吴淑燕　苏州大学

谢志平　上海交通大学

薛　宇　华中科技大学

晏向华　华中农业大学

杨　倩　空军军医大学

杨　怡　杭州师范大学

杨亚萍　苏州大学附属第二医院

叶菁菁　北京大学

张　丽　苏州大学

张翔南　浙江大学

张晓伟　中国医学科学院药物研究所

郑　丽　清华大学

郑　铭　北京大学

郑筱祥　浙江大学

郑艳榕　浙江大学

钟　清　上海交通大学

周吉超　中国医学科学院药物研究所

朱　婧　上海交通大学

朱　林　空军军医大学

Ilya A. Vinnikov　上海交通大学

Nikolai Kovzel　上海交通大学

Ruslan Konovalov　上海交通大学

前　言

自《自噬——生物学与疾病》2015年再版至今，虽仅有短短的五年，但在这几年中，国内自噬的基础研究和临床研究发展迅猛，新发现、新成果层出不穷，新技术、新方法不断涌现。自2015年7月以来，PubMed收录自噬相关学术论文22 401篇，其中中国学者贡献了8860篇。面对新科学、新理论和新技术的挑战，为了紧跟当前自噬研究的前沿，准确把握今后自噬研究的发展方向，我们对《自噬——生物学与疾病》一书进行了再一次修订和充实。

考虑到再版编写工作的延续性，同时兼顾中青年科学家在自噬研究领域中的创新思维和新技术、新方法，第3版由秦正红教授、乐卫东教授和谢志平教授作为共同主编，一同负责再版编写工作。我们有幸邀请到中国科学院樊嘉院士、中国工程院陈香美院士等在内的数十位国内知名专家参与编写工作，他们中既有多年从事自噬基础研究的学者，也有常年工作在临床一线的医生，都是国内自噬研究专业队伍的中流砥柱。同时，本书的编写工作还得到了自噬研究领域国内外权威学者Daniel Klionsky教授、王红阳院士和张宏教授的指导。这些专家学者的研究方向和研究内容各有所长，他们的学术思想将在本书的不同章节中得以呈现，为本书增光添彩。

与前两版相比，第3版在内容上有较大幅度的增加，力图更加全面而系统地介绍自噬的基本理论和临床知识，完整地反映当前自噬研究领域的新进展和新成果。特别需要强调的是，第3版更加注重对自噬研究技术和方法的介绍，在基础卷和临床卷的基础上，增加了方法卷，使得本书实践性更强，有助于初学者快速掌握自噬研究的技术方法和工具。我们期望本书的再版能够让广大读者领略到当前自噬研究领域欣欣向荣的真实面貌和深远广博的研究前景，并为推动国内自噬领域的基础和临床研究提供有益的工具和参考。

同时，为扩大自噬研究的国际影响，我们还委托Springer Nature出版集团出版本书的英文版。尽管本书的内容包括自噬研究的基本理论、基本方法、临床意义和前沿发现，但仍难以全面涵盖自噬领域的方方面面。限于知识水平和文字修养，本书的内容及编辑工作难免存在疏漏和不足之处，恳请广大读者批评指正，以便再版时改正和完善。

秦正红　乐卫东　谢志平

2020年7月

目　　录

第一章　自噬的分型和基本过程 ·······················1
 第一节　各型自噬的基本过程和特点 ·················1
 第二节　选择性自噬的分类和特点 ···················5
第二章　自噬囊泡的起源和形成 ·····················12
 第一节　内膜系统的囊泡运输 ·····················12
 第二节　自噬囊泡膜起源 ·························13
 第三节　内膜系统形变和自噬体前体产生 ···········18
 第四节　自噬体膜组装和形成 ·····················22
第三章　自噬前体的闭合 ·························31
 第一节　自噬前体闭合研究的现状及困难 ···········31
 第二节　判断自噬体状膜结构闭合与否的研究方法 ·····32
第四章　自噬囊泡与溶酶体的融合 ···················39
 第一节　自噬体与溶酶体的膜融合 ·················39
 第二节　自噬内涵体与溶酶体的融合 ···············44
 第三节　自噬体与质膜的融合 ·····················45
第五章　自噬囊泡的转运 ·························48
 第一节　成熟自噬囊泡的转运 ·····················48
 第二节　调控自噬囊泡转运的分子 ·················49
 第三节　影响自噬囊泡转运的因素 ·················53
第六章　自噬降解的选择性机制 ·····················56
 第一节　选择性自噬 ···························56
 第二节　选择性自噬的分子机制 ···················58
第七章　动物、植物和微生物自噬过程的异同 ···········72
 第一节　微生物的自噬过程 ·······················72
 第二节　动物和微生物自噬过程的异同 ·············74
 第三节　植物和微生物自噬过程的异同 ·············77
第八章　自噬研究的光镜技术 ·····················82
 第一节　免疫染色 ·····························82
 第二节　自噬的活细胞成像 ·······················83

第三节　自噬的活体动物成像 ·· 89

第九章　自噬流检测的意义和方法 ··· **93**

第一节　测定 LC3B-Ⅱ 及自噬 / 溶酶体通路相关蛋白表达分析自噬流 ········· 93

第二节　检测 SQSTM1/p62 蛋白评价自噬流 ··· 104

第三节　其他常见的自噬流检测手段 ·· 108

第十章　自噬研究的基因操作技术 ·· **122**

第一节　自噬常用基因信息和小鼠模型 ··· 122

第二节　哺乳动物细胞中的基因沉默技术 ·· 129

第十一章　神经退变背景下 microRNA 对自噬的调控 ··························· **134**

第一节　神经退行性疾病中的 microRNA 对自噬的调控 ······················ 134

第二节　microRNA 调控自噬及其在神经退变中的作用 ······················· 137

第十二章　自噬的生物标志物 ··· **174**

第一节　巨自噬标志物 ··· 174

第二节　选择性自噬标志物 ··· 181

第三节　分子伴侣介导的自噬标志物 ·· 183

第四节　微自噬标志物 ··· 184

第五节　溶酶体标志物 ··· 186

第十三章　自噬活性调节的工具药 ·· **190**

第一节　自噬诱导剂 ·· 190

第二节　自噬抑制剂 ·· 197

第三节　自噬工具药使用的注意事项 ·· 201

第十四章　细胞模型在自噬研究中的应用 ··· **205**

第一节　酵母细胞在自噬研究中的应用 ··· 206

第二节　人类和动物细胞模型在自噬研究中的应用 ······························ 211

第十五章　果蝇和斑马鱼在自噬研究中的应用 ······································· **221**

第一节　果蝇和斑马鱼中自噬的核心机制 ·· 221

第二节　果蝇和斑马鱼中自噬的生理功能 ·· 226

第三节　果蝇中的线粒体自噬 ·· 230

第十六章　自噬基因筛选 ·· **236**

第一节　自噬基因的多物种保守及筛选发现概述 ································· 236

第二节　自噬基因的发现筛选 ·· 238

第十七章　蛋白质组学技术与自噬研究 ·· **248**

第一节　蛋白质组学与自噬研究概述 ·· 248

第二节　基于质谱的蛋白质组学在自噬研究中的应用 ·························· 250

第十八章　生物信息学技术与自噬研究 ·· **259**

第一节 自噬基因的序列分析 ……………………………………………260

第二节 自噬相关组学数据分析 …………………………………………277

第三节 自噬相关数据资源 ………………………………………………297

缩略词表 ……………………………………………………………………**314**

第一章　自噬的分型和基本过程

自噬是真核细胞所特有的细胞内物质成分被溶酶体降解过程的统称。细胞内的物质主要有两种降解途径，一种通过蛋白酶体被降解，另一种通过自噬作用被降解。蛋白酶体主要降解胞内的短寿命蛋白，而自噬则负责长寿命蛋白和一些细胞器的降解利用。自噬是细胞对内外界环境压力变化的一种反应，在某些情况下自噬还可导致细胞死亡，被认为是区别于细胞凋亡（Ⅰ型程序性细胞死亡）的另一种细胞程序性死亡形式（Ⅱ型程序性细胞死亡）。事实上，细胞正常情况下很少发生自噬，除非有诱发因素的存在。这些诱发因素也是研究的热门，既有来自细胞外的，如外界的营养成分缺乏、缺血缺氧、生长因子的浓度降低等；也有细胞内的，如代谢压力、衰老或受损的细胞器、折叠错误或聚集的蛋白质等。由于这些因素的长期存在，细胞保持着一种很低的、基础的自噬活性以维持自稳。所以说自噬是广泛存在于真核细胞中的生命现象，是生物在其发育、老化过程中普遍存在的净化自身多余或受损细胞器的共同机制。生命体借此维持蛋白代谢平衡及细胞环境稳定，这一过程在细胞清除废物、结构重建、生长发育中起重要作用。

自噬有两种不同的分类方法。①根据细胞内底物运送到溶酶体腔方式的不同，哺乳动物细胞自噬可分为三种主要方式：巨自噬（macroautophagy）、微自噬（microautophagy）和分子伴侣介导的自噬（chaperone-mediated autophagy，CMA）（图 1-1）。②近年随着自噬研究的深入，目前又根据自噬对降解底物的选择性将其分为两类：选择性自噬和非选择性自噬。非选择性自噬是指细胞质内的细胞器或其他胞质随机运输到溶酶体降解；而选择性自噬是指对降解的底物具有专一性，根据对底物选择性的不同，其又可以分为以下几类：线粒体自噬（mitophagy）、内质网自噬（reticulophagy）、核糖体自噬（ribophagy）、过氧化物酶体自噬（pexophagy）、细胞核的碎片状自噬（piecemeal autophagy of the nucleus）、聚集体自噬（aggrephagy）、脂质自噬（lipophagy）、异体自噬（xenophagy）等。随着研究的进一步深入，未来可能有更多选择性自噬的类型被发现。

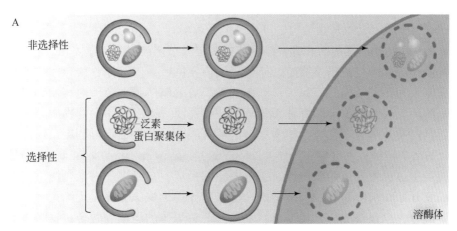

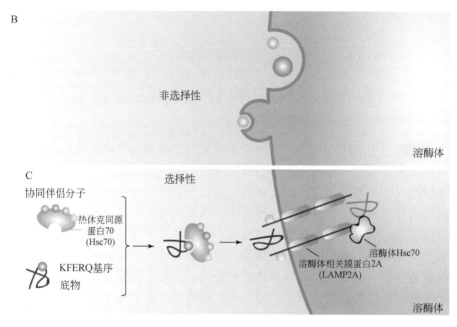

图 1-1　自噬的分型和基本过程

A. 巨自噬；B. 微自噬；C. 分子伴侣介导的自噬

第一节　各型自噬的基本过程和特点

一、巨自噬的基本过程和特点

出于维持细胞内环境稳定的目的，正常情况下细胞巨自噬保持在较低的水平，在饥饿、缺氧等生理应激条件下，巨自噬可以在短时间内被诱导，这种快速调节主要依赖于对自噬关键蛋白的翻译后修饰（如磷酸化和乙酰化）。此外，炎症反应、氧化应激、错误折叠蛋白聚集等病理应激也可以激活巨自噬，因此，巨自噬参与了多种疾病的发生发展。巨自噬活性的升高和降低均很快，以防止细胞过度自噬产生损伤。

细胞质内大量囊泡结构的形成是巨自噬最经典的形态学特征。首先，即将发生自噬的细胞胞质中出现游离的膜性结构，然后不断扩张，但它并不呈球形，而是扁平的，就像一个由双层脂质组成的碗状结构，可在电镜下观察到，被称为吞噬泡（phagophore），其中包裹着变性坏死的细胞器和部分细胞质的双层膜结构被称为自噬体(autophagosome)。关于自噬体膜的起源目前仍不清楚，研究表明内质网、高尔基体、线粒体、细胞膜均可能是自噬体膜和相关结构的来源。自噬体的外膜与溶酶体膜融合，内膜及其包裹的物质进入溶酶体腔，被溶酶体中的多种酶水解。此过程使进入溶酶体中的物质分解为其组成成分（如蛋白质分解为氨基酸，核酸分解为核苷酸），并被细胞再利用，这种吞噬了细胞内成分的溶酶体被称为自噬溶酶体（autophagolysosome or autolysosome）。具体来说，巨自噬的发生过程可分为四个阶段。①分隔膜的形成：在饥饿等因素刺激下，双层膜的杯状分隔膜开始在被降解物的周围形成。②自噬体的形成：分隔膜逐渐延伸，将要被降解的胞质成分完全包绕隔离开，形成自噬体。③自噬体的运输、融合：自噬体形成后将其包裹物运输至溶酶体内，与溶酶体融合形成自噬溶酶体，这一过程并非简单扩散，而是通过细胞骨架微管网络系统的传输实现的。④自噬体的降解：自噬体融合后最终被溶酶体中的水解酶溶解，这一过程依赖于溶酶体中的酸性微环境（成熟溶酶体的 pH 在 4.5 左右，但其周围胞质 pH 为 7.2）。

生物学家们从 20 世纪 90 年代开始利用酵母为模式生物来研究自噬，自噬相关基因中将近一半的基因在酵母、果蝇、线虫、哺乳动物等多细胞物种中都十分保守。为了统一标准，2003 年将这些基因统一命名为 ATG（autophagy-related），用来代表自噬基因及其相对应的蛋白质。哺乳动物自噬基因的命名与酵母相似，但也有个别差异，如酵母的 Atg8 在哺乳动物中被称为微管相关蛋白 1 轻链 3（microtubule-associated protein 1 light chain 3，MAP1LC3/LC3），酵母的 Atg6 在哺乳动物中则被称为 Beclin1。随着研究的深入，许多酵母中自噬相关基因的同源物均已在哺乳动物中找到，并分离鉴定成功，这说明自噬是一个进化保守的过程，其分子机制从酵母到哺乳动物均十分相似。

巨自噬具有以下主要特性。①发展过程迅速：有的细胞被诱导后数分钟即可观察到自噬体形成，数小时后自噬溶酶体基本降解消失。这些快速反应有利于细胞快速适应恶劣环境。②可诱导特性：表现在两个方面，第一是准备阶段自噬相关蛋白的快速合成；第二是执行阶段自噬体的快速大量形成。③批量降解：这是与蛋白酶体降解途径的显著区别。④"捕获"胞质成分的非特异性：由于自噬的速度快、处理量大，因此特异性不是首先考虑的，这与自噬的应急特性是相适应的。⑤保守性：由于自噬有利于细胞的存活，因此无论是物种间还是各细胞类型之间，自噬都普遍被保留下来。

二、微自噬的基本过程和特点

微自噬（microautophagy）是指在溶酶体或酵母液泡表面通过突出、内陷或分隔隔离细胞器的膜来直接摄取胞质、内含物（如糖原）和细胞器（如核糖体、过氧化物酶体）的自噬形式。微自噬的形式与巨自噬不同，溶酶体膜自身变形，包裹吞噬细胞质中的底物。在巨自噬和微自噬两种形式的自噬中，底物被其所包裹的膜性结构带至溶酶体后，均发生膜的迅速降解，进而释放出其中的底物，使溶酶体中水解酶对底物进行有效水解，保证了细胞对底物的再利用。

微自噬发生的过程中液泡膜直接凹陷进而自噬体进入液泡腔内这一步骤是如何发生的目前还不是很清楚。在多泡体（multivesicular body，MVB）形成的时期，微自噬的可溶性细胞质成分内陷。MVB 是指含多个来源于界膜内陷的 50 ～ 80nm 囊泡的内体。在某些情况下，MVB 含水解酶可被认为是发生微自噬的溶酶体或自噬体。尽管微自噬的可溶性物质和巨自噬一样，也是被氮饥饿和雷帕霉素诱导的，过氧化物酶体吞噬内陷也依靠 ATG 蛋白，但是，仍然没有证据表明 ATG 蛋白直接参与了细胞核的碎片状自噬（piecemeal microautophagy of the nucleus，PMN）或者微自噬的过程。

微自噬受 TOR 和 EGO 信号通路（蛋白 Ego1p、Gtr2p 和 Ego3p）的调节。这些通路调节液泡膜的吸收和降解。这些步骤可以补偿微自噬引起的大量膜的流入。这些证据表明，在营养缺乏的情况下，从雷帕霉素诱导的生长停滞到指数生长的转变中，对于保持细胞器的大小和膜的组成，微自噬看起来是必不可少的，它的作用不仅仅是维持细胞的生存。

三、分子伴侣介导的自噬的基本过程和特点

分子伴侣介导的自噬（chaperone-mediated autophagy，CMA），是指在伴侣分子的协助下，溶酶体选择性降解细胞内某些蛋白的一种特殊的自噬方式。与巨自噬和微自噬不同，目前认为 CMA 只在哺乳动物细胞中存在；并且，CMA 的发生不依赖于囊泡的形成，细胞质的可溶性蛋白底物可直接转运入溶酶体。生理状态下，CMA 在大多数组织中都很活跃，如肝脏、大脑、肾脏等。在营养物质（血清和生长因子）缺乏的条件下，CMA 可以被缓慢诱导达到最大活性，且维持相当长的时间，这一点也与巨自噬截然不同。因此，CMA 自噬在维护细胞内环境稳态中发挥了独特的生理作用。

在 20 世纪 80 年代之前，"选择性"和"溶酶体"两个词从来不会被放在一起讨论，人们普遍认为溶酶体降解是一个"批量"的过程。1982 年，Dice 等通过同位素标记的方法发现了核糖核酸酶 A（RNase A）可以被溶酶体选择性降解，首次证实了溶酶体依赖的蛋白质选择性降解方式的存在。随后，他们发现了 RNase A 的选择性降解依赖于其蛋白序列中的 KFERQ 五肽元件。1989 年，Chiang 等发现热休克同源蛋白 70（heat shock cognate protein of 70kDa，Hsc70）可以与含有 KFERQ 元件的蛋白结合，是这种选择性降解途径的重要调节蛋白之一。1996 年，Ana Cuervo 等发现溶酶体膜上的单次跨膜蛋白溶酶体相关膜蛋白 2A（lysosome-associated membrane protein 2A，LAMP2A）是这种选择性降解途径的受体。1997 年，Agarraberas 等发现 Hsc70 也存在于溶酶体基质内，溶酶体内部的 Hsc70 也对该选择性降解途径发挥调控作用。2000 年，Dice 将这种溶酶体依赖的选择性降解方式正式命名为分子伴侣介导的自噬，即 CMA。

CMA 的具体过程可分为以下三个阶段：①底物的识别。Hsc70 识别底物蛋白分子的 KFERQ 元件并与热休克蛋白 90（heat shock protein of 90kDa，Hsp90）、热休克蛋白 40（heat shock protein of 40kDa，Hsp40）一起形成伴侣分子-底物复合体。②底物的去折叠和转位。伴侣分子-底物复合体与 LAMP2A 结合，在伴侣分子的协助下，底物蛋白去折叠；与此同时，多个 LAMP2A 分子寡聚化形成"临时通道"，去折叠的底物分子穿过该通道进入溶酶体。③底物的降解。溶酶体内部的水解酶将底物分解成氨基酸，被细胞再利用，LAMP2A 蛋白与伴侣分子复合体解离，恢复至单体状态。LAMP2A 是 CMA 的主要限速分子，研究表明，饥饿、氧化应激、DNA 损伤、缺氧等刺激均可促进 LAMP2A 蛋白的生成而提高 CMA 活性。高脂饮食则可以降低溶酶体膜上 LAMP2A 的水平，抑制 CMA 活性。此外，多种帕金森病相关的家族突变基因产物可以与其他底物"竞争"LAMP2A，抑制其他底物经 CMA 途径降解，造成多巴胺能神经元蛋白稳态失衡。

CMA 在维护神经元稳态、促进脂质降解、保护线粒体功能、修复 DNA 损伤等方面均发挥显著的作用。但是，CMA 的活性会随着年龄增长而下降，主要表现为 LAMP2A 水平降低，这可能与神经退行性疾病、代谢性疾病、肿瘤等衰老相关疾病的发生密切相关。考虑到 CMA 的上述功能，有效提高衰老机体的 CMA 活性可能是促进生物体健康的重要手段之一。

第二节　选择性自噬的分类和特点

早在 1966 年，Smith 等发现母鼠突然中断哺乳后，其脑垂体的催乳素细胞中出现大量吞噬催乳素颗粒的自噬泡，De Duve 将这种现象称为"分泌自噬"（crinophagy），这可能是最早发现的选择性自噬，只是当时人们并不了解其具体机制。另外，在酵母中，位于过氧化物酶体上的 PEX 14 可以介导特异性的过氧化物酶体自噬。哺乳动物胎儿出生后，由于不能再通过胎盘吸收营养，细胞会通过特异性的自噬来增加糖分解速度，以提供给新生儿更多营养，因此，此时细胞内自噬体中含有大量的糖原，而基本不含线粒体和其他细胞器。选择性自噬需要特异性受体（表 1-1），而非选择性自噬不需要。

表 1-1　各型选择性自噬的受体

	选择性自噬	配体	受体
酵母	Cvt 途径	Ape1（propeptide），Ape4，Ams1	Atg19
	细胞核自噬	细胞核碎片（Nvj1）	Vac8
	线粒体自噬	线粒体	Atg32
	内质网自噬	内质网碎片	Atg39，Atg40
	核糖体自噬	核糖体（Rpl25-Ub）	—
	过氧化物酶体自噬	Pex3/PpPex3，PpPex14	PpAtg30，Atg36
哺乳动物	分子伴侣介导的自噬	含 KFERQ 基序的底物蛋白	Hsc70，LAMP2A
	线粒体自噬	泛素标记的线粒体，FUNDC1，BNIP3，BNIP3L，AMBRA1，FKBP8	OPTN，NDP52，Atg8
	脂质自噬	脂滴	—
	内质网自噬	FAM134B，RTN3，ATL3	Atg8，GABARAP
	核糖体自噬	NUFIP1-ZNHIT3 复合体	Atg8
	糖原自噬	STBD1	GABARAPL1
	过氧化物酶体自噬	过氧化物酶体膜蛋白（PEX14 等）	SQSTM1，NBR1，Atg8
	聚集体自噬	泛素标记的错误折叠蛋白	SQSTM1，NBR1
	异体自噬	病毒衣壳蛋白，泛素标记的细菌	SQSTM1，CALCOCO2，OPTN

在过去的几年里，许多 Atg 蛋白调节作用的选择性自噬过程被陆续发现：过氧化物酶体自噬、线粒体自噬、内质网自噬、核糖体自噬、细胞核的碎片状自噬、脂质自噬、异体自噬等。

一、线粒体自噬

线粒体自噬（mitophagy）指在活性氧（reactive oxygen species，ROS）、营养缺乏、低氧等外界刺激的作用下，细胞内的线粒体发生去极化出现损伤，损伤线粒体被特异性包裹进自噬体中并与溶酶体融合，从而完成损伤线粒体的降解。线粒体自噬是维持线粒体质量和细胞能量代谢平衡的重要生理过程。Elmore 等在使用血清饥饿法刺激大鼠肝细胞时，发现线粒体的自发去极化明显增强，这些去极化的线粒体被特异性地转运到自噬体和自噬溶酶体中降解。线粒体降解的平均时间约为 7 分钟。线粒体是真核动物细胞进行生物氧化和能量转换的主要场所，细胞生命活动所需能量的 80% 是由线粒体提供的，因此，有人将线粒体比喻为细胞的"动力工厂"。虽然线粒体的氧化磷酸化是一个比糖酵解更为高效的产能过程，但这个过程会伴随着 ROS 的产生。过量的 ROS 会引起线粒体损伤，释放促凋亡因子，引起细胞死亡。即使在正常情况下，一部分线粒体也会因为积累 ROS 而发生损伤。因此，适时清除老化和损伤的线粒体对于细胞的正常生长具有非常重要的作用。

线粒体自噬主要通过 Parkin 依赖途径和 Parkin 非依赖途径两种方式进行。①经典的 Parkin 依赖途径：正常情况下，线粒体外膜蛋白 PINK1（PTEN-induced putative kinase 1）被蛋白酶 PARL（presenilin-associated rhomboid-like protein）不断切割而降解，当线粒体损伤时，膜电位下降，PARL 无法切割 PINK1，导致其在线粒体表面累积，随后招募 E3 泛素连接酶 Parkin 至线粒体，启动线粒体自噬。② Parkin 非依赖途径：与前者不同，该过程不需要 Parkin 转位到受损线粒体。线粒体外膜存在多个含有 LIR（LC3-interacting region）元件的蛋白质，包括 BNIP3（Bcl-2/adenovirus E1B 19kDa interacting protein 3）、NIX/BNIP3L（Bcl-2/adenovirus E1B 19kDa interacting protein 3 like）、FUNDC1（FUN14 domain-containing protein 1）和 AMBRA1（autophagy and Beclin1 regulator 1）等。这些蛋白作为受体与附着在自噬泡膜上的 LC3 结合，将自噬小泡直接连接到将要降解的线粒体上。

二、内质网自噬

Bernales 及其同事首次发现并命名了"内质网自噬"（reticulophagy），这是他们在对未折叠蛋白反应（unfolded protein response，UPR）的研究中发现的。内质网是细胞内蛋白质合成和脂质代谢的重要场所，其大小分布与细胞的功能状态相一致，饥饿、错误折叠蛋白累积、缺氧、病原体感染等刺激及某些药物干预（如衣霉素、毒胡萝卜素等）均可导致内质网功能紊乱、体积增大，即内质网应激。此时内质网自噬也被激活，内质网自噬通过降解受损的内质网及其内容物缓解内质网应激来维持细胞稳态。

作为一种选择性自噬，内质网自噬依赖于其膜表面的 LC3/GABARAP（gamma-aminobutyric acid receptor-associated protein）受体蛋白，在酵母中主要包括 Atg39 和 Atg40，而哺乳动物细胞中则包括 FAM134B（family with sequence similarity 134，member B）、SEC62（translocation protein SEC62）、RTN3L（RHD-containing protein 3L）和 CCPG1（cell-cycle progression gene 1）等。内质网自噬诱因不同，其所激活的受体也不同。FAM134B 和 RTN3L 主要负责饥饿所引发的内质网自噬，而 SEC62 和 CCPG1 则与内质网应激导致的内质网自噬密切相关。内质网功能异常是神经退行性疾病、肿瘤、糖尿病等疾病的重要病理特点，内质网自噬作为维护其功能稳定的重要调节方式，目前已经受到越来越多的关注，但其具体分子调控网络仍有待进一步阐明。

三、核糖体自噬

在营养饥饿的情况下，核糖体降解伴随着其他细胞器的降解。在酵母菌内，这种新的选择性自噬，被命名为核糖体自噬（ribophagy）。核糖体自噬不依赖于自噬基因 *Atg19* 和 *Atg11*。非必需基因的全基因组测试显示 Ubp3/Bre3 参与核糖体自噬的去泛素化过程。长久以来，人们普遍认为在自噬体中出现核糖体是因为非选择性自噬的作用。但是，在某种情形下，核糖体比蛋白质更易降解，显示了一种选择性的降解过程，60S 和 40S 核糖体的降解需要核心的 Atg 系统或者特殊的蛋白质。核糖体的降解是在泛素蛋白酶 Ubp3 或 Bre3 缺失的情况下发生的，表明泛素结合体对核糖体有效传递至液泡起着重要的作用。最新的研究表明，在哺乳动物细胞中，NUFIP1（nuclear fragile X mental retardation-interacting protein 1）可能是核糖体自噬发生的重要调控因子。当用 mTOR 抑制剂 Torin 处理细胞时，NUFIP1 可由细胞核转位至细胞质，NUFIP1 与 ZNHIT3（zinc finger HIT domain-containing protein 3）一起定位于核糖体的核糖核蛋白（ribonucleoprotein）复合体。接着，含有 LIR 元件的 NUFIP1 蛋白与 LC3 结合，将核糖体带至自噬泡，促进核糖体自噬。但关于 mTOR 是如何调控 NUFIP1 功能及是否存在其他的核糖体自噬调节机制，仍有待深入探索。

四、过氧化物酶体自噬

作为一类真核细胞内普遍存在的细胞器，过氧化物酶体中含有过氧化物酶等丰富的酶类，是重要的 ROS 含量调节机器。此外，过氧化物酶体也参与嘌呤合成、脂肪酸氧化、胆汁酸合成等代谢过程。过氧化物酶体的半衰期大概是 2 天，当过氧化物酶体受损时，它们将在细胞质中经自噬途径被降解，即过氧化物酶体自噬（pexophagy）。过氧化物酶体自噬主要通过两种途径进行：①由自噬接头蛋白介导。过氧化物酶体膜表面的多种蛋白，如 PEX3、PEX5、PMP70 被泛素化后招募 p62、NBR1，进而促进过氧化物酶体降解。②由自噬受体蛋白介导。PEX14 等蛋白可直接与 LC3 结合，将过氧化物酶体带至自噬泡。

在形态学上，过氧化物酶体自噬分为微过氧化物酶体自噬和大过氧化物酶体自噬。微过氧化物酶体自噬的过程：首先，空泡膜包围集群；然后，羊膜结构称为微过氧化物酶体自噬膜装置（micropexophagic membrane apparatus，MIPA）出现在集群上的粗糙表面。通过 MIPA 和空泡膜融合完成过氧物酶体集群闭合，转运过氧化物酶体到液泡。大过氧化物酶体自噬的过程：当生长在甲醇介质的细胞被转移到乙醇介质上时，单独的过氧化物酶体被封存在特殊的自噬溶酶体内，称为过氧化物自噬溶酶体，一个接一个被输送到囊泡。

五、细胞核的碎片状自噬

在某些情况下，移除损伤的细胞核或细胞核的非必需部分甚至整个细胞核，对于促进细胞寿命和维持适当的功能是至关重要的。有越来越多的证据证明，真核生物中细胞核的一部分甚至整个细胞核都是通过选择性自噬进行降解的。饥饿或其他应激条件，如 DNA 损伤或细胞周期阻滞都可能诱导细胞核的自噬。营养缺乏会导致部分核被酵母菌液泡降解。比如，在酵母菌中，核的一部分被液泡吞噬，在细胞核与液泡连接处（nucleus-vacuole junction，NVJ），逐渐内陷入酵母菌液泡。NVJ 的形成需要 Nvj1 和 Vac8。而 Atg11、Atg17 和其他核心 Atg 蛋白质在酵母菌液泡形成中也是不可或缺的，这一过程类似于微自噬过程。在酵母菌液泡形成过程中，NVJ 通过液泡膜蛋白 Vac8 与外层核膜蛋白 Nvj1 的交互形成。营养的缺乏导致 Nvj1 水平升高，吸引并锚定蛋白 Osh1，结果部分 NVJ 在液泡内形成一个气泡被排出液泡，并在此过程中被降解。

饥饿 18～24 小时后，另一种类型的细胞核自噬也可能发生，即晚期细胞核自噬（late nucleophagy，LN），该类型的核自噬不需要 Nvj1、Vac8 和 Atg11。Hitoshi 等在酵母中发现 Atg39 是介导该过程的关键蛋白。Atg39 位于核周内质网上，其蛋白序列中含有 LIR 元件，用雷帕霉素处理时，Atg39 的水平升高，招募含 LC3 的自噬泡至细胞核周围，启动 LN。目前尚未在哺乳动物中发现 Atg39 的同源物。此外，细胞微核、包含异位染色体或染色体片段的小结构在基因毒性压力下大量产生，也通过自噬途径降解。

总之，核自噬是通过自噬选择性地从细胞中移除细胞核的组分，它既可以通过巨自噬也可以通过微自噬选择性地降解，这个过程相应被称为细胞核的巨自噬或细胞核的微自噬。在细胞核巨自噬中，自噬体隔离细胞核的这些废弃的组分，接着与液泡或溶酶体融合，最后降解包含的内容物。相比之下，微核自噬通过内陷、突出和（或）空泡的分隔作用或溶酶体限制膜作用直接吞没细胞核组分。然而，在哺乳动物中是否巨自噬和微自噬都介入了细胞核自噬，以及选择性自噬是如何形成的，都还需要进一步阐明。

六、聚集体自噬

聚集体自噬（aggrephagy）的概念最初是由 Overbye 提出来的，是指特异清除细胞内蛋白质的聚集体或包涵体。在细胞中蛋白质聚合是一个持续的过程。一些蛋白质聚合是细胞活动关键过程所需要的；而另一些蛋白质聚合是在错误折叠引起的各种压力应激刺激下产生的。那些损伤无法修复的蛋白质则通过蛋白酶体或自噬溶酶体降解。这些被清除的蛋白聚集体通常已经标记了泛素，并结合了 HDAC6、SQSTM1/p62 和 NBR1，这些蛋白是作为衔接蛋白发挥作用的。

处理错误折叠的蛋白质是为了使细胞维持其正常功能和体内环境的平衡。有三个系统控制蛋白质的质量：分子伴侣蛋白介导的折叠；泛素化蛋白通过蛋白酶体的降解；当上述两个途径都失败后，聚集体自噬作为选择性自噬的一种形式，降解那些已经被泛素标记的蛋白聚集物。在这个过程中，错误折叠的蛋白质逐渐形成大的聚集物，然后形成聚集体（aggresome），再被双层膜包裹，即形成自噬体，这些自噬体最终和溶酶体融合而降解，重新被细胞再利用。

聚集体形成的第一阶段包括错误折叠蛋白或者另外一些不成功的再折叠蛋白质的聚集，它们聚集在一起形成大的不溶性聚集物，转运到微管组织中心（microtubule organizing center，MTOC）后浓缩。这些聚集体可以触发自噬降解：已经被泛素标记的蛋白质由自噬双层膜吞没而成为自噬体，进而被溶酶体降解。

蛋白质聚集的选择性自噬现在已经成为重要的细胞蛋白质质量控制系统。最近十年，自噬相关研究也取得了很大的进展。自噬受体 p62 和 NBR1，以及大的衔接蛋白 ALFY 都在自噬中发挥主要的作用。由于错误折叠蛋白质异常聚集是神经退行性疾病的重要病理学特征，自噬及其信号级联系统在神经退行性疾病的预防和治疗中提供了新颖和有应用前景的治疗靶点。

七、脂质自噬

自噬在多个细胞内成分的降解中发挥作用，但直到最近才发现，细胞质内的脂质小滴（LD）是通过自噬的途径降解的。LD 由磷脂单层和相关各种蛋白质包围一个主要含有甘油三酯和甾醇酯的核心形成。它们是动态的细胞器，可根据不同的环境条件改变其大小和数量，在脂质储存和代谢中起重要作用。LD 可以通过细胞质途径和溶酶体途径两种方式进行代谢，后者即被称为脂质自噬（lipophagy）。

甘油三酯脂肪酶（adipose triglyceride lipase，ATGL）和溶酶体酸性脂肪酶（lysosomal acid lipase，LAL）分别负责水解细胞质和溶酶体中的脂类。LAL 水平下降会导致脂质在溶酶体中蓄积，从而抑制脂质自噬。转录因子 FOXO1 和 TFEB 可以促进 LAL 的生成，此外，TFEB 还会促进自噬相关蛋白和溶酶体其他组分的转录，从而激活脂质自噬。由于 LD 的体积较大，在其进入自噬小体之前通常会断裂成数个较小的 LD，但具体机制仍不清楚。Ana 等研究发现 CMA 负责降解 LD 表面蛋白 PLIN2 和 PLIN3，从而增加 ATGL 在 LD 表面的富集，以促进 LD 经胞质途径降解，此外，ATGL 的富集也可以加快 LD 的断裂，促进 LD 进入自噬泡。这项研究提示 CMA 与脂质自噬之间可能存在复杂的调控关系。LC3、LAMP1、LAMP2B、LAMP2C、Rab7a 等参与了脂质自噬小体与溶酶体的融合。此外，有研究发现，溶酶体和 LD 可以通过 Rab7a 依赖的方式形成短暂接触（"kiss and run"），与微自噬的过程极为相似。

LD 的胞质代谢途径和溶酶体代谢途径之间存在密切联系。ATGL 蛋白序列中含有 LIR 元件，可以与自噬蛋白 LC3 结合，与其他选择性自噬不同的是，这种结合促进了 ATGL 向 LD 表面的分布，以促进脂质经胞质代谢途径降解。ATGL 也会促进 PPARα 和 SIRT1 的功能，促进自噬相关蛋白的转录，进而影响细胞的自噬水平。除了负责脂质的降解过程，自噬相关蛋白在脂质合成中也发挥关键作用。例如，研究发现 LC3 对脂质的形成至关重要，敲除 *atg5* 或 *atg7* 基因会影响脂肪细胞的分化。鉴于自噬在脂质代谢中的关键作用，以自噬相关基因为靶点可能开发出新的代谢性疾病（如肥胖和糖尿病）的干预措施。

八、异体自噬

"Xeno-"代表"异体的"，异体自噬（xenophagy）是指细胞内细菌或病毒的吞噬（选择性吞噬降解细菌和病毒），自噬成为细胞抵抗胞内病原体的重要武器。这在很多哺乳动物实验中已经得到证实。异体自噬的关键作用之一是参与对入侵病原体的第一道防线，通过自噬的机制靶向细胞内细菌和病毒，吞噬胞质或空泡内的细菌都有助于控制细菌在宿主细胞扩散，防止感染的传播；靶向病毒的自噬机制可以保护细胞免于病毒的侵害，自噬将细胞质中的病毒转运到溶酶体中，通过降解病毒发挥抗病毒作用。George Yap 等研究发现寄生虫也可以被宿主细胞的自噬作用消灭。他们认为免疫系统激活了巨噬细胞，进而剥离寄生虫的外膜，吞噬其内部成分而将寄生虫消灭。

　　自噬是细胞抵御病原体感染的重要程序，自噬参与细胞内微生物感染也具有双重作用。一方面，自噬能够降解入侵到细胞内的病原微生物，即以异体自噬的方式清除胞内的病原体；另一方面，某些微生物能够逃避自噬机制而利于自身存活。例如，结核分枝杆菌的 DNA 释放到细胞质后，可以被 STING（stimulator of interferon genes）分子识别，这会促进细菌表面蛋白的泛素化，进而被自噬接头蛋白 p62 和 NDP52 识别，引起异体自噬。而结核分枝杆菌的蛋白 PtpA（tyrosine phosphatase A）则通过调节 VPS33B 的磷酸化抑制自噬体与溶酶体的融合，此外，PtpA 也能抑制 V-ATPase 的功能，导致自噬体成熟障碍。李斯特菌的毒素蛋白 LLO（listeriolysin）可以直接激活异体自噬，而其另外一个蛋白 ActA 则会募集 Arp2/3 复合体，进而抑制细菌表面组分的泛素化和细菌向自噬泡内的转移。

　　因此，深入探讨细胞自噬在细菌病毒感染中的作用机制，有助于阐明病原体的感染过程，为人类通过调控细胞自噬预防和控制感染的发生、发展提供新的思路和方法。

　　综上所述，选择性自噬的发现丰富了自噬的形式，使得人们对自噬的形成机制有了更加充分的认识。然而，目前对于每个细胞器自噬的诱导及作用机制尚未完全阐明，还需要对选择性自噬模型进行进一步研究。

小　　结

　　在过去的十年中，人们对溶酶体的功能产生了新的认识，这种细胞器的真正功能，从一个纯粹的"垃圾处理站"演变为一个复杂和积极的"回收中心"，参与特殊蛋白质细胞水平的调节机制及蛋白质的质量控制。再生的溶酶体系统不仅可实现包裹物"大批"的运输降解，也可以采取有选择性的降解方式。

　　从上面总结的自噬特点中可以看出，自噬过程一旦启动，必须在度过危机后适时停止，否则，其非特异性捕获胞质成分的特性将导致细胞发生不可逆的损伤。这也提醒我们在研究自噬时一定要动态观察，任何横断面的研究结果都不足以评价自噬的活性。目前分子生物学家和细胞生物学家对自噬及自噬性程序性细胞死亡的认识还处于初级阶段，关于自噬参与分子、信号转导过程、病理生理学意义的研究均有待进一步深入。随着一个个谜团的解开，自噬的发生发展过程可受到精细调控，自噬和疾病之间的关系在不久的将来也会被阐明，利用自噬机制发展临床治疗方法将能更好地为人类服务。

（空军军医大学　乜铁建　朱　林　杨　倩，苏州大学　梁中琴　张　丽）

参 考 文 献

Anding A L，Baehrecke E H，2017. Cleaning house：selective autophagy of organelles. Developmental Cell，41（1）：10-22.

Christian P，Sacco J，Adeli K，2013. Autophagy：Emerging roles in lipid homeostasis and metabolic control. Biochimica et Biophysica Acta（BBA）- Molecular and Cell Biology of Lipids，1831（4）：819-824.

Cuervo A M，Wong E，2014. Chaperone-mediated autophagy：roles in disease and aging. Cell Research，24（1）：92-104.

Eberhart T，Kovacs W J，2018. Pexophagy in yeast and mammals：an update on mysteries. Histochemistry and Cell Biology，150（5）：473-488.

Hamasaki M，Furuta N，Matsuda A，et al，2013. Autophagosomes form at ER-mitochondria contact sites. Nature，495（7441）：389-393.

Hayashi-Nishino M，Fujita N，Noda T，et al，2009. A subdomain of the endoplasmic reticulum forms a cradle for autophagosome formation. Nature Cell Biology，11（12）：1433-1437.

Hyttinen J M，Amadio M，Viiri J，et al，2014. Clearance of misfolded and aggregated proteins by aggrephagy and implications for aggregation diseases. Ageing Research Reviews，18：16-28.

Jin M Y，Liu X，Klionsky D J，2013. SnapShot：Selective autophagy. Cell，152（1/2）：368-368. e2.

Kaushik S，Cuervo A M，2015. Degradation of lipid droplet-associated proteins by chaperone-mediated autophagy facilitates lipolysis. Nature Cell Biology，17（6）：759-770.

Kaushik S，Cuervo A M，2018. The coming of age of chaperone-mediated autophagy. Nature Reviews Molecular Cell Biology，19（6）：365-381.

MacIntosh G C，Bassham D C，2011. The connection between ribophagy，autophagy and ribosomal RNA decay. Autophagy，7（6）：662-663.

Mizushima N，Levine B，Cuervo A M，et al，2008. Autophagy fights disease through cellular self-digestion. Nature，451（7182）：1069-1075.

Mukherjee A，Patel B，Koga H，et al，2016. Selective endosomal microautophagy is starvation-inducible in *Drosophila*. Autophagy，12（11）：1984-1999.

Nakatogawa H，Mochida K，2015. Reticulophagy and nucleophagy：New findings and unsolved issues. Autophagy，11（12）：2377-2378.

Sharma V，Verma S，Seranova E，et al，2018. Selective autophagy and xenophagy in infection and disease. Frontiers in Cell and Developmental Biology，6：147.

Villa E，Marchetti S，Ricci J E，2018. No parkin zone：mitophagy without parkin. Trends in Cell Biology，28（11）：882-895.

Wilkinson S，2019. ER-phagy：shaping up and destressing the endoplasmic reticulum. The FEBS Journal，286（14）：2645-2663.

Wyant G A，Abu-Remaileh M，Frenkel E M，et al，2018. NUFIP1 is a ribosome receptor for starvation-induced ribophagy. Science，360（6390）：751-758.

Zechner R，Madeo F，Kratky D，2017. Cytosolic lipolysis and lipophagy：two sides of the same coin. Nature Reviews Molecular Cell Biology，18（11）：671-684.

第二章 自噬囊泡的起源和形成

真核细胞内膜系统是一个连续有机的整体，也在不断发生动态变化。从狭义上看，内膜系统包含内质网（endoplasmic reticulum，ER）、高尔基体（Golgi apparatus）、内体（endosome）、溶酶体（lysosome）、过氧化物酶体（peroxisome）、核膜（nuclear membrane）等。广义上的内膜系统，还包括线粒体（mitochondrion）、叶绿体（chloroplast）等细胞内所有膜结构的细胞器。内膜系统为各种细胞内生化反应的发生提供独特的环境。同时，膜结构的流动性使得该系统内各单元的功能相互协同，并处于动态平衡。内膜系统的结构变化及各种结构之间的相互关联，也影响着细胞内的多种物质代谢途径。从本质上说，自噬囊泡也是真核细胞内膜系统动态变化中的一部分。自 20 世纪 50 年代发现自噬体至今，研究人员一直致力于破解自噬囊泡的起源和产生之谜。随着研究进展，这一谜题正在逐渐解开。本章侧重于介绍关于自噬囊泡膜起源和产生的现有研究结论。

第一节 内膜系统的囊泡运输

在介绍内膜系统细胞器与自噬囊泡起源的关联之前，有必要首先了解一下内膜系统囊泡运输的基本过程。

细胞内部区室化是真核细胞结构和功能的基本特征之一。物质在内膜系统各个组成部分之间的物质传递，一般是通过囊泡运输的方式进行的。不管是将内质网合成的蛋白和脂质通过分泌活动运送到工作部位，还是通过内吞途径将细胞外物质送到溶酶体降解，都要经转运泡转运。转运泡多以有被小泡的形式从膜的特定区域出芽生成。目前研究比较清楚的是三种不同类型的有被小泡，分别为衣被蛋白Ⅱ（COPⅡ）、衣被蛋白Ⅰ（COPⅠ）和网格蛋白（clathrin），这些有被小泡各自具有不同的物质运输作用。

COPⅡ有被小泡介导从内质网向高尔基体的物质运输。真核细胞中，蛋白质在核糖体上合成，并且起始于细胞质，也有一些蛋白质在合成开始不久后便转在内质网上合成。新合成的蛋白经内质网转运至高尔基体，再运输到细胞表面或细胞内其他位置，发挥各自的功能。蛋白从内质网向高尔基体的运输过程，也称为早期分泌途径，这是对蛋白质进行质量控制和分选的重要阶段。蛋白质在内质网经过初步加工后，在内质网排出位点（endoplasmic reticulum exit site，ERES）与 COPⅡ形成囊泡，以出芽的方式排出，并与内质网分离。囊泡随即脱掉 COPⅡ并与内质网－高尔基体中间体（endoplasmic reticulum-Golgi intermediate compartment，ERGIC）进一步融合。蛋白质在内质网－高尔基体中间体内成熟，并形成管状囊泡，再离开内质网－高尔基体中间体，在分子马达蛋白的调控下沿微管运往高尔基体。

COPⅠ包被的囊泡介导细胞内囊泡的逆向运输，主要负责从顺面高尔基体网状区及内质网－高尔基中间体向内质网的囊泡运输。网格蛋白介导蛋白质从高尔基体反面网状结构向质膜、溶酶体等的运输。在细胞内吞途径中，网格蛋白也负责将物质从质膜向胞质及溶酶体运输。

转运泡的形成、运输及与靶膜的融合是一个特异性过程，涉及许多蛋白质的识别、装配、去装配的复杂调控。一直以来，细胞内囊泡转运的机制也引发了众多科学家探索的兴趣。2013年诺贝尔生理学或医学奖被授予发现囊泡转运机制的詹姆斯·罗斯曼（James Rothman）、兰迪·谢克曼（Randy Schekman）和托马斯·聚德霍夫（Thomas Sudhof）三位杰出科学家。

第二节　自噬囊泡膜起源

自噬体的形成是有序的膜形变过程。根据现有研究，该过程主要包括自噬小泡（small autophagosomal vesicle）的生成；自噬小泡运送到吞噬泡组装位点（PAS），又称作前自噬体，相互融合形成杯状吞噬泡（phagophore）；吞噬泡闭合形成双层膜自噬体（autophagosome）（图2-1）。吞噬泡的出现是自噬体囊泡形成的早期事件。吞噬泡在透射电镜下呈新月状或杯状双层膜结构，有包绕胞质成分的趋势。吞噬泡延展、包裹、封闭胞质成分后，形成双层膜结构的自噬体。有时，也将吞噬泡称为"分隔膜"（isolation membrane，IM）。关于自噬囊泡膜起源，目前学术界基本存在两种观点：一种观点认为，自噬囊泡膜成分单一，蛋白含量少，可能是从细胞质中聚集生成，并将这种自噬囊泡膜的形成方式称为从头合成（*de novo* synthesis）。另一种观点则认为，自噬囊泡可能来源于一些此前存在的并含有底物的细胞器。众多内膜系统膜性结构细胞器均有可能为自噬囊泡膜的形成提供原料，这些细胞器包括内质网、内质网－高尔基体中间体、线粒体、质膜（plasma membrane）、再循环内体（recycling endosome）及核膜等。这些细胞内膜结构弯曲、延伸、闭合，最终形成了自噬体。细胞器的形成与重塑、细胞器之间的物质交换多发生在膜接触位点，这一细胞生物学基本理论，支持了多种细胞器参与自噬膜形成的论点。下面对关于自噬囊泡膜起源的现有主流观点及各自的研究依据进行简要介绍。

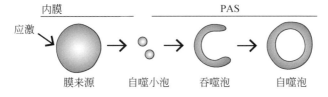

图 2-1　自噬体形成的膜的重构

内膜系统将应激信号转换为膜重构信号后，提供自噬体的膜来源。自噬小泡在膜重塑过程中产生，然后靶向到吞噬泡组装位点（PAS）并且融合形成杯状吞噬泡。吞噬泡进一步延伸，闭合后形成双层膜自噬体

（修改自 Brier et al，2016）

一、内质网：自噬体产生的主要部位

内质网是细胞内一个精细的膜系统，它由生物膜构成，以互相连通的片层隙状或小管状结构交织分布于细胞质中。这种细胞内的膜性管道系统为细胞内各种各样的酶反应

提供了广阔的反应面积。另一方面，内质网与高尔基体和核膜相连续，也构成了细胞内重要的物质运输通路。多项研究表明在众多内膜系统细胞器中，内质网是自噬体产生的主要部位（图 2-2）。然而，内质网交织分布于细胞质，铺展至细胞边缘，很难断定自噬体成核的准确位置。

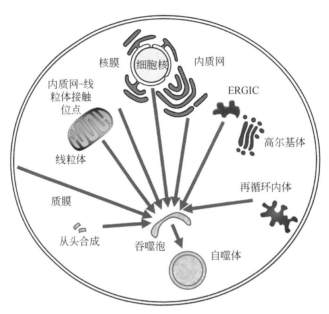

图 2-2 自噬囊泡膜可能的来源

根据现有假说，内质网、内质网－高尔基体中间体（ERGIC）、线粒体、内质网－线粒体接触位点、核膜、再循环内体及细胞质膜都是自噬囊泡膜可能的发源地，或对自噬囊泡膜起源提供重要支持，起关键的调控作用。此外，自噬囊泡膜也可能在细胞质内以新生脂质为来源，从头合成

DFCP1（double FYVE domain containing protein 1）是一种磷脂酰肌醇 3-磷酸（phosphatidylinositol 3-phosphate，PI3P）结合蛋白。饥饿条件可以诱发细胞内 DFCP1 蛋白水平的显著上调。在显微镜下观察发现，这些蛋白多为环状或杯状结构，直径约为 1 μm。微管相关蛋白 1 轻链 3（microtubule-associated protein 1 light chain 3，MAP1LC3），或简称轻链 3（LC3），是常用的吞噬泡标志物。基础状态下，哺乳动物细胞内自噬水平相对较低，LC3 以弥散状分布于细胞质中。饥饿或其他因素诱导自噬活化后，LC3 表现出斑点样分布。人们注意到，一部分 LC3 标记的环状结构同时也表达 DFCP1。由于这些 DFCP1 阳性的环状结构一般出现在内质网上，看起来类似罗马字母 Ω，因此将其命名为奥米伽体（omegasome）。运用 3D 电子 X 线断层扫描术，人们对这一过程进行了三维重建，验证了自噬体囊泡膜与内质网之间的关联。片状内质网紧紧包绕在杯状的吞噬泡膜两侧，两者之间以管状膜结构连通，内质网片层得以引导吞噬泡的形成和延伸（图 2-3）。新生的膜结构非常狭窄，与内质网膜和吞噬泡相连。日本学者 Uemura 及研究团队在细胞实验中进一步阐明，这种新生膜结构的形成与 ULK 复合物的重要组成因子 FIP200（focal adhesion kinase family interacting protein of 200kDa，分子质量为 200kDa 的黏着斑激酶家族相互作用蛋白）有关；但是却不依赖于 Atg 结合过程（Atg conjugation system），因为

在 *Atg5*、*Atg7* 或 *Atg16L1* 缺失的成纤维细胞中，仍然可以观察到膜的形成。

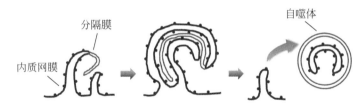

图 2-3　来源于内质网的自噬囊泡膜

在内质网学说中，自噬囊泡膜形成一般包括三个阶段：①内质网膜延长，生成吞噬泡（也称为分隔膜）；②内质网紧紧包绕在吞噬泡的两侧，引导吞噬泡的形成和延伸；③吞噬泡在封闭胞质成分后，形成双层膜结构的自噬体囊泡；在此之后，自噬体囊泡与内质网脱离，成为一个独立的双层膜结构单元

内质网是自噬体主要的发源地之一。自噬囊泡可能是从粗面内质网的无核糖体附着区脱落的双层膜包裹部分胞质形成的，这一假说也得到了很多实验证据的证实。目前认为，自噬体内容物中，约 70% 来源于内质网。值得一提的是，新生的自噬囊泡膜两侧均包绕内质网膜，其内侧的内质网可能将在自噬体闭合、成熟并与溶酶体融合后被降解，也可能经由吞噬泡的开口端向细胞质延展。

二、内质网上信号分子对自噬囊泡膜生物合成的调控

大量研究结果提示，众多调控自噬囊泡膜合成的因子表达于细胞内质网上。PI3P 对自噬囊泡膜的形成起着关键的调节作用。在多种细胞器中，PI3P 在内质网上表达量相对较高。细胞在饥饿环境下，内质网上的 PI3P 合成明显增多，将招募多种效应分子，共同介导吞噬泡的形成。因而，有文章指出，自噬膜的形成起源于内质网上富含 PI3P 的部位。类似的调控因子还有 Atg14。其 N 端片段含有一段保守的半胱氨酸重复序列，这一序列的存在使得 Atg14 特异性地定位于内质网中。哺乳动物 Atg14 的 C 端片段也具有内质网定位的能力，同时还与含 PI3P 或磷脂酰肌醇（4，5）二磷酸［phosphatidylinositol 4，5-bisphosphate，PI(4, 5)P2］的脂质分子有高亲和力。基础状态下，Atg14 均一分布于内质网上；当细胞饥饿时，Atg14 呈斑块样蓄积于内质网。Atg14 在内质网上的定位，对于自噬膜形成来说是必不可少的。如对 Atg14 进行点突变，使其无法定位于内质网，Atg14 则失去了诱导自噬囊泡合成的能力；Atg14 基因敲除的细胞也无法自发合成自噬囊泡。由此可见，Atg14 对内质网来源的自噬囊泡膜的生物合成具有重要的作用。此外，研究人员发现，UNC-51 样激酶（UNC-51-like kinase 1，ULK1）和 Atg5 也可以在内质网上形成类似 Atg14 的斑点样结构。在饥饿状态下，ULK1 和 Atg5 几乎同时活化，被招募并富集于内质网，形成斑点样结构。Atg14 随之聚集于 ULK1/Atg5 复合物上。活化的 PI3K 可以稳定 ULK1/Atg5 复合物结构。

三、内质网 - 高尔基体中间体

Schekman 实验室利用体外重建自噬体形成技术发现内质网 - 高尔基体中间体是自噬膜的重要来源。内质网 - 高尔基体中间体是蛋白分选和转运过程中的一个停靠站。这

个中转站接收来自内质网的 COP Ⅱ 囊泡及来自高尔基体的 COP Ⅰ 囊泡。蛋白在这里进行分选，形成管状囊泡，趋向成熟，离开内质网 - 高尔基体中间体的蛋白在马达蛋白质（motor protein）的驱动下，沿细胞骨架微管运往高尔基体。另有部分蛋白经由 COP Ⅰ 囊泡转运回内质网。营养匮乏时，Ⅲ 型磷脂酰肌醇 3- 激酶（class Ⅲ phosphatidylinositol 3-kinase, PI3KC3）活化，继而引起 COP Ⅱ 蛋白向内质网 - 高尔基体中间体转运。自噬囊泡膜的标志蛋白 LC3 与内质网 - 高尔基体中间体有高度的亲和力。来源于内质网 - 高尔基体中间体的 COP Ⅱ 囊泡是 LC3 酯化的原料，酯化后的 LC3 囊泡转运到 PAS，与来自内质网、质膜或高尔基体的前体膜融合，形成吞噬泡。这提示内质网 - 高尔基体中间体通过提供 LC3 酯化的膜来推进自噬体的形成过程。

最近几项研究也支持了这个可能性：① Nicholas Ktistakis 实验室通过超高分辨率成像发现早期 Atg 蛋白 FIP200 和内质网 - 高尔基体中间体定位接近，提示内质网 - 高尔基体中间体在自噬体早期发生中起重要作用；② Mario Rossi 和 Michele Pagano 发现 ULK1 介导的 SEC23B 磷酸化促使其在内质网 - 高尔基体中间体上产生 COP Ⅱ 囊泡并参与自噬体形成；③陈志坚实验室利用类似的体外重建系统发现 cGAS-STING 通路通过内质网 - 高尔基体中间体激活自噬。除此之外，在酿酒酵母（*Saccharomyces cerevisiae*）系统的研究中，Yoshimori Ohsumi 实验室和 Jodi Nunnari 实验室发现内质网 - 高尔基体中间体类似结构内质网排出位点也参与自噬。哺乳动物中自噬体形成过程需要内质网 - 高尔基体前体和内质网排出位点的相互作用，具体内容参见本章第三节。

四、线粒体外膜

线粒体是细胞的"动力工厂"，为细胞提供生命活动所需的能量。线粒体由双层膜包被，外膜平滑，内膜向内折叠形成嵴，两层膜之间形成腔，线粒体中央含基质。线粒体膜中富含磷脂酰乙醇胺（phosphatidylethanolamine，PE）和磷脂，也是细胞内 PE 合成的主要位点。人们由此猜测，线粒体可能为自噬囊泡膜提供重要的原料。

2010 年，Jennifer Lippincott-Schwartz 的研究团队提出了哺乳动物细胞中的自噬囊泡膜起源于线粒体外膜的全新假设。他们的实验结果表明，细胞饥饿时，线粒体外膜标志蛋白与 LC3 标记的自噬囊泡膜共定位；然而，线粒体内膜或线粒体基质的标志物却不与自噬囊泡膜重合。因此，更确切地说，线粒体外膜可能是自噬囊泡膜的又一来源（图 2-2）。2014 年，Cook 等以乳腺癌细胞为研究对象，综合运用透射电镜、免疫金电镜、激光扫描共聚焦显微成像技术、流式细胞术等手段，证实线粒体确实为自噬囊泡膜的形成提供原料。无论是在基础状态下，还是经药物诱导，激活细胞内自噬，乳腺癌细胞中均可以看到自噬囊泡的形成。有些囊泡与线粒体外膜相连。因此，线粒体膜中的 PE、磷脂等形成膜结构所需的膜蛋白，可能可以直接用于合成自噬囊泡膜。

五、内质网 - 线粒体接触位点

值得注意的是，细胞中的细胞器并不是孤立存在的。约 20% 的线粒体表面与内质网膜邻近，它们的间距为 10 ～ 30nm。内质网 - 线粒体接触位点（endoplasmic reticulum-mitochondria contact site）在线粒体分裂、钙离子信号转导、脂类转移等细胞生命活动中起着关键作用。内质网与线粒体相连部位称为线粒体相关的内质网膜（mitochondria-associated endoplasmic reticulum membrane，MAM）。线粒体外膜蛋白可能沿内质网 - 线粒体接触位点进入吞噬泡。已有实验证实，破坏内质网 - 线粒体接触位点后，自噬囊泡的生成受到明显的阻滞。通过亚细胞蛋白分离技术，可以获得包括内质网 - 线粒体接触位点在内的 MAM 蛋白成分。在饥饿条件下，众多自噬相关蛋白，如 Atg14、Beclin1、Vps34、Vps15 等，都存在于 MAM 中。

囊泡相关膜蛋白相关蛋白（vesicle-associated membrane protein associated protein）VAPA 和 VAPB 在内质网捆绑其他细胞器膜过程中发挥关键作用。其中，内质网上的 VAPB，协同线粒体外膜蛋白（蛋白酪氨酸磷酸酶相互作用蛋白 51，protein tyrosine phosphatase interacting protein 51，PTPIP51），捆绑内质网与线粒体，调节钙离子在内质网和线粒体中的交换及自噬的发生。尽管如此，对于内质网 - 线粒体接触位点在自噬囊泡膜形成中的角色，还有待进一步研究揭示（图 2-2）。

六、质　膜

真核细胞除了以上提到的富含膜结构并在内膜系统囊泡运输中扮演重要角色的细胞器之外，还有其他囊泡样细胞器，如具有单层膜结构的溶酶体、内体及质膜等。它们与自噬囊泡膜的起源也存在着密切的关联。质膜主要由膜脂和膜蛋白构成，包裹在细胞表面。它对于维持细胞内环境相对稳定具有非常重要的作用，同时质膜也参与同外界环境间的物质交换和能量、信息的传递。质膜表面积大，可以为自噬体膜形成提供充足的原材料。

自噬相关 16 样蛋白 1（autophagy related 16-like 1，Atg16L1）是自噬膜形成的关键调控蛋白，缺乏 Atg16 的细胞无法形成 LC3- Ⅱ阳性囊泡结构。Atg16L1 与 Atg12-Atg5 复合物结合，形成多聚复合体，确定 LC3 酯化的位点，催化成熟自噬体的形成。在自噬体囊泡闭合后，Atg12-Atg5-Atg16L1 复合体被释放到胞质中。一般认为，早期形成的吞噬泡前体仅表达 Atg16L1；吞噬泡同时表达 Atg16L1 和 LC3；而双层膜结构的自噬体仅表达 LC3，却无 Atg16L1。因此，Atg16L1 可以作为一个生物学指标，用于检测早期吞噬泡的形成。

关于质膜在自噬囊泡膜起源中的地位和作用，英国剑桥医学研究所 David Rubinsztein 团队获得了一系列研究成果。他们于 2010 年首次提出 Atg16L1 与网格蛋白的重链及网格蛋白衔接蛋白 2（adaptin 2，AP2）结合，锚定于网格蛋白被膜小窝上，并且这些囊泡一般出现于质膜附近。表达 Atg16L1 的囊泡通过胞吞（endocytosis）方式从质膜内陷、解离。抑制网格蛋白介导的胞吞将减少表达 Atg16L1 囊泡的数量，减少自噬体的生成；而抑制解离过程，则将导致 Atg16L1 中间体在细胞内堆积。来自该团队的另一项研究指出，Atg16L1 也可经由网格蛋白非依赖的胞吞方式，在 Arf6 的介导下，从质膜转运至吞噬泡，催化自噬体膜的形成。无论这种质膜向吞噬泡的转运方式是否依赖于网格蛋白，这些结果均支持质膜可能是自噬囊泡膜来源的假说，提示质膜对表达 Atg16L1 的早期自噬膜的形成至关重要。

表达 Atg16L1 的早期自噬膜在可溶性 N- 乙基马来酰亚胺敏感因子附着蛋白受体（soluble N-ethylmaleimide sensitive factor attachment protein receptor，SNARE）家族核心成员囊泡相关膜蛋白 7（vesicle-associated membrane protein 7，VAMP7）和其他 SNARE

蛋白（如 syntaxin 7、syntaxin 8、Vti1b 等）的共同参与下，发生两两融合，从而形成完整的自噬体囊泡。这种由两个来源和性状一致的囊泡之间发生的融合称为同型融合（homotypic fusion）。融合事件也直接决定了自噬体囊泡膜的大小，促进 Atg16L1 阳性吞噬泡前体向吞噬泡的转变。这使人们对自噬囊泡膜的起源和形成有了全新的认识。

七、再循环内体

内体是真核细胞中的囊泡样膜结构细胞器，也是胞吞作用中运载途径的一个区室。根据胞吞作用的不同时间阶段，一般将内体分为初级内体（early endosome）、次级内体（late endosome）及再循环内体。内吞发生时，从质膜释放的囊泡与初级内体融合，之后再发展为次级内体并与溶酶体融合，随后在溶酶体内降解；或者再循环回到质膜，成为再循环内体。

关于内体是否参与自噬囊泡膜起源，起初存在着争议。将大鼠肝细胞中的自噬体囊泡分离纯化后，人们对其内容物进行了免疫学检测，却没有检测到溶酶体标志物〔如溶酶体糖蛋白 120（lysosomal glycoprotein of 120kDa，Lgp120）〕和内体标志物〔如早期内体相关蛋白 1（early-endosome-associated protein 1，EEA1）〕的表达，提示自噬囊泡膜可能不是由溶酶体、内体等的膜结构演化而来的。然而，另有研究指出，在初级内体和次级内体均能检测到自噬膜形成相关蛋白的表达。更多的研究证据提示，再循环内体很可能为自噬囊泡膜的形成提供膜脂。

八、核　　膜

核膜是位于真核生物的核与细胞质交界处的双层结构膜，主要由核内膜和核外膜构成，负责调节细胞核内外物质交换运输和信息传输。核膜并不是完全连续的，有许多部位内外膜互相连接，形成穿过核膜的核孔，核孔是细胞核与细胞质之间物质交换的孔道。

2009 年，来自加拿大的研究团队以 1 型单纯疱疹病毒（herpes simplex virus type 1，HSV-1）感染巨噬细胞，发现可诱导核膜卷曲形成吞噬泡。一般来说，吞噬泡为双层膜结构。研究人员在电镜下清晰地观察到，核膜来源的吞噬泡具有四层膜结构。免疫电镜实验进一步证实，这些核膜来源的吞噬泡结构表达自噬标志物 LC3。2018 年，日本学者运用电子断层成像技术发现吞噬泡可能部分来源于核膜，并将这些囊泡结构命名为 "alphasome"。

第三节　内膜系统形变和自噬体前体产生

自噬体的产生过程始于内膜系统的某些特定位点，如内质网和相关细胞器等。常态下，内膜系统由一套严格的机制调控囊泡运输。细胞受到刺激时，从应激信号到自噬体的产生需要改变原有的囊泡运输调控体系。现有研究表明，这个过程是通过自噬相关蛋白配合相关囊泡运输蛋白来完成的。在该过程中，细胞的内膜系统会发生变化，原有的囊泡运输过程（包括囊泡出芽、运输和融合过程）也被重塑来帮助自噬体膜的形成。本节就已有研究表明的两个细胞内膜重要形变过程及自噬小泡在特定位点的组装进行讨论。

一、内质网－高尔基体运输系统的膜形变

正常哺乳动物细胞中内质网是表面积最大的细胞器，在细胞内蛋白和脂质合成及运输过程中有着非常重要的功能。除此之外，内质网储存大量钙离子，在应对外界刺激及信号转导中也起关键的调控作用。在囊泡运输过程中，内质网和高尔基体及内质网－高尔基中间体，发挥着紧密的互作和功能联系。COP Ⅱ 和 COP Ⅰ 囊泡是内质网膜系统中物质运输和交换的重要载体。COP Ⅱ 囊泡产生于内质网，其作用是将新合成的蛋白质运输到内质网－高尔基中间体和高尔基体，该过程称为正向运输（anterograde transport）。相反，COP Ⅰ 囊泡产生于内质网－高尔基中间体和高尔基体，它们将蛋白质反向运输（retrograde transport）到内质网。COP Ⅱ 和 COP Ⅰ 的生成依赖于内质网和高尔基体特定位置上的膜形变和出芽。

作为细胞内最大的膜性细胞器及调节囊泡运输的中心，内质网相关的膜系统在自噬体膜的产生和组装过程中发挥重要作用。和囊泡运输系统类似，自噬小泡的产生需要在内质网相关膜系统特定位置发生形变，近来研究揭示，该位置和囊泡运输过程中 COP Ⅱ 囊泡产生的位置非常接近。正常条件下，COP Ⅱ 囊泡产生于内质网排出位点（ERES），通过位于 ERES 的一个称为 SEC12 的 Ⅱ 型跨膜蛋白，催化起始 COP Ⅱ 蛋白的组装和 COP Ⅱ 囊泡的形成。形成的 COP Ⅱ 囊泡会和内质网－高尔基中间体膜融合，完成"货物"运输。由于正常情况下 SEC12 严格定位于 ERES，因此保证了参与蛋白运输的 COP Ⅱ 囊泡产生于内质网的 ERES。当细胞饥饿时，位于 ERES 的 SEC12 部分发生重构和扩大，增加了和相邻的内质网－高尔基中间体内膜体的接触，该过程导致一部分原定位于 ERES 的 SEC12 转移到内质网－高尔基中间体上（图 2-4）。到达内质网－高尔基中间体后，SEC12 催化产生一类新的 COP Ⅱ 囊泡，称为 ERGIC-COP Ⅱ 囊泡。不同于内质网上的 COP Ⅱ 囊泡，ERGIC-COP Ⅱ 囊泡不参与蛋白质运输，而是被参与 LC3 酯化的自噬蛋白因子识别，随后 LC3 蛋白在 ERGIC-COP Ⅱ 囊泡上酯化，成为 LC3 酯化的自噬小泡（图 2-4）。

饥饿条件下，调节 ERES 形变的分子机制还没有解析清楚。已有研究表明，CTAGE5 蛋白结合 SEC12 可维持 SEC12 蛋白在 ERES 的聚集程度（图 2-4），对 ERES 上 SEC12 部分的形变调节起到重要作用。自噬调节蛋白 FIP200 部分定位于 ERES 和内质网－高尔基中间体区域，通过 C 端结合 SEC12，参与调节 ERES 上部分 SEC12 在饥饿条件下的重构。虽然 FIP200 和 ULK1 及 ATG13 蛋白形成复合体，在自噬信号起始过程中起重要作用，但是 ULK1 和 ATG13 不参与 SEC12 的重构。其他自噬早期蛋白 ATG14 和 Beclin1 也不参与该过程。虽然这些自噬蛋白不参与 ERES 上 SEC12 部分的重构，但 ULK1、ATG14 和 Beclin1 对调节 SEC12 从 ERES 到内质网－高尔基中间体的转运是必需的，不同的自噬蛋白可能在 ERES-ERGIC-COP Ⅱ 系统形变的不同时期发挥作用，其具体分子机制有待进一步研究。

酿酒酵母中 ERES-COP Ⅱ 在自噬体膜的产生过程中也发挥重要的作用。由于缺乏内质网－高尔基中间体，ERES 在酿酒酵母自噬过程中发挥了部分内质网－高尔基中间体的作用，该部分作用是通过 Hrr25 激酶介导的 COP Ⅱ 的 SEC24 亚基磷酸化来实现的。磷酸化后，ERES 产生的 COP Ⅱ 囊泡成为吞噬泡的前体小泡，参与自噬体形成。

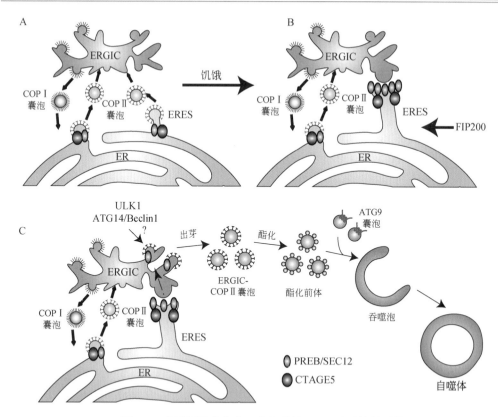

图 2-4　内质网排出位点－高尔基体 -COP Ⅱ 系统的重构

A. 正常条件下，SEC12 结合 CTAGE5 蛋白并在内质网排出位点（ERES）聚集，起始 COP Ⅱ 蛋白的组装和 COP Ⅱ 囊泡的形成，从而将蛋白运送到高尔基体；B. 饥饿条件下，部分位于内质网排出位点的 SEC12 发生重构并增多，增加与相邻内质网－高尔基体中间体（ERGIC）的接触，此过程依赖于 FIP200 和 CTAGE5；C. 内质网排出位点的 SEC12 蛋白重构后，在 ULK1、ATG14 和 Beclin1 作用下，进一步引起 SEC12 蛋白重新定位到内质网－高尔基体中间体，促进 ERGIC-COP Ⅱ 囊泡的形成。这些囊泡可以发生 LC3 酯化，并在吞噬泡形成位点与 ATG9 囊泡融合成核

（修改自 Ge et al, 2015）

二、反式高尔基体和内吞循环系统结构改变

　　Atg9 有 6 次跨膜结构，是启动自噬膜形成的整合型膜蛋白。在酵母和哺乳动物自噬囊泡膜形成过程中，Atg9/ATG9 从膜性结构细胞器向吞噬泡转运。ATG9 并不是自噬体膜稳定的组分，募集 ATG9 至自噬体膜的过程是短暂的，随后它将循环穿梭于吞噬泡膜和细胞器膜之间。酵母细胞的 Atg9 位于线粒体、高尔基体、再循环内体和其他一些富含 Atg9 的囊泡（Atg9 reservoir）中；哺乳动物细胞的 ATG9 则主要位于反式高尔基和再循环内体，少量的 ATG9 会定位于质膜（图 2-5）。通过囊泡运输，ATG9 蛋白在这些内膜体之间循环转运（图 2-5）。类似于 ERGIC-COP Ⅱ 自噬小泡的产生机制，细胞饥饿状态下，反式高尔基和再循环内体的形态结构发生变化，从而产生含有 ATG9 的自噬小泡参与自噬体的形成。

　　反式高尔基体在饥饿状态下发生弥散，形成小的含有 ATG9 蛋白的囊泡。这个过程需要其中含有 Bar 结构域的蛋白 Bif-1（Bax-interacting factor 1），也需要自噬相关蛋白

ULK1 和 PI3K 蛋白复合体，具体的分子机制有待于进一步研究。

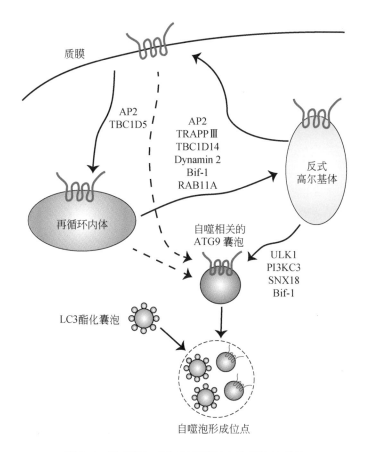

图 2-5 反式高尔基体和再循环内体系统的重构

跨膜蛋白 ATG9 在再循环内体、高尔基体和质膜中循环。AP2 和 TBC1D5 参与了 ATG9 从质膜转运到再循环内体转运的过程。AP2、TRAPP Ⅲ、TBC1D14、RAB11A、Dynamin 2、Bif-1 等多种蛋白调节 ATG9 从再循环内体到高尔基体转运的过程。自噬发生后，可能从高尔基体产生自噬相关的 ATG9 囊泡，并在吞噬泡形成位点发生融合成核。已经证实，ULK1、PI3KC3、SNX18 和 Bif-1 可以调节自噬相关的 ATG9 囊泡的生成

（修改自 Noda，2017）

　　有关再循环内体在饥饿状态下的形变研究较多，该过程主要包括内吞体管状化和囊泡断裂，不同的蛋白复合体参与其中。管状化过程需要分选链接蛋白 18（sorting nexin 18，SNX18）、RAB11A 和 TBC1 结构域家族 D14 蛋白（TBC1 domain family member 14，TBC1D14）等蛋白介导，而囊泡断裂过程需要 AP2、Bif-1 和 Dynamin2 等蛋白协调完成（图 2-5）。

　　类似的机制在酿酒酵母中也存在。饥饿过程中，Atg9 蛋白会从反式高尔基和内体重定位到含有 Atg23 和 Atg27 蛋白的小囊泡中，这些小囊泡是 Atg9 蛋白转运到自噬体形成部位的中转站。同样，该过程需要可以诱导膜形变的蛋白因子参与，包括 Atg24（一种分选链接蛋白）和 Retromer 等蛋白。

第四节　自噬体膜组装和形成

一、自噬体前体组装的位点 PAS

在众多自噬相关蛋白中，Atg8 是最早为人所知的用于标记酵母细胞吞噬泡和自噬体的标志物。在基础状态下，Atg8 蛋白呈弥散状均匀地散布于细胞质内。然而，在饥饿情况下，Atg8 形成斑点，并在酵母细胞的液泡附近大量蓄积。从形态上看，这些 Atg8 斑点与早期的自噬体囊泡极为类似。之后，实验人员运用绿色荧光蛋白（green fluorescent protein，GFP）融合蛋白，陆续对其他的 Atg 进行蛋白质的亚细胞定位研究。研究发现，大多数 Atg 蛋白都会聚集在液泡附近的某个位点，或至少曾在此位点短暂出现过。研究人员将这个位点定义为 PAS，即吞噬泡装配位点，也称作前自噬体（pre-autophagosomal structure），它通常出现在靠近液泡的位置。多种参与酵母自噬体囊泡形成的蛋白（如 Atg 蛋白）或蛋白复合物均在 PAS 募集，并进行有序的组装。然而，PAS 本身由何而来，以及它在液泡附近出现的原因，至今尚未完全阐明。在酵母细胞内，一般来说仅有一个 PAS，但在哺乳动物细胞中，往往可以见到多个 Atg 蛋白共存的位点，主要定位于内质网的特定区域，而且部分 PAS 的形成过程中伴随着富含 PI3P 的奥米伽体的形成。奥米伽体主要定位于内质网，富含 DFCP-1 蛋白，其产生伴随着自噬体组装，但是沉默奥米伽体的标记蛋白 DFCP-1 不影响自噬体的形成。虽然现有研究发现了奥米伽体和自噬体组装位点的相关性，但不是很清楚是否奥米伽体对于自噬体的形成是必需的；但可以确定的是自噬体形成的 PAS 需要 PI3P 的形成，因此一个合理的解释是奥米伽体是内质网上一个富含 PI3P 的特殊位点，帮助自噬体的组装。DFCP-1 由于其结合 PI3P 和内质网的特性富集于奥米伽体上，DFCP-1 仅是一个标记物而非奥米伽体形成必需。除了内质网外，其他细胞器，如线粒体、高尔基体和内体等也会产生 PAS。

参与自噬的 PI3KC3 复合体可分为复合体 1 和复合体 2。复合体 1 在自噬体形成早期发挥作用，由 ATG14（ATG14L/Barkor）、Beclin1（BECN1/Atg6）、VPS34 和 P150（VPS15）蛋白构成，其中，ATG14 将 PI3KC3 复合体 1 靶向自噬体膜形成部位，VPS34 在 PAS 上催化产生 PI3P。PI3P 可以募集下游自噬因子 WIPI（Atg18）等，随后，自噬体膜延伸的关键因子也被募集过来，包括 ATG16 和参与 LC3 蛋白酯化的自噬因子等。

二、自噬体膜运输至 PAS

利用生化方法和细胞成像方法分析可知自噬体膜产生和组装的位点不完全一致。自噬体膜前体 - 自噬小泡产生后，需要运输到自噬体组装位点形成自噬体。对该运输过程的分子机制尚不是很清楚。一些研究表明，自噬体膜的产生部位和 PAS 的距离很近，如酿酒酵母产生自噬体膜前体的 ERES 和 PAS 相邻，哺乳动物产生自噬体膜前体的内质网 - 高尔基中间体也和 PAS 相邻，一些 ATG9 囊泡动态接触 PAS。这些证据提示可能在自噬小泡产生后很短时间内就进入组装过程。由于自噬体早期的膜前体和细胞内的小囊泡在形态方面很相似，因此在检测上有一定难度。目前研究自噬体膜前体运输的分子机制有一定困难，需要发展新的生化分离技术鉴定重要的分子标记并结合超高分辨率成像来攻克这一难关。

三、自噬体膜在 PAS 的组装

由于自噬前体是单个小囊泡，在自噬体形成过程中需要把这些小泡捏合和组装在一起，称为自噬体膜的成核（nucleation）过程。早期自噬体膜在 PAS 组装是通过膜聚集蛋白来实现的。现有研究发现，Atg17/Atg13/Atg1 蛋白体可能是重要的自噬体膜早期组装因子之一。在酿酒酵母自噬过程中，Atg17/Atg13/Atg1 连同辅助蛋白 Atg29 和 Atg31 是最先到达 PAS 的自噬蛋白复合体。结构生物学研究发现，Atg17 单体呈月牙状（crescent）构象（图 2-6），月牙的曲度符合直径 30 ～ 60nm 的囊泡，类似 Atg9 囊泡的大小，月牙的两侧分别是蛋白的 N 端和 C 端，月牙通过 C 端相互结合形成 S 状二聚体（图 2-6），通过二聚体的形成可以把两个囊泡拉近，实现囊泡聚集的效果。除此之外，体外脂质体结合实验表明，Atg1 的早期自噬定向 / 捆绑（early autophagy targeting/tethering，EAT）结构域也有结合高曲度囊泡的能力（图 2-6）。随后的体外生化实验部分验证了结构生物学的假设。

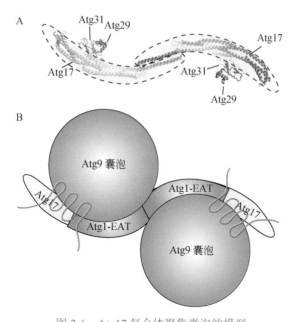

图 2-6　Atg17 复合体聚集囊泡的模型

A. Atg17/Atg29/Atg31 二聚体的晶体结构；B. Atg17 复合体与 Atg1 聚集 Atg9 囊泡

（修改自 Ragusa et al，2012）

酿酒酵母自噬体组装过程中，转运蛋白颗粒（transport protein particle，TRAPP）Ⅲ复合体可能是另外一个膜聚集因子。研究表明，TRAPPⅢ蛋白复合体结合 COPⅡ蛋白的 SEC23 亚基，将 COPⅡ囊泡募集到 Atg17/Atg13/Atg1 复合体（图 2-7）。理论上，这个过程可以介导 COPⅡ囊泡和 Atg9 囊泡的聚集，但该模型尚有待生化实验验证。

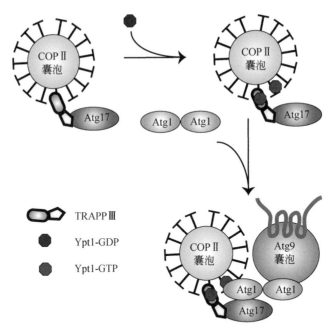

图 2-7　TRAPP Ⅲ 聚集囊泡的模型

TRAPP Ⅲ 与 COP Ⅱ 囊泡结合并激活 Ypt1，Atg17 与 TRAPP Ⅲ 和 Atg1 结合，从而招募 COP Ⅱ 囊泡到吞噬泡形成位点，
Atg1 也与 Atg9 囊泡结合。通过蛋白质复合体形成和 Atg1 二聚化，COP Ⅱ 囊泡和 Atg9 囊泡聚集并融合
（修改自 Tan et al，2013）

哺乳动物细胞 Atg17/Atg13/Atg1 和 TRAPP Ⅲ 蛋白复合体的同源蛋白体，分别是 FIP200/ATG13/ULK1 和 TRAPP Ⅲ。已知 FIP200/ATG13/ULK1 和 Atg17/Atg13/Atg1 功能类似，在自噬早期发挥作用，而且 ULK1 的活性是必需的，但尚不清楚 FIP200/ATG13/ULK1 复合体是否有聚集囊泡的能力。同样，哺乳动物的 TRAPP Ⅲ 复合体主要参与 ATG9 囊泡的运输，最近研究发现 TRAPP Ⅲ 复合体蛋白成员 TRAPPC11 结合 ATG2B-WIPI4 蛋白复合体，在调节自噬体膜组装和成熟过程中起重要作用。

四、自噬体膜的延伸

（一）Atg16 蛋白复合体

自噬发生过程中，Atg5 和 Atg12 通过类泛素化途径共价交联，形成交联体（conjugate）Atg5-Atg12，Atg16 蛋白和 Atg5-Atg12 结合形成的蛋白复合体调节 Atg8 蛋白的酯化。最近研究发现，Atg5-Atg12/Atg16 蛋白复合体可以结合脂质体，主要通过 Atg5 蛋白结合含有电荷的脂质来实现。结合脂质体后，Atg5-Atg12/Atg16 蛋白复合体促进相邻脂质体的聚集。哺乳动物细胞成像实验也发现自噬体的形成需要 ATG16 阳性自噬体膜的自融合（homotypic fusion）。因此，体外实验和细胞实验表明，Atg16 蛋白复合体通过膜聚合的方式促进自噬体膜延伸。

（二）Atg8（LC3）蛋白酯化

自噬过程中，类泛素蛋白 Atg8（LC3）在自噬体膜前体发生酯化，共价连接到 PE 上。

体外研究发现，Atg8 酯化的蛋白脂质体可以聚集和半融合（hemifusion），该过程依赖于 Atg8 酯化。哺乳动物的 Atg8 同源蛋白 LC3 和 GABARAPL2 酯化后也可以促进脂质体聚集和融合，该过程依赖于 N 端的 10 余个氨基酸。通过细胞成像发现，Atg8 的表达量和自噬体的大小呈正相关。因此，Atg8（LC3）酯化蛋白也在自噬体膜延伸及决定自噬体大小中起作用。

（三）SNARE 蛋白

SNARE 蛋白包括 R-SNARE 和 Q-SNARE，在囊泡融合过程中发挥决定性作用。R-SNARE 和 Q-SNARE 定位于不同的囊泡上，1 个 R-SNARE 和 3 个 Q-SNARE 配对形成螺旋束将两个囊泡拉近接触并融合。

研究表明，特殊的 SNARE 蛋白也参与自噬体膜的延伸。哺乳动物细胞成像实验表明，VAMP7（R-SNARE）和 syntaxin 7、syntaxin 8 和 Vti1b（3 个 Q-SNARE）配对，在 ATG16 阳性小泡的融合过程中起重要作用。除此之外，VAMP2 和 VAPM3 也被报道在自噬体膜延伸过程中发挥作用。酵母遗传学研究发现，Tlg2、Sso1、Sec9（Q-SNARE）和 Sec22、Ykt6（R-SNARE）相互作用，调节 Atg9 囊泡的运输和在 PAS 的组装融合。

（四）RAB 蛋白

RAB 蛋白扮演分子开关的角色，当结合 GTP 时，RAB 蛋白激活并募集效应因子，调控囊泡运输。RAB 小 GTP 酶在囊泡运输和分选中起重要调节作用。研究发现，多个 RAB 蛋白如 RAB1（酵母 Ykt1）、RAB2、RAB5、RAB11 和 RAB33B 等参与细胞自噬。RAB1（Ykt1）通过调节 ULK1（Atg1）和 ATG9 定位于 PAS 来控制自噬体膜的形成；RAB5 激活 PI3KC3 从而调节自噬体形成；RAB11 和 TBC1D14、TRAPP Ⅲ 通过调节再循环内体形变和 ATG9 囊泡运输来调节自噬体膜前体的产生；RAB33B 结合 ATG16 从而调节自噬体膜的形成。

最近对 RAB2 蛋白参与自噬过程有深入研究，高尔基体通过贡献 RAB2 和 ATG9 阳性的囊泡来促进自噬启动，在自噬诱导条件下，原先锚定于 GM130 的 RAB2 和 ATG9 阳性囊泡离开高尔基体，通过招募和激活 ULK1 参与吞噬泡的形成，以此促进自噬起始。随后，RAB2 转而与 Pacer 和 syntaxin 17 相互作用成为自噬体 GTP 酶，精确调控 HOPS 复合物向自噬体的募集，促进自噬体与溶酶体融合。

五、脂质合成和运输在自噬体膜形成中的作用

细胞的内膜系统以磷脂双分子层为基本的骨架结构，生物膜中的磷脂主要包括磷脂酰胆碱（phosphatidylcholine，PC）、磷脂酰乙醇胺及磷脂酰丝氨酸（phosphatidylserine，PS）。研究揭示自噬体膜延伸的脂质来源除了已有的细胞器提供囊泡之外，脂质的合成和运输也可能起重要作用，主要证据如下：①脂滴在自噬体形成过程中起到脂质来源的作用。考虑到脂滴的膜成分是单层磷脂双分子，脂滴不可能通过囊泡的形式直接参与自噬体延伸，而是需要以单个脂质运输的方式将磷脂构建到自噬体膜上。已有研究发现，该过程可能依赖于脂滴和自噬体膜的直接接触实现。②最近研究发现，磷脂酰肌醇合成酶（phosphatidylinositol synthase，PIS）定位于 PAS 形成部位，对自噬体膜的形成有重要作用，

表明磷脂酰肌醇（PI）的直接合成在自噬体膜延伸过程中起重要作用。③结构生物学和体外生化实验表明哺乳动物 ATG2 蛋白和粟酒裂殖酵母（*Schizosaccharomyces pombe*）Atg2 蛋白具有脂转移蛋白类似的疏水结构域（lipid-transfer-protein-like hydrophobic cavity），可以结合 10 多种磷脂，具有磷脂转移的能力，结合其调节吞噬泡和内质网互作的功能，表明 ATG2 可以将内质网的磷脂转移到自噬体上来帮助自噬体膜扩增。

酿酒酵母中，Atg2 和 Atg18、Atg9 蛋白形成蛋白复合体，在自噬体膜延伸过程中发挥重要作用。Atg18 结合 PI3P，调节该蛋白复合体的定位。Atg2 有膜聚集的功能，将吞噬泡和内质网上的 ERES 形成膜接触，帮助吞噬泡有效接收邻近 ERES 产生的 COP II 囊泡。哺乳动物细胞有两个 ATG2 的同源蛋白 ATG2A 和 ATG2B，它们的蛋白结构最近也被初步解析为长杆状结构，结构分析和体外脂质体实验表明，哺乳动物 ATG2 蛋白具有结合膜的能力，并和 Atg18 同源蛋白 WIPI4 相互作用介导脂质体的聚集。如前文所述，TRAPP III 蛋白结合 ATG2B 和 WIPI4，在自噬体膜形成过程中起到非常重要的作用。综上所述，哺乳动物 ATG2 蛋白也可以募集囊泡来帮助自噬体膜的延伸。

六、囊泡在再循环内体的融合

在自噬囊泡膜形成早期，Atg16L1 与 Atg12-Atg5 形成复合体，位于前自噬体膜，催化 LC3 酯化。在自噬体膜闭合前，Atg16L1 复合体与吞噬泡解离。因而，Atg16L1 也是自噬囊泡形成早期的一个生物标志物。2013 年挪威学者指出，在饥饿状况下，SNX18 调控表达 Atg16L1 的再循环内体在细胞核附近聚集，募集 Atg16L1 和 LC3 于自噬膜，促进膜管状化，为自噬囊泡形成提供便利。

2013 年 David Rubinsztein 团队的研究进一步证实，细胞膜上的 Atg9 和 Atg16L1 装载在不同的囊泡内，经由不同的细胞内转运方式，在再循环内体发生 Atg9-Atg16L1 囊泡异型融合，成为自噬膜前体。这种融合方式依赖于 VAMP3 的调节。在饥饿条件下，囊泡的融合事件发生率显著增加。由此看来，再循环内体可能是不同来源囊泡向吞噬泡转变的关键中间环节之一。

尽管 Atg16L1 参与自噬囊泡膜早期发生，但在哺乳动物细胞内瞬时过表达 Atg16L1 将抑制自噬体的生物合成，导致再循环内体在细胞内异常聚集。因而，瞬时过表达 Atg16L1 可能并不适用于研究生理状况下的细胞自噬。

七、自噬体膜延伸的定向

自噬体膜延伸形成杯状吞噬泡，然后闭合形成双层膜自噬体。膜的延伸位点需要严格控制才能形成最终的形状。整个过程主要通过相关 ATG 蛋白在吞噬泡的定位和细胞骨架的支撑作用实现。

（一）Atg 蛋白在吞噬泡的定位

超高分辨率细胞成像研究发现，酿酒酵母中吞噬泡的延伸是有方向性的，吞噬泡的一端定位于液泡（vacuole），形成液泡吞噬泡互作（vacuole-isolation membrane contact），这一端也同时邻近 ERES，被命名为 A 端（图 2-8），吞噬泡的延伸起始于该端。吞噬泡另一端单独朝向另一个 ERES，被命名为 B 端。吞噬泡 Atg 蛋白在吞噬泡上的定位有选择性，自噬早期组装因子 Atg17、Atg13 及 PI3K 蛋白复合体定位于 A 端，而 Atg9-Atg2-Atg18 复合体定位于两端（图 2-8）。近来研究发现，Atg2 可以将 ERES 拉近到 PAS，在促进 ERES 产生自噬体膜同时靶向吞噬泡中发挥重要作用。Atg5-Atg12-Atg16 复合体和 Atg8 定位于整个吞噬泡（图 2-8），可能主要帮助自噬体膜的扩张，但是可能不参与自噬体膜延伸的定向性。

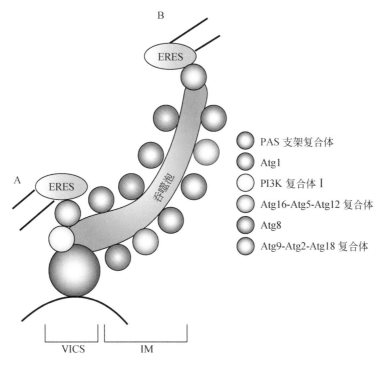

图 2-8 Atg 蛋白在吞噬泡形成中的分布

VICS：液泡 - 分隔膜接触位点；IM：分隔膜

（修改自 Suzuki et al，2013）

（二）细胞骨架微丝

细胞骨架是真核细胞中的蛋白纤维网架体系，包括微管（microtubule）、微丝（microfilament）及中间丝（intermediate filament）三种主要成分。三种骨架系统结构和功能各异，对维持细胞形态、细胞迁移、细胞内物质运输、细胞内基质区域化等发挥重要作用。近年来一些研究结果也揭示了细胞骨架与自噬形成过程的密切关联。

微丝是由肌动蛋白分子螺旋状聚合成的纤丝，又被称为肌动蛋白丝。早在 1992 年，人们运用肌动蛋白抑制剂松胞菌素 D 和 Latrunculin B 处理细胞，发现饥饿细胞中无法形成自噬体，这一发现说明自噬体的形成可能依赖于肌动蛋白的正常装配。研究人员通过免疫荧光试验发现肌动蛋白与吞噬泡形成相关蛋白共定位，这些蛋白包括 Atg14、Beclin1。此外，肌动蛋白也表达在细胞内 PI3P 富集的区域。这些结果提示，微丝可能参与自噬囊泡早期形成。然而，微丝似乎不参与自噬囊泡的延伸、闭合及成熟，因为荧光共定位实验提示，肌动蛋白不与自噬膜闭合相关蛋白 Atg5 或自噬膜成熟相关蛋白 MAP1LC3 共定位。

　　Arp2/3 复合体是促进肌动蛋白多聚化的成核因子（nucleator），受到成核促进因子（nucleation-promoting factor，NPF）的调控。WHAMM（WASP homolog associated with actin，membranes，and microtubules）是一种哺乳动物 NPF，可促进 Arp2/3 介导的肌动蛋白多聚化。最新的一项研究结果显示，WHAMM 与内质网相链接，并且与奥米伽体的生物标志物 DFCP1 共定位。WHAMM 和 DFCP1 二者在细胞内以一种典型的肌动蛋白彗星尾（actin comet tail）方式共迁移，这是肌动蛋白驱动膜性细胞器特征运动。应用 Latrunculin B 或 Jasplakinolide 干扰肌动蛋白装配，可取消这种运动，提示自噬体膜形成与肌动蛋白的聚合、解聚密切相关。WHAMM 活化 Arp2/3 复合体，形成肌动蛋白网状分支，为奥米伽体的形成提供机械力支持。反之，自噬的正常合成可能在某种程度上也影响着微丝的组装。在 Atg7 缺失的小鼠中，自噬体无法正常形成，肌动蛋白动态装配相关蛋白表达量下调，肌动蛋白的装配也因此受到了阻滞。所以，自噬和微丝动态装配密不可分。

小　　结

　　从自噬囊泡发现至今，自噬囊泡的起源和形成一直都是自噬研究工作者关注的一大热点和难点问题。现有研究表明，内质网、内质网 - 高尔基体中间体、线粒体、质膜、再循环内体及核膜，均有可能为自噬囊泡膜的形成提供原料。内膜系统的形变有助于自噬体前体的产生。在多种自噬相关蛋白的协同作用下，自噬体膜在 PAS 进行有序组装和延伸。许多学者提出了各种假说，试图解释自噬囊泡起源和形成的本质和机制，但这些假说尚不能圆满解答。随着研究资料的增加，问题也不断增多。比如，自噬囊泡起源是否与不同诱发因素相关，不同膜来源的自噬囊泡是否具有本质和功能的区别等。这一系列谜题连同自噬囊泡的起源之谜，还有待后人逐一揭开。

（杭州师范大学　杨　怡，清华大学　郑　丽　葛　亮，浙江大学　郑筱祥）

参 考 文 献

Axe E L，Walker S A，Manifava M，et al，2008. Autophagosome formation from membrane compartments enriched in phosphatidylinositol 3-phosphate and dynamically connected to the endoplasmic reticulum. The Journal of Cell Biology，182（4）：685-701.

Baba M，Tomonaga S，Suzuki M，et al，2019. A nuclear membrane-derived structure associated with Atg8 is involved in the sequestration of selective cargo，the Cvt complex，during autophagosome formation in yeast. Autophagy，15（3）：423-437.

Bissa B，Deretic V，2018. Autophagosome formation：cutting the gordian knot at the ER. Current Biology，28（8）：R347-R349.

Brier L W，Zhang M，Ge L，2016. Mechanistically dissecting autophagy：insights from *in vitro* reconstitution. Journal of Molecular Biology，428（9）：1700-1713.

Ding X，Jiang X，Tian R，et al，2019. RAB2 regulates the formation of autophagosome and autolysosome in mammalian cells. Autophagy，15（10）：1774-1786.

Dupont N，Chauhan S，Arko-Mensah A，et al，2014. Neutral lipid stores and lipase PNPLA5 contribute to autophagosome biogenesis. Current Biology，24（6）：609-620.

English L，Chemali M，Desjardins M，2009. Nuclear membrane-derived autophagy，a novel process that participates in the presentation of endogenous viral antigens during HSV-1 infection. Autophagy，5（7）：1026-1029.

Ge L，Wilz L，Schekman R，2015. Biogenesis of autophagosomal precursors for LC3 lipidation from the ER-Golgi intermediate compartment. Autophagy，11（12）：2372-2374.

Graef M，Friedman J R，Graham C，et al，2013. ER exit sites are physical and functional core autophagosome biogenesis components. Molecular Biology of the Cell，24（18）：2918-2931.

Hailey D W，Rambold A S，Satpute-Krishnan P，et al，2010. Mitochondria supply membranes for autophagosome biogenesis during starvation. Cell，141（4）：656-667.

Hurley J H，Young L N，2017. Mechanisms of autophagy initiation. Annual Review of Biochemistry，86（1）：225-244.

Karanasios E，Walker S A，Okkenhaug H，et al，2016. Autophagy initiation by ULK complex assembly on ER tubulovesicular regions marked by ATG9 vesicles. Nature Communications，7：12420.

Kast D J，Dominguez R，2017. The cytoskeleton-autophagy connection. Current Biology，27（8）：R318-R326.

Knævelsrud H，Søreng K，Raiborg C，et al，2013. Membrane remodeling by the PX-BAR protein SNX18 promotes autophagosome formation. The Journal of Cell Biology，202（2）：331-349.

Moreau K，Ravikumar B，Renna M，et al，2011. Autophagosome precursor maturation requires homotypic fusion. Cell，146，303-317.

Nishimura T，Tamura N，Kono N，et al，2017. Autophagosome formation is initiated at phosphatidylinositol synthase-enriched ER subdomains. The EMBO Journal，36（12）：1719-1735.

Noda T，2017. Autophagy in the context of the cellular membrane-trafficking system：the enigma of Atg9 vesicles. Biochemical Society Transactions，45（6）：1323-1331.

Orsi A，Razi M，Dooley H C，et al，2012. Dynamic and transient interactions of Atg9 with autophagosomes，but not membrane integration，are required for autophagy. Molecular Biology of the Cell，23（10）：1860-1873.

Osawa T，Kotani T，Kawaoka T，et al，2019. Atg2 mediates direct lipid transfer between membranes for autophagosome formation. Nature Structural & Molecular Biology，26（4）：281-288.

Proikas-Cezanne T，Takacs Z，Donnes P，et al，2015. WIPI proteins：essential PtdIns3P effectors at the nascent autophagosome. Journal of Cell Science，128（2）：207-217.

Puri C，Renna M，Bento C F，et al，2013. Diverse autophagosome membrane sources coalesce in recycling endosomes. Cell，154（6）：1285-1299.

Ragusa M J，Stanley R E，Hurley J H，2012. Architecture of the Atg17 complex as a scaffold for autophagosome biogenesis. Cell，151（7）：1501-1512.

Rao Y J，Perna M G，Hofmann B，et al，2016. The Atg1-kinase complex tethers Atg9-vesicles to initiate autophagy. Nature Communications，7：10338.

Ravikumar B，Moreau K，Jahreiss L，et al，2010. Plasma membrane contributes to the formation of pre-autophagosomal structures. Nature Cell Biology，12（8）：747-757.

Søreng K，Neufeld T P，Simonsen A，2018. Membrane trafficking in autophagy. International Review of Cell and Molecular Biology，336：1-92.

Stanga D，Zhao Q C，Milev M P，et al，2019. TRAPPC11 functions in autophagy by recruiting ATG2B-WIPI4/WDR45 to preautophagosomal membranes. Traffic（Copenhagen，Denmark），20（5）：325-345.

Suzuki K，Akioka M，Kondo-Kakuta C，et al，2013. Fine mapping of autophagy-related proteins during autophagosome formation in *Saccharomyces cerevisiae*. Journal of Cell Science，126（11）：2534-2544.

Tan D，Cai Y，Wang J，et al，2013. The EM structure of the TRAPP Ⅲ complex leads to the identification of a requirement for COP Ⅱ vesicles on the macroautophagy pathway. Proceedings of the National Academy of Sciences of the United States of America，110（48）：19432-19437.

Valverde D P，Yu S，Boggavarapu V，et al，2019. ATG2 transports lipids to promote autophagosome biogenesis. The Journal of Cell Biology，218（6）：1787-1798.

Young A R，Chan E Y，Hu X W，et al，2006. Starvation and ULK1-dependent cycling of mammalian Atg9 between the TGN and endosomes. Journal of Cell Science，119（Pt 18）：3888-3900.

第三章　自噬前体的闭合

第一节　自噬前体闭合研究的现状及困难

巨自噬（即通常所说的自噬）是一个动态过程，包括对细胞质中物质的特异性和非特异性隔离及降解，并发生膜的重排。自噬过程主要受到核心自噬蛋白调控，其过程大致分为启动与自噬前体形成、自噬前体延伸、自噬前体闭合将"货物"从细胞质中隔离、形成的自噬体与溶酶体/液泡融合、自噬体降解"货物"及释放五个主要的阶段。到目前为止，其中一些阶段所涉及的具体过程和形态变化并没有被准确定义或描述，如某些过程是仅仅与自噬前体延伸有关，还是也与自噬前体闭合有关。因为正确的延伸可能是自噬前体闭合的先决条件。粗略来说，自噬体调控的已有研究主要集中在自噬过程的前期阶段和晚期阶段，尽管如此，这些阶段中仍有许多悬而未决的问题，而对中间阶段自噬前体闭合的研究较少。有报道认为酵母细胞中的 Atg2 缺失或哺乳动物细胞中 ATG3 缺失均影响自噬前体的形成/延伸和闭合，然而由于这些突变体中自噬相关囊泡的形成或自噬前体的延伸受到影响，无法明确所观察到的自噬前体闭合缺陷是早期的自噬过程不能正常进行造成的，还是由于 Atg2 和 Atg3 在自噬前体闭合中有独特的作用。此外，哺乳动物细胞中 ATG3 缺失还影响细胞体内两大泛素化偶联系统，使 LC3-PE 偶联缺失和使 Atg12-Atg5 偶联受到抑制，影响自噬前体形成和延伸，从而产生比正常自噬体小的自噬体状膜结构，已无法说明 Atg3 的主要作用是调控自噬前体闭合。类似的报道还包括在哺乳动物细胞中过表达无活性的 Atg4B 引起自噬体闭合缺陷。因为 Atg4B 过表达也造成 LC3 不能正常酯化形成 LC3-Ⅱ，从而无法排除所观察到的自噬体闭合缺陷不是 LC3 所参与的自噬前期过程异常造成的。另一方面，也不能排除 Atg4 参与的酵母 Atg8-PE 去偶联过程可能在自噬前体闭合过程中发挥作用。然而，如果突变体中产生的自噬体状膜结构与野生型中正常闭合的自噬体在大小和形状上已无法简单区分，且没有证据显示前面的自噬过程受到了影响，如 Atg8-PE 的完整形成或 Atg13 的磷酸化，但通过其他方法可以区分或推断出突变体中产生的自噬体状膜结构没有闭合，则认为相应蛋白调控自噬前体闭合会更为合适。

最近笔者小组报道了内吞途径中的 Vps21/Rab5 模块蛋白参与自噬，研究发现这些蛋白的缺失不影响自噬体的产生和大小，但影响自噬体进入液泡而造成自噬体在液泡外堆积。此外，研究还明确了这些蛋白缺失不影响 Atg8-PE 的形成，而是导致自噬体保持开口状态，因此这些突变体的特征是积累未闭合自噬体。这可能是首次观察到自噬体状膜结构在起始和自噬前体延伸方面没有缺陷，但在自噬前体闭合上存在缺陷的报道。笔者小组试图去解析 Vps21/Rab5 模块蛋白调控自噬前体闭合的分子机制时，发现 Vps21/Rab5 模块蛋白通过调控内体分拣转运复合体（ESCRT）行使自噬前体闭合的功能。此研究结果与哺乳动物细胞 ESCRT 调控自噬前体闭合的最新发现互为补充。

闭合的自噬体本身体积较小（在酵母中直径为 400 ~ 900nm，在人体细胞中直径为 500 ~ 1500nm）且被认为是球形。自噬前体膜上最后一部分封口形成闭合自噬体的部分称为自噬前体开口，但其直径大小并不清楚。当未闭合自噬前体开口的直径大于当前显微镜的最大分辨率时，可以尝试进行直接观察。通过连续切片电子显微镜或超高分辨率荧光显微镜，结合三维重建，或许可以确定自噬前体在自噬过程中是常关闭，还是受到了干扰以至于显示一个开口。然而，使用这两种方法都面临一些困难，因为前面的方法在全世界范围内只有极少数实验室能开展相关实验，而后面的方法则仍受已有的超高分辨率荧光显微镜的分辨率及反复照射时荧光猝灭的限制。虽然如此，但基于开口自噬前体和闭合自噬体内含物的可接触特性或膜上自噬蛋白的组成不同，已开发出多种可间接判断自噬前体是否已闭合的方法，将在下面予以介绍。

第二节　判断自噬体状膜结构闭合与否的研究方法

一、蛋白酶保护实验判断自噬体状膜结构是否已闭合

当通过荧光显微镜或电镜能观察到细胞内因自噬过程受阻而堆积的自噬体状膜结构，但不清楚这些膜结构是否已闭合时，蛋白酶保护实验是一种常用的用来确定这些结构的内含物是否容易受到添加的蛋白酶影响从而推断自噬体状膜结构是否已闭合的方法。该方法主要是检测分离到的自噬体状膜性结构经不同组合的蛋白酶 K（PK）和去污剂曲拉通处理后膜性结构内和膜性结构上蛋白被降解的情况。以往都是通过免疫印迹法检测自噬体状膜结构经上述处理后与膜相关联"货物"或蛋白被降解的情况去推断膜结构是否已闭合。最近笔者小组开发了一种新的方法，通过观察 GFP 荧光来显示经上述处理后的膜上是否仍然存在 GFP-Atg8，从而判断膜结构是否已闭合。

（一）用免疫印迹法展示蛋白酶保护实验的结果

该方法已被广泛用于测定那些明显聚集 GFP-Atg8 的酵母细胞中自噬体状膜结构的闭合特性。从酿酒酵母中分离出的自噬体状膜结构经不同组合的蛋白酶 K 和去污剂处理后，用 GFP 抗体测定 GFP-Atg8 的降解和（或）用 Ape1 抗体测定 prApe1（Ape1 前体）的成熟情况。通过该方法，未闭合自噬体在加蛋白酶 K 后会显示 GFP-Atg8 降解和 Ape1 成熟，而闭合自噬体经同样处理后仍然会含有部分 GFP-Atg8 和未成熟的 prApe1。相应地，在哺乳动物细胞中，为了检测 LC3 发生明显聚集的细胞中自噬体状膜结构是否已闭合，样品经类似处理后，可通过 LC3 抗体检测 LC3-II 的水平和（或）通过 p62 抗体检测自噬体货物蛋白 p62 的水平来判断自噬体状膜结构是否已闭合。

为了说明免疫印迹法在蛋白酶保护实验中的应用，使用自噬受到干扰、经自噬诱导后自噬体状膜结构大量堆积的 ESCRT 突变体 snf7Δ 和 vps4Δ 进行实验。图 3-1 显示了一组蛋白酶保护实验的结果。菌株经自噬诱导后自噬体相关的膜结构被分离出来，以分离自 atg1Δ 菌自噬体发生存在缺陷从而产生的未闭合小自噬体为未闭合自噬体对照，以分离自 ypt7Δ 菌产生的不能与液泡融合的自噬体膜结构为闭合自噬体对照。结果显示，与分离自 atg1Δ 菌的自噬体相关膜结构的膜特性相同，在只加蛋白酶 K 未加去污剂曲拉通 X-100

的情况下，*snf7*Δ 和 *vps4*Δ 菌的自噬体状膜结构中的 GFP-Atg8 被完全降解，prApe1 完全成熟为 mApe1。而分离自对照菌 *ypt7*Δ 的自噬体状膜结构，必须在既加蛋白酶 K 又加去污剂的情况下 GFP-Atg8 才被完全降解，prApe1 才能完全成熟。因此推断出 *snf7*Δ 和 *vps4*Δ 菌中的自噬体状膜结构为未闭合的自噬前体。此外，通过构建双突变体，采用相同的蛋白酶保护试验，比较单突变体和双突变体的结果，发现双突变体的表型与 *snf7*Δ 和 *vps4*Δ 菌单突变体的表型类似，而与 *ypt7*Δ 的表型不同，从而得出 Snf7 和 Vps4 在自噬途径中作用于 Ypt7 上游的结论。

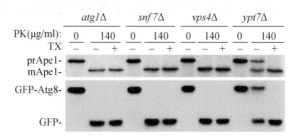

图 3-1　结合免疫印迹的蛋白酶保护实验结果

该实验中分离自 *atg1*Δ 和 *ypt7*Δ 的自噬体膜相关结构分别代表未闭合的膜结构和已闭合的自噬体。自噬诱导、自噬体相关膜结构的分离及蛋白酶和去污剂处理条件请参见 Zhou et al，2019a。PK：蛋白酶 K；TX：Triton X-100

（二）用荧光观察法展示蛋白酶保护实验的结果

由于 Atg8 参与自噬发生的全过程且分布于已形成的自噬体膜的内外两侧，因此 GFP-Atg8 可用于跟踪处于不同阶段的自噬体相关结构。如前所述，通过荧光显微镜观察到 *snf7*Δ 和 *vps4*Δ 中有大量 GFP-Atg8 标记的自噬体状膜结构成簇堆积在液泡膜附近，这种表型明显不同于 *ypt7*Δ 中大量 GFP-Atg8 标记的自噬体呈点状分布于细胞质中。由此设计了一个实验，将这些 GFP-Atg8 标记的自噬体相关膜结构分离出来后进行蛋白酶保护实验，即加或不加 Triton X-100 的情况下用蛋白酶 K 处理，之后用水冲洗，观察 GFP-Atg8 荧光（不能与膜结合的 GFP 会因水洗而丢失）。预期荧光 GFP-Atg8 的可见性将验证结合免疫印迹的蛋白酶保护实验结果。如果自噬体相关膜结构为闭合的自噬体，则加蛋白酶而不加去污剂处理的样品中仍应该能观察到 GFP-Atg8 荧光。同等条件下若自噬体相关膜结构为未闭合的自噬前体，则应该观察不到 GFP-Atg8 荧光。同样，不加蛋白酶和去污剂处理的样品应该都可以观察到 GFP-Atg8 荧光，而同时加蛋白酶和去污剂处理的样品应该都不能观察到 GFP-Atg8 荧光。将该方法用于检测 *snf7*Δ 菌中成簇堆积的自噬体状膜结构的闭合特性，结论与结合免疫印迹法的蛋白酶保护实验的结论一致，即 *snf7*Δ 菌中堆积的自噬体状膜结构为未闭合的自噬体。图 3-2 为 *snf7*Δ 和 *snf7*Δ*ypt7*Δ 突变株中检测到的结果。以相同条件诱导，分离自 *ypt7*Δ 菌的闭合自噬体为对照，结果表明分离自 *snf7*Δ 和 *snf7*Δ*ypt7*Δ 菌的自噬体相关膜结构为未闭合的自噬体，因加入不含 Triton X-100 的蛋白酶 K 时 GFP-Atg8 消失，说明蛋白酶 K 进入并降解了自噬体相关膜结构上的 GFP-Atg8。正如预期，从 *ypt7*Δ 菌中分离出的自噬体，只有当蛋白酶 K 和 Triton X-100 同时加时，GFP-Atg8 才会消失。并且因为 *snf7*Δ*ypt7*Δ 中的结果与 *snf7*Δ 中相同而与 *ypt7*Δ 中不同，也说明在自噬途径中 Snf7 作用于 Ypt7 的上游。类似的结果及更为详细的操作请参阅笔者小组已发表的论文。类似地，更早的时候有实验室利用 GFP 融合的氨肽酶Ⅰ的荧光，成功地在体外监测了完整的自噬体，促进了分离自噬体用于生化测定。

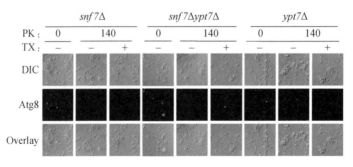

图 3-2　结合荧光观察的蛋白酶保护实验结果

分离自 *ypt7Δ* 菌的自噬体状膜结构代表已闭合的自噬体。PK：蛋白酶 K；TX：Triton X-100；DIC：微分干涉差

二、免疫荧光法判断自噬体状膜结构是否已闭合

免疫荧光法是活体实时荧光法之前常用于固定细胞中蛋白定位实验的方法。笔者小组设计出一个实验，其中 Ape1 抗体被直接用于分离到的自噬体相关膜结构，这是基于分离出的自噬体状结构在外膜和内膜上都含有 GFP-Atg8 且自噬体内部通常含有货物蛋白（如 Ape1）的特性。Ape1 抗体被用来评估抗体是否可以通过自噬体膜上开口处的孔隙到达自噬体内的 Ape1 处。如果自噬体未闭合，第一抗体（一抗）抗 Ape1 能够进入 GFP-Atg8 标记的自噬体，从而识别并结合自噬体内的 Ape1，同样，第二抗体（二抗）也能够进入未闭合的自噬体，识别一抗，利用 Alexa FLuo 647 偶联二抗可以显示 Ape1 位点。如果自噬体是闭合的，这些识别和结合过程都不会发生，因为两种抗体均无法到达自噬体内的 Ape1 处。通过免疫荧光法比较 GFP-Atg8 与 Alexa FLuo 647 偶联的二抗兔抗 Ape1 抗体的共定位，发现未闭合的自噬体呈红、绿两色，合并后呈黄色。相反，如果自噬体是闭合的，GFP-Atg8 标记的自噬体内的货物蛋白 Ape1 将无法被抗体接触到，自噬体仅显示 GFP-Atg8 的绿色。因此，通过在荧光显微镜下观察 GFP-Atg8 和 Alexa FLuo 647 的共定位，可以确定自噬体膜结构是闭合还是开放的。图 3-3 是以分离自 *ypt7Δ* 菌的闭合

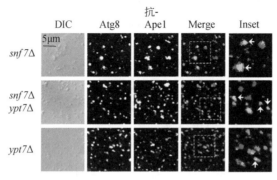

图 3-3　免疫荧光法结合 GFP-Atg8 标记显示结果

分离自 *snf7Δ* 和 *snf7Δypt7Δ* 菌的 GFP-Atg8 标记的自噬体相关膜结构可以被一抗兔抗 Ape1 及相应二抗 Alexa FLuo 647 偶联的抗兔 IgG 标记，为未闭合自噬体；而分离自 *ypt7Δ* 菌的 GFP-Atg8 标记的自噬体相关膜结构几乎不能被同样的一抗和二抗标记，为闭合的自噬体。插图显示合并图片中白色虚线框内的内容。箭头指示共定位。DIC：微分干涉差

自噬体为对照，用免疫荧光结合 GFP-Atg8 检测到分离自 *snf7Δ* 和 *snf7Δypt7Δ* 菌的自噬体相关膜结构均未闭合，因为当 *ypt7Δ* 菌中的自噬体相关膜结构主要为绿色时，*snf7Δ* 和 *snf7Δypt7Δ* 菌中自噬体相关膜结构主要为黄色。另外，*snf7Δypt7Δ* 中的表型与 *snf7Δ* 中的表型相似，而与 *ypt7Δ* 中不同，该方法同样说明在自噬途径中 Snf7 作用于 Ypt7 的上游。类似的结果及更为详细的操作已发表在笔者小组的论文中。

三、自噬体完成实验区分哺乳动物细胞中自噬前体、新生自噬体和成熟自噬体

2018 年由 Hong-Gang Wang 实验室发表了一种 HT-LC3 自噬体完成实验法，用于区分哺乳动物细胞中未闭合和已闭合自噬体。该方法在原理上类似上文描述的免疫荧光结合荧光标记的方法。其中，研究者利用不同颜色和渗透性的配体逐步对自噬体内外的 LC3-II 进行差异标记，用于区分自噬前体、新生自噬体和成熟自噬体。主要实验步骤如下：第一步，HT-LC3-I 表达的细胞经自噬诱导后用胆固醇络合剂（如洋地黄皂苷）处理，使质膜通透而从胞质中释放 HT-LC3-I；第二步，细胞与饱和剂量的膜不渗透 Alexa Fluor 488 HT 配体（MIL）孵育，对位于细胞质侧与细胞膜结合的 HT-LC3-II 进行染色；第三步，细胞与膜渗透四甲基罗丹明 HT 配体（MPL）孵育，对隔离在膜内的 HT-LC3-II 进行染色。之后通过激光共聚焦显微镜观察，若自噬体状膜结构只出现绿色，则为未闭合的自噬前体；若自噬体状膜结构只出现红色，则为闭合且成熟的自噬体；若自噬体状膜结构外层为绿色，内层为红色，则为闭合但未成熟的新生自噬体。通过该方法，该课题组发现 ESCRT-III 复合体亚基 CHMP2A 和 AAA-ATP 酶 Vps4 调控哺乳动物细胞中自噬前体的闭合。

四、光遗传闭合实验区分线粒体自噬体是否已闭合

最近，挪威的 Harald Stenmark 实验室报道，用一种新的光遗传闭合实验发现了 CHMP2A 调控线粒体自噬体闭合。该方法是基于 LOVTRAP 体系的光诱导蛋白解离。LOVTRAP 体系利用的是来自燕麦的向光素 1 的光氧电压 2（LOV2）结构域和 A 蛋白派生的配体 Zdk1 之间在 488nm 波长光下的可逆光敏关联。在实验中，研究者将线粒体外膜蛋白 TOMM20 的 N 端（NTOMM20）与 LOV2 融合、Zdk1 与 mCherry 融合。NTOMM20-LOV2 和胞质 mCherry-Zdk1 的关联使线粒体呈现 mCherry 的红色。当细胞暴露在 488nm 波长的光下时，LOV2 结构域从 Zdk1 解离，mCherry-Zdk1 可逆地从线粒体转移到胞质中，直至 488nm 波长的光被关闭。研究者进一步推测，如果线粒体被自噬体膜完全包裹住了，mCherry-Zdk1 将无法释放到胞质中。相反，如果自噬体膜包裹线粒体但没有封口，mCherry-Zdk1 将能释放到胞质中。在对照实验确认该方法灵敏可靠后，研究者发现 CHMP2A 沉默的细胞中未封口线粒体自噬体的数量显著上升，说明 CHMP2A 可以调控线粒体自噬体的闭合。该方法可用于标记任何通过细胞自噬能被自噬体膜包裹的细胞器专一性蛋白，以检测突变体中自噬体是否已闭合。

五、标记不同荧光蛋白的自噬蛋白的荧光共定位实验区分自噬前体和成熟自噬体

自噬过程中大多数自噬蛋白在自噬体相关膜结构上呈现动态变化，因此存在于自噬

前体和自噬体上的自噬蛋白组成会不同。与 Atg8 等少数几种自噬蛋白始终存在于自噬体相关膜结构上不同，大多数其他自噬蛋白，如 Atg11、Atg17、Atg5 和 Atg2，在未闭合自噬前体上会大量存在，而待自噬前体闭合成熟后大部分自噬蛋白会从自噬体上释放，被重新利用。当用红色荧光蛋白标记 Atg8 显示自噬体，同时用 GFP 标记上述其他 Atg 蛋白时，通过荧光显微镜观察共定位情况可以推断目标突变体中 Atg8 标记的结构是自噬前体还是自噬体。如果红色 Atg8 与绿色 Atg 蛋白共定位，那么这些结构就是自噬前体或封闭的未成熟自噬体。如果存在红色 Atg8，但没有绿色 Atg 蛋白与其共定位，就像阳性对照菌中闭合成熟自噬体的荧光一样，那么目标突变体中 Atg8 标记的结构就是成熟的自噬体。该方法已广泛应用于酵母细胞和哺乳动物细胞中，用于区分或验证自噬体膜结构是自噬前体还是成熟自噬体。

小　结

通过上述不同的技术（组合），明确了 Rab5 模块蛋白和一些 ESCRT 复合物亚基是自噬前体闭合的调控因子。未来需要更多的实验来阐明是否某些 Atg 蛋白也是自噬前体闭合所需要的。目前也还不清楚自噬前体闭合的确切机制，以及这些蛋白在调控自噬前体闭合过程中的确切作用；只大致了解酵母中 Rab5 模块蛋白调控 ESCRT 复合体亚基在自噬体上的定位，调控 Atg17 和 ESCRT 亚基 Snf7 之间的相互作用，以及 ESCRT 亚基在体外确实可以封闭未闭合自噬体；哺乳动物细胞中 ESCRT-Ⅲ亚基 CHMP2A 在自噬过程中被招募到自噬前体上，进一步调节自噬前体内外膜的分离，形成双层膜自噬体；此外，CHMP2A 也可调控线粒体自噬体膜的闭合。然而，这些蛋白在自噬前体闭合过程中所起的更具体、更详细的作用仍有待探究。

此外，在同一物种中是否还有其他蛋白调控自噬前体的闭合？在不同的物种中，自噬前体闭合的过程有哪些相似和不同？这些都是我们在今后研究自噬前体闭合过程中迫切需要回答的问题。

（南京农业大学　梁永恒）

参 考 文 献

Cebollero E，van der Vaart A，Zhao M T，et al，2012. Phosphatidylinositol-3-phosphate clearance plays a key role in autophagosome completion. Current Biology，22（17）：1545-1553.

Chen Y，Zhou F，Zou S，et al，2014. A Vps21 endocytic module regulates autophagy. Molecular Biology of the Cell，25：3166-3177.

Fujita N，Hayashi-Nishino M，Fukumoto H，et al，2008. An Atg4B mutant hampers the lipidation of LC3 paralogues and causes defects in autophagosome closure. Molecular Biology of the Cell，19（11）：4651-4659.

Kirisako T，Baba M，Ishihara N，et al，1999. Formation process of autophagosome is traced with Apg8/Aut7p in yeast. The Journal of Cell Biology，147（2）：435-446.

Lindqvist L M，Simon A K，Baehrecke E H，2015. Current questions and possible controversies in autophagy. Cell Death Discovery，1：15036.

Mizushima N，Ohsumi Y，Yoshimori T，2002. Autophagosome formation in mammalian cells. Cell Structure and Function，27（6）：421-429.

Nair U，Thumm M，Klionsky D J，et al，2011. GFP-Atg8 protease protection as a tool to monitor autophagosome biogenesis. Autophagy，7（12）：1546-1550.

Nair U，Yen W L，Mari M，et al，2012. A role for Atg8-PE deconjugation in autophagosome biogenesis. Autophagy，8（5）：780-793.

Nakatogawa H，Ishii J，Asai E R，et al，2012. Atg4 recycles inappropriately lipidated Atg8 to promote autophagosome biogenesis. Autophagy，8（2）：177-186.

Noda T，Fujita N，Yoshimori T，2009. The late stages of autophagy：how does the end begin? Cell Death & Differentiation，16（7）：984-990.

Reggiori F，Klionsky D J，2013. Autophagic processes in yeast：mechanism，machinery and regulation. Genetics，194（2）：341-361.

Sou Y S，Waguri S，Iwata J I，et al，2008. The Atg8 conjugation system is indispensable for proper development of autophagic isolation membranes in mice. Molecular Biology of the Cell，19（11）：4762-4775.

Suzuki K，Nakamura S，Morimoto M，et al，2014. Proteomic profiling of autophagosome cargo in *Saccharomyces cerevisiae*. PLoS One，9（3）：e91651.

Takahashi Y，He H，Tang Z，et al，2018. An autophagy assay reveals the ESCRT-Ⅲ component CHMP2A as a regulator of phagophore closure. Nature Communications，2018，9（1）：2855.

Tong J J，Yan X H，Yu L，2010. The late stage of autophagy：cellular events and molecular regulation. Protein & Cell，1（10）：907-915.

Velikkakath A K G，Nishimura T，Oita E，et al，2012. Mammalian Atg2 proteins are essential for autophagosome formation and important for regulation of size and distribution of lipid droplets. Molecular Biology of the Cell，23（5）：896-909.

Wang C W，Kim J，Huang W P，et al，2001. Apg2 is a novel protein required for the cytoplasm to vacuole targeting，autophagy，and pexophagy pathways. Journal of Biological Chemistry，276（32）：30442-30451.

Wang H，Vilela M，Winkler A，et al，2016. LOVTRAP：an optogenetic system for photoinduced protein dissociation. Nat Methods，13（9）：755-758.

Yang S，Rosenwald A G，2016. Autophagy in *Saccharomyces cerevisiae* requires the monomeric GTP-binding proteins，Arl1 and Ypt6. Autophagy，12（10）：1721-1737.

Yu Z Q，Ni T，Hong B，et al，2012. Dual roles of Atg8-PE deconjugation by Atg4 in autophagy. Autophagy，8（6）：883-892.

Zhen Y，Spangenberg H，Munson M J，et al，2019. ESCRT-mediated phagophore sealing during mitophagy. Autophagy，16（5）：826-841.

Zhou F，Wu Z，Zhao M，et al，2019a. Rab5-dependent autophagosome closure by ESCRT. The Journal of Cell Biology，218（6）：1908-1927.

Zhou F，Wu Z L，Zhao M Z，et al，2019b. Autophagosome closure by ESCRT：Vps21/RAB5-regulated ESCRT recruitment via an Atg17-Snf7 interaction. Autophagy，15（9）：1653-1654.

Zhou F，Zou S，Chen Y，et al，2017. A Rab5 GTPase module is important for autophagosome closure. PLoS Genetics，13（9）：e1007020.

第四章 自噬囊泡与溶酶体的融合

第一节 自噬体与溶酶体的膜融合

一、概 述

根据之前章节的介绍，自噬体闭合成熟后，将进入自噬的下一个阶段，即与溶酶体发生融合。在这一过程中，首先双层膜结构的自噬体会与单层膜结构的溶酶体靠近并被锚定在一起。接着自噬体的外膜与溶酶体的单层膜发生融合。最后，自噬体的内膜被溶酶体酶降解，其所包含的内含物也随之被溶酶体酶降解。生物膜融合过程在进化上是高度保守的。人们普遍认为，膜融合均由 SNARE 蛋白拉链式组装成四束螺旋复合物结构而驱动。然而仅仅依靠 SNARE 的自发组装并不能使膜融合达到生命过程所需的高效性和精密性，因此还需要其他蛋白的参与来促进这一过程，包括膜牵引蛋白、Rab GTPase 蛋白酶类、SM 家族蛋白（Sec1/SM family protein）等。虽然，国际上对哺乳动物细胞自噬过程中自噬体与溶酶体膜融合机制的研究一直十分热门，但我们对该过程中重要蛋白的招募、调控，以及协同作用的机制认知仍然有限。下文将对已有的研究进展做介绍。

二、SNARE 蛋白

SNARE（soluble N-ethylmaleimide-sensitive factor attachment protein receptor）是一类膜蛋白。它包含位于 C 端的跨膜区域及 SNARE 结构域（图 4-1A）。根据 SNARE 结构域的中心是精氨酸或者谷氨酰胺，SNARE 蛋白可被分为 R-SNARE 和 Q-SNARE。其中 Q-SNARE 有三个家族：Qa、Qb 及 Qc。SNARE 复合物由四束螺旋体构成，包含 R、Qa、Qb 和 Qc（图 4-1B）。当所有的 SNARE 蛋白都锚定在同一侧膜上时，它们被称为"顺式结构"的 SNARE 复合物，反之如果它们被锚定在邻近的两个膜结构上，则为"反式结构"（图 4-1C）。通常，SNARE 能够自发结合成反式的复合物，即从 N 端到 C 端拉链式地组装成四束螺旋体。该过程使 C 端锚定的两个膜结构受挤压形变，导致磷脂分子重新排列，并在其他蛋白质的帮助下最终引发膜融合。膜融合后，顺式的 SNARE 复合物被 NSF（N-ethylmaleimide-sensitive factor）/αSNAP 解离。解离后的 SNARE 蛋白可以被回收，并用于下一轮的膜融合。

在不同物种中，不同膜结构的膜融合过程由不同的 SNARE 蛋白调控。根据目前研究的结果，哺乳动物细胞中自噬体与溶酶体的膜融合可以借助自噬体膜上的 STX17（Qa-SNARE）、SNAP29（QbQc-SNARE）及溶酶体膜上的 VAMP8（R-SNARE）参与完成（图 4-1A 和 B）。STX17 蛋白是在吞噬体膜闭合完成或即将闭合成完整自噬体时被招募到自噬体上的，而 SNAP29 蛋白和 VAMP8 蛋白的招募何时发生与完成仍然未知。从已知的 STX17-SNAP29-VAMP8 复合物晶体结构来看，这三个 SNARE 蛋白的四个 SNARE 结构域组装形成平行的四螺旋束，和目前已知的其他 SNARE 复合物（如神经递质释放过程中，介导囊泡与突触前膜融合的 SNARE 复合物，或者酵母内介导囊泡融合的 SNARE 复合物）结构极其相似（图 4-1B）。体外重组的膜融合实验显示 STX17-SNAP29-VAMP8 可以驱动膜融合，但是其速率很低。这与保守的膜融合机制相符，说明膜融合还需要其他蛋白质的协助，如膜牵引蛋白、Rab GTPase 蛋白酶类和 SM 家族蛋白（Sec1/SM family protein）等。比如，已有研究证实 ATG14 蛋白可以加快 STX17-SNAP29-VAMP8 驱动的自噬体与溶酶体的膜融合速率。

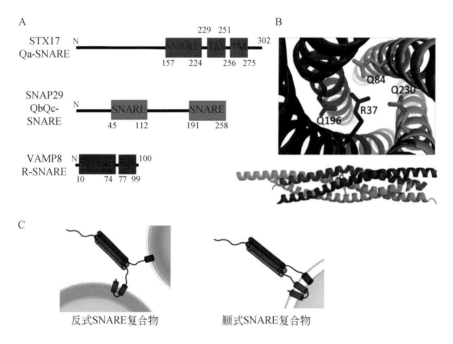

图 4-1　SNARE 蛋白

A.STX17、SNAP29 和 VAMP8 的结构域；B.自噬相关的 SNARE 复合物晶体结构（PDB 编码 4WY4），包含 STX17（红色）、SNAP29（绿色）和 VAMP8（蓝色）；C.反式 SNARE 复合物和顺式 SNARE 复合物

此外，有趣的是，研究发现 SNAP29 的 N- 乙酰葡糖胺修饰可负调控自噬体和溶酶体的膜融合。干扰乙酰葡糖胺转移酶的表达或者突变乙酰葡糖胺修饰位点均可促进 SNARE 复合物的形成，进而促进自噬体与溶酶体的融合。但是其他 SNARE 蛋白的转录后修饰对自噬的影响还有待进一步的研究。

另外值得一提的是，近来研究还发现在敲除 STX17 的细胞中，自噬体与溶酶体仍旧可以发生一定程度的融合，这提示还有其他的 SNARE 蛋白参与这一膜融合反应。研究发现 YKT6 可以通过其 N 端的 longin 结构域结合到自噬体上，并与 SNAP29 及溶酶体上的 STX7 形成 YKT6-SNAP29-STX7 复合物。YKT6 独立于 STX17 来介导自噬体与溶酶体的融合。

三、膜牵引蛋白

膜牵引蛋白（membrane tethering factor）通过桥连膜结构或促进 SNARE 蛋白的组装

帮助膜的对接、桥连与融合。目前发现参与自噬过程的重要膜牵引相关蛋白有HOPS、ATG14及Rab7等。

（一）HOPS蛋白复合物

最早在对酵母的液泡融合研究中发现了HOPS（homotypic fusion and vacuole protein sorting）复合物，它包括六个蛋白成员Vps11、Vps16、Vps18、Vps33、Vps39和Vps41。从电镜的结果来看，酵母的HOPS复合物呈拉长状结构，形状类似海马（图4-2A）。在酵母的液泡融合中，HOPS通过头尾两端的Vps39和Vps41与液泡膜上的Rab GTPase Ypt7结合，从而桥连两个液泡膜结构。在哺乳动物细胞中，HOPS桥连自噬体与溶酶体的方式较为复杂。目前已发现的作用方式有HOPS通过其组分之一Vps41与Rab7(酵母Ypt7的同源蛋白)的效应蛋白PLEKHM1（pleckstrin homology domain containing protein）结合，或者Vps39与Rab7的另一效应蛋白RILP（Rab interacting lysosomal protein）结合，被招募到附着有Rab7的溶酶体上。另一边，HOPS可以通过结合自噬体上的STX17与PACER来牵引自噬体。其机制可能是PACER加强了HOPS和STX17的相互作用，或者是PACER、HOPS、STX17形成三元复合物，使HOPS能够被招募到自噬体上，从而完成桥连自噬体和溶酶体。另外HOPS还可以通过Rab2被招募到自噬体上（图4-2B）。具体的机制在Rab GTPase的部分介绍。

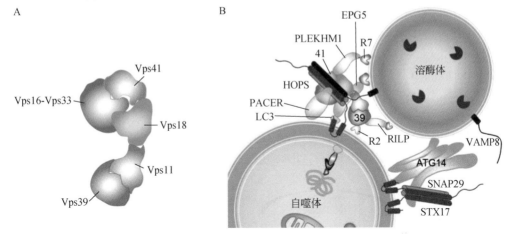

图4-2　HOPS复合物结构及其调控自噬体与溶酶体膜融合的作用途径

A.酵母HOPS复合物的结构模型，包含膜泡分选蛋白Vps11、Vps16、Vps18、Vps33、Vps39和Vps41（引自Bröcker et al，2012）；B.自噬体与溶酶体膜融合相关调控蛋白的可能作用途径，包括SNARE蛋白（颜色与图4-1相同）、HOPS复合物（头尾两端的Vps39蛋白与Vps41蛋白分别标记为39和41）、R2（Rab2蛋白）、R7（Rab7蛋白）、PLEKHM1（含PH结构域的蛋白）、PACER（与UVRAG结合的自噬增强蛋白）、RILP（与Rab互作的溶酶体蛋白）和ATG14（自噬相关基因14）等

另外值得一提的是，HOPS复合物中的六个组分之一Vps33是一个SM蛋白。SNARE蛋白的组装可以驱动膜融合的发生，然而SNARE蛋白自发的正确组装效率不高。近来在对酵母液泡膜融合的研究中发现，Vps33可以协助SNARE复合物的组装。有研究发现如果将Vps33-Nyv1（酵母中的R-SNARE）及Vps33-Vam3（酵母中的Qa-SNARE）的晶体结构叠加，可以观察到Nyv1与Vam3以正确的相对位置结合在Vps33上，因此推测Vps33和其他潜在的SM蛋白，很可能为SNARE的组装提供了模板。虽然这个理论还

未在哺乳动物细胞的自噬中被证实，但之前已有研究表明，Vps33 可以免疫共沉淀（coIP）STX17、SNAP29 和 VAMP8。所以 HOPS 可能可以帮助哺乳动物细胞自噬中 STX17、SNAP29 和 VAMP8 的组装来促进膜融合，但还需要实验证明。

此外，近来研究还发现了 HOPS 复合物的一个新功能，即 HOPS 可以通过其巨大的体积来加快膜融合过程中融合小孔的形成（pore formation）。从半融合状态（hemifused state）到全融合的状态，中间要经历一个限速步骤，即融合小孔的形成。该过程的完成需要很多的能量。HOPS 由于其巨大的分子质量（约 663kDa），增加了 SNARE 复合物的体积，使得半融合位点处的膜结构发生进一步的拉伸形变，从而降低了融合小孔形成的能垒，可促进膜融合的发生。该研究推测 HOPS 这一作用保守存在于所有的膜融合过程中，当然也包括自噬体与溶酶体的融合过程。

（二）Rab GTPase 蛋白酶类

Rab GTPase 蛋白是 Ras 超家族的一员，在进化上高度保守，与膜运输过程（membrane trafficking）密切相关。Rab GTPase 蛋白可由 GTP 小分子开关调节，在结合 GDP 的非活性形式和结合 GTP 的活性形式中间互相转换。Rab 蛋白的功能调节依赖于三个重要的蛋白，GAP（GTPase-activating protein）、GEF（guanine nucleotide exchange factor）和 GDI（GDP dissociation inhibitor）。首先，Rab 蛋白可在其 C 端被异戊二烯化（prenylation），并通过与 GDI 蛋白结合保留在细胞质中。在 GEF 蛋白的作用下，Rab 蛋白上的 GDP 被替换成 GTP。此时的 Rab 蛋白可以被稳定地锚定在膜上，并具有活性，可结合特定的效应蛋白行使相关的功能。比如，它可以结合货物介导分子（cargo adaptor）以形成运输囊泡（transport vesicle），结合马达蛋白质（motor protein）以运输囊泡到达特定的膜结构上，或者结合膜牵引蛋白以帮助囊泡与目标膜完成膜融合。一定时间后，Rab 蛋白上的 GTP 被相应的 GAP 蛋白水解成 GDP，导致 Rab 蛋白失活而失去结合效应蛋白的能力。失活后的 Rab-GDP 可以在需要时被 GEF 蛋白再度激活成 Rab-GTP（图 4-3）。目前研究较多的作用于自噬体 - 溶酶体融合的 Rab GTPase 蛋白有 Rab7 与 Rab2。

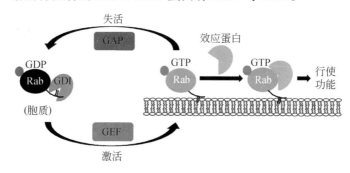

图 4-3　Rab GTPase 的激活与失活途径

Rab 蛋白可在其 C 端被异戊二烯化，并通过与 GDI（GDP 解离抑制因子）结合保留在细胞质中。在 GEF（鸟苷酸交换因子）的作用下，Rab 蛋白上的 GDP 被替换成 GTP，锚定在膜上，并具有活性，可结合特定的效应蛋白并行使相关的功能

Rab7 的效应蛋白有 PLEKHM1、RILP 和 EPG5 等。PLEKHM1 和 RILP 均在上文中介绍过。EPG5（ectopic P-granules autophagy protein 5）可以通过结合溶酶体上的 Rab7 及 VAMP8 而被招募到溶酶体上。另一边，EPG5 可以结合自噬体上的 LC3 和 STX17-

SNAP29 复合物（图 4-2B）。此外，EPG5 可以稳定 STX17-SNAP29-VAMP8 的反式复合物，促进自噬体与溶酶体的融合。

关于 Rab2 促进膜融合的报道，是在一项对果蝇的研究中发现的。Rab2 作为高尔基体的驻留蛋白，可以负责运输来自高尔基体的囊泡，并促进其与附着有 Rab7 的自噬体、晚期内体（late endosome）、自噬内涵体（ampisome），以及自噬溶酶体或内体溶酶体（auto/endolysosome）的融合。在这个过程中，果蝇的 GTP-Rab2 可结合果蝇 HOPS 中的 VPS39 蛋白，另一边 Rab7 通过 PLEKHM1 结合 HOPS 的 VPS41 蛋白。这样 Rab2 与 Rab7 协同完成了两个膜性细胞器的牵引以促进其融合（图 4-2B）。在另外一项对果蝇的研究中发现，Rab2 定位在自噬体上，并可以结合附着有 HOPS 的溶酶体，提示 Rab2 参与自噬体 - 溶酶体的桥连与融合。该项研究同时用 IP 实验验证了鼠源 Rab2 蛋白结合鼠源 HOPS 中的 VPS39 蛋白。目前对人源 Rab2 与 VPS 蛋白结合的研究较少。有一项研究表明人源 Rab2 可共沉淀 VPS39 蛋白。还有另一项研究表明，定位于自噬体上的人源 Rab2 可共沉淀 VPS41 蛋白，并影响自噬体的成熟。但对于人源 Rab2 直接结合人源 HOPS 中的哪个 VPS 组分，目前还没有明确报道。

（三）ATG14 蛋白

ATG14 又称作 Barkor 或 ATG14L。早期的研究发现 ATG14 可调控 PI3KC3 的活性并在自噬体的形成中发挥至关重要的作用。ATG14 可以通过其 C 端的 BATS〔Barkor/Atg14(L)autophagosome targeting sequence〕结构域来感知膜的曲度。近期研究发现，ATG14 蛋白还定位在成熟的自噬体上。它不仅可以帮助 STX17 蛋白招募 SNAP29 蛋白到自噬体上，促进和稳定 STX17- SNAP29 二元 t-SNARE 复合物的装配，还可以桥连膜，促进 STX17-SNAP29-VAMP8 驱动的自噬体和溶酶体的膜融合（图 4-2B）。其牵引膜的性质与 Cys43/Cys46 依赖的多聚化密切相关。但 ATG14 可牵引无蛋白的光滑囊泡，其膜牵引不具有特异性。目前对于 ATG14 与其他重要的蛋白（如 HOPS），是如何协同调控自噬体与溶酶体这一膜融合的分子机制，还是未知，有待更深入研究。

四、其他相关蛋白

前文介绍 LC3 蛋白（ATG8）参与了自噬体膜的形成，其存在两种可相互转化的形式即 LC3- Ⅰ 和 LC3- Ⅱ。细胞内新合成的 LC3 经过加工，成为胞质可溶形式的 LC3- Ⅰ，后者经泛素化加工修饰，与自噬体膜表面的 PE 结合，成为膜结合形式的 LC3- Ⅱ。近来有研究显示，LC3 的磷酸化还参与调控了自噬体与溶酶体的融合过程。LC3 的 Thr50 可以被 Hippo 激酶 STK3/STK4 磷酸化。当 LC3 的 Thr50 不能被磷酸化时，细胞内的自噬体与溶酶体的融合就受到抑制。在 STK3/STK4 缺失的细胞内回补模拟磷酸化的 LC3 突变体 T50E，可以恢复自噬过程。并且该研究发现 LC3 的磷酸化对自噬体与溶酶体膜融合的调控在许多物种中均是保守的。

五、脂　类

磷脂酰肌醇（PI）参与了细胞内许多重要的生命活动，如代谢调控、信号传导和膜运输等。肌醇六元环上的 3、4、5 位的羟基可以被一系列的激酶磷酸化而生成不同位点磷酸化组合的 PI（图 4-4）。比如，Vps34 可磷酸化 PI 生成 PI3P，这对于自噬泡膜的延伸和 ATG 蛋白的招募至关重要。

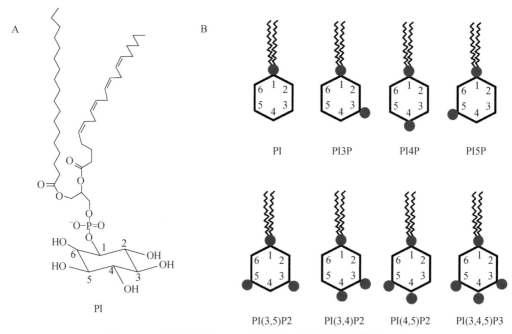

图 4-4　PI 的化学结构（A）和不同 PI 衍生物的示意图（B）

目前已知参与自噬体与溶酶体融合的 PI 衍生物有 PI3P、PI4P 和 PI(3,5)P2。在溶酶体上的 PI(3,5)P2 可以在 INPPE（inositol polyphosphate-5-phosphatase E）的催化下去磷酸化转变成 PI3P 而浓度降低。原本 PI(3,5)P2 可以结合 CTTN 而抑制 CTTN 与肌动蛋白（actin）的结合。当 PI(3,5)P2 浓度降低后，CTTN 便可以结合肌动蛋白，并增强肌动蛋白丝的稳定性，从而促进自噬体与溶酶体的融合。另外，有研究发现 PI3P 可能参与了 TECPR1-ATG5-ATG12 介导的自噬体与溶酶体的融合。而 PI4P 由自噬体上的 PI4K2A/PI4K Ⅱ α 催化生成，也对自噬体和溶酶体的膜融合至关重要。

第二节　自噬内涵体与溶酶体的融合

自噬体与晚期内体（late endosome）融合，可以形成中间囊泡自噬内涵体（amphisome）。之后，自噬内涵体可以与溶酶体融合。目前对自噬体与内体的融合及自噬内涵体和溶酶体融合的研究非常少。

有文献报道，在 K562 细胞的内吞途径中，从质膜上内陷形成的 MVB 大量累积在细胞内。这些 MVB 的膜上附着有 Rab11。部分的 MVB 可以和细胞质膜融合，释放到胞外，这部分囊泡又被称作外泌体。另外，部分的 MVB 在饥饿等诱导自噬的条件下，可以和自噬体融合，生成自噬内涵体。之后自噬内涵体可与溶酶体融合，且该过程依赖于 Rab7。

另外有研究指出，在异体自噬的过程中，STX6-VTI1B-VAMP3 可以驱动自噬体和再循环内体的融合，以利于异体自噬的发生。

第三节　自噬体与质膜的融合

细胞内的某些蛋白不具有 N 端分泌信号肽段，不能在内质网和高尔基体间运输，因此它们需要通过非传统的方式被分泌出细胞，如分泌型自噬。与降解型自噬不同，在分泌型自噬中，自噬体不与溶酶体融合，不降解包裹在自噬体里的物质，而是通过与质膜融合，把包裹的待分泌物质排出细胞体外。目前有报道，在分泌白介素 1β 的过程中，自噬体上的 Sec22b 与质膜上的 STX3 或 STX4，以及 SNAP23 或 SNAP29 形成 SNARE 复合物，介导自噬体与质膜的融合。Rab8a 对于这一自噬分泌过程非常重要。值得注意的是，分泌型自噬中的自噬体，也可与 MVB 先融合形成自噬内涵体，再与质膜融合。

小　　结

本章主要介绍了自噬体与溶酶体的融合。生物膜融合过程在进化上是高度保守的，因此自噬体与溶酶体的融合也遵循了膜融合的生化机制，有 SNARE 蛋白、膜牵引蛋白、Rab GTPase 蛋白酶类、SM 家族蛋白等一起参与和调控。但不同生命过程中的膜融合生化机制又存在差异性。目前我们对自噬体与溶酶体融合过程中重要蛋白的招募、调控及协同作用的认知仍然有限。比如，是否存在启动自噬体与溶酶体发生膜融合的因子？不同的 Rab GTPase 蛋白如何选择性招募 HOPS 复合物两端的 Vps 蛋白？融合结束后，膜上的蛋白如何被解离及回收再利用？随着自噬生化机制的不断解析，调控自噬体与溶酶体融合的蛋白机器可能作为临床药物设计的靶标，用于人类疾病如神经退行性疾病和癌症等的治疗。

（上海交通大学　留筱厦　钟　清）

参 考 文 献

Baker R W，Jeffrey P D，Zick M，et al，2015. A direct role for the Sec1/Munc18-family protein Vps33 as a template for SNARE assembly. Science，349（6252）：1111-1114.

Berg T O，Fengsrud M，Strømhaug P E，et al，1998. Isolation and characterization of rat liver amphisomes. Evidence for fusion of autophagosomes with both early and late endosomes. Journal of Biological Chemistry，273（34）：21883-21892.

Bröcker C，Kuhlee A，Gatsogiannis C，et al，2012. Molecular architecture of the multisubunit homotypic fusion and vacuole protein sorting（HOPS）tethering complex. Proceedings of the National Academy of Sciences of the United States of America，109（6）：1991-1996.

Chen D D，Fan W L，Lu Y T，et al，2012. A mammalian autophagosome maturation mechanism mediated by TECPR1 and the Atg12-Atg5 conjugate. Molecular Cell，45（5）：629-641.

Cheng X W，Ma X L，Ding X M，et al，2017. Pacer mediates the function of class Ⅲ PI3K and HOPS complexes in autophagosome maturation by engaging Stx17. Molecular Cell，65（6）：1029-1043. e5.

D'Agostino M，Risselada H J，Lürick A，et al，2017. A tethering complex drives the terminal stage of SNARE-dependent membrane fusion. Nature，551（7682）：634-638.

Diao J，Liu R，Rong Y，et al，2015. ATG14 promotes membrane tethering and fusion of autophagosomes to endolysosomes. Nature，520（7548）：563-566.

Ding X，Jiang X，Tian R，et al，2019. RAB2 regulates the formation of autophagosome and autolysosome in mammalian cells. Autophagy，15（10）：1774-1786.

Fasshauer D，Sutton R B，Brunger A T，et al，1998. Conserved structural features of the synaptic fusion complex SNARE proteins reclassified as Q- and R-SNAREs. Proceedings of the National Academy of Sciences of the United States of America，95（26）：15781-15786.

Fader C M，Sánchez D，Furlán M，et al，2007. Induction of autophagy promotes fusion of multivesicular bodies with autophagic vacuoles in K562 cells. Traffic，9（2）：230-250.

Fan W，Nassiri A，Zhong Q，2011. Autophagosome targeting and membrane curvature sensing by Barkor/Atg14（L）. Proceedings of the National Academy of Sciences of the United States of America，108（19）：7769-7774.

Fujita N，Huang W，Lin T H，et al，2017. Genetic screen in Drosophila muscle identifies autophagy-mediated T-tubule remodeling and a Rab2 role in autophagy. Elife，6：e23367.

Gillingham A K，Sinka R，Torres I L，et al，2014. Toward a comprehensive map of the effectors of rab GTPases. Developmental Cell，31（3）：358-373.

Gordon P B，Seglen P O，1988. Prelysosomal convergence of autophagic and endocytic pathways. Biochemical and Biophysical Research Communications，151（1）：40-47.

Guo B，Liang Q Q，Li L，et al，2014. O-GlcNAc-modification of SNAP-29 regulates autophagosome maturation. Nature Cell Biology，16（12）：1215-1226.

Itakura E，Kishi C，Inoue K，et al，2008. Beclin 1 forms two distinct phosphatidylinositol 3-kinase complexes with mammalian Atg14 and UVRAG. Molecular Biology of the Cell，19（12）：5360-5372.

Itakura E，Kishi-Itakura C，Mizushima N，2012. The hairpin-type tail-anchored SNARE syntaxin 17 targets to autophagosomes for fusion with endosomes/lysosomes. Cell，151（6）：1256-1269.

Jiang P D，Nishimura T，Sakamaki Y，et al，2014. The HOPS complex mediates autophagosome-lysosome fusion through interaction with syntaxin 17. Molecular Biology of the Cell，25（8）：1327-1337.

Kajiho H，Kajiho Y，Frittoli E，et al，2016. RAB2A controls MT1-MMP endocytic and E-cadherin polarized Golgi trafficking to promote invasive breast cancer programs. EMBO Reports，17（7）：1061-1080.

Kimura T，Jia J，Claude-Taupin A，et al，2017. Cellular and molecular mechanism for secretory autophagy. Autophagy，13（6）：1084-1085

Langemeyer L，Fröhlich F，Ungermann C，2018. Rab GTPase function in endosome and lysosome biogenesis. Trends in Cell Biology，28（11）：957-970.

Lörincz P，Tóth S，Benkö P，et al，2017. Rab2 promotes autophagic and endocytic lysosomal degradation. The Journal of Cell Biology，216（7）：1937-1947.

Matsui T，Jiang P D，Nakano S，et al，2018. Autophagosomal YKT6 is required for fusion with lysosomes independently of syntaxin 17. The Journal of Cell Biology，217（8）：2633-2645.

Matsunaga K，Saitoh T，Tabata K，et al，2009. Two Beclin 1-binding proteins，Atg14L and Rubicon，reciprocally regulate autophagy at different stages. Nature Cell Biology，11（4）：385 -396.

McEwan D G，Popovic D，Gubas A，et al，2015. PLEKHM1 regulates autophagosome-lysosome fusion through HOPS complex and LC3/GABARAP proteins. Molecular Cell，57（1）：39-54.

Nakamura N，Hirata A，Ohsumi Y，et al，1997. Vam2/Vps41p and Vam6/Vps39p are components of a protein complex on the vacuolar membranes and involved in the vacuolar assembly in the Yeast *Saccharomyces cerevisiae*. Journal of Biological Chemistry，272（17）：11344-11349.

Nakamura S，Hasegawa J，Yoshimori T，2016. Regulation of lysosomal phosphoinositide balance by INPP5E is essential for autophagosome-lysosome fusion. Autophagy，12（12）：2500-2501.

Nozawa T，Minowa-Nozawa A，Aikawa C，et al，2017. The STX6-VTI1B-VAMP3 complex facilitates xenophagy by regulating the fusion between recycling endosomes and autophagosomes. Autophagy，13（1）：57-69.

Ponpuak M，Mandell M A，Kimura T，et al，2015. Secretory autophagy. Current Opinion in Cell Biology，35，106-116.

Sun Q，Fan W，Chen K，et al，2008. Identification of Barkor as a mammalian autophagy-specific factor for Beclin 1 and class Ⅲ phosphatidylinositol 3-kinase. Proceedings of the National Academy of Sciences of the United States of America，105（49）：19211-19216.

Seals D F，Eitzen G，Margolis N，et al，2000. A Ypt/Rab effector complex containing the Sec1 homolog Vps33p is required for homotypic vacuole fusion. Proceedings of the National Academy of Sciences of the United States of America，97（17）：9402-9407.

Tsuboyama K，Koyama-Honda I，Sakamaki Y，et al，2016. The ATG conjugation systems are important for degradation of the inner autophagosomal membrane. Science，354（6315）：1036-1041.

Wang H，Sun H Q，Zhu X，et al，2015. GABARAPs regulate PI4P-dependent autophagosome：lysosome fusion. Proceedings of the National Academy of Sciences of the United States of America，112（22）：7015-7020.

Wang Z，Miao G Y，Xue X，et al，2016. The vici syndrome protein EPG5 is a Rab7 effector that determines the fusion specificity of autophagosomes with late endosomes/lysosomes. Molecular Cell，63（5）：781-795.

Wickner W，Rizo J，2017. A cascade of multiple proteins and lipids catalyzes membrane fusion. Molecular Biology of the Cell，28（6）：707-711.

Wilkinson D S，Jariwala J S，Anderson E ，et al，2015. Phosphorylation of LC3 by the Hippo kinases STK3/STK4 is essential for autophagy. Molecular Cell，57（1）：55-68.

Zhao M L，Wu S P，Zhou Q J，et al，2015. Mechanistic insights into the recycling machine of the SNARE complex. Nature，518（7537）：61-67.

Zhen Y L，Li W，2015. Impairment of autophagosome-lysosome fusion in the buff mutant mice with the VPS33A（D251E）mutation. Autophagy，11（9）：1608-1622.

Zhong Y，Wang Q J，Li X T，et al，2009. Distinct regulation of autophagic activity by Atg14L and Rubicon associated with Beclin 1-phosphatidylinositol-3-kinase complex. Nature Cell Biology，11（4）：468-476.

第五章　自噬囊泡的转运

细胞自噬是真核细胞中广泛存在的降解 / 再循环系统，是将胞质内容物包裹运送到溶酶体（动物）或液泡（植物或真菌）进行降解，较小分子新物质重新释放回用的细胞内过程。自噬是细胞维持内环境稳态的重要方式，也是生物体通过获取自身养分适应外界环境的保守机制。根据自噬底物被降解途径的不同，将自噬分为巨自噬（macroautophagy）、微自噬（microautophagy）及分子伴侣介导的自噬（chaperone-mediated autophagy，CMA）；按照自噬底物是否存在特异性的选择，可将自噬分为选择性自噬（selective autophagy）和非选择性自噬（non-selective autophagy）；也可以根据自噬的目的不同，将自噬分为细胞质量调控性自噬（cellular quality control autophagy）及提供营养底物性自噬（autophagy providing nutritional substrate）。巨自噬，即由双层或多层膜状结构包裹待降解物形成自噬囊泡，自噬囊泡与液泡或溶酶体进行融合；微自噬，指溶酶体或液泡膜通过内陷、伸出或隔膜等形变方式直接吞噬待降解物；分子伴侣介导的自噬，指通过分子伴侣识别特定的氨基酸序列，使待降解蛋白发生去折叠并进入溶酶体腔。通常所说的自噬为巨自噬，即由来源于细胞器的双层膜性结构包裹细胞内容物，与溶酶体或液泡融合，继而进行降解的过程。因此，自噬的过程大致包括诱导、自噬前体形成及延伸、吞噬物选择及吞噬、自噬囊泡形成、与溶酶体融合、内容物降解及再利用、自噬溶酶体再循环等过程。本章将重点叙述自噬囊泡转运至溶酶体的过程及其分子机制。

第一节　成熟自噬囊泡的转运

一、自噬囊泡及溶酶体和液泡

自噬信号被触发后，自噬囊泡逐渐形成，包裹着胞质或细胞器等物质，此时形成的自噬囊泡并不包含任何消化酶。当自噬囊泡与溶酶体或液泡融合后，才能成为成熟的自噬溶酶体。从电镜图片来看，初期自噬囊泡包裹着结构相对完整的细胞器，诸如形态可辨的核糖体、线粒体、内质网等，而晚期自噬囊泡则包裹着部分或完全降解的内涵物，且电子密度增大。免疫电镜、亚细胞器分离等多种方法均证实在晚期自噬囊泡上存在大量的溶酶体（或液泡）膜蛋白，而在初期自噬囊泡上很少，自噬前体膜上则基本无溶酶体膜蛋白。初期自噬囊泡与其所包裹的物质具有相同的 pH，在成熟的过程中则逐渐酸化。在小鼠肝实质细胞中，初期自噬囊泡和晚期自噬囊泡的 pH 分别为 6.4 和 5.7。

溶酶体是具有多种消化酶的细胞器，参与细胞内异物降解、衰老与损伤细胞器清除等重要功能。除了成熟红细胞外，所有动物细胞都含有溶酶体。溶酶体由高尔基体出芽形成，内含由内质网合成的溶酶体酶，其膜上质子泵水解 ATP，将胞质氢离子转运至溶酶体内，使其 pH 逐渐下降，并经过与自噬囊泡、吞噬体等融合，形成成熟的溶酶体。溶酶体内 pH 为 3.5 ～ 5.5，含有水解蛋白酶、DNA 酶、RNA 酶、糖苷酶等 60 多种酸性水解酶，酶促反应的最适 pH 为 5.0。溶酶体内酸性环境对溶酶体水解酶成熟并发挥活性、降解细胞内容物具有重要作用。如果溶酶体膜通透性增加，溶酶体酶外漏，可以导致细胞自溶，造成严重的细胞损伤；而溶酶体功能障碍，则可导致包括溶酶体贮积症（lysosomal storage disease，LSD）在内的多种疾病。因此，维持溶酶体稳定，对细胞正常生理功能的维持发挥重要作用。

液泡是在植物细胞、真菌细胞及部分原生生物、细菌细胞中广泛存在的由生物膜包被的泡状结构。液泡由胞内生物生成及内吞作用两条途径共同形成。在自噬过程中液泡的基本性质与动物细胞中的溶酶体相似，但液泡在细胞多种其他生理过程中发挥着比溶酶体更广泛的作用，如可调节 pH 和维持离子稳态，液泡还可维持膨压，此外其还可作为离子、代谢产物及蛋白质的贮存库。液泡与溶酶体同样具有酸性环境，在自噬过程中对维持其腔内一系列酸性水解酶的最适活性至关重要。

二、自噬囊泡的运输

在酵母中自噬囊泡自单个 PAS 开始形成；哺乳动物细胞中则与之不同，自噬囊泡是由多个部位开始形成的，并在胞质中呈散在分布。而细胞中溶酶体在不同的细胞内环境下，分布也有不同变化。例如，细胞营养充足时，在细胞内氨基酸及生长因子等的作用下，溶酶体朝细胞膜方向移动，散在分布于膜下及胞质中，协调增强 mTOR 活性；细胞处于饥饿状态时，溶酶体则多聚集于微管组织中心，与通过微管运输来的自噬囊泡融合，发挥降解自噬内容物、为细胞提供代谢底物的作用。

因此，自噬囊泡在与溶酶体融合前，必然先经历自噬囊泡的转运过程。Kimura 等发现，自噬囊泡只有在完全闭合后，才可以从形成部位向溶酶体方向进行远距离的移动。而对于神经细胞来说，自噬囊泡需要在轴突中进行长距离运输，有时长度甚至超过 1m，因此，了解自噬囊泡是如何进行长距离的运输并最终完成自噬降解过程，对于理解完整的自噬过程显得尤为重要；此外，在一些特化的细胞如心肌细胞及骨骼肌细胞中，肌丝结构排列整齐、致密，自噬囊泡又是如何在其中进行运输？到目前为止，有关自噬囊泡定向运输到溶酶体并与溶酶体融合的动力学过程及分子机制并未完全清楚。已知的是，尽管自噬囊泡的形成过程具有自身的独特性，但自噬囊泡的运输机制却与细胞内其他细胞器（主要包括细胞骨架系统如微丝、微管蛋白、动力蛋白及自噬囊泡上的 LC3 蛋白等）的交通方式类似。

第二节　调控自噬囊泡转运的分子

细胞骨架结构是一个复杂的纤维网络结构体系，主要包括微丝、微管和中间丝三种结构，支撑细胞形态、细胞运动、细胞器交通及细胞内亚结构域的分隔等。自噬囊泡在形成和运输过程中，需要在马达蛋白质及其他分子的协助下，沿着微丝和微管等细胞骨架结构进行运动。马达蛋白质是利用 ATP 水解所释放的能量驱动自身及其携带的货物分子沿微管或微丝定向运动的蛋白，为细胞内各组分的运输提供动力。迄今为止发现的三种主要马达蛋白质家族成员分别为肌球蛋白（myosin）、驱动蛋白（kinesin）及动力蛋白（dynein）。

一、微　丝

一般认为，微丝介导自噬囊泡在细胞局部位置的短距离运动，而微管则介导自噬囊泡在细胞内的长距离运输。微丝是细胞骨架的重要构成部分，主要由肌动蛋白（actin）组成，并和肌球蛋白一起介导细胞自身的运动及肌肉细胞的收缩等活动。早期对微丝蛋白及自噬关系的研究认为，微丝蛋白并不参与哺乳动物细胞的自噬过程，只是在酵母细胞选择性自噬，如线粒体自噬过程中发挥作用。在酵母中，阻断肌动蛋白的聚合，并不影响标记蛋白通过自噬途径的降解，提示肌动蛋白不参与非选择性自噬过程。但在选择性自噬过程中，肌动蛋白可参与酵母经典的 Cvt 选择性自噬途径。肌动蛋白介导 prApe1 寡聚体的识别及包裹入 Cvt 小体，以及 Cvt 小体向 PAS 部位募集。在选择性自噬，如选择性清除多余的超氧化物酶体或内质网的过程中，肌动蛋白也发挥关键作用。阻断肌动蛋白聚合，可以抑制待清除细胞器向 PAS 方向的定向移动，从而使细胞器清除受阻。在这种由肌动蛋白介导的选择性自噬过程中，自噬相关蛋白 Atg9 与 Atg11 形成的复合物及肌动蛋白相关蛋白 Arp2/3 也参与其中，共同作用使被识别的细胞器通过肌动蛋白定位于 PAS，从而介导自噬囊泡形成。

随后研究发现，在饥饿诱导哺乳动物细胞自噬的起始阶段，肌动蛋白已经参与了对吞噬内容物的识别及自噬囊泡的形成。使用肌动蛋白解聚剂如松胞菌素 D、Latrunculin B 处理细胞，均可以抑制自噬囊泡的形成。此外，自噬关键因子的缺失也影响肌动蛋白的聚合，如在 ATG7 基因敲除的小鼠胚胎成纤维细胞中发现 F- 肌动蛋白发生解聚。最新的一系列研究表明，肌动蛋白丝的动态变化也是自噬体移动的关键。在成核蛋白 Arp2/3、肌动蛋白 Z 帽蛋白 CapZ 的调控下，肌动蛋白丝为细胞不同部位的膜结构向自噬体的转运提供了网络。这个纤维网络在结构上支撑自噬泡的扩张、自噬体的移动及与溶酶体有效融合。有趣的是，肌动蛋白介导的自噬体移动是通过微丝形成彗星拖尾样移动机制发挥作用的。促成核因子 WHAMM 可直接募集并激活 Arp2/3 复合体，使自噬体表面的肌动蛋白聚合形成微丝，微丝形成彗星拖尾样聚合物，拖尾聚合物的迅速组装可推动自噬体向溶酶体移动。

二、微　管

对微管（microtubule）在自噬中的作用和作用机制的研究由来已久，这些研究发现微管可促进自噬体的运动。最早在肝细胞及肾上皮细胞中发现，用微管解聚剂长春碱（vinblastine）及诺考达唑（nocodazole）处理细胞，影响了细胞内自噬囊泡与溶酶体的融合，但并不影响自噬囊泡的形成。随后，还发现这些微管解聚剂使细胞内 LC3-Ⅱ增加、自噬囊泡堆积，自噬所介导的蛋白降解过程受到抑制，这些实验结果表明，微管参与了介导自噬囊泡和溶酶体的融合过程；微管不稳定，则自噬囊泡无法运输而与溶酶体正常融合，从而导致自噬囊泡的堆积。然而，也有研究报道微管解聚剂长春碱可以加速自噬囊泡产生，却不能抑制溶酶体内水解酶进入自噬囊泡内，并且长春碱诱导自噬囊泡的产生是不依赖于营养因素及 mTOR 活性的，却与 Atg5 和 Atg6 活性相关，因此，这些研究推断，微管并不能介导自噬囊泡与溶酶体的融合，而是直接影响自噬囊泡的产生过程。用 GFP 标记 LC3（GFP-LC3）对自噬囊泡活动进行可视化直接观察，发现有稳定微管结构存在时，自噬囊泡可以向中心体方向呈快速的线性运动，平均速度达到 5μm/s。实际上，自噬囊泡并非仅仅沿微管进行向中心体方向的单向运动，还可以沿微管进行双向运动：向心运动和远离中心体方向的离心运动。细胞显微注射 LC3 抗体阻断 LC3 N 端的微管结合域活性，可以抑制自噬囊泡向中心体的线性运动，并且使自噬囊泡与溶酶体融合及降解都受到抑制。用诺考达唑处理细胞使微管解聚，观察到自噬囊泡虽然可以形成但数量减少，自噬囊泡向中心体运动的速度减慢，方向性减弱。这些研究结果提示，稳定的微管结构有利于自噬囊泡的形成，并介导自噬囊泡向溶酶体方向的运动，但并不介导自噬囊泡与溶酶体的融合。

令人意外的是，以微管稳定剂紫杉醇（taxol）处理细胞，并不能使自噬囊泡向中心体的运动加强，相反，却产生了与微管解聚剂类似的效果，即自噬囊泡向中心体运动的速度及长距离运动速度均减慢，说明微管的稳定或解聚虽然影响自噬囊泡的运输，但并非自噬囊泡运动所需的动力。尽管在机制研究方面仍存在争议，但可以确定的是，微管蛋白参与了哺乳动物细胞自噬囊泡在细胞内的运输。与哺乳动物细胞不同，酵母细胞中微管对于自噬囊泡的形成和降解却是非必需的。酵母 Atg8 蛋白和哺乳动物细胞 LC3 蛋白结构上存在差异，也可作为支持此观点的证据：Atg8 并不具有与微管结合的部位，而哺乳细胞 LC3 蛋白的 N 端却能直接与微管结合。猜测可能的原因是如前面提到的，酵母中自噬囊泡自单个 PAS 形成，而成熟的自噬体与液泡的距离较近，无须进行长距离的运输过程，这可能也是肌动蛋白在酵母自噬囊泡形成和降解过程中发挥相对更重要作用的原因。

三、马达蛋白质

马达蛋白质包括依赖微丝的分子马达（如肌球蛋白）和依赖微管的分子马达（如动力蛋白），其均参与自噬囊泡的转运。肌球蛋白作为马达蛋白质，通过与肌动蛋白相互作用介导一系列细胞运动相关过程如肌细胞收缩。迄今为止，研究发现几种肌球蛋白也在细胞自噬中发挥作用，如非肌性肌球蛋白ⅡA（NMM2A）在自噬的早期阶段介导囊泡形成及延伸，而肌球蛋白Ⅵ（myosin Ⅵ，MYO6）和肌球蛋白ⅠC（myosin ⅠC，MYO1C）则分别在自噬最后阶段参与自噬体的成熟及自噬体与溶酶体的融合。NMM2A 由 *MYH9* 基因编码，主要参与细胞动态过程如转位和活细胞迁移。饥饿时，在自噬起始阶段 NMM2A 被丝氨酸／苏氨酸激酶 ATG1（哺乳动物中是 ULK1）激活，启动自噬体的形成，随后 NMM2A 通过与 Rab6 的相互作用被招募在反面高尔基网（*trans*-Golgi network，TGN）膜上，因而被认为参与转运囊泡在高尔基复合体的形成。而在自噬体延伸阶段 NMM2A 与肌动蛋白共同形成网络，为 ATG9 自噬小泡的形成提供张力，为小泡在高尔基网和内体间循环提供轨道，从而促进自噬前体延伸。在自噬体的成熟阶段，肌球蛋白Ⅵ是目前发现的唯一直接通过自身衔接蛋白／自噬受体（如 NDP52、OPTN、

TAX1BP1、TOM1 结合系统）与自噬体发生相互作用的。肌球蛋白ⅠC 在真核细胞中广泛分布，功能上主要参与富含鞘磷脂及胆固醇的脂质筏从反面高尔基网向胞膜的转运过程，调节细胞胆固醇平衡。肌球蛋白ⅠC 基因缺陷导致大量自噬体的聚集，不能与溶酶体融合，这可能与胆固醇在自噬体与溶酶体融合过程中的重要作用有关。

另外，动力蛋白作为分子马达连接自噬体和微管，参与调控自噬体在微管上的运动。免疫荧光观察发现，只有成熟的自噬囊泡可以沿微管运动；LC3 标记的成熟自噬囊泡在细胞中沿着微管分布，并且 LC3 与动力蛋白 - 动力蛋白激活蛋白（dynein-dynactin）复合物呈现共定位现象；给细胞显微注射动力蛋白抗体阻断动力蛋白活性，或过表达动力蛋白激活蛋白亚单位（dynamitin）抑制动力蛋白 - 动力蛋白激活蛋白复合物活性，均显著抑制了自噬囊泡的运动。在心肌细胞，用活性氧 H_2O_2 或者超氧阴离子处理细胞，可以增加动力蛋白的 ATP 酶活性，促进自噬囊泡的运动，增加自噬囊泡与溶酶体的融合。在神经细胞中，动力蛋白突变导致细胞 LC3-Ⅱ增加、自噬囊泡降解障碍、受损蛋白堆积。此外，动力蛋白突变还导致 Huntington 模型动物的亨廷顿蛋白（huntingtin）堆积增多、神经退行性病变的症状进一步加重。这些研究结果均说明，稳定的微管结构可以介导自噬囊泡向溶酶体的运输，而动力蛋白 - 动力蛋白激活蛋白复合体则直接参与自噬囊泡沿微管的运动。

四、其　他

LC3 的最初命名即微管相关蛋白 1 轻链 3 说明 LC3 可能参与细胞器沿微管的运动。尽管 LC3 蛋白在自噬囊泡运输中的具体作用机制并未完全明确，但已知 LC3 在自噬囊泡运输过程中起重要的中介作用。3D 结构显示，LC3 的 N 端具有两个 α 螺旋结构，可以和微管直接结合；而显微注射 LC3 抗体阻断其 N 端的微管结合活性，则抑制自噬囊泡向中心体的线性运动。此外，自噬囊泡膜上有部分 LC3 与动力蛋白的中间链及动力蛋白激活蛋白的 p150 亚基共定位。因此，LC3 既参与募集动力蛋白与自噬囊泡膜结合，又直接介导自噬囊泡募集至微管并沿微管运动。近期的研究发现，在神经细胞中，LC3 介导自噬囊泡在轴突中的运输。神经细胞中存在介导向胞体方向运动的动力蛋白和介导远离胞体方向运动的驱动蛋白，通过支架蛋白 JIP1 的协调决定运动的方向。JIP1 竞争性地与动力蛋白激活蛋白的 p150 亚基或与驱动蛋白重链 KHC 结合，协调向心或离心复合物形成。一方面，自噬囊泡膜上的 LC3 通过与 JIP1 的 LIR 结构域结合，直接介导自噬囊泡向胞体方向的运动；另一方面，LC3 与 JIP1 的结合抑制了 JIP1 与驱动蛋白重链 KHC 的结合，从而抑制了离心运动复合体的产生。因此，在神经细胞轴突，LC3 通过与 JIP1 结合，使自噬囊泡沿微管主要进行向心运动（图 5-1）。此外，FYCO1（FYVE and coiled-coil domain containing protein）也参与协同调节自噬囊泡在细胞中的运输。FYCO1 通过 LIR 结构域与 LC3 和 Rab7 形成复合物，与微管连接而发挥作用。另外，FYCO1 与 LC3 和 PI3P 相互作用，从而通过与驱动蛋白直接相互作用促进自噬体正向转运。

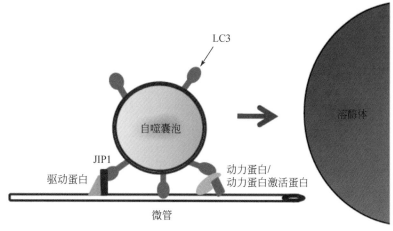

图 5-1 LC3 介导自噬囊泡沿微管运输

第三节 影响自噬囊泡转运的因素

对于影响自噬囊泡转运的调控因素目前研究较少，主要包括以下几类：①微管抑制剂长春碱、诺考达唑等，通过打破微管的动态平衡，直接影响微管依赖性自噬囊泡的移动，如在诺考达唑作用下，细胞自噬囊泡转运的平均速度降低到 1μm/s，远远低于对照组的 5μm/s，移动的总距离显著降低，其移动方向的线性化也被破坏。②用微丝解聚剂如松胞菌素 D、Latrunculin B 处理细胞，均可以抑制自噬囊泡的形成，进而影响自噬囊泡的转运；如前所述在成核蛋白 Arp2/3 的调控下，肌动蛋白丝为细胞不同部位的膜结构向自噬体的转运提供了网络。这个纤维网络在结构上支撑自噬泡的扩张、自噬体的转运及与溶酶体有效融合。因此促成核因子如 WASP［Wiskott-Aldrich syndrome protein，威斯科特－奥尔德里奇综合征蛋白，酵母菌中为 Las-17］、WASH（WASP and Scar homolog）、WHAMM（WASP homolog associated with actin, membranes, and microtubules）、JMY（junction mediating and regulatory protein）可直接募集并激活 Arp2/3 复合体，使自噬体表面的肌动蛋白聚合形成微丝，微丝形成彗星拖尾样聚合物，拖尾聚合物的迅速组装可推动自噬体向溶酶体移动。给予 Arp2/3 复合体的抑制剂及敲低或突变 WHAMM，从而影响肌动蛋白聚合时，均可以抑制彗星样拖尾的形成，使自噬体体积显著缩小数量显著降低，可见在饥饿诱导的自噬过程中，肌动蛋白聚合为自噬体的移动提供动力。③影响马达蛋白质功能，从而影响自噬体运动。例如，显微注射抗动力蛋白中间链（clone 70.1）的抗体抑制动力蛋白活性时，几乎完全破坏了自噬体的移动，过表达动力蛋白－动力蛋白激活蛋白的抑制性亚基——动力蛋白激活蛋白亚单位也显著抑制自噬体的转运。抑制动力蛋白 ATP 酶活性的药物 EHNA（erythro-9-［3-（2-hydroxynonyl）］ adenine）会导致 GFP-LC3 阳性的自噬体运动减少。Rab7 的效应蛋白 RILP 可招募动力蛋白－动力蛋白激活蛋白复合物到含有 Rab7 的晚期内体上，促进沿微管的向心运动并抑制向细胞外周的离心运动。在神经细胞中 JIP1 可直接通过保守的 LIR 结构域与 LC3 结合，这对于自噬体从轴突远侧端向轴突的近侧端移动及成熟是必需的，JIP1 与动力蛋白的激动分子——动力蛋白激活蛋白结合也直接介导了自噬体沿轴突的运输。此外 FYCO1 也与 LC3 及 PI3P 相互作用，通过与驱动蛋白直接相互作用促进自噬体沿微管离心方向运动。研究发现 FYCO1-Rab7 复合物与驱动蛋白结合，可协助自噬囊泡沿微管的运输，而降低 FYCO1 的表达将使自噬囊泡虽然在核周堆积，却并不能与溶酶体发生融合，说明 FYCO1 同时参与自噬囊泡的运输及其与溶酶体的融合。

小　结

细胞自噬是真核细胞中广泛存在的降解 / 再循环系统，是将胞质内容物包裹运送到溶酶体（动物）或液泡（植物或真菌）进行降解，并将降解产物重新释放回用的细胞内过程。了解自噬囊泡是如何进行运输并最终完成自噬降解过程，对于理解完整的自噬过程至关重要。已有研究发现，自噬囊泡的运输机制与细胞内其他细胞器（主要包括细胞骨架系统如微丝、微管蛋白、动力蛋白及自噬囊泡上的 LC3 蛋白等）的交通方式类似。

对于影响自噬囊泡转运的调控因素目前研究较少，主要包括以下几类：①微管抑制剂通过打破微管的动态平衡，直接影响微管依赖性的自噬囊泡的移动；②微丝解聚剂可以抑制自噬囊泡的形成，进而影响自噬囊泡的转运；③影响马达蛋白质功能从而影响自噬体运动。

（北京大学　叶菁菁　郑　铭）

参 考 文 献

Chua C E L，Gan B Q，Tang B L，2011. Involvement of members of the Rab family and related small GTPases in autophagosome formation and maturation. Cellular and Molecular Life Sciences，68（20）：3349-3358.

Fass E，Shvets E，Degani I，et al，2006. Microtubules support production of starvation-induced autophagosomes but not their targeting and fusion with lysosomes. Journal of Biological Chemistry，281（47）：36303-36316.

Fu M M，Nirschl J J，Holzbaur E L F，2014. LC3 binding to the scaffolding protein JIP1 regulates processive dynein-driven transport of autophagosomes. Developmental Cell，29（5）：577-590.

Kast D J，Dominguez R，2017. The cytoskeleton-autophagy connection. Current Biology，27（8）：R318-R326.

Kimura S，Noda T，Yoshimori T，2008. Dynein-dependent movement of autophagosomes mediates efficient encounters with lysosomes. Cell Structure and Function，33（1）：109-122.

Klionsky D J，Cregg J M，Dunn W A Jr，et al，2003. A unified nomenclature for yeast autophagy-related genes. Developmental Cell，5（4）：539-545.

Köchl R，Hu X W，Chan E Y W，et al，2006. Microtubules facilitate autophagosome formation and fusion of autophagosomes with endosomes. Traffic（Copenhagen，Denmark），7（2）：129-145.

Kruppa A J，Kendrick-Jones J，Buss F，2016. Myosins，actin and autophagy. Traffic，17（8）：878-890.

Gallagher L，Williamson L，Chan E，2016. Advances in autophagy regulatory mechanisms. Cells，5（2）：24.

Mijaljica D，Prescott M，Devenish R J，2012. The intriguing life of autophagosomes. International Journal of Molecular Sciences，13（3）：3618-3635.

Monastyrska I，Rieter E，Klionsky D J，et al，2009. Multiple roles of the cytoskeleton in autophagy. Biological Reviews，84（3）：431-448.

Ohsumi Y，2014. Historical landmarks of autophagy research. Cell Research，24（1）：9-23.

Ravikumar B，Acevedo-Arozena A，Imarisio S，et al，2005. Dynein mutations impair autophagic clearance of aggregate-prone proteins. Nature Genetics，37（7）：771-776.

Ravikumar B，Sarkar S，Davies J E，et al，2010. Regulation of mammalian autophagy in physiology and pathophysiology. Physiological Reviews，90（4）：1383-1435.

Reggiori F，Ungermann C，2017. Autophagosome maturation and fusion. Journal of Molecular Biology，429（4）：486-496.

Rubinsztein D C，Shpilka T，Elazar Z，2012. Mechanisms of autophagosome biogenesis. Current Biology，22（1）：R29-R34.

Shibutani S T，Yoshimori T，2014. A current perspective of autophagosome biogenesis. Cell Research，24（1）：58-68.

Søreng K，Neufeld T P，Simonsen A，2018. Membrane trafficking in autophagy. International Review of Cell and Molecular Biology，336：1-92.

Yorimitsu T，Klionsky D J，2005. Autophagy：molecular machinery for self-eating. Cell Death & Differentiation，12（S2）：1542-1552.

第六章　自噬降解的选择性机制

自噬是细胞内一种重要的溶酶体依赖的降解通路，其基本过程包括诱导，分隔膜生成、延伸，自噬体的形成与成熟，与溶酶体融合，借此细胞内的蛋白或其他大分子及细胞器被降解为可被细胞利用的小分子物质，供给细胞能量和营养。在早期研究中，自噬通常被理解为一种非选择性的降解过程，然而自噬表现出的对蛋白质、细胞器、病原菌的特异性降解作用，使得自噬的研究领域得到了极大扩展。自噬降解的选择性即对特异性底物的识别与转移，这一过程需要底物受体及辅助蛋白将底物固定于自噬体膜。本章对选择性自噬的底物受体及受体修饰和底物识别与转移机制进行了综述，并从蛋白质、细胞器、异体物质的选择性机制出发，介绍细胞内选择性自噬程序的相关研究进展。

第一节　选择性自噬

自噬最初被认为是一种非选择性的大规模吞噬过程，是细胞对抗饥饿刺激的主要方式，但在损伤细胞器、蛋白质聚集体、细胞内病原体等清除过程中，通过对底物的识别使细胞中某些特定成分经由自噬的核心机制（core mechanism）发生的特异性降解过程被称为选择性自噬。选择性自噬通常分为选择性巨自噬（selective macroautophagy）、选择性微自噬（selective microautophagy）及分子伴侣介导的自噬（chaperone-mediated autophagy，CMA）三类。目前，研究更多集中于选择性巨自噬的机制探究，而有证据显示选择性自噬和选择性微自噬可能利用了相同的底物识别程序，因此，本部分介绍的选择性自噬通常指代选择性巨自噬。

选择性自噬对特异性底物的清除通常可以描述为两部分：第一部分，待降解底物的识别与传递；第二部分，利用自噬的核心机制发挥降解作用。然而，几乎所有类型的自噬共用了一套自噬的核心机制，因此，自噬降解的选择性体现在自噬对底物的特异性识别与降解，几乎所有类型的选择性自噬都具有相似的底物识别机制，这一识别机制可以用底物－配体－受体－支架蛋白模型（cargo-ligand-receptor-scaffold model）来描述。

在细胞内，底物、底物配体、底物受体蛋白及脚手架蛋白形成受体蛋白复合物（receptor protein complex，RPC），其中，底物配体是底物上的识别组件，用于结合自噬受体蛋白；底物受体蛋白需要固定于底物表面以招募其他复合体组分；脚手架蛋白通过与自噬受体蛋白的互作募集底物到 PAS 并介导自噬体的形成。其中值得注意的是，除底物外，RPC 的组成并不固定，多种底物受体蛋白直接存在于底物表面，此时，RPC 并不需要底物配体。选择性自噬的底物识别程序通常为①选择性自噬信号的发生；②受体蛋白的修饰；③脚手架蛋白同时与受体蛋白某些自噬核心基质蛋白互作，募集底物进入自噬体；④受体蛋白和（或）脚手架蛋白与 Atg8（哺乳动物细胞中为 LC3）蛋白互作，指导底物的包被。在这一过程中，底物受体与底物的特异性结合，是选择性自噬特异性降解功能的基础，也是选择性自噬机制解析的关键。

一、底物受体

在哺乳动物中，目前已知的能够广泛参与到选择性自噬的底物受体主要有 SQSTM1（sequestosome 1）/p62、NBR1（neighbour of BRCA1 gene 1）、CALCOCO2/NDP52（calcium binding and coiled-coil domain-containing protein 2/nuclear dot 10 protein 52）、CALCOCO3/ TAX1BP1（Tax1-binding protein 1）、OPTN（optineurin）和 NIX/BNIP3L 及 FUNDC1 等；在酵母中，则是 Cue5、Atg19、Atg32、Atg36、Atg39 和 Atg40 等。大多数这类受体都具有 LC3 相互作用区域 [LC3-interacting region，LIR；酵母中为 AIM（Atg8-family interacting motif）] 和泛素蛋白结合结构域（ubiquitin-binding domain，UBD），其中 AIM/LIR 结构可与自噬中 Atg8 或其同源蛋白 LC3s、GABARAP 等泛素样蛋白结合介导自噬体的识别，而 UBD 则通过与泛素化底物上的泛素残基结合介导底物的识别。值得注意的是，并不是所有的底物受体都要与 Atg8、LC3 等发生相互作用，底物受体最关键的功能在于桥接底物与自噬体膜。

p62 蛋白作为底物受体可以广泛地参与到各类选择性自噬程序中，包括聚集体自噬、线粒体自噬、过氧化物酶体自噬、异体自噬等。除存在于 C 端的 UBD 和 LIR 结构域外，p62 蛋白还通过自身 N 端的 PB1 结构域（Phox and Bem1p domain）发生同聚反应促进受体与底物的共聚积，同时同聚反应的发生还可使底物裹上 p62 蛋白外壳，有利于加强与自噬体上 LC3 的连接。NBR1 的发现晚于 p62，这一蛋白的结构与 p62 具有高度的相似性，其 N 端具有 PB1 结构域，C 端则是 UBD 和 2 个 LIR 结构域。因此，NBR1 与 p62 蛋白具有相似的选择功效，都能靶向多聚泛素化连接的蛋白聚集体或细胞器，并且由于各自 UBD 结构域的差异性，NBR1 对泛素表现出更高的亲和力。NDP52 和 TAX1BP1 是具有 SKICH 结构域（SKIP carboxyl homology domain）的受体蛋白，主要参与入侵细胞的细菌和受损伤线粒体的识别与选择性自噬降解。研究表明，NDP52 和 TAX1BP1 的功能受 TBK1（TANK-binding kinase 1）的调节，并且这两个受体蛋白都可通过 SKICH 结构域结合脚手架蛋白 NAP1，结合位点受 TBK1 的磷酸化调节，进而影响自噬。OPTN 蛋白的作用也受 TBK1 蛋白的磷酸化调节，能够参与异体自噬、线粒体自噬等过程中底物的识别。NIX 和 FUNDC1 则都是特异的线粒体自噬的底物受体。

此外，自噬底物受体通常不具有明确的特异性，在不同类型选择性自噬过程中，多种受体蛋白往往通过相互合作共同调节某些底物的自噬性降解。在 p62 依赖的蛋白聚集体、过氧化物酶体等清除过程中，NBR1 具有重要的调节功能；在异体自噬中，p62 可与 OPTN 和 NDP52 共同促进入侵细菌的清除过程。另外，各类对底物和受体的修饰，如泛素化、磷酸化等，在底物识别和自噬性降解过程中往往具有关键性的调节作用。

二、翻译后修饰与底物识别

在细胞内，为保证底物识别的准确性、防止非预期降解，受体蛋白主要以非活性形式定位于底物，并随自噬的诱导激活。受体蛋白的激活通常需要经历磷酸化和（或）泛素化修饰，这一过程是受体复合物形成所必需的，因此，这一修饰过程可以作为自噬目标信号（autophagic target signal），能够反映出选择性自噬的水平。在哺乳动物中，最普遍存在的自噬目标信号是泛素，这些小分子可以在 E3 泛素连接酶的作用下与蛋白肽链上的赖氨酸残基结合。单一的泛素标记可以作为 DNA 转录和囊泡转运的信号，而包括Lys48 和 Lys63 多聚泛素化都可作为选择性自噬的诱导信号，其中 Lys63 多聚泛素化作为自噬目标信号更为常见。事实上，自噬缺陷细胞中所有形式的泛素链所表现的积累现象，表明自噬对特定形式的泛素链的降解几乎没有选择性。

底物受体的磷酸化能够增加受体对底物和自噬体的亲和力，从而在多种生理条件下调节选择性自噬的特异性和活性。有研究显示酵母中底物受体 Atg32 和 Atg36 的 AIM 基序相邻的丝氨酸/苏氨酸残基的磷酸化，可调节线粒体和过氧化物酶体自噬活性。另外，哺乳动物中线粒体自噬的受体 NIX 和 FUNDC1 也具有与酵母细胞中相似的磷酸化修饰程序。同时，相关调查研究表明，25% 已经发现的 LIR 序列中，关键的芳香族氨基酸位点之前常常含有丝氨酸或苏氨酸残基，这一现象提示磷酸化修饰可能参与 LC3-LIR 相互作用调节。OPTN 的核磁共振和结晶学研究已经表明，OPTN 位于 LIR 结构中的 Ser177 的磷酸化增强了这一受体和 LC3B 的 N 端 Lys51 和 Arg11 位点之间的相互作用。相对应地，LIR 结构中部分氨基酸残基的磷酸化也可阻断 LIR 结构与 LC3 的相互作用。FUNDC1 的LIR 序列（YEVL）磷酸化会使得 FUNDC1 保持非活化状态，而缺氧条件下的去磷酸化允许它与 LC3 相互作用，从而能够通过线粒体自噬去除受损伤的线粒体。

此外，部分自噬受体具有寡聚体化倾向、SUMO 修饰及泛素的磷酸化调节，如 PINK1对线粒体外膜蛋白 Ser65 位点的磷酸化，这些修饰作用促进了受体对自噬底物的捕获与聚集。

第二节　选择性自噬的分子机制

一、自噬与蛋白质的选择性降解

自噬对蛋白质的选择性降解主要是针对错误折叠蛋白，降解对象包括蛋白聚集体、失效的可溶性蛋白等。存在于细胞中的错误折叠蛋白（misfolded protein），最初会通过细胞内的蛋白修复机制进行重新折叠（refolded），如果错误折叠蛋白不能被分子伴侣重新折叠，就需要通过泛素蛋白酶体系统（ubiquitin-proteasome system，UPS）、CMA 及选择性自噬途径进行降解。这三种途径中，通过 UPS 和 CMA 途径降解的底物相对较小，通常为单一蛋白，对于具有一定空间结构的蛋白聚集体，则需要聚集体自噬途径进行降解。Hsp70 与 Hsp90 组成的分子伴侣复合物在细胞内成熟蛋白的质量控制中发挥着重要作用。此外，近期的研究显示，某些功能性蛋白还可通过选择性自噬的降解，调节细胞的离子水平，如铁蛋白自噬，这一部分主要介绍作用底物为蛋白质的选择性自噬或类似于选择性自噬的过程。

（一）细胞质到液泡靶向运输通路

细胞质到液泡靶向运输（cytoplasm to vacuole targeting，Cvt）通路是存在于酵母细胞中的利用自噬程序进行物质转运的一种重要调节通路，这一通路的存在实现了多种液泡中水解酶由细胞质到液泡的定向转运，有助于细胞内的液泡环境的调节。Klionsky 领导的研究团队对 Cvt 通路的发现及其机制的研究做出了卓越的贡献，相关成果显示 Cvt 通路具有非常标准化的底物识别程序。

已经发现的需要利用 Cvt 通路进行转运的蛋白包括氨肽酶Ⅰ前体（precursor aminopeptidase Ⅰ，prApe1）、α- 甘露糖苷酶（α-mannosidase，Ams1）、Ty1 病毒样颗粒（Ty1 virus-like particle，Ty1 VLP）、天冬氨酸氨肽酶（aspartyl aminopeptidase，Ape4）及亮氨酸氨肽酶 3（leucine aminopeptidase 3，Lap3）等。Atg19 和 Atg34 是 Cvt 通路中两个重要的受体蛋白，两者可以识别底物，促进 Cvt 复合体（Cvt complex）的形成。随后，Cvt 复合体在脚手架蛋白 Atg11 的介导下形成 Cvt 囊泡（Cvt vesicle），这一过程中，Atg19 具有 AIM 结构域，可以与 Atg8 结合，这一结合有助于 Cvt 复合体包裹形成 Cvt 囊泡。Cvt 囊泡与自噬体具有相似的结构，但前者（约 150nm）在形态学上要明显小于后者（约 500nm）。

目前，Ape1 通过 Cvt 通路转运的底物识别机制已经相对清晰，prApe1 是 Ape1 的前体形式，能够聚合形成具有复杂空间结构的 Ape1 复合体（Ape1 complex）。Atg19 可以识别 prApe1，并进一步整合到 Ape1 复合体中，同时其具有 Ams1 蛋白结合位点，帮助 Ams1 定位于 Ape1 复合体，形成 Cvt 复合体。Atg19 与 prApe1 和 Ams1 的结合位点相互独立，因此，prApe1 和 Ams1 通过 Cvt 途径的运输是一个非竞争性的转运过程。此外，蛋白晶体结构分析显示 Atg34 可特异性结合 Ams1，加强其转运。而 Ty1 VLP、Ape4、Lap3 这三种蛋白的转运也都是通过结合到 Cvt 复合体上进行的，Atg19 可作为它们的受体，但是具体的调节过程还不明确。在 Cvt 复合体形成后，复合体转运到 PAS 结构需要 Atg11 的引导。Atg11 可以与 Atg19 的 C 端结合，这样的结合并不需要底物的参与，但其定位到 PAS 的过程却依赖于 prApe1 和 Atg19。因此，Atg11 与 Cvt 复合体的结合优先于与 PAS 的结合。肌动蛋白（actin）和肌动蛋白连接复合物（actin-binding complex，如 Arp2/3）为 Cvt 复合体向 PAS 结构的转移提供动力，Atg11 直接与肌动蛋白相连，拉动 Cvt 复合体并最终定位于 PAS 结构。在成功实现 Cvt 复合体与 PAS 结构的结合后，具有 AIM 结构域的 Atg19 与 Atg8 蛋白结合，促进 Cvt 囊泡的装配。随后，与其他自噬底物受体相似，Atg19 与底物结合后，一同进入到溶酶体，并最终发生降解。

（二）分子伴侣介导的自噬

CMA 通路是所有类别自噬中最特异的一种，这一通路选择性降解具有特定肽段的单一蛋白，其降解底物与泛素蛋白酶体系统的底物相似，而与其他类型的自噬存在差异。Cuervo 博士是 CMA 通路的开拓者，借由 Cuervo 及其他研究团队的工作，我们对 CMA 通路有了更多认识。CMA 通路是细胞内利用溶酶体降解单一蛋白的降解通路，该通路对蛋白的降解过程具有饱和性和竞争性，可以参与细胞质中一系列长寿命（long live）可溶性蛋白（soluble protein）的降解。在营养应激条件下，CMA 可以清除"老"蛋白，为细胞提供营养。

在形态学上，CMA 与其他类型的选择性自噬最大的区别在于不需要借助膜的包被就可以实现底物的转运。这一特异的转运有赖于特殊的分子伴侣——Hsc70 及 LAMP2A 的功能。Hsc70 是一种多功能蛋白，它存在于细胞质和溶酶体基质中，是 CMA 途径唯一的底物受体，参与底物的识别。所有通过 CMA 通路降解的蛋白，其氨基酸序列中都含有一段五肽模体，通常为 KFERQ 模体，Hsc70 能与底物蛋白的 KFERQ 模体直接连接，再通过 Hsp70 的 C 端互作蛋白（carboxyl terminus of Hsp70-interacting protein，CHIP）、Hsp40、Hsp90 及 Hsc70-Hsp90 组织蛋白（Hsc70-Hsp90 organizing protein，HOP）等辅分子伴侣（cochaperone）蛋白介导目标底物向溶酶体的转运。其中，CHIP 可以调节蛋白的重折叠，主要作为伴侣相关泛素连接酶刺激 Hsc70 底物蛋白的降解；Hsp40，可以激活 Hsc70 的 ATP 酶活性，促进底物的连接；Hsp90，与 Hsc70 协同，能够识别蛋白的未折叠区域，同时阻止底物蛋白形成聚合体，而 HOP 则介导了 Hsc70 与 Hsp90 的连接。除上述蛋白外，Bcl-2 相关永生基因蛋白 1（Bcl-2-associated athanogene 1 protein，BAG1）与 BAG3 也参与 CMA 底物转运的调节，能作为一种核苷酸交换因子刺激底物的释放。LAMP2A 位于溶酶体膜表面，可以选择性地将 Hsc70 转运的底物转位至溶酶体内腔并降解。LAMP2A 具有一段短的尾端序列（GLKRHHTGYEQF）位于细胞质中，这一结构可以与底物蛋白结合，这一步是 CMA 通路的限速步骤。

由于 Hsc70 和 LAMP2A 对待降解蛋白的识别与转运是单线进行的，在同一时间内，一个底物蛋白只被一个伴侣蛋白识别并转运。Chiang 等在对细胞内大量蛋白序列的分析后发现，在细胞质中，大约有 30% 的可溶性蛋白具有潜在的 CMA 目标模体（CMA-targeting motif）。此外，Lv 等的研究表明翻译后修饰过程，如乙酰化、SUMO 化等，可能会在蛋白序列中加入该目标结构，从而增加了可以作为 CMA 底物的蛋白种类。含有多个 KFERQ 模体的细胞质蛋白并不会加速该蛋白通过 CMA 途径的降解速率，即单一的 KFERQ 模体已经可以满足 CMA 通路对底物的识别。到目前为止，CMA 只在哺乳动物细胞及少数鸟类细胞中被发现。

（三）聚集体自噬

细胞中蛋白合成后的正确折叠是蛋白功能实现所必需的。在正常折叠条件下，蛋白的疏水基在折叠中会被内化隐藏。但当蛋白发生错误折叠时，这些疏水基出现在错误折叠蛋白表面，具有疏水表面的蛋白常会引发细胞内蛋白的聚集，生成蛋白聚集体。蛋白聚集体的存在，一方面造成细胞内物质能量的浪费，另一方面严重干扰了细胞的代谢活动。因此，当细胞内出现蛋白聚集体时，就需要通过某些代谢通路加以清除，而聚集体自噬（aggrephagy）被描述为通过自噬途径实现对蛋白聚集体的选择性捕获与降解。

除 p62、NBR1、OPTN 外，酵母中 Cue5 蛋白和其在哺乳动物中的同源蛋白 TOLLIP 是新近发现的参与清除与多种疾病相关的多聚谷氨酰胺（polyQ protein）聚集体的受体。目前已经有两个相互独立的通路被用于描述聚集自噬体（aggresome）的形成过程，这两种通路分别以组蛋白脱乙酰酶 6（histone deacetylase 6，HDAC6）和 BAG3 为特征蛋白，这两种蛋白在其各自的通路中介导蛋白聚集体向聚集自噬体的运输。

（1）依赖 HDAC6 的转运：HDAC6 促进动力蛋白介导的泛素化蛋白聚集体靶向聚集自噬体的运输，该蛋白在聚集自噬体通过自噬形式的清除过程中也具有十分重要的功能。HDAC6 可以直接与动力蛋白和泛素底物相连，并优先结合 Lys63 位点多聚泛素链。此外，HDAC6 与 p62 共同参与了蛋白聚集体的降解过程，它们的功能具有连续性，p62 招募吞噬泡，参与自噬体形成的调节，而 HDAC6 则在自噬溶酶体的形成过程中通过对肌动蛋白的重构增强自噬体与溶酶体的融合。

（2）依赖于 BAG3 的转运：BAG3 与 CHIP 蛋白共同参与了 Hsp70 介导的蛋白聚集体靶向聚集自噬体的转运过程。BAG3 直接与动力蛋白发生相互作用，直接运送蛋白聚集体进入聚集自噬体。这一转运过程不依赖对底物的泛素化修饰，但是 E3 连接酶 CHIP 对这一运输过程是必需的。因此，在这一转运过程中，CHIP 诱导底物的聚集，而 BAG3 介导错误折叠蛋白聚集体的运输，这两种蛋白的共同作用导致了聚集自噬体的形成。

在成功转运后，由 p62、自噬连接 FYVE 蛋白（autophagy-linked FYVE protein，ALFY）及 NBR1 组成了 RPC。该复合物通过 Atg8 与聚集自噬体膜连接，其中 p62 作为主体，而 NBR1 和 ALFY 作为连接组分。p62 的聚合作用在这一自噬过程中是必要的，ALFY 是其中的脚手架蛋白，大小为 400kDa。研究显示，在 ALFY 的 C 端包含一个 BEACH 结构域、一个与 Atg5 互作的 WD40 重复区域及一个与 PI3P 结合的 FYVE 结构域，这些结构域的存在暗示了 ALFY 与自噬核心组件之间潜在的联系及调控功能。

（四）铁蛋白自噬

铁蛋白自噬（ferritinophagy）是指通过自噬程序选择性降解细胞内具有铁贮存功能的铁蛋白以维持细胞铁消耗的平衡。核受体辅激活因子 4（nuclear receptor co-activator 4，NCOA4）是介导这一选择性自噬程序的底物受体，可与铁蛋白重链结合，同时也能通过与 LC3 结合引导底物 - 受体复合物进入自噬体。NCOA4 蛋白序列中并不存在经典的 LIR 序列，其参与铁蛋白自噬的调节还需要含 HECT 和 RLD 结构域的 E3 泛素蛋白连接酶 2（HECT and RLD domain containing E3 ubiquitin protein ligase 2，HERC2）的调节。Mancias 等发现 NCOA4 的 C 端 383 ~ 522 位氨基酸片段对于 NCOA4 与 FTH1 的结合是必需的，其中 NCOA4 的 Ile489 和 Trp497 位点及 FTH1 的 Arg23 位点氨基酸的突变都会抑制 NCOA4 与 FTH1 的结合，并导致铁蛋白自噬的阻断。HERC2 可依据细胞铁水平调节 NCOA4 水平，在铁浓度较高时，HERC2 可与 NCOA4 结合，从而引导其通过泛素化途径的降解，而当铁浓度下降时，HERC2 与 NCOA4 结合被破坏，NCOA4 通过与铁蛋白的 FTH1 结合诱导铁蛋白自噬的发生，从而释放出贮存的铁。

铁蛋白自噬是近年来发现的又一种选择性自噬程序，能参与细胞内铁状态的调节，通过促进铁蛋白分解代谢增加可变铁池（labile iron pool，LIP）的含量，从而导致 ROS 积累。铁蛋白自噬在细胞铁死亡（ferroptosis）中具有重要的作用。铁死亡是依赖铁离子及 ROS 诱导脂质过氧化导致的调节性细胞坏死，其本质在于细胞铁离子催化下异常代谢，导致大量脂质产生，破坏了细胞内氧化还原平衡，进而触发细胞的死亡。研究发现通过抑制 NCOA4 的表达可抑制铁蛋白降解并导致铁死亡的抑制，而其过表达则具有相反的作用。此外，Erastin 可以诱导细胞铁死亡的发生，但这一过程可被强效的自噬抑制剂 BafA1 阻断，因此，铁死亡被认为是一种自噬性细胞死亡程序，而铁蛋白自噬可对铁蛋白进行选择性降解，以在铁离子耗尽的情况下释放细胞内贮存的铁，从而保证细胞生存，如红细胞生成过程及在病理条件下诱导铁死亡导致细胞死亡，而这一点可能有助于癌症治疗的研究进展。

二、自噬与细胞器的选择性降解

正常条件下，细胞内的细胞器通常需要维持一定的数量，以保证细胞内各类生命活动的正常进行。这样的维持过程通常表现为一种动态的平衡，自噬在其中具有关键性的调节作用，因为细胞器的更新和衰亡细胞器清除都需要自噬的参与。某些强烈的细胞内外刺激，如缺氧、营养环境的剧变等，可引发细胞器的损伤或者剧烈增殖，之后自噬参与对损伤或多余细胞器的清除。在特定条件下，自噬对多种细胞器的选择性降解，是细胞为适应特异性环境及自身状态而进行的适应性调节，是细胞内细胞器数量和质量控制非常重要的一环。细胞器自噬的底物识别同样适合于 RPC 模型，这一部分主要介绍各类细胞器自噬的识别机制及其生理意义。

（一）线粒体自噬

线粒体自噬是指线粒体经自噬程序发生降解的过程。其发生在多种不同的细胞生理条件下，包括基础的线粒体质量控制、线粒体功能缺失及某些特定的生理条件下，如未成熟红细胞的成熟过程。由于线粒体自噬的底物通常为受损伤的线粒体，当去极化损伤发生时，线粒体外膜（outer mitochondrial membrane，OMM）上对应的配体蛋白发生积累，进而募集相应的受体蛋白并与之结合，之后在脚手架蛋白的牵引下与 Atg8 或 LC3 蛋白结合，完成自噬体的包裹。在真核生物中，线粒体自噬的受体蛋白主要有 Atg32（酵母）、OPTN、NDP52、Tax1BP1、BNIP3、NIX/BNIP3L、FUNDC1。

1. 酵母中的线粒体自噬 在酵母细胞中，Atg32 蛋白具有单一的跨膜结构域，其 N 端和 C 端分别位于细胞质和线粒体膜间隙（mitochondrial intermembrane space，IMS）。Atg32 的 N 端具有 AIM 结构域和 I/VLS 结构域，这两个结构域分别与 Atg8 和 Atg11 连接。Atg32 的 I/VLS 结构域中具有两个磷酸化位点 Ser114 和 Ser119，Atg32 与 Atg11 的连接依赖于这两个位点的磷酸化作用，而酪蛋白激酶 2（casein kinase-2，CK2）可以催化 Ser114 位点的磷酸化。在氮营养缺失、ATP 缺乏、pH 改变等条件下，Atg32 与 Atg11 连接，一方面利用 Atg11 募集底物，另一方面 Atg11 可以与 Atg8 结合，引导底物进入自噬体，完成包裹。值得注意的是，Atg32 的 N 端具有 AIM 结构域，也能够与 Atg8 直接连接，但是，通过突变试验阻断 Atg32 与 Atg8 的连接后，线粒体自噬水平仅稍低于正常水平，这表明 Atg32 的首要作用在于对 Atg11 蛋白的募集。

此外，由于线粒体在细胞内通常比自噬体更大，因此，线粒体自噬通常伴随着线粒体分裂的促进。敲除试验显示，参与线粒体分裂的 Dnm1 和 Fis1 蛋白缺失，显著抑制了线粒体自噬的发生。其中，Dnm1 可以直接结合 Atg11 促进待降解线粒体的募集。另外，内质网‐线粒体结合结构（endoplasmic reticulum-mitochondrial encounter structure，ERMES）对线粒体自噬发生过程中线粒体的分裂具有重要的调节作用。关于线粒体自噬过程中线粒体分裂的调节机制的解读依然缺乏，更多的工作正在展开。

2. 哺乳动物中的线粒体自噬 在哺乳动物细胞中，线粒体自噬的过程更加复杂，到目前为止，ATG32 对应的哺乳动物中的同源蛋白依然还存在着争议。已知的具有 ATG32 类似功能、参与线粒体自噬底物选择的哺乳动物细胞线粒体自噬受体主要有 OPTN、NDP52、Tax1BP1、NIX、FUNDC1 等。

（1）受体蛋白 NIX、FUNDC1：NIX 蛋白主要存在于线粒体和内质网，在其位于细胞质的 N 端具有一个类似的 LIR 结构，可以与 LC3 产生连接。关于 NIX 参与线粒体自噬机制仍不清楚，但其 LIR 结构突变会导致线粒体自噬水平的部分降低。另外，NIX 蛋白表达受到缺氧诱导因子（hypoxia-inducible factor，HIF）的调控，可以调节多种信号传导过程：线粒体清除的前过程，如 Drp1 介导的线粒体网络分裂过程；诱导某些线粒体自噬前体复合物的定位，如参与 Parkin 在线粒体外膜上的定位及线粒体自噬的起始。这些广泛的调节功能暗示着 NIX 极有可能是线粒体自噬的核心受体。目前比较完整的探究 NIX 调节线粒体自噬分子机制的研究，主要在网织红细胞（尚未完全成熟的红细胞）中开展。成熟红细胞几乎不含线粒体，那么从未成熟到成熟的过程中，红细胞中必然存在线粒体的清除，这一过程主要依赖线粒体自噬完成，BNIP3 和 NIX 负责这一过程中线粒体的识别与转运。

FUNDC1 是一种线粒体外膜蛋白，具有三个跨膜结构。其 N 端位于细胞质，包含一个典型的 LIR 结构，可以与 LC3 结合，介导低氧诱导的线粒体自噬，这一结构的突变可导致 FUNDC1 的功能缺失。磷酸化调控对 FUNDC1 的功能具有关键的调控作用，也在线粒体自噬调控中发挥关键作用，SRC 激酶、ULK1 和 CK2 都表现出了对 FUNDC1 的磷酸化调节作用，但是更加具体的调节机制仍有待研究。

（2）PINK1-Parkin 信号通路：是线粒体自噬中非常重要的调节通路，其分子机制的研究相对更为透彻。

PINK1/PARK6 是一种蛋白激酶，可以识别受损伤的线粒体，这一识别过程与 PINK1 的结构有关。PINK1 蛋白的 C 端存在于细胞质中，N 端穿过线粒体膜进入到线粒体基质。在正常条件下，经由 PARL 和线粒体加工蛋白酶（mitochondrial processing protease，MPP）的剪切和降解作用，完整 PINK1 蛋白的 N 端被剪切，得到的非全长 PINK1 蛋白随后从线粒体膜上脱落进入细胞质中，并在蛋白酶体中迅速降解。当线粒体发生去极化作用（depolarization）时，线粒体膜电势（mitochondrial membrane potential，$\Delta\varPsi_\mathrm{m}$）降低，PINK1 不再被转移进线粒体基质，MPP 和 PARL 无法发挥降解剪切作用，使得 PINK1 可以稳定地存在于线粒体外膜。稳定存在于线粒体外膜的 PINK1 可以调节泛素蛋白、线粒体融合蛋白 1（mitofusin 1，MFN1）、MFN2 和 Parkin 蛋白的磷酸化。另外，有研究显示 PINK1 可以作用于线粒体外膜蛋白的 Ser65 位点泛素的磷酸化，这一磷酸化调节对 Parkin 蛋白具有高度的亲和力，可募集 Parkin 蛋白定位于线粒体；而 PINK1 对 MFN2 磷酸化调节也能促进 Parkin 蛋白的募集。

Parkin/PARK2 蛋白由 465 个氨基酸构成，具有 E3 泛素连接酶活性，可调节蛋白的泛素化修饰。当线粒体发生去极化作用，导致 PINK1 在线粒体外膜上大量积累时，Parkin 蛋白也被 PINK1 从细胞质募集到线粒体外膜上，这一过程的具体机制还不明确，但是 MFN2、F-box 蛋白 7（F-box protein 7，Fbxo7）、电压依赖的阴离子通道蛋白 1（voltage-dependent anion channel 1，VDAC1）、线粒体运动 ρ 鸟苷三磷酸酶（mitochondrial movement Rho GTPase，Miro）在这一过程中具有重要作用。

当 Parkin 被大量募集到线粒体外膜后，其 E3 泛素连接酶活性可以将 MFN1/2、VDAC1、Miro、己糖激酶（hexokinase）等一系列线粒体外膜蛋白泛素化，其中泛素化的 VDAC1 等多种线粒体外膜蛋白作为信号分子，可以与 HDAC6、p62/SQTM 及自噬体上的其他组分 AMBRA1（autophagy and Beclin1 regulator 1）、Beclin1 结合，引导线粒体自噬发生。

（二）过氧化物酶体自噬

过氧化物酶体是广泛存在于真核细胞中的单层膜细胞器，是细胞生存所必需的一类细胞器，有助于维持正常的氧化还原状态。过氧化物酶体自噬能够选择性降解过氧化物酶体，多余的或者受损伤的过氧化物酶体被特定的自噬受体识别，通过自噬受体靶向自噬体转运，并最终进入溶酶体发生降解。基于过氧化物酶体的重要功能，其数量需受到高度调控。此外，研究发现过氧化物酶体自噬募集并降解的均为成熟的过氧化物酶体，而未成熟的过氧化物酶体则受到保护。

这种保护功能可能与 Pex3（peroxisomal biogenesis factor 3）的功能相关。Pex3 是一种过氧化物酶体膜蛋白，该蛋白是过氧化物酶体合成的关键性蛋白。Pex3 从膜上脱落并在蛋白酶体中发生降解对于过氧化物酶体自噬的发生是必需的。调节过氧化物酶体自噬的另一个关键的蛋白是 Pex14，该蛋白对过氧化物酶体基质的输入具有关键调节作用，在过氧化物酶体自噬中其被形容为"船坞"，用于固定过氧化物酶体自噬的起始因子（如 Atg11）。

目前已经发现的主要过氧化物酶体受体蛋白为 PpAtg30（毕赤酵母，*Pichia pastoris*）和 Atg36（酿酒酵母，*Saccharomyces cerevisiae*）。

1. 酵母中的过氧化物酶体识别　在酿酒酵母中，过氧化物酶体自噬通常在细胞经历氮营养素饥饿时被诱导，其底物的选择依赖于 Atg36 的作用。Atg36 在 Pex3 的作用下被招募到过氧化物酶体，是过氧化物酶体自噬所必需的特异性蛋白。Atg36 可与脚手架蛋白 Atg11 结合，将自噬核心程序的相关蛋白引入过氧化物酶体自噬过程中。与毕赤酵母中的过氧化物酶体受体 PpAtg30 不同，Atg36 在较小的程度上与 Atg8 产生连接。与其他的底物受体相似，Atg36 也是一类自杀性受体，该蛋白最终与底物一同在液泡中降解。

PpAtg30 是毕赤酵母中过氧化物酶体自噬的受体蛋白，参与过氧化物酶体的周转。在诱导条件下，PpAtg30 通过 Pex14 和 Pex3 蛋白的作用定位于过氧化物酶体膜上。同时，PpAtg30 通过与 PpAtg11、PpAtg17 的结合，使过氧化物酶体靶向自噬体运动。酰基辅酶 A 连接蛋白 PpAtg37 是一种过氧化物酶体膜相关蛋白，该蛋白参与过氧化物酶体自噬中分隔膜的形成。PpAtg37 由 PpAtg30 募集到过氧化物酶体 RPC 中，可以促进 PpAtg30 与 PpAtg11 的相互作用。

2. 哺乳动物中过氧化物酶体自噬　到目前为止，哺乳动物中仍未发现参与过氧化物酶体识别的底物受体。在哺乳动物中，通过泛素化修饰的过氧化物酶体蛋白，随后被 SQSTM1 和 NBR1 所识别。Pex5 是一种细胞质蛋白，可依赖于泛素化作用调节在过氧化物酶体膜与细胞质之间定位的变化。

通过磷酸化及随后的单泛素化作用，Pex5 可定位于过氧化物酶体膜上启动其自噬性降解，这一过程依赖于 p62 蛋白的诱导。此外，Sargent 等研究表明 E3 泛素连接酶可调节 Pex5 的泛素化过程，并对饥饿诱导的过氧化物酶体自噬具有重要的调节作用。另外，在响应 ROS 刺激的条件下，毛细血管扩张性共济失调突变（ataxia telangiectasia mutated，ATM）激酶承担了诱导激活过氧化物酶体自噬的过程。这一过程中，ATM 可以磷酸化 Pex5 并引导其定位于单泛素化的过氧化物酶体上，而磷酸化的 Pex5 可作为标记蛋白被 p62 识别并引导过氧化物酶体的降解。对于过氧化物酶体自噬目前的认识还很有限，包括不同诱导条件如何启动过氧化物酶体的过程、这一过程的底物受体调节等，都需要更深入的研究解答。

（三）核糖体自噬

在真核细胞中，核糖体的生物合成过程及蛋白质的翻译是细胞中最耗能的生理过程，因此，这两种生命行为必须具备严格而又精细的调控，以满足细胞在不同营养条件下的需求。Kraft 等试验证实在酿酒酵母中，核糖体相较于其他细胞质组分优先发生降解，表明确实存在着选择性降解核糖体的生物过程，即核糖体自噬（ribophagy）。

泛素化和去泛素化反应参与了核糖体降解的选择，在 N 元素饥饿的酵母中，核糖体 60S 亚基被认为通过核糖体自噬发生降解，泛素剪切酶 Ubp3 及其辅因子 Bre5 的去泛素化调节对核糖体自噬的发生是必需的。与之相对的，泛素和蛋白酶体系统的主要参与者分子伴侣样蛋白 Cdc48 与其泛素连接的辅因子 Ufd3 则可能作用于核糖体 60S 亚基泛素化调节。此外，60S 亚基连接蛋白 Ltn1/Rkr1，作为一种 E3 连接酶参与翻译调节。Ltn1 与 Ubp3 都可以调节核糖体蛋白 Rpl25，但 Ltn1 的功能与 Ubp3 相反，是核糖体自噬的抑制剂。Cdc48-Ufd3、Ubp3-Bre5 及 Ltn1 对于核糖体 60S 亚基的泛素化与去泛素化调节，对于核糖体自噬的进行至关重要。

最近，Sabatini 研究小组的研究显示，哺乳动物细胞中细胞核脆性 X 智力低下互作蛋白 1（nuclear fragile X mental retardation-interacting protein 1，NUFIP1）是饥饿诱导核糖体自噬中的底物受体。NUFIP1 可与 ZNHIT3（zinc finger HIT domain-containing protein 3）形成异源二聚体，该二聚体在 mTORC1 抑制的条件下从细胞核转移到了胞质中的溶酶体。NUFIP1 具有修饰核糖体 RNA 的作用并能与核糖体互作，因此，这一蛋白可在细胞质中积累并搭载其底物核糖体，同时 ZNHIT3 上有 4 个潜在的 LIR 结构域，可与 LC3 结合介导核糖体运送到自噬体并进行降解。

（四）内质网自噬

内质网（endoplasmic reticulum，ER）是细胞中重要的蛋白质"装配工厂"，对翻译后的蛋白质发挥装配折叠和转运功能。内质网也可经由特定的底物蛋白识别，进而通过自噬体捕获后降解，这一过程被称为内质网自噬（reticulophagy）。

目前已经发现的内质网自噬底物受体主要包括 Atg39 和 Atg40（酵母细胞）及 FAM134B、SEC62、RTN3 和 CCPG1（哺乳动物细胞）。酵母中，Atg39 可识别核周内质网与部分细胞核，而 Atg40 则参与细胞质中内质网的识别；哺乳动物细胞中，FAM134B 属于内质网驻留的 reticulon（RTN）家族蛋白，可选择性锚定损伤的内质网，辅助内质网碎裂成很小的片段，FAM134B 的 C 端具有 LIR 结构域，可与 LC3 结合，介导内质网片段进入自噬体；与之类似，RTN3 可利用其 C 端识别管状内质网，其 N 端具有多个 LIR 结构域可与 LC3 结合，并参与内质网碎片化及其转运；SEC62 在内质网应激后期的稳态恢复过程中可作为内质网自噬的受体，其 C 端存在与 LC3 互作的 LIR 结构域，能够参与清除稳态恢复过程中内质网中大量不必要的成分；CCPG1 也是内质网驻留蛋白，其所具有的 FIR（FIP200-interacting region）和 LIR 结构域允许这一蛋白既可与 RB1CC1/FIP200 结合，又可与 LC3 结合，通过这样的结合与调节促进内质网的隔离与降解。虽然内质网自噬的受体已经多有发现，但关于其调节机制的研究目前还很缺乏，相关的研究需要不断展开。

（五）细胞核自噬

细胞核是遗传物质的贮存场所，是细胞最为关键的细胞器之一。由于对细胞核物质的降解通常是有害的，因此，细胞核自噬（nucleophagy）选择性降解的大多只是细胞核的一小部分，并通常以微自噬的形式呈现。目前在酵母细胞中的研究显示，细胞核自噬主要包含两种方式：细胞核的碎片状自噬（PMN）和晚期细胞核自噬（LN）。PMN 主要发生于营养富足及短期 N 元素缺乏的情况，其发生过程需要细胞核和液泡发生直接连接，即 NVJ，核外膜蛋白 Nvj1p 及液泡蛋白 Vac8p 参与细胞核与液泡连接过程中膜连接位点的调节。Jeong 等通过对蛋白晶体结构的分析与验证，对这一过程进行了较为详细的解读。Vac8p 蛋白的 N 端具有 12 个犰狳重复结构（armadillo repeat，ARM），通过这一结构可与核外内质网膜上的 Nvj1p 蛋白结合，实现细胞核与液泡的相互锚定。之后，在诱导条件下，连接处细胞核产生芽状凸起，以囊泡的形式将部分细胞核物质传递至液泡中降解。因此，PMN 的实现需要大部分核心自噬机制，至少介导囊泡和液泡融合的蛋白是不可缺少的。此外，PMN 选择性降解的是部分核膜及富含前核糖体的颗粒核仁等非必需核成分，染色体 DNA、核孔复合物及纺锤极体等都不经由这一程序降解。与 PMN 不同，LN 发生于较长时间 N 元素饥饿以后，并伴随着细胞核形态的改变，同时其发生过程不需要 Nvj1p 或 Vac8p 蛋白的介导，自噬的核心程序在这一过程是必需的。

目前，已经在酵母中发现的细胞核自噬的底物受体主要是 Atg39。这一受体蛋白可选择性定位于核周内质网或核膜，而核外膜蛋白 Hmg1、核内膜蛋白 Src1 及核仁蛋白 Nop1 的降解表明 Atg39 是调节不同核成分发生自噬的主要调节因子。ATG39 在哺乳动物中的同源蛋白还未鉴定得到，但在角质形成细胞终末分化过程的一些研究为哺乳动物中细胞核选择性自噬降解过程的解析提供了方向。角质形成细胞的分化导致角质层的形成，这一过程中细胞核逐渐溶解，最终生成的角化细胞应当不具有细胞核，其中自噬程序介导了细胞核的选择性降解。角化不全，即角质层中细胞核的残留，是银屑病的主要特征。Akinduro 等研究显示自噬关键蛋白 LC3、WIPI1 和 ULK1 在银屑病患者的表皮角化不全区域中减少，表明细胞核自噬的失败可能是引发这一疾病的原因之一。

（六）溶酶体自噬

溶酶体是所有自噬程序中自噬体内容物转运的终点，依赖其所含有的大量水解酶及其内部的酸性环境实现对自噬待降解物的分解，而由溶酶体膜破损导致的溶酶体内容物泄漏是溶酶体细胞死亡的主要原因。因此，及时清理受损伤溶酶体对维持细胞稳态是必需的，其中通过自噬程序选择性降解溶酶体的过程也被称为溶酶体自噬（lysophagy）。多种刺激因素，包括细菌或病毒毒素、脂质、β 淀粉样蛋白等存在于体内时都可能引发溶酶体损伤，并诱导启动溶酶体自噬。其中，半乳凝素 3（galectin 3）可被损伤溶酶体募集，通过与损伤处糖蛋白的结合定位损伤溶酶体，并能与 LC3 发生共定位。此外，受损溶酶体通常表现出与泛素和自噬受体 p62 的共定位现象，这提示泛素化及随后的 p62 募集可能参与溶酶体自噬。对这一种选择性自噬的研究仍有待深入，包括特异性泛素化的目标及其调控机制、溶酶体自噬的起始调节等问题依然亟待解答。

（七）脂质自噬

脂滴（lipid droplet，LD）是一种由单层磷脂膜构成、主要用于储存甘油三酯和胆固醇酯等中性脂肪的细胞器，存在于大多数动物细胞中。LD具备很强的储脂能力，能够响应细胞能量状态的变化而形成和扩张或收缩和溶解。LD膜上存在着许多能够影响其代谢与信号传导的蛋白，脂滴包被蛋白（perilipin，PLIN）家族蛋白是其中最为典型的一类。此外，大量和脂肪、胆固醇合成或者分解相关的代谢酶，如激素敏感性脂肪酶（hormone-sensitive lipase，HSL）、甘油三酯水解酶（adipose triglyeride lipase，ATGL）、甘油二酯酰基转移酶（diacylglycerol acyltransferase，DGAT）等都可被募集至LD的膜上参与其代谢调节。

脂质自噬（lipophagy）是通过自噬程序特异性降解细胞内LD的选择性自噬程序。脂质自噬的激活通常是为了满足某些特定功能时细胞对能量的需求，如在禁食条件下，肝脏中脂质自噬的快速激活能够迅速降解由脂肪组织递送而来的大块脂质团，以满足肝脏能量代谢需求；同样，脂质自噬也能作为细胞游离脂肪酸产生的重要调节手段。脂质自噬的相关研究开始于Singh等，他们发现抑制自噬可导致肝中LD的集聚并减弱脂肪酸的氧化代谢。已有的研究显示，PLIN2和PLIN3是CMA的底物，这些蛋白在诱导条件下的降解使ATGL可以结合到LD膜上，进而促进脂质分解。此外，近期的研究发现，ATGL蛋白具有LIR结构，可与自噬体发生连接，并且LIR结构的突变会导致ATGL靶向LD结合的抑制，表明ATGL可能在脂质自噬过程中具有重要的调节作用。目前，已开展的研究对于脂质自噬的作用机制及这一过程中底物识别程序的认知依旧缺乏。

三、自噬与异源物的选择性降解

除维持细胞内蛋白与细胞器平衡、维持细胞内正常的代谢环境外，自噬还是一种非常重要的细胞内固有免疫反应系统，可以清除入侵的细菌或病毒。利用自噬程序选择性识别并清除进入细胞内病原菌的过程被称为异体自噬（xenophagy），而病毒组分的自噬性清除过程则被称为病毒自噬（virophagy）。下面将集中介绍这一类选择性通路的底物识别程序。

（一）异体自噬

异体自噬是指利用自噬程序清除入侵的病原体的过程。在异体自噬过程中，细胞往往会对病原体进行标记后再选择性降解，这样的选择性标记通常为泛素化。一旦细菌进入哺乳动物细胞质中，细菌会被加上一层多聚泛素蛋白来修饰，形成一层泛素外壳（ubiquitin-coated），这一过程是宿主细胞对入侵病原体进行的第一次识别。不同细菌的泛素连接方式存在着差异，沙门氏菌（*Salmonella*）结合泛素主要形式是线性链和Lys63位点泛素连接，分枝杆菌（*Mycobacterium*）则可以通过Lys63和Lys48位点泛素连接，而志贺菌（*Shigella*）主要是Lys48位点泛素连接。

就其分子机制而言，异体自噬与其他类别的选择性自噬具有相似的选择模式。其利用自噬受体识别底物上的分子标签，同时与LC3或GABARAP结合，介导底物包裹进入自噬体。这一过程中，细胞内的模式识别受体（pattern recognition receptor，PRR）呈现出对底物识别的多元化调节功能。PRR 受体包括 p62 样受体（p62-like receptor，SLR）、Toll 样 受 体（Toll-like receptor，TLR）、NOD 样 受 体（NOD-like receptor，NLR）、RIG-Ⅰ 样 受 体（RIG-Ⅰ-like receptor，RLR）及 AIM2 样 受 体［absent in melanoma 2（AIM2）-like receptor］。PRR 通过病原体相关分子模式（pathogen-associated molecular pattern，PAMP）与损伤相关分子模式（damage-associated molecular pattern，DAMP）参与底物识别，并激活自噬，以此引导细胞内的病原体在溶酶体中降解。其中，SLR 是参与病原体信号识别和异体自噬的主要受体，主要包括 p62、NBR1、NDP52、OPTN，同时，依据对泛素化的依赖性表现出两种病原体识别模式。

1. 泛素化依赖的病原体识别　LRSAM1（leucine-rich repeat and sterile alpha motif containing 1）是一种 E3 连接酶，参与细胞内沙门氏菌的清除。该蛋白通过富含亮氨酸的重复结构（leucine-rich repeat，LRR）定位于细菌，并促进细菌泛素化，这一功能有赖其自身的环状结构。此外，Manzanillo 等的研究表明，E3 泛素连接酶 Parkin 也在异体自噬中发挥重要功能，Parkin 的征募作用对启动异体自噬清除细胞内病原体是必要的。

SLR 对不同类型的泛素链、非泛素蛋白及 Atg8 同源物亲和力的差异，导致入侵病原体通过自噬受体蛋白的识别程序的差异。p62、NDP52、OPTN 都可参与识别泛素化的沙门氏菌，靶向转运该病原菌进入自噬体；同样，p62 和 NDP52 也可以识别残留膜和志贺菌，而 NBR1 能够辅助 p62 和 NDP52 识别细胞质中的志贺菌。此外，Mostowy 等通过阻断试验证实，阻断 NBR1 的表达会减少 p62 和 NDP52 的募集，进而抑制志贺菌的异体自噬过程。对于进入细胞质中的沙门氏菌，细菌的细胞壁组分脂多糖（lipopolysaccharide，LPS）可以通过 TLR4 激活 TBK1，而活化的 TBK1 能够调节 OPTN Ser177 位点的磷酸化，有助于增强其与 LC3 的结合活性。另外，Cemma 及其同事发现，在沙门氏菌通过异体自噬清除的过程中，p62 和 NDP52 同时被招募到细菌的微结构中，但功能相互独立，同时这两者对清除过程是必不可少的。

2. 非泛素化依赖的病原体识别　细胞能够通过半乳凝素 8（galectin 8）检测吞噬泡和溶酶体的完整性，感知细菌感染。半乳凝素 8 对 NDP52 的募集不依赖于泛素化，但是这种募集作用是瞬时的，NDP52 随后进入了泛素依赖的隔离程序，因此，半乳凝素 8 是一种宿主细胞检测细胞内感染状态的早期危险信号。此外，甘油二酯（diacylglycerol，DAG）参与了另一种不依赖泛素化的细菌清理程序。Noda 等对 DAG 依赖的异体自噬通路进行了模型化研究。与标准的自噬程序不同，DAG 启动自噬不依靠分隔膜的包被，而是募集 LC3 到邻近病原菌的位置上。随后 ULK1 复合体、ATG9L1 和 ATG16L 被 LC3 招募参与包裹沙门氏菌的沙门氏菌囊泡（*Salmonella*-containing vacuole，SCV）的形成，呈现了与众不同的识别与降解方式。

（二）病毒自噬

病毒可劫持宿主细胞，利用其合成机制合成自身核酸和其他组分，并在细胞内装配出新的病毒颗粒。这些新合成的病毒组分可以被多种 SLR 识别，并指导其通过溶酶体发生降解，这一自噬性病毒组分的清除过程被称为病毒自噬。虽然异体自噬和病毒自噬都能借由自噬程序清除病毒，但病毒自噬的目标底物为新合成的病毒组分而不是整个病毒颗粒。以 p62 蛋白为例，这一受体蛋白能够识别辛德毕斯病毒（SINV）衣壳并且不需要泛素化的辅助。但是，E3泛素连接酶smad泛素调节因子（smad ubiquitin regulatory factor 1，SMURF1）对于p62蛋白与SINV病毒衣壳蛋白的共定位是必需的，同时也是病毒自噬所必需的。此外，近期的研究还发现FANCC（Fanconi anaemia group C protein）蛋白也能识别SINV衣壳蛋白并促进病毒自噬的发生。同时，SMURF1和FANCC蛋白还可靶向单纯疱疹病毒（HSV-1）介导其通过病毒自噬的方式降解，这些研究表明SMURF1和FANCC蛋白可能是病毒自噬共有的功能因子。

另外，研究显示内质网膜蛋白SCOTIN能够与丙型肝炎病毒（hepatitis C virus，HCV）上的非结构蛋白5A（non-structural protein 5A，NS5A）结合，抑制病毒复制并引导这一病毒的自噬性降解。小RNA病毒，如脊髓灰质炎病毒，能够被半乳凝素8所识别，从而限制病毒感染并通过自噬途径进行降解。病毒自噬所包含的底物识别程序是一个十分庞杂的系统，对这一过程的解析可以为生物制药与疾病治疗提供直接的靶标，因此，进一步的研究工作需要持续推进。

小　结

选择性自噬因其特异性的选择性降解程序而显示出对细胞中能量、营养代谢的调节作用，同时也可以作为各类疾病解析的关键通路，为药物开发和疾病治疗提供方向。从《自噬——生物学与疾病》（第2版）出版至今，在国内外各生命科学领域专家的努力下，选择性自噬所包含的领域方向有了进一步的扩展，成为涵盖几乎所有细胞代谢活动的关键性代谢程序。遗憾的是，目前我们对选择性自噬的了解依然十分匮乏，对其特异性受体及底物识别机制的相关认识仍显不足，因此，新的选择性自噬受体鉴定、底物识别机制及翻译后修饰程序的作用机制分析仍将是今后研究的重点。

（华中农业大学　樊启文　晏向华）

参 考 文 献

Akinduro O，Sully K，Patel A，et al，2016. Constitutive autophagy and nucleophagy during epidermal differentiation. Journal of Investigative Dermatology，136（7）：1460-1470.

Birgisdottir Å B，Lamark T，Johansen T，et al，2013. The LIR motif - crucial for selective autophagy. Journal of Cell Science，126，3237-3247.

Deng Z Q，Purtell K，Lachance V，et al，2017. Autophagy receptors and neurodegenerative diseases. Trends in Cell Biology，27（7）：491-504.

Fu T，Liu J，Wang Y，et al，2018. Mechanistic insights into the interactions of NAP1 with the SKICH domains of NDP52 and TAX1BP1. Proceedings of the National Academy of Sciences of the United States of America，115（50）：E11651-E11660.

Gladkova C，Maslen S L，Skehel J M，et al，2018. Mechanism of parkin activation by PINK1. Nature，559（7714）：410-414.

Kaushik S，Cuervo A M，2018. The coming of age of chaperone-mediated autophagy. Nature Reviews

Molecular Cell Biology, 19（6）: 365-381.

Khaminets A, Behl C, Dikic I, 2016. Ubiquitin-dependent and independent signals in selective autophagy. Trends in Cell Biology, 26（1）: 6-16.

Kraft C, Deplazes A, Sohrmann M, et al, 2008. Mature ribosomes are selectively degraded upon starvation by an autophagy pathway requiring the Ubp3p/Bre5p ubiquitin protease. Nature Cell Biology, 10（5）: 602-610.

Lahiri V, Klionsky D J, 2018. CCPG1 is a noncanonical autophagy cargo receptor essential for reticulophagy and pancreatic ER proteostasis. Autophagy, 14（7）: 1107-1109.

Liu L, Feng D, Chen G, et al, 2012. Mitochondrial outer-membrane protein FUNDC1 mediates hypoxia-induced mitophagy in mammalian cells. Nature Cell Biology, 14（2）: 177-185.

Liu L, Sakakibara K, Chen Q, et al, 2014. Receptor-mediated mitophagy in yeast and mammalian systems. Cell Research, 24（7）: 787-795.

Lv L, Li D, Zhao D, et al, 2011. Acetylation targets the M2 isoform of pyruvate kinase for degradation through chaperone-mediated autophagy and promotes tumor growth. Molecular Cell, 42（6）: 719-730.

Lynch-Day M A, Klionsky D J, 2010. The Cvt pathway as a model for selective autophagy. FEBS Letters, 584（7）: 1359-1366.

Maejima I, Takahashi A, Omori H, et al, 2013. Autophagy sequesters damaged lysosomes to control lysosomal biogenesis and kidney injury. The EMBO Journal, 32（17）: 2336-2347.

Mancias J D, Pontano Vaites L, Nissim S, 2015. Ferritinophagy via NCOA4 is required for erythropoiesis and is regulated by iron dependent HERC2-mediated proteolysis. Elife, 4: e10308.

Mancias J D, Wang X X, Gygi S P, et al, 2014. Quantitative proteomics identifies NCOA4 as the cargo receptor mediating ferritinophagy. Nature, 509（7498）: 105-109.

Mochida K, Oikawa Y, Kimura Y, et al, 2015. Receptor-mediated selective autophagy degrades the endoplasmic reticulum and the nucleus. Nature, 522（7556）: 359-362.

Nakatogawa H, Mochida K, 2015. Reticulophagy and nucleophagy: New findings and unsolved issues. Autophagy, 11（12）: 2377-2378.

Noda T, Kageyama S, Fujita N, et al, 2012. Three-axis model for atg recruitment in autophagy against *Salmonella*. International Journal of Cell Biology, 2012: 389562.

Oku M, Sakai Y, 2016. Pexophagy in yeasts. Biochimica et Biophysica Acta, 1863（5）: 992-998.

Santana-Codina N, Mancias J, 2018. The role of NCOA4-mediated ferritinophagy in health and disease. Pharmaceuticals, 11（4）: 114.

Singh R, Kaushik S, Wang Y J, et al, 2009. Autophagy regulates lipid metabolism. Nature, 458（7242）: 1131-1135.

Stolz A, Ernst A, Dikic I, 2014. Cargo recognition and trafficking in selective autophagy. Nature Cell Biology, 16（6）: 495-501.

Stürner E, Behl C, 2017. The role of the multifunctional BAG3 protein in cellular protein quality control and in disease. Frontiers in Molecular Neuroscience, 10: 177.

Tan S, Wong E, 2017. Kinetics of protein aggregates disposal by aggrephagy. Methods Enzymol, 588: 245-281.

Wyant G A，Abu-Remaileh M，Frenkel E M，et al，2018. NUFIP1 is a ribosome receptor for starvation-induced ribophagy. Science，360（6390）：751-758.

Yamasaki A，Noda N N，2017. Structural biology of the Cvt pathway. Journal of Molecular Biology，429（4）：531-542.

Zhang J，Tripathi D N，Jing J，et al，2015. ATM functions at the peroxisome to induce pexophagy in response to ROS. Nature Cell Biology，17（10）：1259-1269.

第七章　动物、植物和微生物自噬过程的异同

细胞自噬现象最早由比利时科学家 Christian de Duve 在 20 世纪 60 年代通过电镜观察到，在哺乳动物细胞中定义了细胞自噬的形态。20 世纪 90 年代之前的研究，基本上都是基于形态学的观察。细胞自噬最早是在动物细胞中被揭示的，而分子水平的研究主要通过酵母的遗传学研究进行。日本的 Yoshinori Oshumi、美国的 Daniel J. Klionsky 和德国的 Michael Thumm 实验室利用酵母进行了细胞自噬缺陷突变体的筛选和鉴定。Yoshinori Oshumi 于 1993 年发表在 *FEBS Letter* 上的文章拉开了自噬分子机制研究序幕，鉴定到的 15 个参与自噬调控的关键基因，后来统一命名为 ATG。对酵母中细胞自噬机制的研究为开展高等生物细胞自噬机制组成和生物学功能研究奠定了良好的基础。酵母中很多自噬基因在高等生物动植物中都有同源基因，而且这些基因也都参与细胞自噬过程，同时还参与其他的发育过程。但高等生物遗传背景复杂、形态多样性高，自噬过程自然就有很多特异的地方，因此对比不同真核细胞生物的自噬过程有利于更清楚地揭示自噬在生物体中的功能及生物学意义。

第一节　微生物的自噬过程

细胞自噬一般被认为是一种降解通路，以实现对胞质内组分的循环利用。尽管该通路主要用于降解物质，但是自噬过程还具有其他多种功能。细胞通过自噬在营养匮乏时维持细胞的生命力。细胞器损伤或功能失调后会经自噬过程降解，细胞器的降解也是细胞应对不同营养条件的一种调节方式。除此之外，自噬也能参与生物合成过程，许多水解酶通过 Cvt 途径进入液泡加工成熟后发挥功能。初步观察发现自噬泡可以包裹特殊的信号分子与质膜融合，将信号分子运输到胞外，参与分泌途径。

一、微生物自噬过程及其分子机制

（一）微生物自噬过程简介

细胞生物学家们以酿酒酵母为模式生物展开了细胞自噬相关基因鉴定和生物学功能研究，目前酵母已经成为细胞自噬分子机制研究最深入的模式生物。丝状真菌在进化上与酵母亲缘性更近，自噬过程与酵母中的情况也类似，但有些基因的同源蛋白在丝状真菌中并未找到。酵母中自噬过程分为两种主要的类型：巨自噬和微自噬，这两种类型又根据有无选择性分为选择性和非选择性。除了非选择性微自噬过程外，有关其他三种类型的研究较多。在汉逊酵母中，非选择性微自噬在氮饥饿的条件下发生，缺失 Atg25 激活了过氧化物酶体组成型降解。选择性巨自噬、非选择性巨自噬和选择性微自噬过程与

植物和动物中的自噬过程都大体相似，但是在酵母中存在一些特殊的过程，如 Cvt 途径和非传统的蛋白分泌途径。

酵母中自噬过程主要包括以下几个环节：①自噬的诱导；②货物选择和包裹；③囊泡聚集；④自噬前体膜延伸及封闭；⑤自噬蛋白的解离；⑥自噬泡与液泡的融合；⑦自噬体的降解。

（二）自噬过程分子机制

关于自噬体膜的来源一直是经久不衰的研究热点，内质网是膜来源之一，线粒体、内质网 - 高尔基中间体、高尔基装置（通常与 Atg9 囊泡有关）、再循环内体和质膜也都是自噬体膜的潜在来源。磷脂酰肌醇 3- 激酶（PI3K）参与囊泡的集结，Atg9 作为一个跨膜蛋白参与囊泡的运输，在 PAS 和囊泡来源之间循环。

自噬前体膜的延伸和封闭涉及 Atg8 和 Atg12 两个类泛素蛋白结合系统，该系统包括类泛素激活酶 E1 Atg7、两个类泛素结合酶 E2 Atg10 和 Atg3，以及两个类泛素蛋白 Atg8 和 Atg12，这个系统对自噬泡的成熟和包裹物的招募具有重要作用。通过 Atg7 和 Atg10 的催化作用，Atg12 共价结合在 Atg5 的一个赖氨酸上，Atg12-Atg5 结合体在 Atg16 的作用下形成寡聚体。Atg8 经 Atg7 和 Atg3 的催化后，Atg12-Atg5-Atg16 复合体促进 Atg8 C 端的甘氨酸结合到磷脂酰乙醇胺（PE）上。同时 Atg5 复合体还可以促进 Atg8-PE 进入自噬泡，Atg8 参与自噬泡的封闭及底物的召集。在自噬体形成后，除 Atg8 外参与的自噬相关蛋白都将解离下来被重新利用。Atg2 和 Atg18 参与 Atg9 的解离回收。自噬体与液泡的融合需要 SNARE 蛋白、GTPase 和 HOPS 复合体的参与。自噬体的降解依赖液泡腔内酸性环境及蛋白酶，Atg15 作为一个酯酶，参与到自噬体的降解中。

（三）营养信号

在酵母中，诱导自噬的主要刺激是营养缺乏。TOR 激酶被认为是氮源和氨基酸的主要感知因子，负调控巨自噬的发生。TOR 可以通过磷酸化 Atg 的蛋白包括 Atg13 直接调控巨自噬。同时 TOR 也可以通过一个信号链发挥作用。Tap42 是 TOR 的效应蛋白，与 PP2A Pph21/22 形成复合体。过表达 Pph21 或者 Pph22 可抑制自噬，使 Tap42 失活或者过表达 Tip41 在营养充足的条件下也能诱导自噬。Tap42-Pph21/22 调控自噬的下游靶标目前还不清楚。Ksp1 激酶正调控 TOR，同时也是 TOR 磷酸化的靶标，所以调控网络具有复杂性，PKA 被认为是葡萄糖的感知蛋白，可以调节 Ksp1 的活性，从而调控 TOR。

酵母感知胞内葡萄糖水平的通路很复杂，高水平葡萄糖可以诱导 cAMP 的产生，cAMP 与 PKA 的调节亚基 Bcy1 结合后使其失活，PKA 被激活后可抑制自噬。PKA 直接磷酸化 Atg1 和 Atg13，但磷酸化位点与 TOR 的不同，这种翻译后的修饰调节着这些蛋白在 PAS 位点的情况。Sch9 是第二个葡萄糖感知蛋白，与 PKA 平行发挥功能，Sch9 激酶活性一定程度上依赖 TOR 的磷酸化，但是当存在葡萄糖时不依赖 Sch9 的磷酸化。与 PKA 相似，Sch9 失活可诱导自噬。这个过程一定程度上通过自噬正调控因子 Rim15 和转录因子 Msn2/Msn4 调节。当缺乏氮源时，葡萄糖缺乏作为正调控信号诱导自噬。Snf1 激酶能够感知胞内能量水平，从而调控能量缺乏诱导的自噬。葡萄糖饥饿诱发 Snf1-Mec1-Atg1-Atg13 复合体募集到线粒体上，该复合体通过调控线粒体呼吸作用参与自噬过程。

氮源缺乏能够诱导自噬，氮源的来源之一是氨基酸，氨基酸缺乏是另外一个诱导自噬的因素。普通营养调控（GCN）途径通过调控氨基酸合成调节自噬。Gcn2 激酶参与感知胞内氨基酸水平，激活时通过一个信号链激活转录因子 Gcn4，从而激活参与氨基酸合成的基因。Gcn2 和 Gcn4 可激活自噬，Pho85 与 Pcl5 结合后磷酸化 Gcn4，Gcn4 失活而被降解以实现对自噬过程的负调控。Pho85 是一个依赖细胞周期蛋白的激酶，在自噬调节中有抑制和激活自噬的作用，两种作用取决于结合哪一种细胞周期蛋白。在磷酸水平下，Pho85-Pho80 复合体抑制转录因子 Pho4，Pho4 参与诱导与形成、吸收和贮存磷酸相关基因的转录。Pho85-Pho80 也可以抑制 Rim15 激酶的活性。与此相反，Pho85-Clg1 复合体抑制细胞周期蛋白依赖的激酶 Sic1，从而使 Rim15 活化。

二、微生物特有自噬相关过程

（一）Cvt 途径

在酵母中，根据自噬发生过程的特点，自噬过程分为巨自噬和微自噬，二者在形态学上不同，但机制类似。除此之外，还存在 Cvt 途径，该途径在机制上与巨自噬类似，但是一种组成型生物合成的通路。该途径主要是运输液泡蛋白酶（如 α- 甘露糖苷酶和氨肽酶Ⅰ）到液泡中，但该途径并不在哺乳动物中存在。Cvt 途径在形态学上与选择性自噬相似，该途径运输的货物蛋白是氨肽酶Ⅰ的前体，氨肽酶Ⅰ在细胞质中合成后会聚形成一个十二聚体，被称为氨肽酶复合体，这个复合体与受体蛋白 Atg19 互作形成 Cvt 复合体。Cvt 囊泡直径为 140～160nm，囊泡的大小与 Cvt 复合体的大小相关，该过程可以在正常生理条件下发生。但当氨肽酶Ⅰ过表达，更大的 Cvt 复合体形成后，这个复合体可以不再经过 Cvt 囊泡运输到液泡，而是借助巨自噬过程有效地传递到液泡中。

（二）自噬介导蛋白分泌途径

在酿酒酵母和毕赤酵母的研究中发现在饥饿条件下细胞质中的乙酰辅酶 A 结合蛋白 Acb1 被运送到胞外，但并不是由分泌途径介导的，这种运输依赖的是细胞自噬的蛋白。电子显微镜观察结果表明酿酒酵母中运输初始前体结构是由膜和囊泡聚集形成的，在形态学上与自噬过程相似，而且 Atg8 和 Atg9 出现在这些位点。然而在米曲霉中，乙酰辅酶 A 结合蛋白 AoAcb2 同样经过非传统分泌途径被分泌，但并不依赖自噬系统，因此与酵母不同。

第二节　动物和微生物自噬过程的异同

保持细胞内蛋白水平的平衡主要依靠两条途径，一个是泛素蛋白酶体途径，另一个是依赖于溶酶体（动物中）或者液泡（植物和真菌中）的巨自噬过程。短寿命蛋白通过泛素蛋白酶体系统降解后循环利用，长寿命蛋白则通过自噬系统降解后利用。自噬过程起始于一个双层膜自噬泡前体的形成，然后包裹细胞质和衰老、错误折叠蛋白及冗余蛋白，形成一个完整的自噬小泡，进而与溶酶体融合，内容物在溶酶体内降解从而被循环利用。除了降解蛋白外，自噬过程还降解胞内衰老的细胞器如线粒体、过氧化物酶体、核糖体、内质网等，以及其有感染性的病原体，机制都与降解蛋白相同。在正常生长条件下，自噬活动处于组成型的低水平，当遇到胞内胞外逆境或者信号后（如饥饿、生长因子缺乏、内质网胁迫受损和病原体感染）将会上调。通过自噬过程能帮助生物忍耐饥饿和逆境条件，清除过剩或者失调的细胞器。在高等生物中，自噬在很多生理过程中发挥作用，如发育、增殖、细胞重塑、衰老、肿瘤抑制、神经性退变、抗原呈递、免疫、寿命调节和细胞死亡。

一、动物自噬过程分子机制上的差异

（一）自噬相关复合体构成上的差异

在酵母中的研究表明有四个保守的信号传导复合体调控自噬过程的发生，这四个复合体在从酵母到植物再到动物中都很保守：① Atg1 蛋白激酶复合体包含亚基 Atg1、Atg11、Atg13、Atg17、Atg29 和 Atg31，在哺乳动物中对应的复合体为 ULK1 复合体，包含 ULK1、Atg13、FIP200 和 Atg101，该复合体调控自噬泡形成过程的早期步骤，FIP200 发挥与 Atg17 类似的功能。在营养充沛的条件下酵母中 Atg1 复合体处于解聚状态，但哺乳动物的 ULKI 复合体直接与 mTORC1 结合。② PI3K 复合体包含亚基 Vps34、Vps15、Vps30、Atg14 和 Atg38，在哺乳动物中对应 PIK3C3-BECN1 复合体包含 Vps34、Vps15、BECN1、Atg14L 和 NRBF2，调控磷脂酰肌醇信号的产生，从而调控初期自噬泡的聚集。③类泛素结合系统，对自噬泡的成熟和包裹物的招募具有重要作用。④包括 Atg9、Atg2、Atg18 和 Atg21 的循环系统，参与从游离膜这一自噬泡产生的假定脂类来源到自噬泡的转移和循环利用。

虽然自噬过程的机制在多种生物中过程相似，但具体参与的基因存在多样性和特异性。哺乳动物的自噬系统比酵母的复杂得多，许多自噬蛋白存在多个家族成员，如在酵母中只有 Atg8，但在哺乳动物中 ATG8 基因家族有 6 个成员包括 MAP1LC3A、MAP1LC3B、MAP1LC3C、GABARAP、GABARAPL1 和 GABARAPL2。研究表明 MAP1LC3 和 GABARAP 与 PE 结合后结合到自噬泡上，最新研究表明 GABARAPL1 和 GABARAPL2 也能与 Atg7、Atg3 和 Atg5 互作，但哺乳动物 Atg8 家族成员多样性的潜在意义目前还不清楚。在线虫中 Atg8 存在两个同源蛋白 LGG-1 和 LGG-2，但只有 LGG-1 参与细胞自噬过程，而且在哺乳动物的自噬系统中还存在酵母中没有发现的自噬基因（如 Atg101）。

（二）自噬基因参与其他生物学过程

有些自噬基因虽然保守，但是在不同物种中有其他功能。比如，PI3K 复合体中组分 Atg6，在酵母中除了参与自噬，还参与液泡蛋白运输，哺乳动物中其同源蛋白 BECN1 除了参与自噬调节外，还可以与细胞凋亡负调控因子 Bcl-2 互作，调控凋亡进程。果蝇中的 Atg4 还参与调控 Notch 信号通路。因此在高等真核生物中自噬基因既存在功能分离，也存在功能冗余。

二、动物自噬调节通路的差异

在哺乳动物中，许多信号调节自噬，其调节过程非常复杂，自噬水平过多或者不足对细胞的生命活动都是有害的。除此之外，不同的信号调节之间也需要协调。在哺乳动物中，胞内能量水平、营养物质氨基酸和生长因子调控胞内细胞自噬的水平，其中腺苷一磷酸（AMP）活化蛋白激酶（AMPK）感知胞内能量水平，mTOR 感知胞内营养物质氨基酸、生长因子（包括生长素等）的水平。

自噬是一种细胞应对病理性逆境（如癌症、心肌缺血和病原体感染）的保护性反应。同时，通过促进胞内长寿命蛋白和细胞器的降解循环来维持胞内的稳定。这种稳定平衡的功能可帮助细胞抵抗多种疾病，如神经退行性病变、肌病、肝病和肥胖。面对这些逆境压力，自噬能够保持细胞的生物合成及 ATP 水平，为蛋白质的从头合成提供氨基酸，为三羧酸循环提供所需要的底物。缺失 Atg5 或者 Atg7 的大鼠胞质和组织中氨基酸浓度降低，由于营养物质的缺乏，这类大鼠出生一天内就会死亡。细胞自噬作为重要的生存代谢通路在细胞培养体系中也得到证明，Bax/Bak 双敲突变体细胞不能进行凋亡，所以生长因子缺乏时，自噬可保护细胞，防止其死亡。利用 RNA 干扰（RNAi）沉默 Atg7 或者用自噬抑制剂 3- 甲基腺嘌呤（3-methyladenine，3-MA）处理生长因子缺乏的细胞系，可导致细胞死亡。给自噬缺失的细胞系补充三羧酸循环过程中需要的底物丙酮酸甲酯能够恢复 ATP 的合成和细胞的生命力，以上诸多证据证明自噬作为一个代谢途径发挥着保护细胞的作用。然而自噬不会无限地保护一个细胞，它只能像一个蓄电池一样帮助细胞应对逆境，争取摆脱逆境的时间。

（一）TOR 激酶对自噬的调控

TOR 最初在酵母中被鉴定为自噬的负调控因子，同时在哺乳动物中被证实是自噬的主要调控因子。哺乳动物中包含 mTORC1 和 mTORC2 两个复合体，mTORC1 调控蛋白合成、细胞增殖和自噬，mTORC2 调控细胞骨架、细胞代谢、细胞活力和胰岛素响应。在营养充沛的条件下，哺乳动物细胞中 mTORC1 通过亚基 Raptor 与 ULK1 和 Atg13 处于结合状态，导致 ULK1 和 Atg13 的磷酸化。在饥饿条件下，ULK1 去磷酸化，与 mTORC1 解离，磷酸化 Atg13 和 FIP200 形成复合体，从而激活自噬过程的起始。饥饿、氨基酸缺乏或者生长因子水平下降都会抑制 mTORC1 的活性，激活自噬过程。

（二）AMPK 激酶对自噬的调控

AMPK 是自噬过程的主要正调控因子，当细胞内 AMP/ATP 值升高时，AMPK 就会被激活。胞内能量水平低时，激活的 AMPK 一方面磷酸化 ULK1 使其激活，另一方面磷酸化 Raptor 抑制 mTORC1。无论是 AMPK 还是 mTOR，都调控着细胞的生长和代谢，同时将自噬过程与这些过程联系在一起。

（三）缺氧对自噬的调控

HIF-1 信号通路、DNA 损伤诱导的 p53 信号通路及响应病原体入侵的 PRR 信号途径参与缺氧对自噬的调控过程。在组织缺氧的条件下，转录因子 HIF-1 的水平稳定，诱导组织缺氧相关的基因表达。仅含 BH3 功能域的蛋白 BNIP3 是 HIF-1 的主要靶标，对组织缺氧诱导自噬是必要的。BNIP3 与 Bcl-2 结合，阻碍了 Bcl-2 对 Beclin1 的抑制性互作，从而诱导自噬。肿瘤抑制因子 p53 可以被很多不同的细胞逆境诱导，包括 DNA 损伤，同时该因子在自噬过程诱导中扮演着双重角色。p53 的多种转录靶标激活自噬，包括 BAX 和 PUMA。然而，细胞质中 p53 可以不依赖转录调节抑制自噬。这两种作用的平衡目前还没有深入研究。PRR 可以识别 PAMP 而诱导自噬，但是这一信号通路的机制目前还不清楚，有证据表明 AMPK 和 Beclin1 作为下游的效应因子在发挥作用。

三、动物特有自噬类型

在哺乳动物和鸟类中，除了巨自噬和微自噬外还存在一种特有的自噬类型，名为分子伴侣介导的自噬。其特点是直接转运底物蛋白到溶酶体中。并不是所有的蛋白都可以通过该途径被降解，底物蛋白中必须包含一段特异的区域（KFERQ）供分子伴侣 Hsc70 识别，最终被运输到溶酶体表面，通过转位复合体 LAMP2A 进入溶酶体而被降解。

第三节　植物和微生物自噬过程的异同

20 世纪中叶，通过电子显微观察到植物自噬的现象，最早是在玉米根分生组织内观察到液泡内有膜包裹胞质组分。20 世纪 70 年代后期，Marty 等观察大戟属植物的根分生组织细胞时发现一些小囊泡像笼子一样包着细胞质，形成像自噬泡一样的结构。细胞化学分析显示这些小泡呈酸性且包含溶酶体酸性水解酶。这些基于电子显微镜形态学的研究为植物自噬过程提供了初步的认识和定义，但这些结果都只是静态的过程。遗传学手段扩展了我们对自噬机制和生理功能的认识，尤其是在酿酒酵母中对自噬相关基因的鉴定，促进了高等生物中自噬过程的分子生物学研究。分析植物自噬缺失突变体促进了该领域自噬过程的研究。

植物与动物不同，由于静止不动，其必须忍受或克服不同环境条件的威胁，如在缺氮土壤或者阴影处生长的种苗必须面对氮和碳缺乏的问题。在营养缺乏的条件下，植物同样需要降解体内的大分子物质以适应环境。自噬是参与降解细胞器和胞质大分子的主要系统，因此在植物的生长发育过程中具有极其重要的作用。到目前为止，报道的植物中的自噬类型有微自噬和巨自噬两种。液泡膜内陷包裹胞质组分形成液泡内囊泡，囊泡在液泡内降解酶的催化下降解，这个过程称为微自噬。大量的胞质组分及细胞器被包裹在自噬泡中，自噬泡与液泡膜融合后，自噬体在液泡腔内降解的过程为巨自噬。植物中巨自噬的过程与动物中相似，但不同的是自噬体的降解发生在液泡中，而不是在溶酶体中。自噬溶酶体样的小液泡结构在烟草悬浮细胞中也被发现，但是否在所有植物细胞中都存在还不确定。除了以上两种自噬类型外，在动物中还有分子伴侣介导的自噬、病原体自噬，但迄今为止植物中是否存在这些自噬过程还未知。

一、植物自噬过程分子机制上的差异

参与自噬核心过程的关键蛋白有 18 个，包括 Atg1 ～ Atg10、Atg12 ～ Atg14、Atg16 ～ Atg18、Atg29 和 Atg31。在拟南芥基因组中，有 30 个同源基因与这 18 个基因对应，但是没有 Atg14、Atg17、Atg29 和 Atg31 的同源基因。尽管拟南芥的自噬基因与酵母的自噬基因序列同源性不高，但功能域很保守，这表明植物和酵母中自噬分子机制相似。除了在拟南芥中，在许多作物如水稻和玉米中也鉴定出了自噬基因。在酵母和植物中常被提到的经典自噬途径还有一个独特的自噬相关途径，被称为 Cvt 途径，该途径主要是

将氨肽酶 I 从细胞质运输到液泡中，在液泡中催化成熟。Cvt 途径需要自噬过程关键基因和一些其他的蛋白（如 Atg19-Atg21 和 Atg23）的参与，但在植物基因组中没有明确的同源基因，因此在植物中似乎没有该途径。当然也可能因为功能相关的基因序列同源性很低。

（一）Atg1 激酶复合体的差异

Atg1 蛋白激酶复合体包含 Atg1、Atg13、Atg17、Atg29 和 Atg31，参与自噬的诱导和调解。TOR 复合体是 Atg1 复合体的上游负调控元件，在营养充足的条件下，酵母中激活态 TORC1 可将 Atg13 过磷酸化，阻止 Atg1 与 Atg13 的结合，从而抑制自噬的诱导。在营养缺乏状态下，TORC1 失活，Atg13 去磷酸化，从而与 Atg1 结合起始自噬过程。分析拟南芥中 Atg1、Atg13、Atg11、Atg17 和 Atg101 的同源蛋白的研究表明，拟南芥 AtAtg13a 和 AtAtg13b 调节自噬，AtAtg1a 与 AtAtg13 互作。目前拟南芥基因组中 Atg1 的同源基因有四个，分别为 AtAtg1a ～ AtAtg1c 和 AtAtg1t，Atg13 的同源基因为 AtAtg13a 和 AtAtg13b，ATG17 在拟南芥中不是一个独立的基因，而是 Atg11 内一个类 Atg17 的结构域。在酵母和动物中 Atg1/Atg13 复合体参与自噬膜会聚、自噬泡合成，但是在植物中该复合体对液泡中自噬体的形成非常重要。有研究鉴定了拟南芥中 TORC1 复合体亚基 TOR、RAPTOR 和 LST8 的同源基因，敲除突变体也已被分析。RNAi 沉默 TOR 的研究表明 TOR 在拟南芥中同样是自噬过程的负调控因子。

（二）PI3K 激酶复合体的差异

PI3K 复合体包含 Vps34、Vps15、Atg6 和 Atg14。该复合体的功能之一是通过 Atg18 与 PI3P 的结合召募 Atg18-Atg2 到自噬膜上。Atg14 的同源基因在拟南芥中没有分离到。但是在拟南芥和烟草中沉默 Atg6 导致自噬减弱，表明 PI3K 复合体在植物自噬过程中发挥重要作用。

Atg9 是自噬相关蛋白中的一个跨膜蛋白，目前认为它参与向 PAS 运输脂质和自噬前体的延伸。酵母中 Atg9 以寡聚体形式存在，并与 Atg18-Atg2 复合体互作。拟南芥 T-DNA 突变体 AtAtg9-1 表现出自噬缺失的表型（如衰老加快）。T-DNA 插入突变体 AtAtg2-1、AtAtg18-1 和转基因沉默 AtAtg18a 的突变体都表现出自噬泡形成缺陷。酵母 Atg18 的同源蛋白在拟南芥中有 8 个，呈现多基因家族的进化。

（三）类泛素系统 Atg8 和 Atg12 的差异

两个类泛素系统在多种生物中被广泛研究，Atg8 酯化系统和 Atg12 偶联系统对自噬泡形成过程中的延伸和封闭具有重要作用。经过类泛素 E1 激活酶 Atg7 和类泛素结合酶 E2 Atg3 的催化后，Atg8 共价结合在膜脂 PE 上。在这个过程中 Atg8 首先要经过半胱氨酸蛋白酶 Atg4 的切割，将 C 端的甘氨酸暴露出来，再经 Atg7 和 Atg3 的激活，最后与 PE 的头部结合。这个系统在植物中同样保守。拟南芥 T-DNA 插入突变体 AtAtg7 可以与野生型 AtAtg7 蛋白互补，但是点突变的 AtAtg7 就不能。除此之外，拟南芥有 9 个 Atg8 的同源基因，都可以经过 AtAtg4 的切割，并且甘氨酸被丙氨酸替代后导致蛋白的错误定位。同时 AtAtg8s-PE 和 AtAtg8-AtAtg3 中间产物只在野生型中存在，在 AtAtg7 和 AtAtg4a4b 双敲突变体中不能形成。经过 Atg7 和 Atg10 这两个酶的催化后，Atg12 与 Atg5 共价结合。利用 AtAtg5 和 AtAtg12 的抗体检测到在野生型中存在该结合体，而在蛋白突变体 AtAtg5、AtAtg7、AtAtg10 和 AtAtg12a12b 中没有检测到。

二、植物自噬调节通路的差异

TOR 对自噬的负调控功能在植物中也被证明是保守的，通过调控 Atg13 的磷酸化水平调控自噬的起始，其对 Atg1 的调控目前还未证明。除了响应营养缺乏，对于其他逆境，TOR 也能参与渗透诱导的自噬激活，但不参与氧化逆境和内质网逆境诱导的自噬调节。

（一）代谢组分调控自噬

在拟南芥的糖酵解途径中甘油醛 -3- 磷酸脱氢酶（GAPDH）可以负调控自噬的发生。烟草中 GAPDH 可以直接与 Atg3 互作而抑制其活性。当植物遇到逆境或 ROS 积累时，GAPDH 可解除对自噬基因 Atg3 的抑制，从而激活自噬发生。

（二）胞内运输通路调控自噬

胞吐体（exocyst）调控囊泡从高尔基体运输到质膜。近期研究表明拟南芥中该复合体组分 Exo70B1 的突变体对氮饥饿极其敏感，液泡中自噬体数量减少。另外 Exo70 同源蛋白中包含 AIM。内体分拣转运复合体（ESCRT）通过内体运输泛素化蛋白到多泡体（MVB），最终运输到液泡降解。在哺乳动物中的研究表明 ESCRT 参与自噬泡的降解，在拟南芥中的研究也证明了这样保守的功能。拟南芥中 ESCRT 通过影响货物识别、自噬泡的运输、自噬泡与液泡的融合来调节自噬过程。

三、植物特有自噬类型

植物选择性自噬在近期的研究中取得了长足发展，包括过氧化物酶体自噬、线粒体自噬、内质网自噬、特定蛋白的自噬都已经在拟南芥中被证明。尽管在具体的分子机制上与微生物和哺乳动物中存在差异，但这里着重说明植物特有的自噬过程——叶绿体自噬。

20 世纪 80 年代利用透射电子显微镜的研究表明自噬参与叶绿体的降解，在细胞衰老期间叶绿体被大液泡降解。另外，人们推测自噬参与叶绿体的质量控制。自噬参与叶绿体调控依赖两条途径。一是利用自噬泡包裹含有二磷酸核酮糖羧化酶的小体（该小体内含有叶绿体基质蛋白），使其进入液泡被降解。另一条途径是通过受体蛋白 Ati1，Ati1 既可以和 Atg8 互作，又可以结合质体上的蛋白，因此可以将这类包含类囊体蛋白及基质蛋白的质体运输到液泡中。

小　　结

细胞中蛋白质的合成和降解总是处于动态平衡状态。若平衡被打破，可能会导致众多问题的出现，因此蛋白质的降解对细胞内营养物质再利用和细胞内环境稳定的维持有重要作用。截至目前，保持细胞内蛋白质水平的平衡主要依靠两条途径，一个是泛素蛋白酶体途径，另一个是依赖于溶酶体（动物中）或者液泡（植物和真菌中）的巨自噬过程。虽然自噬过程的机制在多种生物中过程相似，但在自噬过程分子机制上和自噬调节通路上却存在差异。一个是具体参与的基因存在多样性和特异性，另一个是哺乳动物的自噬系统要比酵母的复杂得多，许多信号调节自噬，调节过程非常复杂，许多自噬蛋白存在多个家族成员，因此，在高等真核生物中自噬基因既存在功能分离，也存在功能冗余。此外，动物、植物和微生物在自噬类型上也存在一定的差异，酵母中自噬过程分为两种主要的类型：巨自噬和微自噬，这两种类型又根据有无选择性分为选择性和非选择性。此外还有 Cvt 途径、过氧化物酶体自噬、线粒体自噬、细胞核自噬、内质网自噬和核糖体自噬。除了巨自噬和微自噬外，在动物中还有分子伴侣介导的自噬、病原体自噬，目前为止还不清楚植物中是否存在这些自噬过程，但植物中存在着一种特殊的自噬——叶绿体自噬，不同的是自噬体的降解发生在液泡中，而不是在溶酶体中。

（浙江大学　林福呈　时焕斌　刘小红）

参 考 文 献

Booth L A，Tavallai S，Hamed H A，et al，2014. The role of cell signalling in the crosstalk between autophagy and apoptosis. Cellular signalling，26（3）：549-555.

Dikic I，Elazar Z，2018. Mechanism and medical implications of mammalian autophagy. Nature Reviews Molecular Cell Biology，19（6）：349-364.

Gallagher L，Williamson L，Chan E，2016. Advances in autophagy regulatory mechanisms. Cells，5（2）：24.

Kaushik S，Cuervo A M，2018. The coming of age of chaperone-mediated autophagy. Nature Reviews Molecular Cell Biology，19（6）：365-381.

Kim S H，Kwon C，Lee J H，et al，2012. Genes for plant Autophagy：Functions and interactions. Molecules and Cells，34（5）：413-423.

Klionsky D J，Cregg J M，Dunn W A Jr，et al，2003. A unified nomenclature for yeast autophagy-related genes. Developmental cell，5（4）：539-545.

Kwon H S，Kawaguchi K，Kikuma T，et al，2017. Analysis of an acyl-CoA binding protein in *Aspergillus oryzae* that undergoes unconventional secretion. Biochemical and Biophysical Research Communications，493（1）：481-486.

Lemus L，Goder V，2016. A SNARE and specific COP Ⅱ requirements define ER-derived vesicles for the biogenesis of autophagosomes. Autophagy，12（6）：1049-1050.

Mercer T J，Gubas A，Tooze S A，2018. A molecular perspective of mammalian autophagosome biogenesis. Journal of Biological Chemistry，293（15）：5386-5395.

Michaeli S，Galili G，Genschik P，et al，2016. Autophagy in plants-what's new on the menu? Trends in Plant Science，21（2）：134-144.

Moloudizargari M，Asghari M H，Ghobadi E，et al，2017. Autophagy，its mechanisms and regulation：Implications in neurodegenerative diseases. Ageing Research Reviews，40：64-74.

Monastryska I，Kiel J A K W，Krikken A M，et al，2005. The *Hansenula polymorpha* ATG25 gene encodes a novel coiled-coil protein that is required for macropexophagy. Autophagy，1（2）：92-100.

Noda T，2017. Regulation of Autophagy through TORC1 and mTORC1. Biomolecules，7（4）：52.

Ryabovol V V，Minibayeva F V，2016. Molecular mechanisms of autophagy in plants：Role of ATG8 proteins in formation and functioning of autophagosomes. Biochemistry（Moscow），81（4）：348-363.

Schaaf M B，Keulers T G，Vooijs M A，et al，2016. LC3/GABARAP family proteins：autophagy-（un）related functions. FASEB Journal：Official Publication of the Federation of American Societies for Experimental Biology，30（12）：3961-3978.

Suzuki K，Akioka M，Kondo-Kakuta C，et al，2013. Fine mapping of autophagy-related proteins during autophagosome formation in *Saccharomyces cerevisiae*. Journal of Cell Science，126（11）：2534-2544.

Thompson A R，Vierstra R D，2005. Autophagic recycling：lessons from yeast help define the process in plants. Current Opinion in Plant Biology，8（2）：165-173.

Tsukada M，Ohsumi Y，1993. Isolation and characterization of autophagy-defective mutants of *Saccharomyces cerevisiae*. FEBS Letters，333（1/2）：169-174.

Umekawa M，Klionsky D J，2012. Ksp1 kinase regulates autophagy via the target of rapamycin complex 1（TORC1）pathway. Journal of Biological Chemistry，287（20）：16300-16310.

Vlahakis A，Graef M，Nunnari J，et al，2014. TOR complex 2-Ypk1 signaling is an essential positive regulator of the general amino acid control response and autophagy. Proceedings of the National Academy of Sciences of the United States of America，111（29）：10586-10591.

Wang P，Mugume Y，Bassham D C，2018. New advances in autophagy in plants：Regulation，selectivity and function. Seminars in Cell & Developmental Biology，80：113-122.

Wen X，Klionsky D J，2016. An overview of macroautophagy in yeast. Journal of Molecular Biology，428（9）：1681-1699.

Xie Q J，Michaeli S，Peled-Zehavi H，et al，2015. Chloroplast degradation：one organelle，multiple degradation pathways. Trends in Plant Science，20（5）：264-265.

Yang Z F，Geng J F，Yen W L，et al，2010. Positive or negative roles of different cyclin-dependent kinase Pho85-cyclin complexes orchestrate induction of autophagy in saccharomyces cerevisiae. Molecular Cell，38（2）：250-264.

Yi C，Tong J，Lu P，et al，2017. Formation of a Snf1-Mec1-Atg1 module on mitochondria governs energy deprivation-induced autophagy by regulating mitochondrial respiration. Developmental Cell，41（1）：59-71. e4.

Yorimitsu T，Zaman S，Broach J R，et al，2007. Protein kinase A and Sch9 cooperatively regulate induction of autophagy in *Saccharomyces cerevisiae*. Molecular Biology of the Cell，18（10）：4180-4189.

Yoshimoto K，Ohsumi Y，2018. Unveiling the molecular mechanisms of plant autophagy：from autophagosomes to vacuoles in plants. Plant and Cell Physiology，59（7）：1337-1344.

第八章 自噬研究的光镜技术

虽然利用透射电子显微镜观察双层膜自噬体结构是确认自噬的金标准，但是电镜技术无法实现在活细胞内对自噬的实时、动态观察，且对样本的制备要求较高，可用的标记方法也较少。而光学显微镜的应用可以弥补这些不足。光学显微镜的种类很多，如荧光显微镜、激光共聚焦显微镜与双光子显微镜等，可以实现对活细胞甚至活体动物内自噬的实时、动态观测。此外，种类丰富的荧光团与标记方法可以运用于光学显微镜，实现多通道观测。近年来，光学显微镜技术已成为自噬研究中不可缺少的关键技术。

自噬体（autophagosome）是细胞自噬（autophagy）进行过程中的特征结构，因此也是自噬形态学研究中主要观察的对象。根据成熟程度，可以大致将自噬体分为四个阶段：自噬前体膜（phagophore）、自噬体（autophagosome）、自噬内涵体（amphisome）与自噬溶酶体（autolysosome）。处于成熟过程中各阶段的自噬体均有其特征性蛋白标志物，因此可以通过免疫反应或荧光蛋白融合等方法特异性示踪相关蛋白，以实现对自噬进程的观察。此外，同时标记自噬体与不同自噬底物并分析两者相对空间位置就可对相应选择性自噬进行研究。本章主要介绍用光学显微镜观察自噬过程的主要方法与荧光标记物的选择。

第一节 免疫染色

Atg8 家族蛋白是目前最常被用来检测自噬的自噬相关蛋白。自噬激活后，磷脂酰乙醇胺（PE）会被连接至 Atg8 家族蛋白的 C 端，使 Atg8 家族蛋白的脂溶性加强。随着脂溶性增加，Atg8 将转位至膜上，从原先的胞质弥散性分布而形成点状或泡状结构，这就提示着自噬体的形成。因此，对 Atg8 家族蛋白的特异性标记可以用于示踪自噬体。使用免疫染色法，包括免疫荧光（immunofluorescence，IF）、免疫细胞化学（immunocytochemistry，ICC）与免疫组织化学（immunohistochemistry，IHC）标记内源性 Atg8 家族蛋白可以避免由高表达荧光蛋白标记的 Atg8 蛋白（如 GFP-Atg8）可能引起的假阳性现象。

在哺乳动物中 Atg8 蛋白同源蛋白主要有两类：微管相关蛋白 1 轻链 3（MAP1LC3/LC3）与 γ- 氨基丁酸受体相关蛋白（GABARAP）。关于 LC3 与 GABARAP 在自噬体形成中作用的区别尚无定论。一些研究提示 LC3 参与了前体膜的形成，而 GABARAP 家族则主要在前体膜的延伸与闭合中发挥功能。但在某些细胞中 LC3 的缺失并不影响自噬体包裹胞质内的底物。就目前的研究而言，绝大多数的研究都选择 LC3 作为哺乳动物细胞中自噬体示踪的标志物，因此，本章主要以 LC3 为例介绍哺乳动物细胞中自噬的检测方法。值得注意的是，LC3 家族也有许多成员蛋白（LC3A、LC3B 与 LC3C），它们功能上的区别尚不清楚。有部分商品化的抗体可识别其中一种或几种异构体，应根据具体实验目的进行选择。此外，在某些动物组织样本（如肝脏、脾脏、心脏与肺）中，LC3很难通过IHC的方法被检测到。只有使用重组表达LC3的转基因动物的组织样本进行IHC检测时，才能观察到LC3。而在哺乳动物脑组织中，LC3A表达丰度高于LC3B，可能更有利于自噬的IHC检测。因此，LC3各个成员蛋白的组织分布差异也应作为免疫染色时抗体选择的一种参考。

在使用IHC检测LC3时，应根据观察的样本不同对固定试剂、包埋方式与抗体浓度进行调整，以摸索最适的染色条件。例如，交联式固定剂（如福尔马林）可能更有利于LC3这种小分子蛋白的固定。有研究表明，在对GFP-LC3转基因小鼠肝脏组织进行IHC检测时，相比于沉淀固定剂甲氧基乙酰苯胺或Bouin固定剂，使用中性福尔马林溶液固定组织样本，之后使用柠檬酸缓冲液进行抗原修复的效果最优。另有研究表明，使用Envision试剂对LC3进行信号放大可能有助于提高LC3的IHC染色质量。Envision试剂的骨架是葡聚糖聚合物，其上连有二抗以识别一抗，还有多个（可至100个）辣根过氧化物酶分子以实现信号放大（图8-1）。

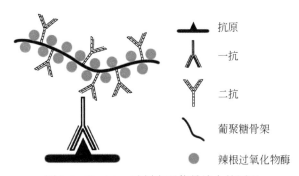

抗原

一抗

二抗

葡聚糖骨架

辣根过氧化物酶

图8-1　Envision试剂实现信号放大的原理

Envision试剂的葡聚糖骨架连有多个二抗与辣根过氧化物酶，其中二抗识别与抗原结合的一抗，而众多辣根过氧化物酶起到了信号放大的作用

第二节　自噬的活细胞成像

因为抗体特异性与组织丰度低等问题，通过免疫染色观察自噬可能不能取得良好的效果。使用质粒转染、病毒感染等方法在活细胞中表达重组的荧光蛋白融合的自噬相关蛋白不仅可以提高成像质量，还可以对自噬的发生、发展与终止进行实时观测。本部分主要介绍在活细胞中检测自噬的方法。

一、LC3荧光显微成像

与免疫染色类似，LC3仍是活细胞成像中最常见的自噬标志物。以下对一些LC3的荧光蛋白标记方法及其用途进行介绍。

（一）GFP/mCherry-LC3

单荧光蛋白融合的LC3（GFP/mCherry-LC3）是最常用的自噬体标记工具。在自噬激活的过程中，LC3蛋白的C端会发生剪切，随后被连接上PE。因此，在构建荧光蛋白融合的 LC3 时应考虑荧光蛋白融合的位点。一般情况下，荧光蛋白应融合在 LC3 的 N 端。当自噬激活时，原先在胞质中弥散的 GFP/mCherry-LC3 将形成点状或泡状结构，提示自噬体的产生（图 8-2）。

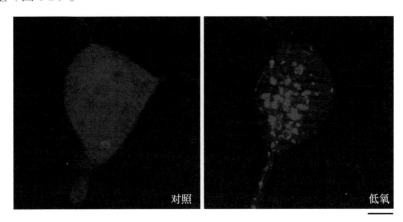

图 8-2　在小鼠神经瘤母细胞 N2a 中转染 mCherry-LC3 观察细胞自噬

向小鼠神经瘤母细胞 N2a 中转染 mCherry-LC3B。在对照组细胞中，mCherry-LC3B 呈弥散性分布。在给予 N2a 细胞低氧处理后，细胞内出现 mCherry-LC3B 阳性的点状及泡状结构，提示自噬体增多，自噬被激活。标尺：10μm

GFP 对 pH 较为敏感，在酸性条件下其荧光会减弱甚至完全猝灭。当使用 GFP-LC3 标记自噬体时，GFP 的荧光会在自噬体被溶酶体吞噬之后减弱或消失。因此，在一些溶酶体活性较强的细胞（神经元）中可能无法观察到泡状 GFP-LC3 的累积，但这并不代表自噬没有激活。此时，应配合使用溶酶体抑制剂来进行观察。除此以外，还可以将 GFP 替换为对酸性环境不敏感的 RFP 或 mCherry 来标记自噬体。

使用单荧光蛋白标记的 LC3 观察自噬体的主要问题在于它无法用于检测自噬流（autophgaic flux）的激活情况。因为 LC3 泡状结构的数量变化不仅与自噬激活的程度相关，还与溶酶体的活性相关。当溶酶体功能障碍时，自噬体也会发生累积，但这并不代表自噬激活。因此，需要溶酶体抑制剂来辅助判断自噬流的激活情况。此外，还可以使用下述两种方式来标记 LC3，实现对自噬流的观测。

（二）RFP/mCherry-GFP-LC3

利用 GFP 荧光在酸性环境中不稳定的特性，研究人员构建了两个荧光蛋白串联标记的 LC3 蛋白，RFP/mCherry-GFP-LC3。在正常情况下，GFP 和 RFP/mCherry 弥散分布在细胞质中。在自噬激活早期，泡状结构的自噬体将同时带有 GFP 与 RFP/mCherry 的荧光，从而显现黄色；当自噬体被内体或溶酶体摄取形成自噬内涵体或自噬溶酶体后，GFP 的荧光消失，自噬内涵体或自噬溶酶体将仅带有 RFP/mCherry 的红色荧光（图 8-3）。因此，RFP/mCherry-GFP-LC3 很适合用于示踪单个自噬体的形成与成熟过程。

此外，在观察到自噬体数量增多之后，可进一步比较同时带有 GFP 与 RFP/mCherry 荧光的自噬体与仅带有 RFP/mCherry 荧光的自噬体数量，前者数量减少，后者数量增多，提示自噬进展顺畅；但前者数量增多，而后者数量不变或减少，提示溶酶体功能可能发生障碍。

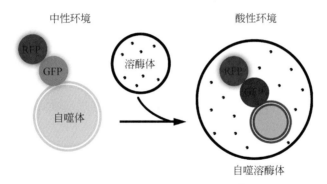

图 8-3　RFP/mCherry-GFP-LC3 的工作原理

自噬激活后，RFP-GFP-LC3 标记的自噬体被溶酶体摄取形成自噬溶酶体。随着自噬溶酶体的成熟，其内环境逐渐酸化，
GFP 的荧光消失，而 RFP 的荧光基本不受影响。RFP：红色荧光蛋白，GFP：绿色荧光蛋白

（三）GFP-LC3-RFP-LC3ΔG

虽然 RFP 对 pH 敏感度较低，但在被溶酶体吞噬后，RFP 荧光最终也会因为蛋白被降解而消失。因此，RFP/mCherry-GFP-LC3 虽适合示踪单个自噬体的形成与成熟过程，但不适用于连续时间点自噬水平的评价。为克服这一问题，研究人员构建了另一种双荧光蛋白标记的 LC3 蛋白，GFP-LC3-RFP-LC3ΔG。自噬激活后，LC3 的 C 端经 Atg4 剪切形成 LC3-Ⅰ，随后 PE 连接在 LC3-Ⅰ C 端的甘氨酸上，形成 LC3-Ⅱ并定位在自噬体上（图 8-4A）。根据此原理，研究人员先将 LC3C 端上的甘氨酸去除（LC3ΔG），并融合

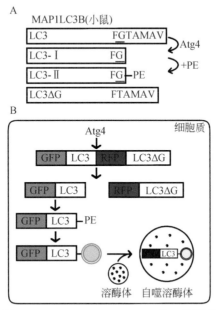

图 8-4　GFP-LC3-RFP-LC3ΔG 的工作原理

A. 自噬激活后，小鼠 LC3B 蛋白被 Atg4 剪切，C 端暴露出甘氨酸（图中缩写 G，下划线标注），生成 LC3-Ⅰ。
LC3-Ⅰ端上的甘氨酸与 PE 相连形成 LC3-Ⅱ。将 LC3 C 端上的甘氨酸删去后，形成突变体 LC3ΔG。B. 自噬激活后，
GFP-LC3-RFP-LC3ΔG 被 Atg4 剪切生成 GFP-LC3 与 RFP-LC3ΔG。前者进一步形成 GFP-LC3-Ⅱ，并定位到自噬体上，
最后被溶酶体摄入，GFP 荧光减少。而 RFP-LC3ΔG 无法与 PE 相连，一直弥散在胞质中。MAP1LC3B/LC3B：微管
相关蛋白 1 轻链 3B；Atg4：自噬相关蛋白 4；F：苯丙氨酸；G：甘氨酸；T：苏氨酸；A：丙氨酸；M：甲硫氨酸；V：
缬氨酸；PE：磷脂酰乙醇胺；GFP：绿色荧光蛋白；RFP：红色荧光蛋白

RFP 后构建成 RFP-LC3ΔG 蛋白，然后将 RFP-LC3ΔG 融合至 GFP-LC3 的 C 端得到 GFP-LC3-RFP-LC3ΔG。当自噬激活后，GFP-LC3-RFP-LC3ΔG 被 Atg4 剪切生成 GFP-LC3 与 RFP-LC3ΔG。前者可以进一步形成 GFP-LC3- Ⅱ，并定位到自噬体上，最后被溶酶体摄入，GFP 荧光猝灭。而 RFP-LC3ΔG 因无法与 PE 相连，一直弥散在胞质中（图 8-4B）。因此，全细胞中 GFP 与 RFP 荧光强度的比值可以抵消非特异性蛋白降解及连续观察带来的系统荧光衰减，用于评判自噬激活的情况。如果该比值降低表明自噬激活，而比值增加则表明自噬被抑制。

在传统方法中，导致 GFP-LC3 荧光减弱的原因可能有多种，包括自噬的激活、蛋白合成的减少与长时间观察导致的荧光猝灭等。而本方法巧妙地引入内参，即 RFP-LC3ΔG，可以更为准确地判断自噬激活的程度。

二、溶酶体荧光显微成像

所有自噬的底物最终都将通过溶酶体降解。因此，在自噬的形态学检测与研究中，溶酶体也是常见的观测对象。在一些非自噬情况下，溶酶体的数量与大小也会发生变化，因此与 LC3 不同，单独标记溶酶体一般不用于判断自噬激活与否。溶酶体标志物一般与其他自噬相关蛋白共标记，用以提示自噬体的成熟程度，或者与自噬底物共标记作为选择性自噬发生的指标。

（一）荧光染料

多种嗜酸性染料，如单丹磺酰戊二胺（monodansylcadaverine）、吖啶橙（acridine orange）、中性红（neutral red）、LysoSensor Blue 与 Lyso-Tracker Red 等，可以结合细胞内的酸性囊泡，因此可以用来标记溶酶体。该方法简单易行，但特异性不高，原因就在于这些嗜酸性染料无法区分内体、自噬内涵体与溶酶体等胞内酸性囊泡。因此，近年来这种方法已逐渐被其他方法替代。

（二）GFP-LAMP1/LAMP2

溶酶体相关膜蛋白 1（lysosome-associated membrane protein 1，LAMP1）和 LAMP2 是溶酶体膜上主要的组成蛋白，约占溶酶体膜蛋白的 50%。作为最常用的溶酶体标记物，LAMP1 和 LAMP2 用于标记自噬溶酶体，提示自噬体的成熟程度与选择性自噬的发生。

三、特定阶段自噬体的荧光显微成像

根据成熟程度可大致将自噬体分为四类：自噬前体膜（phagophore）、自噬体（autophagosome）、自噬内涵体（amphisome）与自噬溶酶体（autolysosome）。在自噬的不同阶段，有不同的自噬相关蛋白会定位到自噬体上参与前体膜的生成与延伸，以及自噬泡的闭合与成熟。有些自噬相关蛋白只会出现在某一特定阶段的自噬体上，特异性标记这些蛋白就可以示踪相应阶段的自噬体。但遗憾的是，目前这些标志蛋白中的大部分缺乏特异性强并可用于免疫染色标记的商品化抗体。有部分研究采用标签蛋白（Flag、HA 及 His 等）融合的方法标记这些自噬相关蛋白，最后对标签蛋白进行免疫染色以实现对相应蛋白的示踪。但多数研究采用融合荧光蛋白标记，并在活细胞中观察。以下主要介绍几个特定时期的自噬体荧光标记时常用的标志物。

（一）自噬前体膜

常用的前体膜标志物有 Atg5、Atg12、Atg14 与 Atg16L1 等。Atg5、Atg12 与 Atg16L1 形成复合物，对前体膜延伸至关重要。但其下游的 LC3/GABARAP 的表达被抑制时，Atg5、Atg12 与 ATG16L1 的点状结构会在胞内累积。在神经元轴突自噬体的发生过程中，相比于 LC3，点状的 Atg5 结构率先出现；当 LC3 与 Atg5 共定位之后，Atg5 的点状结构就逐渐消失，弥散于胞质中，提示 Atg5 主要定位在前体膜上。类似地，Atg16L1 也主要存在于前体膜上，而非闭合的自噬体上。与前三种自噬相关蛋白不同的是，Atg14 除了定位至自噬前体膜上，还会定位到成熟的自噬体与内质网上。因此在标记前体膜的时候，Atg14 需要结合其他前体膜的标志物共同使用。

另外，锌指 FYVE 型蛋白 1（zinc finger FYVE-type containing 1，ZFYVE1）可以用于标记前体膜在内质网上的发源处，即奥米伽体的位置。

（二）闭合自噬体

虽然包括 LC3、WIPI1/2 在内的许多蛋白可以定位到自噬体上，但是这些蛋白无法帮助区分延伸的前体膜和闭合自噬体。此时，可以选择同时观察前体膜标志物与 LC3，两者共定位后前体膜标志物信号的消失可以作为判断的参考之一。此外，蛋白 syntaxin 17 被发现主要定位于闭合的自噬泡上，在前体膜和自噬溶酶体上的分布都很少，因此可以作为闭合自噬体的标志物。

（三）自噬内涵体与自噬溶酶体

自噬溶酶体是自噬体与溶酶体融合后形成的。在某些情况下，自噬体会与晚期内体融合，形成自噬内涵体，然后被溶酶体摄取，再形成自噬溶酶体。因此，共同标记 LC3 与内体标志物（如 Rab7）或溶酶体标志物（如 LAMP1）可以用来示踪自噬内涵体与自噬溶酶体。此外，研究发现蛋白 TECPR1（tectonin beta-propeller repeat containing 1）特异性介导了自噬泡与溶酶体的融合，可以作为自噬溶酶体的标志物。

四、选择性自噬的光学显微成像

选择性自噬是指细胞通过自噬途径特异性降解某一类底物的过程。越来越多的研究表明选择性自噬在多种生理与病理情况下发挥了重要作用。根据底物的不同，选择性自噬可以分为很多种，如线粒体自噬、内质网自噬、过氧化物酶体自噬等。虽然选择性自噬的种类很多，但是其观测方法有许多共性。以下主要介绍观测选择性自噬的几种策略。

（一）与自噬泡共定位

Atg8 标记的自噬体与目的底物的共定位是观察选择性自噬最常用的方法。在光学显微成像时，自噬体呈环状结构包绕底物一周或与底物在水平与竖直两个方向都有共定位，则提示选择性自噬的发生（图 8-5）。值得注意的是，在构建荧光蛋白融合的 Atg8 时，应根据底物与实验目的的不同选用不同的 Atg8 家族蛋白标记自噬体。例如，有研究表明线粒体自噬受体蛋白 Bnip3L 主要与 LC3A 和 GABARAP 有相互作用，但和 LC3B 的相互作用较弱。因此，在研究 Bnip3L 介导的线粒体自噬时可以考虑高表达荧光蛋白融合的 LC3A 或 GABARAP。

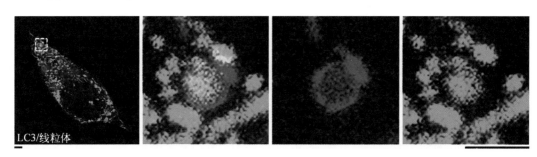

图 8-5　共聚焦显微成像技术观测小鼠神经瘤母细胞 N2a 中的线粒体自噬

在小鼠神经瘤母细胞 N2a 中转染表达 mCherry-LC3 与 Mito-GFP，分别标记自噬体与线粒体。在低氧诱导后，线粒体被自噬体包裹，提示线粒体自噬的发生。标尺：2μm

（二）与溶酶体共定位

溶酶体是自噬的最终执行者，因此，溶酶体与相应底物的共定位也是选择性自噬发生的指标之一。但是，也有研究提示在正常生理条件下，细胞内的膜结构可能发生交流。例如，在正常情况下，HeLa 细胞中的溶酶体会与线粒体发生共定位，参与调节线粒体的分裂。因此，在观测选择性自噬时，应多种指标联合检测。

（三）融合 pH 敏感的荧光蛋白

底物与自噬体或溶酶体的共定位都不完全等同于底物的自噬性降解。为了更充分地证明底物的自噬性降解，可以采用将底物与 pH 敏感的荧光蛋白融合的方法。这些荧光蛋白从胞质（中性环境）转移到溶酶体（酸性环境）内，其光谱特性会发生变化。通过光学显微镜检测这种变化就可以了解目的底物是否发生了自噬性降解。例如，在从中性环境转移到酸性环境的过程中，荧光蛋白 Keima 的最大激发光会从 440nm 转移到 586nm，而最大发射光始终是 620nm。根据这一特征，研究人员给 Keima 连上了一段线粒体定位序列，构建可用于检测线粒体自噬的荧光蛋白 mtKeima。此外，利用 GFP 在酸性环境荧光减弱的特性，将 GFP 与 mCherry 串联并定位到线粒体上也可用于线粒体自噬的观测。

（四）关键蛋白的形态学变化

在许多选择性自噬发生的过程中都伴随了一些关键蛋白向底物转位的现象，观察这些蛋白的分布有助于判断选择性自噬是否激活。例如，在线粒体去极化诱导的线粒体自噬中，蛋白 Parkin 会从胞质向线粒体转位。Parkin 与线粒体的共定位提示了线粒体自噬的激活。类似地，在过氧化物酶体自噬激活时，p62 也会和过氧化物酶体发生共定位。但值得注意的是，这种方法可能仅能用于指示某些蛋白依赖的选择性自噬的激活，仍需要配合其他方法使用来指示相应底物的自噬性降解。

第三节　自噬的活体动物成像

为了进一步研究自噬在多种生理与病理进程中的作用，自噬的活体动物成像技术将提供有价值的实验信息。而活体动物成像的最大难点在于成像深度深，普通的共聚焦显微镜难以满足要求。双光子成像技术的应用可以在一定程度上解决上述问题。已有研究运用双光子成像技术观察小鼠小脑皮质与后扣带回皮质内自噬体的分布情况。研究人员利用病毒注射的方式，在小脑相应脑区高表达 GFP-LC3，并在病毒注射后 20 天，利用薄骨法进行双光子显微成像，两脑区均可见 GFP 阳性点状结构。用免疫染色法对 GFP-LC3 表达进行验证时，结果显示 GFP 阳性点状结构与溶酶体标志物 LAMP2 发生共定位，提示其为自噬溶酶体。

在进行双光子显微成像时，一般需要采用转基因或病毒注射的方法在动物组织内高表达自噬相关蛋白。当采用病毒注射时，应注意手术方法，过多的出血与炎症会影响后期成像的质量。此外，虽然双光子成像深度深（< 1000μm），但是它的成像精度不如激光共聚焦显微镜。而且，由于双光子的激发波长范围宽，多通道双光子成像时可能会出现串色现象。这些不足不利于双光子成像在选择性自噬中的应用。但随着技术的发展，已有更多适合双光子成像的荧光团可供研究人员选择。同时，多种靶向到溶酶体的双光子荧光染料已被报道。虽然这些染料的特异性与细胞毒性都有待进一步验证，但这些技术的进步无疑推动了自噬研究的发展。

除了双光子成像技术之外，也有研究使用宏观变倍荧光显微镜观察小鼠经缺血模型处理后不同时期全脑的自噬激活情况。此外，使用果蝇、线虫与斑马鱼等模式生物更便于基因操作，并且可使用荧光显微镜或激光共聚焦显微镜进行活体观察。

小　　结

光学显微成像技术的发展推动了自噬更精细、更深入的研究。近年来，超分辨显微技术，如结构化照明显微镜（structured illumination microscope，SIM）、受激发射损耗显微镜（stimulated emission depletion microscopy，STED）和随机光学重构显微镜（stochastic optical reconstruction microscopy，STORM）等，突破了传统的光学极限，实现了对生物学现象更精细的观察。其中多种技术也已被运用于自噬的观察。新型的荧光蛋白（如 pHRed、Keima、Dendra2 等）的发现与普及也有助于解析自噬的发生及其时空特征。此外，随着对自噬机制认识的深入，可用的生物标志物也逐步增多。这些无疑都将进一步推动自噬研究的发展。然而在自噬观测技术上尚有一些瓶颈，如适用于 IHC 的自噬标志物抗体有待优化，特异性高且毒性低的活细胞自噬荧光探针仍然缺乏，以及活体动物显微成像技术尚未普及，这些领域的突破都将有利于自噬的研究。

（浙江大学　郑艳榕　张翔南　陈　忠）

参 考 文 献

Adhami F，Schloemer A，Kuan C Y，2007. The roles of autophagy in cerebral ischemia. Autophagy，3（1）：42-44.

Allen G F G，Toth R，James J，et al，2013. Loss of iron triggers PINK1/Parkin-independent mitophagy. EMBO Reports，14（12）：1127-1135.

Axe E L，Walker S A，Manifava M，et al，2008. Autophagosome formation from membrane compartments enriched in phosphatidylinositol 3-phosphate and dynamically connected to the endoplasmic reticulum. The Journal of Cell Biology，182（4）：685-701.

Chen D D，Fan W L，Lu Y T，et al，2012. A mammalian autophagosome maturation mechanism mediated by TECPR1 and the Atg12-Atg5 conjugate. Molecular Cell，45（5）：629-641.

Chen X G，Kondo K，Motoki K，et al，2015. Fasting activates macroautophagy in neurons of Alzheimer's disease mouse model but is insufficient to degrade amyloid-beta. Scientific Reports，5：12115.

Fan W，Nassiri A，Zhong Q，2011. Autophagosome targeting and membrane curvature sensing by Barkor/Atg14（L）. Proceedings of the National Academy of Sciences of the United States of America，108（19）：7769-7774.

Fogel J L，Thein T Z T，Mariani F V，2012. Use of LysoTracker to detect programmed cell death in embryos and differentiating embryonic stem cells. Journal of Visualized Experiments，（68）：4254.

Graef M，Friedman J R，Graham C，et al，2013. ER exit sites are physical and functional core autophagosome biogenesis components. Molecular Biology of the Cell，24（18）：2918-2931.

He L，Tan C P，Ye R R，et al，2014. Theranostic iridium（Ⅲ）complexes as one- and two-photon phosphorescent trackers to monitor autophagic lysosomes. Angewandte Chemie International Edition，53（45）：12137-12141.

Hou L L，Ning P，Feng Y，et al，2018. Two-photon fluorescent probe for monitoring autophagy via fluorescence lifetime imaging. Analytical Chemistry，90（12）：7122-7126.

Hunziker W，Simmen T，Höning S，1996. Trafficking of lysosomal membrane proteins in polarized kidney cells. Nephrologie，17（7）：347-350.

Hyttinen J M T，Niittykoski M，Salminen A，et al，2013. Maturation of autophagosomes and endosomes：a key role for Rab7. Biochimica et Biophysica Acta（BBA）- Molecular Cell Research，1833（3）：503-510.

Itakura E，Kishi-Itakura C，Mizushima N，2012. The hairpin-type tail-anchored SNARE syntaxin 17 targets to autophagosomes for fusion with endosomes/lysosomes. Cell，151（6）：1256-1269.

Jäger S，Bucci C，Tanida I，et al，2004. Role for Rab7 in maturation of late autophagic vacuoles. Journal of Cell Science，117（Pt 20）：4837-4848.

Jiang J C，Tian X H，Xu C Z，et al，2017. A two-photon fluorescent probe for real-time monitoring of autophagy by ultrasensitive detection of the change in lysosomal polarity. Chemical Communications，53（26）：3645-3648.

Kaizuka T，Morishita H，Hama Y，et al，2016. An autophagic flux probe that releases an internal control. Molecular Cell，64（4）：835-849.

Karanasios E, 2019. Correlative live-cell imaging and super-resolution microscopy of autophagy. Methods in Molecular Biology, 1880: 231-242.

Katayama H, Kogure T, Mizushima N, et al, 2011. A sensitive and quantitative technique for detecting autophagic events based on lysosomal delivery. Chemistry & Biology, 18（8）: 1042-1052.

Kimura S, Noda T, Yoshimori T, 2007. Dissection of the autophagosome maturation process by a novel reporter protein, tandem fluorescent-tagged LC3. Autophagy, 3（5）: 452-460.

Kliosnky D, Abdalla F C, Abeliovich H, et al, 2016. Guidelines for the Use and Interpretation of Assays for Monitoring Autophagy（3rd edition）. Autophagy, 12（1）: 1-222.

Kornfeld S, Mellman I, 1989. The biogenesis of lysosomes. Annual Review of Cell Biology, 5（1）: 483-525.

Ligeon L A, Barois N, Werkmeister E, et al, 2015. Structured illumination microscopy and correlative microscopy to study autophagy. Methods（San Diego, Calif.）, 75: 61-68.

Maday S, Holzbaur E L F, 2014. Autophagosome biogenesis in primary neurons follows an ordered and spatially regulated pathway. Developmental Cell, 30（1）: 71-85.

Martinet W, de Meyer G R Y, Andries L, et al, 2006. *In situ* detection of starvation-induced autophagy. The Journal of Histochemistry and Cytochemistry, 54（1）: 85-96.

Martinet W, Schrijvers D M, Timmermans J P, et al, 2013. Immunohistochemical analysis of macroautophagy. Autophagy, 9（3）: 386-402.

Matsunaga K, Morita E, Saitoh T, et al, 2010. Autophagy requires endoplasmic reticulum targeting of the PI3-kinase complex via Atg14L. The Journal of Cell Biology, 190（4）: 511-521.

Mikhaylova O, Stratton Y, Hall D, et al, 2012. VHL-Regulated miR-204 suppresses tumor growth through inhibition of LC3B-mediated autophagy in renal clear cell carcinoma. Cancer Cell, 21（4）: 532-546

Mizushima N, 2003. Mouse Apg16L, a novel WD-repeat protein, targets to the autophagic isolation membrane with the Apg12-Apg5 conjugate. Journal of Cell Science, 116（9）: 1679-1688.

Mohan N, Sorokina E M, Verdeny I V, et al, 2019. Detyrosinated microtubules spatially constrain lysosomes facilitating lysosome-autophagosome fusion. The Journal of Cell Biology, 218（2）: 632-643.

Novak I, Kirkin V, McEwan D G, et al, 2010. Nix is a selective autophagy receptor for mitochondrial clearance. EMBO Reports, 11（1）: 45-51.

Patterson G H, Knobel S M, Sharif W D, et al, 1997. Use of the green fluorescent protein and its mutants in quantitative fluorescence microscopy. Biophysical Journal, 73（5）: 2782-2790.

Ravikumar B, Moreau K, Jahreiss L, et al, 2010. Plasma membrane contributes to the formation of pre-autophagosomal structures. Nature Cell Biology, 12（8）: 747-757.

Rosenfeldt M T, Nixon C, Liu E, et al, 2012. Analysis of macroautophagy by immunohistochemistry. Autophagy, 8（6）: 963-969.

Szalai P, Hagen L K, Sætre F, et al, 2015. Autophagic bulk sequestration of cytosolic cargo is independent of LC3, but requires GABARAPs. Experimental Cell Research, 333（1）: 21-38.

Takáts S, Nagy P, Varga Á, et al, 2013. Autophagosomal Syntaxin17-dependent lysosomal degradation maintains neuronal function in *Drosophila*. The Journal of Cell Biology, 201（4）: 531-539.

Tian F F, Deguchi K, Yamashita T, et al, 2010. *In vivo* imaging of autophagy in a mouse stroke model.

Autophagy，6（8）：1107-1114.

Violot S，Carpentier P，Blanchoin L，et al，2009. Reverse pH-dependence of chromophore protonation explains the large stokes shift of the red fluorescent protein mKeima. Journal of the American Chemical Society，131（30）：10356-10357.

Weidberg H，Shvets E，Shpilka T，et al，2010. LC3 and GATE-16/GABARAP subfamilies are both essential yet act differently in autophagosome biogenesis. The EMBO Journal，29（11）：1792-1802.

Wong Y C，Ysselstein D，Krainc D，2018. Mitochondria-lysosome contacts regulate mitochondrial fission via RAB7 GTP hydrolysis. Nature，554（7692）：382-386.

Xu J J，Su T，Tokamov S A，et al，2019. Live imaging of hippo pathway components in drosophila imaginal discs. Methods in Molecular Biology（Clifton，N. J.），1893：53-59.

Youle R J，Narendra D P，2011. Mechanisms of mitophagy. Nature Reviews Molecular Cell Biology，12（1）：9-14.

Zhang J W，Tripathi D N，Jing J，et al，2015. ATM functions at the peroxisome to induce pexophagy in response to ROS. Nature Cell Biology，17（10）：1259-1269.

Zhou Y F，Wang Q，Song B，et al，2015. A real-time documentation and mechanistic investigation of quantum dots-induced autophagy in live *Caenorhabditis elegans*. Biomaterials，72：38-48.

第九章 自噬流检测的意义和方法

巨自噬是真核细胞降解长寿蛋白、错误折叠蛋白和受损细胞器的重要生物学过程。自噬过程由三个步骤组成：①自噬体的形成；②自噬体与溶酶体的融合；③自噬溶酶体的降解。三个步骤中的任一环节发生障碍，自噬都将无法完成其生物学功能。功能紊乱或受阻的自噬与多种疾病的发病密切相关，如何精确测定在体和离体细胞的自噬活性就成为自噬研究领域面临的关键问题。目前使用最为广泛的自噬活性检测方法是通过蛋白质印迹法（Western blot）检测 LC3B 的表达水平，或通过免疫荧光和电镜观察自噬体与自噬溶酶体的形成及改变。但是，忽视自噬的动态性，仅仅评价自噬体数量或 LC3B 表达，则远不能完整地反映自噬系统的活化状态，并客观分析其在疾病发生发展中的真实作用。例如，自噬体的堆积既可以是由于自噬活化后待降解底物增多，也可能是自噬效应部分被阻断，自噬体无法得到清除所致。因此，只有基于自噬流（autophagic flux）的检测才是客观反映自噬活性更为可靠的指标。本章将深入探讨这些自噬流检测的意义和方法。

第一节 测定 LC3B-Ⅱ 及自噬／溶酶体通路相关蛋白表达分析自噬流

一、LC3B 蛋白的检测方法

哺乳动物 *LC3B* 的基因同源性高达 94%，这体现了自噬体在生物进化当中的保守性和重要性。在哺乳动物细胞内 LC3B 的总量不会有较大波动，通常只会出现 LC3B-Ⅰ 向 LC3B-Ⅱ 进行转换或是由溶酶体降解导致 LC3B-Ⅱ 相对 LC3B-Ⅰ 减少，这些现象都体现了自噬流的存在。单独检测 LC3B-Ⅰ 或 LC3B-Ⅱ 均不能代表自噬流的活化，需要将两者动态结合观察才能判断自噬的真实活性。Western blot 是检测 LC3B 最为常规的操作，也是区分 LC3B-Ⅰ 和 LC3B-Ⅱ 的最主要方法，然而众多细节决定了 Western blot 实验是否能正确反映自噬流状态。通常人们认为 LC3B-Ⅰ 向 LC3B-Ⅱ 进行转化，或是 LC3B-Ⅱ 含量增多代表了自噬流的活化，而 LC3B-Ⅱ 含量降低代表了自噬抑制。然而 LC3B-Ⅱ 的减少可能存在两种原因：一是自噬流的阻断，即 LC3B-Ⅰ 无法向 LC3B-Ⅱ 转化；二是自噬流过度活化，随着自噬溶酶体清除，LC3B-Ⅱ 消耗增多。这两种情况在 Western blot 的检测中会得到类似的结果，但却代表了截然不同的生物学终点。因此掌握自噬流不同状态中 LC3B 的不同形式，是应用 Western blot 实验判断自噬流活化情况的关键。

值得注意的是，Western blot 检测 LC3B 存在很多技术要点。例如，抗体的选择是实

验成功与否的决定因素，一些抗体对于不同形式的 LC3B 结合力不同，可能导致 LC3B-Ⅰ
不易被检测到。再有，LC3B-Ⅰ的蛋白稳定性较 LC3B-Ⅱ差，反复冻融或是在含有十二
烷基磺酸钠（SDS）的缓冲液中保存都会降低其稳定性。因此检测 LC3B-Ⅰ时需要新鲜
制备样品，并尽快完成检测。在进行 Western blot 检测时，PVDF 膜比 NC 膜更易于进行
LC3B-Ⅱ的检测，这可能是这两种材料对于疏水性蛋白亲和力不同造成的。在使用小干扰
RNA（siRNA）进行基因干扰时对细胞自噬活性影响往往较小，而 shRNA 和过表达质粒
在使用时需要进行转染操作，转染试剂的刺激往往会造成细胞自噬活性发生较大变化，
进而使实验终点失真。

除 Western blot 外，LC3B 蛋白还可以通过免疫荧光、流式细胞术等方法进行检
测。这两种检测均需要使用荧光染料或荧光蛋白进行标记。免疫荧光的优势是可以
观察到 LC3B 的点状聚集，而流式细胞术则可以分析大量单细胞内 LC3B 的表达水平。
然而这两种方法均不能区分 LC3B-Ⅰ和 LC3B-Ⅱ，只能观察到 LC3B 的总量。在使
用荧光进行 LC3B 标记时需要考虑到细胞内 pH 的变化，这一点在随后的内容中将详
细讲解。

使用流式细胞术观察细胞内 LC3B 含量变化时通常观察 LC3B 荧光强度的变化。
EGFP-LC3B 作为细胞自噬的底物，常被用于检测细胞内自噬。通过不同的实验步骤，
流式细胞术可以区分细胞内游离型 LC3B 与结合型 LC3B，这一点有助于判断细胞自噬
流的状态。当自噬流活化时，细胞内 LC3B-Ⅰ会向 LC3B-Ⅱ进行转化，定位于自噬体或
自噬溶酶体膜表面的 LC3B-Ⅱ将随着自噬的活化而逐渐降解，因此在流式细胞仪上会观
察到 LC3B 荧光强度降低。但由于细胞本身自噬活化后 LC3B-Ⅰ的产生也会增加，因此
LC3B 荧光强度降低并不十分明显。若要在流式细胞仪上观察到明显的荧光变化需要将
待检测细胞进行破膜处理。由于 LC3B-Ⅰ是以游离形式弥散于细胞质中，细胞在经过皂
素破膜后 LC3B-Ⅰ会漏出到细胞外。而 LC3B-Ⅱ主要结合在自噬体和自噬溶酶体膜表面，
即使破膜也不会漏出。自噬流活化时自噬体数量增加，且自噬体和自噬溶酶体由于体积
的关系，无法通过皂素在细胞膜表面所制造的微孔。因此当自噬流活化时，经过皂素处
理的细胞荧光强度会增加（图 9-1）。但当使用自噬抑制剂巴弗洛霉素 A1 处理细胞后，
由于大量自噬溶酶体无法得到清除，在经过皂素处理后细胞荧光强度同样会增强。

二、使用自噬相关工具药物检测 LC3B-Ⅰ/Ⅱ转化

自噬流的活性可以通过 Western blot 检测 LC3B-Ⅰ向 LC3B-Ⅱ转化来评价。此项检测
的核心内容是 LC3B-Ⅰ与 LC3B-Ⅱ的相关性，实验应当在使用或不使用饱和浓度自噬抑制
剂的情况下检测由自噬流变化所导致的 LC3B-Ⅱ转化。当自噬流活化时，LC3B-Ⅱ的含量
会在使用自噬抑制剂时显著增高。抑制自噬的工具药物通常包括蛋白酶抑制剂，如胃蛋
白酶抑制剂 A、E64d 等，它们能够抑制溶酶体降解；化合物类抑制剂巴弗洛霉素 A1、氯
喹和氯化铵能够中和溶酶体酸度，从而起到抑制自噬作用。巴弗洛霉素 A1 同时还可以抑
制自噬体与溶酶体的融合。此外，敲低或敲除 LAMP2 也可以通过基因途径抑制自噬体和
溶酶体融合，从而阻断自噬流。

使用巴弗洛霉素 A1 进行自噬流检测是目前最常规也最公认的方法。由于巴弗洛霉素

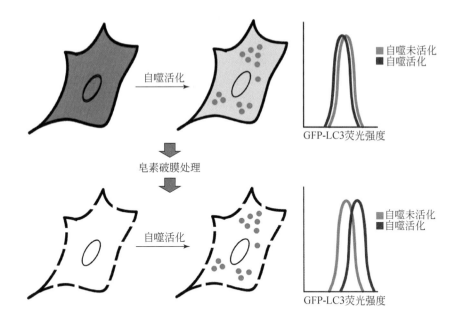

图 9-1　使用皂素处理样品并通过流式细胞术检测自噬流

当自噬流活化时自噬体增加，此时若不进行破膜处理，细胞荧光强度仅轻微降低。若通过皂素进行破膜处理后 LC3-Ⅰ 漏出，细胞内仅剩下 LC3-Ⅱ，因此自噬活化后荧光强度增加

A1 能够有效抑制自噬溶酶体降解，因此在使用巴弗洛霉素 A1 的情况下，通过 Western blot 检测到的 LC3B-Ⅱ 仅代表合成的自噬体和自噬溶酶体总量。若通过药物处理后发现处理组（检测药物 + 巴弗洛霉素 A1）LC3B-Ⅱ 与对照组（仅巴弗洛霉素 A1 处理）相比显著增加，则代表所检测药物可以增加自噬体或自噬溶酶体的合成。相反，若处理组与对照组相比，LC3B-Ⅱ 降低则代表处理药物减少自噬体的合成（图 9-2A）。

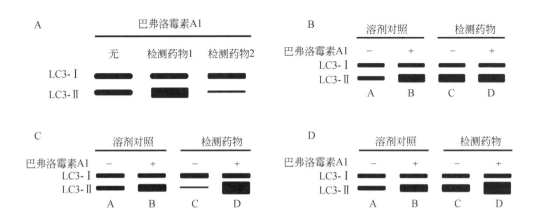

图 9-2　使用巴弗洛霉素 A1 判断待检测药物对自噬的影响

A. 检测药物 1 可以增加自噬体合成，检测药物 2 能够抑制自噬体合成。B. 使用巴弗洛霉素 A1 判断待检测药物对自噬影响。检测药物抑制自噬体降解。C. 使用巴弗洛霉素 A1 判断待检测药物对自噬影响。检测药物增加自噬体合成和降解。D. 使用巴弗洛霉素 A1 判断待检测药物对自噬影响。检测药物增加自噬体合成

通常在使用巴弗洛霉素 A1 进行自噬流检测时会设定 4 个组别。分别是 A：空白组（未处理组）；B：巴弗洛霉素 A1 处理组；C：检测药物处理组；D：检测药物与巴弗洛霉素 A1 联合处理组。其中 A 组和 C 组 LC3B-Ⅰ 向 LC3B-Ⅱ 转化均代表了自噬流的全部过程，即自噬体的形成和自噬溶酶体的降解。而 B 组和 D 组则仅代表自噬体的合成水平。因此通过 C 组与 D 组比较可以部分判断待检测药物对自噬体降解的影响。

按以上所述方法进行实验。若结果显示 LC3B-Ⅱ 含量 A 组＜ B 组＝ C 组＝ D 组，则代表待检测化合物能够减少自噬体降解。由于 LC3B-Ⅱ 含量 B 组＝ D 组，因此可以显示待测化合物不影响自噬体合成；LC3B-Ⅱ 含量 A 组＜ C 组，说明在不影响自噬体合成的情况下，待测化合物能够抑制自噬体的降解。由此可见在待测化合物仅影响自噬体降解时，LC3B-Ⅱ 含量 C 组与 D 组并无差异（图 9-2B）。

若结果显示 LC3B-Ⅱ 含量 C 组＜ A 组＜ B 组＜ D 组，则代表待测化合物可以增加自噬体的合成和降解。由于 LC3B-Ⅱ 含量 B 组＜ D 组，这说明待测化合物可以增加自噬体合成；在待测化合物可以增加自噬体合成的情况下，LC3B-Ⅱ 含量 C 组＜ A 组，说明待测化合物能够增加自噬体降解，因此可以观察到 LC3B-Ⅱ 含量 C 组＜ D 组（图 9-2C）。

若结果显示 LC3B-Ⅱ 含量 A 组＜ B 组＝ C 组＜ D 组，则说明待测化合物能够增加自噬体合成。LC3B-Ⅱ 含量 B 组＜ D 组，说明待测化合物可以增加自噬体合成；在待测化合物可以增加自噬体合成的情况下，LC3B-Ⅱ 含量 A 组＜ C 组，说明待测化合物可能抑制了自噬体的降解。此时需要比较 C 组与 D 组间和 B 组与 D 组间的 LC3B-Ⅱ 含量差别。若待测化合物抑制自噬体降解，则 LC3B-Ⅱ 含量 D 组 -C 组应小于 D 组 -B 组；若待测化合物仅增加自噬体合成，则 LC3B-Ⅱ 含量 D 组 -C 组应等于 D 组 -B 组（图 9-2D）。

在进行自噬流判断时，通常前几种状况较好判断，而最后一种情况则较为复杂。由于受 Western blot 实验精度影响，很难观察到准确的 LC3B-Ⅱ 含量 D 组 -C 组等于 D 组 -B 组。即使出现相等的情况也有可能是实验误差或假阳性结果。因此若仅检测待测化合物是否增加自噬体合成，则比较容易达成，但若要同时检测其是否影响降解，则需要更加谨慎的实验进行判断。而当待检测细胞由基因型改变或其他因素导致长期自噬流阻断时，巴弗洛霉素 A1 则不能再次引起 LC3B-Ⅱ 的含量增加。

由于巴弗洛霉素 A1 对 LC3B-Ⅱ 含量影响极为剧烈，若待检测药物仅微弱调节自噬反应，则其改变可能会淹没于巴弗洛霉素 A1 的效应中无法判断。此外，巴弗洛霉素 A1 的处理时长也十分关键。自噬体的半衰期只有 20 ～ 30 分钟，通常巴弗洛霉素 A1 刺激 4 小时已经能够完全阻断自噬，而且短时间的巴弗洛霉素 A1 刺激还能防止自噬溶酶体上 LC3B-Ⅱ 向 LC3B-Ⅰ 转化。长时间（8 ～ 12 小时或以上）饱和浓度的巴弗洛霉素 A1 刺激则很可能会影响泛素蛋白酶体通路功能。在进行自噬调节新化合物或是调节新药评价实验时，应当长时间观察自噬流的变化，设定多个时间点进行判断。胃蛋白酶抑制剂 A 是疏水性分子，需要溶于二甲基亚砜（DMSO）或乙醇中，因此需要较长时间（＞ 8 小时）和较高浓度（＞ 50μg/ml）的刺激。而在使用 E64d 时只需要 10μg/ml 刺激 1 小时就可以抑制溶酶体活性。

在使用巴弗洛霉素 A1、氯化铵及氯喹进行自噬 - 病毒研究时要格外注意，由于以上自噬抑制剂是通过改变溶酶体 pH 抑制自噬活性的，因此这些药物也均会对需要酸性条件的病毒内吞和病毒脱壳现象产生抑制作用。

三、GFP-LC3B 荧光检测自噬活性

（一）LC3B 嵌合蛋白的构建

构建荧光蛋白标签是目前分子生物学及基础医学领域最常用的实验手段之一。GFP、RFP、mCherry 均是常见的荧光标签蛋白，在常规手段中这些荧光标签通常通过构建载体的方式构建于目的基因的 C 端，这样可以不影响目的蛋白 N 端的信号肽功能。然而在使用荧光蛋白构建 LC3B 融合蛋白时却有严格的构建原则。在绝大多数器官内，LC3B 在转录翻译后 C 端拥有一段延伸序列，后期经过 Atg4 蛋白酶水解其 C 端序列后形成最终形式的 LC3B。当使用 GFP 或其他荧光蛋白构建 LC3B 融合蛋白时，若荧光标签构建于 LC3B 的 C 端（如 LC3B-GFP 形式），荧光标签蛋白部分会在胞质中被切除，从而形成 LC3B 片段和荧光标签片段。这一现象可以通过 Western blot 得到验证，因此 LC3B-GFP 通常用于检测 Atg4 的蛋白活性。另一个检测 Atg4 的有效方法是在 LC3B 蛋白 C 端构建 *actin* 荧光素酶报告基因，通过化学发光的方式检测 Atg4 活性。由此可见，若想通过荧光融合蛋白的方法检测 LC3B，将荧光蛋白连接于 LC3B 的 N 端（如 GFP-LC3B 形式）更为可行。

（二）应用 GFP-LC3B 剪切实验评价自噬流

GFP-LC3B 融合蛋白是用于进行自噬流评价的常用工具之一。GFP-LC3B 蛋白进入自噬溶酶体内后，其 LC3B 部分对溶酶体中的蛋白水解酶较为敏感，较容易被降解。而融合蛋白中的 GFP 部分则对于溶酶体中的蛋白水解酶敏感性较低，不容易被降解。但对于 GFP 荧光来说，溶酶体中较低的 pH（酸性环境）能够使其发生猝灭，因此可以通过联合使用 Western blot 和免疫荧光或流式细胞术的方法评价自噬流。自噬活化时表达 GFP-LC3B 的细胞绿色荧光强度会降低，同时使用 GFP 抗体进行 Western blot 检测会检测到 GFP-LC3B-Ⅰ、GFP-LC3B-Ⅱ和单独 GFP 标签三个条带。在检测同一样品时还可以使用 LC3B 抗体检测内源性 LC3B-Ⅰ向 LC3B-Ⅱ转化（注意：不同抗体公司所提供的 LC3B 抗体在进行 Western blot 时检测到的分子质量可能会有所差别）。值得注意的是单独 GFP 标签实验仅限于检测自噬流适度活化，当自噬流过度活化时，GFP 标签条带消失。当自噬过度活化时，细胞内自噬溶酶体中的 pH 进一步降低，其降解蛋白的能力进一步增强，因此 GFP 标签蛋白也被逐渐降解消失。此时若要观察到 GFP 标签条带，则需要使用部分自噬抑制剂，如氯化铵或氯喹。这些药物能中和溶酶体中的酸性环境，在中性环境中 GFP 标签条带可被检出。由此可见，若观察不到 GFP 标签，则可能是由于自噬流阻断，也可能是由于自噬流过度活化。如果在观察不到 GFP 标签的基础上观察到绿色荧光存在，则代表自噬体与溶酶体融合受阻，即自噬流阻断。在观察 GFP 荧光时需要考虑到新的 GFP-LC3B 蛋白合成，因此可能出现自噬活化时绿色荧光降低并不明显的现象。使用不同浓度和不同时长的自噬抑制剂进行刺激也可有效区分自噬流活化和自噬流阻断这两种现象。

雷帕霉素刺激和饥饿培养是最常规的自噬激活方法，然而两者活化的自噬反应在

GFP-LC3B Western blot 检测中却截然不同。当使用雷帕霉素刺激或饥饿诱导自噬活化后，GFP 荧光均出现猝灭，LC3B 蛋白发生降解。与饥饿不同，雷帕霉素属于温和的自噬活化剂。使用 Western blot 检测可以观察到单独的 GFP 标签条带，这一现象具有一定的时间依赖性和浓度依赖性。而在使用厄尔平衡盐溶液（Earle's balanced salt solution，EBSS）进行细胞饥饿培养后，细胞需要大量内源性蛋白提供生存所需养分，因此溶酶体中 pH 急剧下降，GFP 蛋白随即被降解，便无法观察到 GFP 标签条带。但在饥饿情况下使用 LC3B 抗体能够观察到内源性 LC3B-Ⅱ表达增加。

　　氯喹也是一种常用的自噬抑制剂，其可以剂量依赖性阻断细胞自噬活性。但使用低浓度氯喹处理 GFP-LC3B 过表达细胞时，仍可以观察到单独的 GFP 标签条带。此现象并不是实验误差所致，也不是因为低浓度氯喹可以诱导自噬活性，而是由于使用低浓度氯喹（约 10mmol/L）部分阻断细胞自噬时能够升高溶酶体中 pH，同时又可以保留部分自噬活性，使得 LC3B 能够降解。当氯喹浓度超过 50mmol/L 时，自噬活性被完全抑制，因此无法观察到 GFP 标签条带。同理，低浓度巴弗洛霉素 A1（2.5nmol/L）刺激也可以观察到 GFP 标签条带。这提示在进行实验时，需要通过多种不同的方法才能获得实验的真相（图 9-3）。

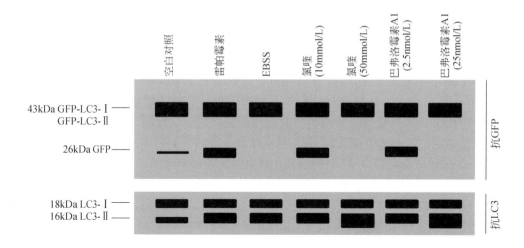

图 9-3　使用 GFP-LC3 融合蛋白通过 Western blot 方法检测自噬流

可使用 GFP 抗体和 LC3 抗体检测。雷帕霉素处理后细胞自噬流活化，内源性 LC3-Ⅱ增加，同时可以观察到单独的 GFP 标签条带。使用 EBSS 培养细胞后自噬流过度活化，内源性 LC3-Ⅱ增加，但无法观察到单独的 GFP 标签条带。使用低浓度氯喹或巴弗洛霉素 A1 可以部分阻断自噬，内源性 LC3-Ⅱ有所增加，同时可以观察到单独 GFP 标签条带。使用高浓度氯喹或巴弗洛霉素 A1 可以完全阻断自噬流，LC3-Ⅱ显著堆积，同时无法观察到单独 GFP 标签条带

（三）应用 GFP-LC3B 荧光评价自噬流

　　当自噬流活化时，GFP-LC3B 过表达细胞在荧光显微镜下会出现 GFP-LC3B 点状聚集，计算细胞内 GFP-LC3B 亮点数量可用于部分评价细胞自噬的活化水平。与胞质中可溶性 LC3B-Ⅰ不同，LC3B-Ⅱ蛋白只有发生转化后才能结合在自噬体膜内外面，从而出现点状聚集的特性，而胞质中的 LC3B-Ⅰ在荧光显微镜下仅显示出弥散光。自噬活化时，GFP-LC3B 融合蛋白转位至自噬体膜上，在荧光显微镜下形成多个明亮的绿色荧光斑点，

一个斑点相当于一个自噬体,可以通过计数来部分评价自噬活性的高低。此外也可以使用免疫组织化学的方式在不进行基因水平操作的情况下进行内源性 LC3B 检测。与荧光显微镜不同,使用流式细胞术可以快速分析多个样品的荧光强度,并且能对每一个细胞内 GFP-LC3B 的荧光进行定量分析,因此常用于高通量检测细胞自噬活性。

检测内源性 LC3B 蛋白对实验系统和操作精度的要求较高,如果内源性 LC3B 产生的信号强度低于检测限,则需要进行外源性 LC3B 基因转入。在这种情况下,稳定转染 LC3B 基因可以降低细胞内荧光背景值,也可减少由转染步骤或转染试剂造成的实验偏差。通常稳定转染使用单克隆方法进行筛选,因此所有细胞内荧光强度可保持在同一稳定水平。但稳定转染 LC3B 的缺点在于荧光强度通常没有瞬时转染高,并且基因整合位点无法预测等。瞬时转染 LC3B 的最大优点在于可以快速在细胞内表达大量目的基因并进行检测,同时还可以进行多基因共转染实验。

与 Western blot 相比,通过荧光方式检测 LC3B 需要更为复杂的过程和仪器设备。但两者各有利弊,将两种方法结合使用取长补短往往能获得更为准确的实验结果。值得注意的是,单独观察 GFP-LC3B 的点状聚集同样不能完全准确地评价自噬流状态。例如,使用自噬抑制剂巴弗洛霉素 A1 刺激 GFP-LC3B 过表达细胞同样可以检测到明显的 LC3B 荧光点状聚集,这是由大量的自噬溶酶体无法清除所致。如果使用免疫荧光技术进行检测会发现,由巴弗洛霉素 A1 所致自噬流阻断而显示出的 LC3B 点状聚集要明显强于自噬流活化时的点状聚集,且 GFP-LC3B 亮点体积明显增大。尽管这种 GFP-LC3B 亮点体积是可以通过荧光显微镜观察并计算的,但是单凭亮点体积还是无法准确证明自噬流是否畅通。

另外,使用荧光显微镜进行 LC3B 点状聚集定量分析的第一个难点在于容易出现主观判断。目前对于点状聚集的定义业界并没有精确的标准,点状聚集的数量既可以通过肉眼计算,也可通过计算机软件分析。尽管在自噬被诱导活化时 LC3B 点状聚集明显增加,但在静息状态下仍有部分点状聚集出现。因此在判断自噬流活化时,不应使用"出现 GFP-LC3B 点状聚集的细胞数量"此类指标,因为几乎所有细胞内都可观察到 LC3B 点状聚集。如何判断自噬活化时 GFP-LC3B 点状聚集数量的阈值是此实验的难点,而最终的结果应当呈现"GFP-LC3B 点状聚集数量超过某一阈值的细胞个数"。此方法第二个难点在于区分由于自噬流阻断出现的 GFP-LC3B 堆积和自噬流活化时 GFP-LC3B 点状聚集;并且在进行外源基因(如 GFP-LC3B)融合蛋白过表达时,蛋白表达量过高,可能会导致类似点状聚集现象的发生,这种现象往往会造成实验结果判断偏差(图 9-4)。

由 GFP-LC3B 过表达所造成的 LC3B 点状聚集与自噬体在荧光显微镜下极难区分,但是仍可通过一些方法减少实验误差。实验中尽量使用 GFP-LC3B 稳定转染的细胞系,在单克隆细胞筛选时选择不出现 GFP-LC3B 点状聚集或堆积的细胞。目前,GFP-LC3B 标记法已成功应用于整体动物转基因水平,在 CAG 启动子调控下 GFP-LC3B 转基因小鼠可用来评价体内靶器官自噬活性。但这一技术目前并不稳定,不同靶组织或器官对 CAG 启动子的调控敏感度有差异。与全身过表达 GFP-LC3B 不同,组织特异性表达 GFP-LC3B 或 mRFP/mCherry-LC3B 的敏感度和特异度更强,目前组织特异性表达荧光标记 LC3B 的小鼠已经用于多种自噬相关疾病研究。

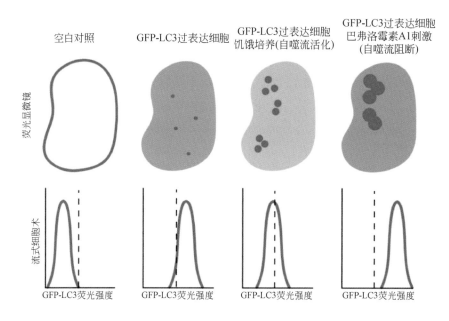

图 9-4　通过荧光观察 GFP-LC3 过表达细胞内自噬流

过表达 GFP-LC3 质粒后细胞内荧光强度增加，自噬流活化后细胞内自噬体数量增加，出现点状聚集现象，但整体细胞荧光强度下降。使用巴弗洛霉素 A1 阻断自噬流细胞内自噬体堆积，整体细胞荧光强度增加

通常人们认为细胞自噬反应是一种随机的降解系统，但仍然有一些特异性底物更加倾向于通过自噬进行降解。因此除 LC3B 外的其他自噬底物也可用于评价自噬流状态。p62 作为经典的选择性自噬底物，观测其降解也可以用于判断自噬流变化。以往的经验表明细胞内 p62 蛋白水平与自噬活性呈现负相关，但近期的研究结果显示 p62 的检测同样存在众多难点和技巧，这一点将在随后的章节中详细介绍。

（四）利用 GFP-LC3B 分离纯化自噬体评价自噬流

自噬体的数量及其所含相关分子或其含量的分析工作不仅能够帮助理解自噬体降解的机制，还可以用来分析细胞在特定的压力条件下会降解哪些内容物。传统的分离自噬体的方法需要长时间复杂的离心和相对大量的样本，如一次小鼠肝脏组织自噬体的分离提取就需要一整个小鼠肝脏，这大大增加了实验的成本。利用抗 GFP 的磁珠分选 GFP-LC3B 转基因小鼠的自噬体可以解决这一问题。这项技术的基本前提是，GFP-LC3B 在自噬体外膜有表达，而且 GFP-LC3B 的表达和膜定位并不影响自噬过程。这样，利用 GFP 的标签抗体就可以进行磁珠分选，得到较高纯度的自噬体。

具体的操作步骤：首先，将组织样本匀浆得到混悬液，然后将混悬液通过不同直径的针孔，充分裂解组织并破坏细胞外膜。然后，将混悬液离心，混悬液便分成含有游离 GFP-LC3B 的上清部分和含有 GFP-LC3B 包被自噬体的沉淀部分，弃去上清，将沉淀重悬，并加入含有抗 GFP 抗体的磁珠在冰上孵育 1 小时。最后，将磁珠分选，洗脱以后便得到较为纯净的自噬体，可进行下一步的形态及蛋白质分析。

（五）利用 GFP-LC3B 与溶酶体荧光探针共同测定自噬流

这种方法是通过对单个细胞中自噬体、自噬溶酶体和溶酶体的数量进行动态评估来检测自噬流。利用稳定表达 GFP-LC3B 的细胞，外加溶酶体红色荧光探针，就能将这三种胞内小泡区分开来。因为 LC3B 是自噬体的结构组成部分，所以自噬体可见为绿色斑点。溶酶体红色荧光探针可以将酸性囊泡溶酶体染为红色。绿色和红色荧光信号的共定位表明存在自噬溶酶体，因为自噬体与溶酶体融合时，GFP 不会立即降解。当 GFP 发生降解时，自噬溶酶体会由起始的黄色荧光缓慢转变为红色发射光。

该方法的弊端是荧光染料的浓度对试验结果存在较大的影响。有实验证明：当荧光探针的浓度低于 75nmol/L 时，巴弗洛霉素 A1 能够使溶酶体的红色荧光猝灭，因为巴弗洛霉素 A1 能够影响溶酶体的酸性，但是只要探针的浓度大于 75nmol/L，再使用巴弗洛霉素 A1 刺激，红色荧光就能够保持 1 小时以上，也能够满足实验需要。另外一种方法就是构建 RFP-LAMP-1 的融合蛋白替代荧光探针，其原理和荧光探针一样，而且对溶酶体的 pH 变化不敏感。

四、串联 mRFP/mCherry-GFP 荧光检测自噬流

（一）荧光基团在自噬溶酶体中的特性

可以用于检测自噬流的荧光染料有多种，与 GFP 或 EGFP 在自噬溶酶体中容易猝灭不同，mRFP 或 mCherry 对溶酶体中的酸性条件并不敏感。这就导致 mRFP 或 mCherry 即使进入自噬溶酶体仍可观察到红色荧光。另外，mRFP 和 mCherry 的荧光强度及荧光稳定性也远高于 GFP，更易于进行免疫荧光检查。由此可见，不同荧光基团可以用于不同目的的自噬活性检测。

（二）串联荧光基团检测自噬流方法

mRFP/mCherry-GFP-LC3B 是专门用于检测自噬流水平的融合蛋白，其串联荧光的方式可便于在任一细胞内观察自噬的活性。如前文所述，GFP 荧光信号在进入溶酶体后由于 pH 的下降会出现猝灭，但是 mRFP 或 mCherry 荧光基团的 pH 稳定性比 GFP 高，在进入自噬溶酶体后仍能发出荧光。因此在使用 mRFP/mCherry-GFP-LC3B 融合蛋白进行细胞实验时，同时观察红色荧光和绿色荧光的强度变化可以准确判断细胞自噬活性。若细胞内出现绿色荧光和红色荧光共定位，即出现黄色荧光表明 mRFP/mCherry-GFP-LC3B 融合蛋白并未与溶酶体发生融合，即自噬流阻断。当仅出现红色荧光而无绿色荧光时，代表 mRFP/mCherry-GFP-LC3B 融合蛋白定位于溶酶体或自噬溶酶体内，即自噬流活化。免疫荧光显微镜或活细胞工作站是观察此融合蛋白的最佳仪器，特别是活细胞工作站可以动态观察细胞内荧光颜色的变化。使用 mRFP/mCherry-GFP-LC3B 串联荧光蛋白的最大优势在于，单独通过荧光强度的改变就可以判断自噬流状态，而不需要其他任何自噬工具药物参与。同时此种方法还可以在活细胞工作站下长时间观察某一个细胞自噬流的变化，也可以观察到早期自噬体和晚期自噬体的增加。转染 mRFP-GFP-LC3B 质粒后的细胞经饥饿处理会出现黄色荧光和红色荧光均增强的现象，其中黄色荧光类似于 GFP-LC3B 过

表达细胞内的绿色荧光点状聚集。目前这一技术也被用于进行自噬调节剂的药物筛选，通过细胞组学显微镜可以同时观察至少 1000 个细胞的荧光强度，进而达到高通量筛选的目的（图 9-5）。

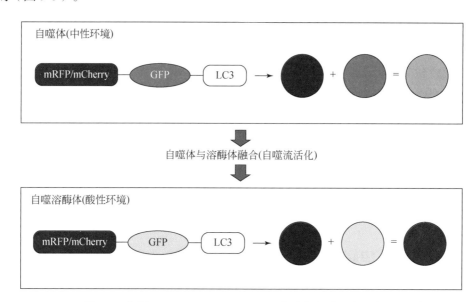

图 9-5　使用 mRFP/mCherry-GFP-LC3 串联荧光质粒检测自噬流

mRFP/mCherry-GFP-LC3- I 和自噬体上的 mRFP/mCherry-GFP-LC3-Ⅱ在激光激发下能发射出红色荧光和绿色荧光，叠加后显示出黄色荧光。当自噬体与溶酶体融合后 GFP 荧光猝灭，因此仅显示出 mRFP/mCherry 的红色荧光，荧光叠加后仍为红色

　　如前文所述，在使用 Western blot 进行 GFP-LC3B 细胞自噬活性检测时，低剂量氯喹刺激可以检测到 GFP 标签游离蛋白，这种现象是由于未饱和自噬抑制剂能够提高溶酶体中 pH，同时还保留部分自噬活性。同理在进行 mRFP/mCherry-GFP-LC3B 融合蛋白检测实验时，低剂量氯喹或巴弗洛霉素 A1 部分抑制自噬后溶酶体 pH 升高，在抑制溶酶体活性的同时还可以造成细胞绿色荧光猝灭，从而出现红色荧光。若使用高剂量或饱和剂量氯喹或巴弗洛霉素 A1 刺激细胞时，细胞内黄色荧光明显增加，但绿色荧光猝灭并不明显，绿色、红色荧光合并后细胞内的红色荧光强度很低。这代表高剂量自噬抑制剂造成的自噬流阻断完全抑制了 GFP 荧光的猝灭及其蛋白的降解。可见自噬流活化和部分自噬阻断都可以检测到红色荧光强度增加的现象。两者之间的区别在于自噬流活化引发的红色荧光强度要高于部分自噬阻断。鉴于两种情况时黄色荧光点状聚集均增强，可以通过每个细胞内红色荧光点百分比来确定自噬流状态。若红色荧光点百分比与对照相比增加，则代表自噬流活化。若红色荧光点数量增加而百分比没有明显变化，则代表黄色荧光点数量同样增加，即自噬流部分阻断。若红色荧光点百分比下降则代表自噬流阻断。

　　转染 mRFP/mCherry-GFP-LC3B 的细胞还可以通过流式细胞术对其进行分选。利用分选软件将每个细胞内 mRFP 或 mCherry 的发射光强度与 GFP 发射光强度进行比值处理，比值高的细胞代表高自噬流活性；比值低的细胞代表低自噬流活性。通过分选可以获得一个样品中高自噬流活性的细胞和低自噬流活性的细胞（图 9-6）。

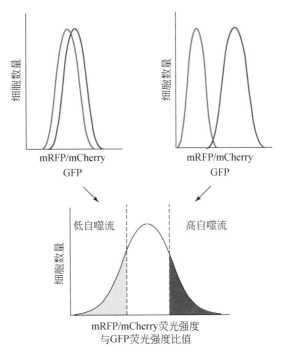

图 9-6　使用 mRFP/mCherry-GFP-LC3 质粒应用流式细胞术判断自噬流

高自噬流状态细胞 mRFP/mCherry 荧光强度与 GFP 荧光强度比值高，低自噬流状态细胞 mRFP/mCherry 荧光强度与
GFP 荧光强度比值低

　　然而某一细胞内的自噬流活性并不是固定不变的，分选所得高自噬流活性细胞和低自噬流活性细胞在静息一段时间后，其细胞内荧光比值会向中值偏移。这种现象充分代表了自噬流是一种动态的过程。通常的实验手段仅能够检测到自噬流的某一状态，要想充分评价自噬流变化，需要动态观察细胞内的自噬活性。可见在活细胞工作站下长时间观测表达 mRFP/mCherry-GFP-LC3B 融合蛋白细胞内荧光强度变化是评价自噬流的良好选择。

　　总而言之，作为经典的自噬底物，细胞内 LC3B-Ⅰ和 LC3B-Ⅱ总量的减少通常可以反映细胞自噬流水平。即使当自噬活化时 LC3B-Ⅱ出现瞬时增加，但经过一段时间后 LC3B-Ⅱ也会出现明显降解。同理，当 GFP-LC3B 过表达细胞饥饿时，尽管细胞内会出现大量 GFP-LC3B 点状聚集，而胞质和胞核内 GFP-LC3B 总量会减少，这种减少可以使用流式细胞术进行检测。流式细胞术无法进行细胞内 LC3B 点状聚集分析，也无法进行细胞亚结构定位，但对于分析细胞内平均荧光强度来说是最佳选择。若自噬流阻断，LC3B 仍会出现点状聚集样变化，但 LC3B 的降解会出现阻滞，这一点可以通过 Western blot 或流式细胞术配合免疫荧光显微镜进行判断。在进行 LC3B 降解实验时，最好使用时间点的方式进行 Western blot 检测，这样既可以判断 LC3B-Ⅰ和 LC3B-Ⅱ转化，也可以同时观察两种 LC3B 分子的降解。此外，不同细胞系对自噬流活化造成的 LC3B 降解的敏感性不同，因此需要进行预实验确定观察条件。

（三）GFP-LC3B-RFP-LC3B△G 探针检测自噬流

近年来，人们又开发了一种新的荧光探针 GFP-LC3B-RFP-LC3B△G 来评估自噬流。该探针能够通过内源性 Atg4 蛋白酶水解成等摩尔量的 GFP-LC3B 和 RFP-LC3B△G，GFP-LC3B 被自噬降解，而 RFP-LC3B△G 仍留在胞质中，起到了内参的作用。因此，可以通过计算 GFP 与 RFP 的信号比来估计自噬效应。

该探针的工作原理：将 GFP-LC3B 融合到 RFP-LC3B 的 N 端，并将 RFP-LC3B 的 C 端甘氨酸删除，形成 RFP-LC3B△G。当这种探针在细胞中表达时，通过内源性 Atg4 家族蛋白酶的作用，将其水解为等摩尔量的 GFP-LC3B 和 RFP-LC3B△G。GFP-LC3B 与 PE 结合以后定位到自噬体。自噬体内膜上的 GFP-LC3B 与溶酶体融合后降解，外膜上的 GFP-LC3B 被 Atg4 蛋白解偶联并回收回胞质。然而，RFP-LC3B△G 因为缺少甘氨酸不能与自噬体融合，因此稳定存在于细胞质中，起到内参作用。

由于不像串联探针那样需要观察两种荧光共定位的情况，GFP-LC3B 和 RPF-LC3B△G 的荧光强度可以通过荧光酶标仪来测定，这使得方便快捷的高通量自噬活性药物的筛选工作成为可能。

然而，和其他的检测技术一样，该探针也存在缺陷和不足。第一，在融合到被转染细胞的基因组中时，两个 LC3B（即 LC3B 和 LC3B△G）序列之间可能发生同源重组，产生 GFP-LC3B△G，这样就使得 GFP 蛋白不能被自噬降解。当使用反转录病毒构建稳转细胞株时，相当大一部分细胞就会出现这种问题。因此，在构建表达载体时要注意避免这种情况的发生。或者，也可以使用不会进行同源重组的 GFP-LC3B-RFP 探针；缺少 LC3B△G 并不会影响基因的表达，但是从理论上讲，RFP-LC3B△G 应比单独的 RFP 更可以精确反映胞质中 LC3B-I 的命运，如进行翻译后修饰，包括磷酸化和乙酰化等。第二，该探针的时间分辨率不高。例如，饥饿诱导后仅 30 分钟就可以清楚地观察到 GFP-LC3B 荧光聚集点的形成，但观察到 GFP/RFP 值的明显降低需要 2 ~ 4 小时。然而，这种低时间分辨率也有其自身的优势，如利用 RFP 的累积效应监测基础自噬水平的发生情况。第三，如果探针的表达水平在细胞 / 组织间有显著差异，GFP/RFP 值便不能真实反映出自噬流的发生情况。因此，在检测不同组织的自噬流发生状况时，其 RFP 的荧光强度应该基本处在同一水平。

第二节　检测 SQSTM1/p62 蛋白评价自噬流

一、SQSTM1/p62 在自噬流中的意义

（一）SQSTM1/p62 的生物学功能

SQSTM1/p62（以下称为 p62）是选择性自噬最关键的底物蛋白，也被称为选择性自噬受体，它是连接 LC3B 与待降解泛素化底物的桥梁。当自噬流受阻时，会有大量泛素化蛋白堆积在细胞内。p62 蛋白 C 端拥有泛素相关（UBA）结构域和一个短的 LIR 结构域。此外，p62 蛋白还包括了一个 PB1 结构域，用于调节其自身聚合和与其他自噬货车蛋白

相结合。p62 的蛋白水平通常与自噬性降解呈负相关，自噬流活化时 p62 作为自噬底物进行降解，细胞内 p62 水平降低。当某些 Atg 基因缺失或自噬体与溶酶体融合受阻时，p62 会显著堆积。p62 还可以作为载体将待降解蛋白带入蛋白酶体内进行降解，但总体来说其自噬调节作用更为重要。

以往普遍观点认为自噬流活化时 p62 的角色是将待降解底物传递给膜表面 LC3B。但目前的理论证明 p62 本身就是自噬待降解底物之一。在多种 Atg 蛋白的参与下，p62 与泛素化蛋白共同参与了自噬体的生成。错误折叠蛋白或待降解底物与 p62 和上游 Atg 蛋白相结合是自噬发生的初始化阶段。随后 LC3B 被募集到此结构周围形成吞噬泡，随着双层膜结构的不断延伸，p62 蛋白、待降解底物与 LC3B 和其他 Atg 结合形成自噬体，这些是自噬流发生的必经过程。

（二）SQSTM1/p62 的结构特性

p62 的 LIR 由 11 个氨基酸组成，介导了 p62 与 LC3B/GABARAP 家族蛋白的相互作用。2007 年 Pankiv 及其同事首次定位了 p62 蛋白上的 LIR，突变 LIR 上的氨基酸位点可以显著影响 p62 与 LC3B 的相互作用。随后人们逐渐确认了 LIR 中负责与 LC3B 相互作用的是 Ser334～Ser344，这 11 个氨基酸也被称为 LC3B 识别序列（LRS）。LC3B/p62 相互作用位点的晶体已经通过 X 线晶体衍射获得，LIR 锚定的 LC3B 结合位点位于 N 端臂和 C 端 Ub 样结构域之间。除 LC3B 外，LIR 还与 Atg19、NBR1、Nix、钙网蛋白、网格蛋白等相互作用。p62 的 LIR 对选择性自噬十分重要，它可以影响自噬底物的转运，但是仅依赖 LIR 基序不足以让选择性自噬降解底物分子，其只是连接 p62 与 LC3B 的桥梁。

p62 的 C 端 UBA 结构域是由 50 个氨基酸构成的 3 个 α 螺旋。由于 UBA 结构域含有泛素 Lys 连接侧链，因此 UBA 结构域更倾向于连接聚泛素 Lys 侧链。除 p62 外，泛醌蛋白 1 和 NBR1 也含有 UBA 样基序。UBA 结构域最重要的生物学功能是使其自身连接多泛素化蛋白并介导随后的降解。p62 就是通过 UBA 结构域参与多泛素化蛋白聚集体形成的。有报道显示过表达 p62 能够增强多泛素化聚集体的形成，但过表达 p62 还可能引发其自身出现聚集化。目前认为 UBA 结构域既介导了泛素化错误折叠蛋白形成聚集体，也参与了 p62 自身蛋白聚集体形成，而与 UBA 结构域相比，PB1 结构域在 p62 自身聚合中扮演了更为重要的角色。

p62 蛋白 N 端的 PB1 结构域是一个进化保守序列。PB1 结构域能与多种信号分子发生相互作用，如 PKC、MEKK3、MEK5 和 ERK1。这暗示着 PB1 结构域是重要的信号调节结构域。p62 通过 PB1 结构域参与了多种病理生理改变过程，如破骨细胞生成、血管新生、早期心血管发育和细胞极性形成等。此外，PB1 结构域还在一定程度上调节了自噬流活性。通常人们所认为的自噬流受阻是自噬信号阻断或自噬体和溶酶体融合受阻，以及溶酶体活性被抑制所致。然而当 p62 在细胞内表达显著增加时，p62 蛋白分子会由于 PB1 结构域之间的相互作用而形成寡聚化，进而转变为不可溶形式堆积在细胞内，导致自噬流阻断。PB1 结构域同样广泛存在于其他自噬货车蛋白内，如 NBR1、Nix，因此 p62 与 NBR1、Nix 之间也可通过 PB1 结构域形成寡聚化聚合物，影响自噬流活化。

（三）ZZ 结构域：N-degron 自噬降解信号识别码

由于 p62 能够通过其自身不同结构域与各种信号分子相互作用，因此，其在细胞自噬代谢过程中发挥着各种重要的作用。蛋白质的 N 端降解过程属于自噬降解的范畴，其主要过程是蛋白质的 N 端残基被特定的蛋白酶水解或者加上标签，最终被特定的 N 端水解蛋白酶识别并降解。N 端精氨酸（Nt-R）标签是广泛存在于真核生物的一种蛋白降解标签，Arg-tRNA 转移酶能识别蛋白质 N 端的天冬氨酸或者谷氨酸，并加上 Nt-R 标签。最终，Nt-R 会被 UBR 识别并降解。p62 的 ZZ 结构域是最新发现的 Nt-R 自噬降解信号识别码，可以选择性识别 Nt-R 底物诱导细胞自噬的发生。Asp129、Asp147 和 Asp149这三个位点是 ZZ 结构域与 Nt-R 产生相互作用所必需的。目前仅发现两种 I 型 Nt-R 信号受体 p62 的 ZZ 结构域和 UBR-box。进一步的研究显示，p62 会影响巨自噬，但并不会明显引起选择性线粒体自噬的增加，p62 ZZ 结构域对饥饿诱导的巨自噬是必需的，而选择性的线粒体自噬是 p62 ZZ 结构域非依赖型的。p62 也是 mTORC1 的一种重要调节分子，它作为一种脚手架蛋白，能够将 mTORC1 募集到特定区域。一些游离的氨基酸，如赖氨酸和精氨酸，能够激活 mTORC1 并促进 P62 的磷酸化。然而突变掉 p62 的 ZZ 结构域会使得 mTORC1 信号通路失活，这是由于 p62 的 ZZ 结构域能够与精氨酸结合，阻断其与mTORC1 的相互作用。ZZ 结构域也是 p62 在自噬过程中形成点状聚集所必需的，提示ZZ 结构域可能参与了 p62 自身的寡聚化。p62 蛋白分子的 PB1 结构域与 ZZ 结构域都介导了寡聚化形成，通过体外 p62 蛋白聚合实验发现，基础水平下的 p62 蛋白的自身寡聚化是 PB1 结构域直接依赖性的，但在自噬激活状态下 p62 通过二硫键进行聚集必须依赖于 ZZ 结构域，提示 ZZ 结构域对调节 p62 在体内外的自噬聚集是必需的。

二、SQSTM1/p62 与 LC3B 结合蛋白翻转实验评价自噬流

尽管除 p62 外一些其他的自噬受体，如 NBR1 也可以作为自噬蛋白标志物用于自噬活性检测，但到目前为止 p62 是检测自噬活性的首选受体。p62 是连接 LC3B 与泛素化蛋白的桥梁。p62 结合泛素化蛋白进入自噬体后最终与溶酶体融合形成自噬溶酶体，从而得到清除。自噬流抑制时 p62 含量增加，而自噬流活化时 p62 水平下降。p62 Ser403 磷酸化可调控自噬对泛素化蛋白的清除，此现象可通过抗磷酸化 p62 抗体检测。

目前的证据显示，p62 还可能参与调节 mTOR 信号通路。因此 p62 除货车蛋白外可能在自噬中还具有其他生物学作用。通常检测 p62 蛋白应当选择观察内源性蛋白，因为在细胞内过表达 p62 会造成 p62 蛋白包涵体样堆积。甚至当自噬流受阻时，内源性的 p62也会出现不可溶堆积，这种蛋白的堆积是 Triton X-100 不可溶的。此外 p62 还参与了蛋白酶体降解机制，当蛋白酶体降解系统受阻时，p62 含量同样增加。在研究 p62 蛋白降解速率时，应当适当使用蛋白酶体降解系统抑制剂来观察自噬对 p62 蛋白的降解；构建带有诱导型启动子的 EGFP-p62 也可以用来单独评价其蛋白的降解；通过放射性同位素法也能评价 p62 蛋白的降解。而当自噬流活化时也可能观察到 p62 含量增加的现象，这是由于自噬体和自噬溶酶体数量代偿性增加，因此不能单独通过 p62 的表达来确定自噬活性。

若使用 NP40 或 Triton X-100 处理样品，随后进行 Western blot 分析显示 p62 水平降低并不一定代表 p62 出现降解，也可能是由于 p62 出现不可溶性堆积导致样品中 p62 无

法检出。大多情况下 p62 的可溶性蛋白水平在自噬流活化时改变并不明显，这可能是由于其转录水平同时增加，因此 p62 的可溶性蛋白水平与自噬流并没有决定性关系。在自噬流受阻时，观测 Triton X-100 不可溶形式 p62 极为关键。在自噬流高度活化时，Triton X-100 不可溶形式 p62 几乎检测不到，而其可溶形式可能减少也可能保持不变。通过特定的裂解液（在 Triton X-100 基础上加入 1% SDS）能够检测细胞内所有形式的 p62 蛋白水平，通过这种方式可以避免以上问题造成的实验偏差。如果将可溶性 p62 与不可溶性 p62 分开检测，则更加能够证明自噬流的状态。在实验设计中，正确使用自噬诱导剂和自噬抑制剂（氯喹、巴弗洛霉素 A1 或敲低 LAMP2 等）可以使可溶性和不可溶性 p62 的检测更为敏感。需要注意的是，当自噬流出现波动时，可溶性及不可溶性 p62 的变化具有一定的滞后性，这也给其检测造成了一定困难。LC3B 在自噬流出现活化或抑制时，其蛋白水平改变较为迅速，而作为自噬底物，p62 降解所需时间则较长。在不同的细胞系中设定不同的检测时间点，可以分析 p62 变化的最佳观察时间。假定经过药物处理后 6 小时或 24 小时能够观察到 LC3B 蛋白水平变化，则 p62 的蛋白水平改变可能需要等到 24 小时或 48 小时才会出现，但也可能与 LC3B 同时出现改变。

另一种检测 p62 的方法是在使用或不使用自噬抑制剂的情况下通过免疫染色进行分析，这样做可以观察到弥散型 p62 和聚集型 p62 的分布。目前通过检测 p62 判断自噬流最为准确的方法是联合 Western blot 和免疫染色技术，包括免疫组织化学（简称免疫组化）和免疫荧光。一方面可以检测到细胞内 p62 不同形态的含量变化，另一方面可以观察不同形式 p62 在细胞内的定位。总体来说，LC3B- Ⅱ 的增加与 p62 的减少并不具有一致性，要想正确评价自噬流受阻或自噬系统受损，应当即检测 LC3B 的转化，也要检测可溶性和不可溶性 p62 的变化。

近年来，采用多光谱成像流式细胞仪（MIFC）检测 LC3B 和 p62 已经越来越受欢迎。检测自噬的常规方法是通过点计数 LC3B 或自噬体亮点。自噬是一个多步骤的过程，单是对 LC3B 的检测并不能反映细胞内自噬发生的真实情况，对自噬过程多种参与蛋白的同时标记，可以在很大程度上避免假阳性或假阴性结果。在最近的 6.1 以上版本 MIFC 中，引入的一个新功能称为 Bright Detail Colocalization 3（BDC3）。BDC3 可以比较三幅图像的阳性点细节图像，并量化三种探针的共定位，分别计算 Pearson 相关系数，修正后扩展到三幅图像。通过对 BDC3 相关系数的转换，Rajan 等提出了一种新的分析方法，结合三种最常用的荧光标记来同时测量一个系统中的自噬量。发生自噬的细胞中同时显示 p62、LC3B 和溶酶体（LAMP1）三种荧光标记共同定位。采用多光谱成像流式细胞术结合自噬抑制剂使用后对细胞簇进行特征分析，比较了三种自噬标志物的亮点细节图像重合点，并结合应用 LC3B 阳性点计数功能，以客观、定量和严格统计的方式对它们的共定位进行了量化，以准确评价自噬流。

使用 MIFC 计数 LC3B 点，并共同定位三个自噬标记来测量自噬流。在基础条件下（对照样品），自噬体数量较少，有"高亮点"的细胞较少。随着自噬抑制剂氯喹的加入，抑制自噬体 / 溶酶体融合，LC3B 的高亮点数量增加。由于溶酶体不能降解自噬体和位于自噬体中的 p62，这导致 LC3B、p62 和 LAMP1 标记的溶酶体累积的共同定位增加。这一现象在饥饿情况下会被进一步被放大，导致营养缺乏性自噬。如果不添加氯喹，则自噬体的数量并没有显著增加，这主要是饥饿导致自噬流激活、代谢周转加快所致。

三、SQSTM1/p62 在自噬流检测中的其他应用

自噬是通过溶酶体降解细胞内成分再回收利用的一个主要过程，其中 p62 介导的选择性的自噬形式对于损伤累集蛋白的降解非常重要。在荧光成像检测中，GFP-p62 荧光减少并且与溶酶体共定位的增加是自噬流激活的一种典型表现。利用这种自噬流的检测方法，在高通量延时成像实验中通过细胞染色，监测 GFP-p62 的荧光及 GFP-p62 与 LAMP2（溶酶体相关膜蛋白 2）阳性溶酶体小泡的共定位，计算 GFP-p62 平均荧光强度、统计自噬体与溶酶体融合的数量，便可以实现高通量筛选的目的。目前 GFP-p62 和 LAMP2 的初筛 HITS 表型在多种细胞类型中均得到证实。Christopher M. Hale 等通过 siRNA 筛选得到了 10 个靶点基因，敲除验证发现多项检测的表型分布与自噬流的上调一致。这些靶点包括转录调节剂、赖氨酸乙酰化酶和泛素化酶。从高通量自噬筛选检测中发现新的自噬调节途径，可能是寻找自噬相关疾病治疗靶点的可行之路。

第三节　其他常见的自噬流检测手段

一、长寿命蛋白的自噬性降解

细胞内蛋白质主要通过两条途径来降解，即蛋白酶体途径和自噬途径，其中蛋白酶体途径主要负责短寿命蛋白的降解，而长寿命蛋白和部分细胞器则主要通过自噬途径降解。近年来，越来越多的研究者意识到单纯观察自噬溶酶体的数量不足以判断自噬流的变化，而检测长寿命蛋白的降解则可以很好地评价自噬流的变化。细胞自噬作为广泛存在于真核细胞内的一种溶酶体依赖性的降解途径，其活化涉及自噬体的形成、自噬底物的转运及其在自噬溶酶体中的降解等多个过程。在饥饿或应激条件下，自噬可以有效调节胞内长寿命蛋白及关键细胞器的降解，为细胞对抗应激、细胞免疫和发育及组织重塑提供物质基础；在病理状态下，自噬流受阻或过度活化则会导致长寿命蛋白的异常降解，从而使得细胞正常功能和形态无法维持，细胞稳态被打破，促使组织器官的功能进一步恶化。这里将分别介绍基于检测细胞系和原代细胞长寿命蛋白降解的常规方法。

（一）检测细胞系中长寿命蛋白的降解

观察自噬蛋白降解是较早建立的一种自噬动态定量分析方法，早在 20 世纪 70 年代，检测同位素标记长寿命蛋白的大量降解已经是评价自噬流的一个非常经典的方法。测定一般是利用放射性氨基酸掺入细胞蛋白并通过检测放射性标记氨基酸来定量蛋白降解。目前常用于细胞系的自噬性长寿命蛋白降解方法是基于 Lavieu 和 Scarlatti 等分别建立的人结肠癌细胞 HT-29 和人乳腺癌细胞 MCF7 等多种肿瘤细胞系平台所优化的，在实际操作中可根据具体情况进行调整。

具体来说，首先需要将同位素标记的氨基酸（通常是 ^{14}C 或 ^3H 标记的亮氨酸或缬氨酸或 ^{35}S 标记的甲硫氨酸）与培养细胞共孵育数小时乃至数天，通过洗涤细胞清除未进入

细胞的放射性物质，再使用无同位素标记的氨基酸与细胞共孵育较短时间（通常为1小时，某些细胞此步骤可能延长至24小时），待蛋白酶体将短寿命蛋白迅速降解后，更换饥饿培养基HBSS或EBSS诱导自噬活化继续培养4小时，其间也可以加入3-MA抑制自噬小泡的形成，从而实现对细胞自噬的抑制。最终在细胞中加入终浓度10%的三氯乙酸（trichloroacetic acid，TCA）过夜，$470 \times g$离心10分钟，液闪仪检测酸性上清同位素；使用含有10%TCA和10mmol/L的缬氨酸的冷培养液洗涤细胞2次，将其溶解在0.2mol/L的NaOH溶液中，于37℃孵育2小时，随即使用液闪仪进行同位素检测。上清中同位素与沉淀细胞中同位素的比值即长寿命蛋白的降解率。

在实际操作过程中需要注意以下问题：①氨基酸的选择尤为关键，在某些细胞中，不论是否是同位素标记的氨基酸（如亮氨酸）都可能会直接抑制自噬活性，缬氨酸是较常见的在多数细胞中不会干扰自噬活性的氨基酸，可用于实验操作；②不同于EBSS，由于HBSS不含有碳酸氢盐，使用HBSS孵育细胞时勿将细胞置于CO_2环境中，HCO_3^-/CO_2无法对细胞培养液的pH进行调节；③3-MA是最常见的自噬抑制剂，可以通过抑制PI3KC3复合物（其中包括Beclin1、Atg6、Vps30、Vps15和Vps34等）阻断自噬。值得注意的是，3-MA也会对PI3K产生较强的抑制作用，干扰细胞内依赖于PI3K的其他信号转导通路，从而影响细胞的某些生理性状及功能。此外自噬抑制剂3-MA（10mmol/L）对自噬抑制作用并不特异，其同样可以抑制细胞内吞等膜转运过程，抑制应激性凋亡重要信号分子JNK和p38的磷酸化及线粒体膜渗透性。3-MA还会抑制$Atg5^{-/-}$细胞的蛋白降解，提示3-MA对其他蛋白降解通路也会有部分抑制。因此，在进行细胞自噬流研究特别是同时检测细胞凋亡或死亡时，应合理使用3-MA，并结合其他鉴定方法共同评价自噬流的真实状态。

此方法具有较高的灵敏度但特异度较低，无法区分自噬依赖性降解和非依赖性降解，因此通常需要加入溶酶体拮抗剂，如氯喹、氯化铵和巴弗洛霉素A1，通过分析添加拮抗剂前后同位素标记氨基酸的释放情况来考察此方法的特异度。自噬性降解并不能完全介导所有长寿命蛋白在溶酶体中的降解。例如，在营养饥饿情况下，$Atg5^{-/-}$胚胎干细胞对长寿命蛋白的大量降解占到野生型细胞的30%～40%，这提示其他蛋白降解途径也参与长寿命蛋白的降解，可能是Atg5缺失后其他蛋白水解通路被上调所致。

（二）检测大鼠原代肝脏细胞中长寿命蛋白的降解

由于肝细胞中自噬较为活跃，且大鼠原代肝脏细胞较易获取，因此在大鼠原代肝脏细胞中研究长寿命蛋白的降解是自噬研究中应用最为广泛和便利的方法。

在进行自噬研究时，为了得到可靠准确的实验结果，大鼠原代肝细胞需要从禁食大鼠肝脏中获取。具体细胞制备过程：①大鼠禁食18～24小时，戊巴比妥（45mg/kg）麻醉后，剥离门静脉，使用50ml含有10mmol/L Na^+-HEPES且不含Ca^{2+}的KH碳酸氢钠缓冲液灌注肝脏，排出血液，再从下腔静脉以40ml/min的灌流速度反向灌注10分钟；②在100ml上述灌流液加入0.1ml 1.3mol/L的$CaCl_2$和20mg胶原酶，同时充入含有5%CO_2的氧气，以相同方向灌注肝脏10～15分钟；③将灌注后的肝脏置于无菌细胞培养皿内，使用医用剪刀将其剪碎成直径约1mm的小块，将组织块连同适量培养基移至250ml的细胞培养瓶中，轻柔振荡培养瓶2～3分钟；④将所有细胞悬液过120μm尼龙网以便滤除细胞碎片，使用冰冷的 KH 碳酸氢钠缓冲液（含 1.3mol/L 的 $CaCl_2$ 和 10mmol/L Na^+-HEPES，以去除胶原酶）清洗细胞三次后，至于冰上备用。

大鼠原代肝脏细胞培养过程中，基础培养基选择 KH 碳酸氢盐缓冲液（pH = 7.4），同时含有终浓度均为 10mmol/L 的 Na^+-HEPES 与葡萄糖，以及终浓度为 20μmol/L 的放线菌酮。将肝脏细胞培养于 25ml 封口培养瓶中，置于 70 转 / 分的 37℃恒温摇床并确保充足的氧气供应，选取不同时间点收集细胞样品，经过变性、中和可得到蛋白质降解后的氨基酸产物，使用高效液相色谱法可对相应氨基酸进行分析和比较。具体步骤如下：①在封口培养瓶中加入细胞前，请确保瓶中充入足够含有 5%CO_2 的氧气，并置于水浴中平衡至少 10 分钟，一旦加入充分混匀的肝脏细胞后，及时拧紧瓶盖；②细胞培养至适当时间（如 0 分钟、30 分钟、60 分钟、90 分钟或 120 分钟）时，吸取 1ml 细胞悬液至含有 0.3ml 14%$HClO_4$ 的离心管内终止反应，并将其置于冰上；③孵育至少 15 分钟以确保细胞完全变性，随后离心，吸取 1ml 上清至无菌离心管内，使用含 2mol/L KOH 和 0.3mol/L MOPS 的溶液调节 pH 至 7.0，以便中和氨基酸样品；④中和后的氨基酸样品可通过氨基酸柱前衍生高效液相色谱（RP-HPLC）分析缬氨酸（或其他氨基酸）含量，比较自噬流被阻断后的细胞与正常细胞中长寿命蛋白的降解情况。

氨基酸混合溶液或 3-MA 常添加至基础培养基以实现对自噬活性的抑制，不含缬氨酸的氨基酸混合溶液（含有 60μmol/L 天冬酰胺、100μmol/L 异亮氨酸、250μmol/L 亮氨酸、300μmol/L 赖氨酸、40μmol/L 甲硫氨酸、50μmol/L 苯丙氨酸、100μmol/L 脯氨酸、180μmol/L 苏氨酸、70μmol/L 色氨酸、400μmol/L 丙氨酸、30μmol/L 天冬氨酸、100μmol/L 谷氨酸、350μmol/L 谷氨酰胺、300μmol/L 甘氨酸、60μmol/L 半胱氨酸、60μmol/L 组氨酸、200μmol/L 丝氨酸、75μmol/L 酪氨酸、100μmol/L 鸟氨酸）中各种氨基酸含量与禁食 24 小时大鼠静脉血中氨基酸含量相当，使用 1mol/L NaOH 调节溶液最终 pH 至 7.4，通常在实际应用过程中将其配制成 20× 的母液，在 -20℃可贮存数周。

在实际操作过程中需要注意以下问题：①为便于有效抑制蛋白质合成，需在培养基中加入 20μmol/L 的放线菌酮，此浓度的放线菌酮并不影响细胞自噬活性，但高于此浓度的放线菌酮则会抑制线粒体电子传递，因此请严格控制放线菌酮的浓度；②由于异亮氨酸与缬氨酸类似，都不会抑制自噬活性，因此可以使用异亮氨酸代替缬氨酸进行高效液相色谱（HPLC）检测；③肝脏细胞在分离前，请确保大鼠禁食 18 小时以上，因为肝脏细胞中的糖原储备会对细胞代谢产生极大的影响。

然而，常规放射性同位素标记测定的检测灵敏度较低。最新研究提出了一种基于小鼠胚胎成纤维细胞（MEF）和人类癌细胞中 L-叠氮基高丙氨酸（AHA）标记的长寿命蛋白质降解定量的新方法。AHA 是 1-甲硫氨酸的替代物，结构中含有双山奈酸部分。将 AHA 添加到培养的细胞中，其在活性蛋白质合成期间掺入蛋白质中。在叠氮化物和炔烃之间可发生反应，利用烷基标记的荧光染料进行染色并通过流式细胞术检测荧光强度，便能够反映出含叠氮基的蛋白质的含量。通过饥饿或雷帕霉素激活自噬能够引发荧光强度的显著降低。与此同时，研究证实药理学试剂或自噬相关基因缺失引起的自噬障碍翻转了荧光强度的下降，说明荧光强度与自噬活性之间存在明确的负相关性。与传统的放射性同位素脉冲标记方法相比，此种方法更加灵敏，定量准确，无放射性，易于操作，可应用于人类和动物细胞的培养。

二、动态透射电镜监测自噬流

在 20 世纪 50 年代，研究人员首次通过透射电子显微镜（transmission electron microscopy，TEM）观察到细胞的自噬现象，半个多世纪以来，TEM 始终被认为是检测自噬的金指标，通过 TEM 观察到胞质内双层膜结构的吞噬泡（phagophore）形成在判断自噬形态学变化中具有里程碑式的意义，多种自噬结构都是首先通过 TEM 发现并最终被其他方法证实的。TEM 具有诸多的优点，既可以在自噬发生早期就具有较高分辨率，也可以观察吞噬小泡、自噬体（autophagosome）、自噬内涵体（amphisome）及自噬溶酶体（autolysosome）等多种自噬超微结构。然而自噬作为细胞内动态且持续的过程，使用 TEM 考察静止状态下细胞自噬的形态已不足以完整且客观地分析细胞自噬流的改变。在使用 TEM 静态检测的基础上，应用自噬抑制剂阻断自噬流观察不同时间点自噬超微结构的数目与形态即可实现对自噬流的动态检测。

（一）对组织样品准确采样是 TEM 法检测自噬的关键

如何准确地定量分析细胞或组织样本中自噬超微结构是 TEM 检测自噬流的关键，与光学显微镜相比，TEM 具有更高的分辨率，但是 TEM 要求检测样品的体积非常小，这就对样品的制备要求更高。由于需要将细胞切成 70 ～ 80nm 的薄片，那么想要得到较为理想的大小和视野就变得非常困难，这是造成 TEM 检测样品误差较大的主要原因。针对细胞团块的样品采集相对容易得到较好的平行结果，由于在培养过程中细胞本身可以保证较为均匀的分布和相似的状态；而对于组织样品的采集，就需要对整个器官进行取样，目前比较推荐的方法称为"均匀随即抽样法"，此方法的首要原则是保证样品中用于切片的每个区域都有同等的机会被采集，图 9-7 中以肾脏组织为例，简要说明如何采用"均匀随即抽样法"进行组织样品采集。

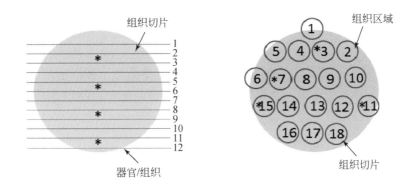

图 9-7　使用均匀随机抽样法对肾脏进行取样

首先将组织按相同厚度和间距进行切片（共 12 片），每 3 片中选取 1 片，在第 1 ～ 3 片中随机选取 1 片（＊），再每隔 2 片选取 1 片，故总取样数目为 4（此处选择第 3 片、6 片、9 片、12 片作为目的切片）；其次，对于每片目的切片同样应使用均匀随即抽样法，在组织切片中均匀选取 18 个区域，在第 1 ～ 4 区域中随机选取 1 个区域，再每隔 3 个区域选取 1 个，故总取样区域数为 4（此处选择第 3 区域、7 区域、11 区域、15 区域作为目的区域）

TEM 的优势在于在自噬体形成初期即可判断自噬的发生，但 TEM 使用的样品传统切片为 50 ～ 80nm，而应用 X 线断层扫描技术可以对大约 250nm 厚的样品块进行 200 次以上的断层扫描，通过解析和图像重建，可在 1 ～ 2nm 的精度上更为清楚观察自噬超微亚细胞器的三维结构。

在使用 TEM 进行自噬研究时还有以下几点需特别引起注意：①许多细胞器在特殊状态下会呈现与自噬体和自噬溶酶体类似的镜下形态，如在应激或细胞濒死状态下，内质网会肿胀变形，在形态上容易与自噬细胞器混淆；②由于细胞切割位置的不同，特殊情况下会在镜下观察到含有细胞质的双层膜结构，务必与自噬体进行区分；③应用免疫电镜对特殊自噬标志物进行特异性标记将大大提高观察结果的准确性。

（二）合理的定量分析是 TEM 法检测自噬流的基础

目前，使用 TEM 定量仍然是观察自噬亚细胞结构最灵敏的方法，它可以观察到各类自噬超微结构（如自噬早期和晚期自噬小泡 / 囊泡）的聚集，自噬体与自噬溶酶体的比例可以客观反映自噬流的动态过程，如果自噬体比例明显高于自噬溶酶体，则说明一方面自噬流上游是被过度活化的，另一方面也可能是自噬内涵体或自噬溶酶体形成或成熟发生障碍。此外，自噬晚期结构的大量堆积则可能是自噬溶酶体降解机制发生障碍引起的。

需要注意的是由于自噬溶酶体的寿命非常短，TEM 观察到的自噬流下游结构多数情况是自噬内涵体。当然，使用溶酶体抑制剂如亮抑蛋白酶肽、胃蛋白酶抑制剂或 E64d 等阻断自噬溶酶体降解，则可以实现对自噬溶酶体的检测。

已经有研究证实通过给予自噬抑制剂，观察不同时间点自噬各个亚细胞结构的动态改变，可以形象且直观地反映自噬流。其中自噬反转后观测时间点的选择十分关键，如在自噬流通畅的情况下，大鼠或小鼠各类细胞中自噬超微结构的生命周期只有 6 ～ 8 分钟，如果使用自噬下游抑制剂长春碱，可以使自噬流各组件生命周期延长至 27 ～ 30 分钟，此时 TEM 下可观察到大量自噬体的聚集；但是，如果时间点选择不当，自噬反转速度太快，那么通过 TEM 观察到的自噬体数量就并不能真实反映自噬的强弱。

TEM 研究自噬流的改变仍然需要结合其他检测方法进行整体评价。当观察到细胞内自噬体大量存在时，有可能是自噬上游信号过度活化引起的，当然也不排除自噬溶酶体降解过程发生障碍；同理，当自噬体减少时并不一定是自噬流被抑制，也可能是溶酶体降解机制过度激活导致的结果。因此在实际研究过程中，还应结合 LC3B、Beclin1 和 p62 等自噬信号蛋白的变化最终确定自噬流的通畅与否。

三、自噬货车隔离检测评价自噬流

自噬隔离检测是指应用蛋白酶抑制剂阻断自噬性降解蛋白在自噬小泡中的失活和降解，通过检测探针蛋白从可溶形式（胞质内）向不可溶形式（细胞器内）转化的比例来定量自噬流的方法。自噬底物的货车蛋白聚集实验（cargo sequestration assay）是检测自噬活性和自噬流最为直接且精确的方法之一。

（一）内源性胞质蛋白作为探针检测自噬流

细胞内许多蛋白都可以作为标记自噬隔离的探针，然而选择良好的内源性隔离探针蛋白需要满足三个必要的条件：①属于胞质内的长寿命蛋白；②只通过自噬溶酶体途径降解；③蛋白酶抑制剂处理后，其活性并不会因为聚集形态而失活。目前比较常用的聚集蛋白探针是乳酸脱氢酶（lactate dehydrogenase，LDH）。

Kopitz 等发现 0.3mmol/L 的亮抑蛋白酶肽可以快速且有效地防止 LDH 在溶酶体中失活和降解，并保证具有活性的探针蛋白在溶酶体内可持续且稳定地聚集。使用亮抑蛋白酶肽的必要前提是目的探针只可以被其抑制，假如其他蛋白酶抑制剂可以参与目的蛋白的抑制，那么相应的蛋白酶抑制剂也需要添加至细胞内。此外，还要确保目的蛋白活性在聚集过程中不被破坏，以便于使用相应的生化方法进行活性定量。通常将蛋白酶抑制剂处理肝细胞 2 小时后溶酶体中不可溶形式的 LDH 的活性与未加入抑制剂时细胞中总体 LDH 活性进行对比，便可得到目的蛋白探针（LDH）的聚集率。在培养的原代肝细胞中，LDH 在 2 小时内的聚集率为 2.5%～4%/小时。

在使用探针蛋白进行活性测试基础上，免疫印迹可以保证在特定时间点对蛋白进行精确定量。Kopitz 等发现 3-MA 可以完全抑制 LDH 在自噬体中聚集，但对细胞中本底 LDH 的抑制率仅为 30%，这可能与细胞稳态下具有活性的自噬相关酶已经进入自噬体等亚细胞器中发挥聚集作用有关。在自噬体形成之后，任何阻断其与溶酶体融合的抑制剂，如微管蛋白抑制剂长春碱，均可以导致 LDH 在自噬溶酶体内的线性聚集。

甜菜碱高半胱氨酸甲基转移酶（betaine homocysteine methyltransferase，BHMT）是肝脏中丰富表达的肝脏损伤标志物。BHMT 经过蛋白水解后产生多种亚型，其中有些与自噬细胞器膜特异性结合，有些存在于细胞质中，有些则在自噬囊泡特别是自噬溶酶体中产生，并具有自噬依赖性。这类亚型可以用作特异性探针进行自噬隔离检测，由于它们只存在于自噬囊泡内，在处理隔离产物时也就不需要考虑将自噬囊泡与其他细胞器（甚至整个细胞）进行分离。目前，广泛使用的 BHMT 亚型是分子质量约为 10kDa 的 BHMT N 端水解片段 p10（BHMT），它是由自噬囊泡内耐受亮抑蛋白酶肽的丝氨酸蛋白酶和另外一种对亮抑蛋白酶肽敏感的蛋白酶对 BHMT 先后二次水解产生的，高浓度的亮抑蛋白酶肽可以诱使 p10（BHMT）在肝细胞内大量聚集。此外，由于 BHMT 在细胞内极易被水解产生 p10（BHMT），需要在目的探针提取和分析过程中加入高浓度的丝氨酸蛋白酶抑制剂 AEBSF［4-（2-aminoethyl）benzenesulfonyl fluoride］以防止 BHMT 进一步降解产生新的 p10（BHMT）。由于 p10（BHMT）的自噬特异性，在进行自噬隔离实验时，可以保证在 4 小时内得到低背景且持续稳定的隔离速率（大约 2%/小时），免疫印迹可以用于 p10（BHMT）的蛋白定量。

电解离（electrodisruption）技术是自噬隔离检测实验的重要手段，它可以实现将细胞中细胞液与细胞器进行分离的目的。在细胞电解离仪中，细胞样品被置于 1cm×1cm×5cm 的电离小室内，施加 2kV/1.2mF 脉冲，将细胞连同缓冲液一起置于 Nycodenz 密度分离缓冲液之上（含有 8% Nycodenz、2.2% 蔗糖、50mmol/L 磷酸二氢钠、1mmol/L 二硫苏糖醇和 1mmol/L EDTA，pH＝7.5），以 3750 转/分于 4℃离心 30 分钟，所得沉淀中包含细胞的所有细胞器和自噬组分，通过放射性同位素、酶活性和标志蛋白的含量进行定量即可实现探针蛋白的隔离率计算。

（二）外源性标记糖作为探针检测自噬流

使用电注射或机械力将外源性的货车蛋白探针如同位素标记的双糖或三糖转入细胞

内也可用于自噬隔离实验，棉子糖（raffinose）是目前应用较为广泛的探针之一。此外蔗糖（在自噬内涵体和溶酶体中会被蔗糖酶水解）和乳糖（在溶酶体中会被内源性 β- 半乳糖苷酶水解）也可用于自噬溶酶体途径中自噬流各个阶段的隔离及自噬细胞器之间相互作用的研究。

选择双糖或三糖作为探针用于自噬流研究的主要原因如下：①多数双 / 三糖较易被同位素标记；②双 / 三糖分子较小，易通过电注射的方法穿过细胞膜导入细胞；③细胞膜闭合完整后，双 / 三糖不易从胞质内逃逸；④双 / 三糖在哺乳动物细胞不易被合成和代谢，避免内源性糖类的干扰（酵母细胞可以代谢此类糖，因此使用此类探针对酵母进行研究）。此外，乳糖还可以被溶酶体内的特异性 β- 半乳糖苷酶水解，可以方便地研究自噬体与溶酶体的融合及自噬溶酶体的生物学功能。

棉子糖也称蜜三糖（melitriose），是自然界中最知名的一种三糖，由半乳糖、果糖和葡萄糖结合而成。早在 1986 年，^{3}H 标记的棉子糖就被作为探针应用于自噬研究。不同于双糖，棉子糖不会被非自噬细胞器隔离，除了细胞质中的可溶性形式及自噬体和溶酶体中的不可溶形式，不会存在于其他任何亚细胞结构中，因此在电解离细胞之后便于对不可溶糖进行准确定量。电注射后，37℃下肝细胞重新闭合后，棉子糖时间依赖性地被隔离成不可溶形式，隔离于自噬体和自噬溶酶体中，而 3-MA 可以完全抑制它的隔离。

蔗糖是第二个被用于自噬隔离研究的外源探针，商业化的蔗糖多数经过 ^{14}C 标记。不同于棉子糖，蔗糖除了可以被自噬亚细胞器隔离外，也可以被线粒体隔离，为了区分线粒体隔离的蔗糖和自噬（包括自噬体、自噬内涵体及自噬溶酶体）隔离的蔗糖，需要进行特殊的选择性提取过程，相对于自噬细胞器，线粒体膜含有极少的胆固醇，可以很好地耐受洋地黄皂苷，因此通过应用低浓度的洋地黄皂苷（0.2 ～ 0.5mg/ml）可以在不破坏线粒体膜的前提下有效裂解自噬溶酶体等细胞器的膜，实现对自噬隔离蔗糖的分离。

由于酵母特有的蔗糖水解酶——蔗糖酶可以被导入蔗糖的哺乳动物细胞通过内吞的方式摄入细胞内，蔗糖和蔗糖酶也被用于细胞自噬与细胞内吞间相互联系的研究。研究人员发现肝细胞溶酶体可以隔离自噬来源的蔗糖和内吞而来的蔗糖酶，Gordon 等指出聚集在自噬内涵体中的蔗糖可以被内吞的蔗糖酶完全降解，然而即使给予 3-MA，溶酶体中隔离的蔗糖同样会被内吞的蔗糖酶降解，提示溶酶体对底物的内吞存在自噬依赖型和自噬非依赖型两种形式。

与蔗糖类似，乳糖同样会被溶酶体摄取，有趣的是乳糖在细胞质内代谢极其缓慢，但是一旦被溶酶体隔离，就会被溶酶体中的特异性水解酶——β- 半乳糖苷酶迅速水解。乳糖的这一特性先后帮助研究人员认识到：①自噬隔离乳糖可以作为生物标志物，用于区分自噬－溶酶体前体小泡（自噬内涵体）和自噬溶酶体；②任何原因引起的自噬流阻断都会引起乳糖在各类自噬细胞器中的大量聚集，这就为研究自噬流各个阶段的功能和能量代谢提供了可靠的检测指标；③在电注射的细胞中外源性给予 β- 半乳糖苷酶，使得在溶酶体之前研究自噬细胞器与脑细胞内吞成为可能，自噬内涵体就是通过这种方法被发现和定义的。

电注射的乳糖可以检测自噬－溶酶体途径的最后阶段，并评价整个自噬流。由于在对内源性蛋白隔离时，需要使用自噬抑制剂对自噬性降解和蛋白酶体通路降解的探针蛋白进行区分，检测结果不可避免地受到高背景的影响，而使用外源性乳糖进行自噬流研究相对于内源性蛋白（如 LDH）更加可靠，干扰因素也相对较少，以下为乳糖隔离检测的简要过程：①首先将 ^{14}C 标记的乳糖导入至细胞内，加入 10% 冷的三氯乙酸，将细胞置于冰上 30 分钟。② 5000 转 / 分离心 30 分钟，上清过 0.45μm 的滤膜后加入 NaOH 溶液进行中和；使用 5μm Supelcosil LC-NH2 高效液相色谱柱（25mm×4.6mm）对上清进行分离，使用 75% 的乙腈以 1ml/min 的流速洗脱。③先洗脱下来的产物含有 ^{14}C 标记的葡萄糖，后洗脱下来产物则含有 ^{14}C 标记的乳糖，用葡萄糖放射线活度比葡萄糖和乳糖的总放射线活度表示自噬降解的效率。Hoyvik 等使用这种方法发现 3-MA 可以完全抑制乳糖的降解。

（三）酵母细胞中自噬流隔离检测

由于酵母对糖类的代谢较快，电注射寡糖的方法并不适用于酵母细胞的自噬隔离检测，研究人员针对酵母自噬流检测设计出一系列特有检测方法，其中最为经典的方法是碱性磷酸酶 Pho8Δ60 测定法。酵母基因 Pho8 是编码液泡（哺乳动物细胞为溶酶体）中碱性磷酸酶的唯一基因。正常情况下，Pho8 的 N 端包含一个由 60 个氨基酸组成的跨膜结构域，该结构域介导其易位进入内质网，经由高尔基体转运至液泡，其 C 端肽段在液泡中被水解后，形成碱性磷酸酶活性形式。N 端序列被剪切后的 Pho8（即 Pho8Δ60）无法进入内质网而滞留在胞质中。此时，自噬是转运 Pho8Δ60 至液泡发挥水解酶活性的唯一途径。当非选择性自噬活性激活后，Pho8Δ60 则经由自噬体转运至液泡，被水解后发挥碱性磷酸酶活性，通过相应的酶活力检测或使用 SDS- 聚丙烯酰胺凝胶电泳（PAGE）检测分子质量位移即可定量分析酵母中自噬流的状态。在营养充足的条件下，Pho8Δ60 的活性通常非常低，这可能反映了自噬的基础水平，并在诱导自噬后可检测到其活力的显著增加。该方法涉及自噬体将 Pho8Δ60 转运至液泡的步骤，因此在没有自噬体与液泡融合的情况下，本实验则无法检测自噬隔离。

（四）自噬隔离检测时需要考虑的几个问题

迄今为止，多数自噬流研究仅检测各种自噬蛋白标志物，很少使用准确的定量方法检测短时间内自噬流的活性。自噬货车隔离检测为研究者提供了更多的选择，但在实际实验设计时还需考虑到以下因素：①贴壁很牢的细胞不容易进行电注射，外源性探针较难进入细胞；②内源性探针隔离检测时，尽量选择只被自噬溶酶体通路降解的长寿命蛋白；③内源性探针的活性检测最好有较为简单快速且成熟可靠的方法；④在分离可溶与不可溶形式的探针蛋白时，电解离法是较为简单有效的方法，但是并不一定适合所有的细胞，建议尝试其他的解离方法，如匀浆法、单独使用的密度缓冲离心法等；⑤ p10（BHMT）在肝细胞中大量表达是将其应用于自噬隔离检测的前提，转染 GST-BHMT 融合蛋白则可以对某些表达较少或不表达 BHMT 的细胞进行自噬隔离实验。

自噬是一种受多种因素影响的具有多个阶段的细胞生物学活动，这些因素包括不同基因表达差异对自噬能力的长期调节及吞噬泡活性和底物敏感性对自噬的短期调节。对于自噬流短期调控研究，直观准确的方法是必不可少的，自噬货车隔离检测结合其他自噬流检测方法，将有助于研究人员更加全面地了解并准确判断细胞自噬流的真实情况。

四、纳米颗粒用于自噬流研究

纳米颗粒（nanoparticle，NP）是直径在 1～100nm 的人造粒子，纳米颗粒能够渗透到细胞中，并可通过神经细胞突触、血管和淋巴管传播。与此同时，纳米颗粒还可以选择性地积累在不同细胞和特定的细胞结构中。研究发现特定范围大小的纳米颗粒可以作为潜在的自噬激活剂激活自噬并通过自噬流被清除，这也使得将其应用于自噬研究成为可能。

研究人员发现粒径小于 10nm 的半导体荧光纳米颗粒可以粒径依赖性地激活自噬，由于该种颗粒的电子能级量子化，故又将其称为量子点（quantum dot，QD）。透射电镜图片显示 QD 可以与胞质内自噬底物类似，通过双层膜结构的吞噬泡包裹形成自噬体，并最终被转运至自噬溶酶体当中；此外，使用小粒径的 QD 处理细胞，随后通过 LC3B 免疫细胞化学同样可以在细胞内观察到特异性的点状结构。

QD 具有的如下优点，使其逐渐被应用于自噬研究当中：①特殊的亮度和可成像性；②兼有较宽的激发波长和较窄的粒径依赖性的发射波长；③电镜下不透明；④可以与各种生物分子、中等分子质量蛋白及生物修饰复合物相结合，并且实现商业化。

（一）不同粒径荧光纳米颗粒检测活细胞自噬流

Seleverstov 等先后尝试使用不同粒径的荧光纳米颗粒观察自噬流，发现小粒径的 QD 较适合于自噬流研究，而大粒径的 QD 不会引起明显的自噬反应，可能原因是大粒径颗粒更易受到细胞生物学活动的影响，如细胞分裂、细胞质流（分泌和胞吐）等。

结合其他自噬流检测方法，研究人员发现使用 Qtracker 细胞标记试剂盒将较小粒径且具有 525nm 发射波长的 QD（QD525，绿色）标记多种细胞后，通过观察荧光清除率，均可以较为一致地反映自噬流的变化；而将较大粒径且具有 605nm 发射波长的 QD（QD605，红色）标记细胞后，荧光清除率则更能反映非自噬依赖性的 QD 清除途径。通常自噬流对 QD 的清除时间为 72 小时左右，而非自噬依赖性的 QD 清除则需要更长的时间（20～50 天）。

在进行荧光 QD 检测自噬流时，存在以下几个方面的注意事项：①推荐使用黏附细胞进行长时间的荧光观测，这样更易对特定区域的细胞实施跟踪观察；②观测时间点建议选择 0 小时、4 小时、8 小时、12 小时、24 小时、36 小时、48 小时和 72 小时及之后的数天；③通常绿色荧光 QD 较红色荧光 QD 需要更强的激发强度，尽管荧光标记的 QD 不会发生荧光衰减现象，但是仍然需要保证每个时间点的荧光激发强度保持一致；④荧光 QD 除了应用于单纯细胞之外，还可以结合免疫细胞化学 / 组织化学的方法对细胞和组织进行多重标记，那么有机染料会对 QD 产生干扰，出现荧光共振能量转移（fluorescence resonance energy transfer，FRET）现象，其原因可能是有机染料猝灭，也会引起 QD 的荧光猝灭，容易产生假阴性结果，因此特别注意在每步操作之后，都需要检测 QD 的荧光强度，并且尽量减少对细胞或组织的冲洗。

（二）基于纳米产品的自噬研究展望

纳米颗粒作为一种全新的生物医学工具，许多常规实验技术如免疫印迹都得益于其应用，灵敏度有了质的飞越。金属（金或银）纳米颗粒可以使小分子蛋白（小于 10kDa）和多肽的检测灵敏度提高 1 万倍。此外，使用荧光 QD 技术可以实现在细胞质中直接检测失踪蛋白，从而避免了免疫沉淀和定量的过程。目前已有报道使用纳米颗粒进行蛋白芯片及高敏感性功能蛋白修饰（如激酶活性和磷酸化等）的检测，尽管以上技术尚处于研发初期，但它们的应用必将极大促进自噬研究进展。

自噬作为细胞内清除受损细胞器的主要清除机制之一，在细胞生命活动过程中发挥重要作用。尽管目前还没有可靠的方法将纳米颗粒应用于受损细胞器自噬性降解研究中，但已有研究机构使用纳米颗粒对线粒体和其他一些细胞器进行标记，并进行损伤机制研究，相信在不久的将来，纳米颗粒标记技术定会在受损细胞自噬性降解研究中发挥重要作用。与传统自噬调节因子 / 药物相比，纳米颗粒在进行特定受损细胞器研究中具有无法比拟的优势，如包被于纳米颗粒的自噬调节因子 / 药物可以通过改变 pH、酶活性或给予外界刺激等多种途径被释放，以实现对自噬特定阶段的精确检测。

细胞生物代谢必然伴随能量的消耗和产生，温度敏感性 QD 可以用于此类研究。目前 QD 可以敏感地捕捉到细胞内温度变化，通过特定的高敏感性光度计可以对相应变化进行准确定量，因此 QD 可以通过检测自噬细胞器内动态温度变化来对自噬流进行研究。

五、Cyto-ID 自噬流检测法

目前的自噬检测缺乏快速和准确定量的测定方法，这阻碍了多种疾病的自噬靶向疗法的开发和实施。迄今为止已经有多种自噬检测方法，但其中只有少数几种适用于定量和高通量分析，并且这些方法仍然不够准确且操作烦琐。而新开发的 Cyto-ID 荧光染料为自噬研究提供了一种准确简便的新型测定法。Cyto-ID 是一种阳离子双亲示踪染料，可以特异性地标记自噬体，且对溶酶体和内体染色轻微。Cyto-ID 测定法是基于这种特异性荧光染料而开发的荧光分光光度测定法，性能优良并可用于测量自噬小泡的大小，使得监测自噬流、鉴定调节自噬的新基因或化合物更加方便快捷。以下为与传统自噬检测方法相比，Cyto-ID 测定法的优势。

LC3B- Ⅱ蛋白的定量测定：LC3B 是一种自噬标志物，广泛用于自噬流的检测。Cyto-ID 测定可用作 LC3B 免疫印迹测定的替代方法，以区分稳态下活化和受损的自噬流。LC3B 分析的缺陷在于：① LC3B- Ⅱ仅测量自噬体，而 Cyto-ID 染料标记大多数自噬小泡；② LC3B- Ⅱ蛋白水平不足够稳定。此外，与基于 LC3B 的分析不同，Cyto-ID 分析提供了与自噬小泡形成相关的精确数字读数，因此，它可能是迄今为止开发的所有自噬分析中最准确的定量分析。

GFP-LC3B 测定：与绿色荧光蛋白（GFP）缀合的 LC3B 也常用于荧光自噬检测。这种方法的缺陷是，异位表达的 GFP-LC3B 通常形成聚集体，而难以与自噬体的特征性亚细胞结构即 GFP-LC3B 斑点区分，造成假阳性的结果。

MDC 法：与其他酸性荧光染料如吖啶橙或 LysoTracker Red 类似，MDC 优先标记自噬期间形成的溶酶体和酸性区，从而非特异性地对自噬进行染色，因此 MDC 具有溶酶体的混杂背景。相比较而言，Cyto-ID 对溶酶体或内体的染色极少甚至可忽略不计。因此

Cyto-ID 可以更具特异性和高灵敏度地对自噬进行检测。

电子显微镜：作为常规最标准的检测自噬方法，可以获取细胞中早期或晚期自噬小泡的图像，但往往无法提供定量数据，也不适用于临床。

其他方法：如使用酸性荧光染料染色或分析自噬底物降解具有明显的低特异性，限制了它们在量化自噬中的应用。

综上所述，这种新的 Cyto-ID 荧光分光光度测定法适用于自噬小泡的快速可靠定量和自噬流的估计，可用于临床开发自噬相关疗法时的定量检测。

六、自噬调节化合物高通量筛选的分裂荧光素酶测定法和 AlphaLISA 检测法

自噬是溶酶体降解途径，在细胞免疫、肿瘤抑制、代谢、预防神经变性和延长寿命等方面发挥重要作用。随着自噬相关研究的不断深入，开发特异性诱导或者抑制自噬的新化合物已经成为探索自噬检测的关键环节。目前已建立两种可靠的检测方法，用于鉴定诱导自噬的关键环节，分别是分裂荧光素酶测定法和 AlphaLISA 检测法。下面以开发阻断 Bcl-2 和 Beclin1 分子间相互作用的化合物为例，简要介绍这两种新方法。

Beclin1/Bcl-2 分裂荧光素酶测定法基于细胞的分裂荧光素酶测定，依赖于 NLuc（氨基酸 2～416）和 CLuc（氨基酸 398～550）两种片段，在这两种片段与相应配偶子结合后，荧光素酶的两个非功能性片段接近，形成活性荧光素酶蛋白。为了用分裂荧光素酶测量 Beclin1/Bcl-2 相互作用，创建可表达 N 端 NLuc 标记的 Beclin1（NLuc-Beclin1）和 CLuc 标记的 Bcl-2（CLuc-Bcl-2）的 HeLa 细胞系，将其作为分裂荧光素酶报告分子，以海肾荧光素酶组成型表达为内部对照。Beclin1/Bcl-2 的相互作用以相对发光单位（RLU）测量，其中 RLU 是分裂荧光素酶和海肾荧光素酶的计算比率。

AlphaLISA 技术是检测生物大分子相互作用的一种新的技术手段。若两种分子之间存在相互作用，通过分子间的相互作用便形成供体微珠、受体微珠和相互作用分子的复合物，使用 680nm 的激光激发供体微珠，可导致单线态氧分子释放，引发能量转移级联反应，这些分子将能量传递到受体微珠，从而诱导其波长 615nm 的发射峰。通过检测 615nm 处荧光的强度，便能够反映出两个分子之间的相互作用（图 9-8）。

高通量 Beclin1/Bcl-2 AlphaLISA 测定，可直接测量 Beclin1 和 Bcl-2 之间的体外相互作用。使用纯化的重组 Beclin1 和 Bcl-2 蛋白进行 AlphaLISA 测定，这些蛋白溶解度增强，表达优化。人 Beclin1 表达为在 N 端具有 StrepII-SUMO 的融合蛋白，并且 Beclin1 芳香指上的三个残基突变（Phe359Asp/Phe360Asp/Trp361Asp），改善了蛋白质的溶解度和稳定性。这些突变位于 BARA 结构域，远离 Bcl-2 识别的 BH3 基序。以重组 Bcl-2 结合 Beclin1 的缺陷型突变体（StrepII-SUMO-Beclin1ΔBcl-2BD）作为阴性对照，构建 Bcl-2 跨膜结构域截短突变体，添加 C 端 6xHis 标签（Bcl-2-6xHis），将纯化的 SUMO 蛋白（具有 N 端 StrepII 标签和 C 端 6xHis 标签）作为标准化对照进行平行 AlphaLISA 测定。总体而言，该方法可产生特异性诱导或抑制自噬的新化合物，进一步的结构－活性研究有可能筛选出具有治疗潜力的自噬调节剂，作为治疗自噬相关疾病的候选药物。

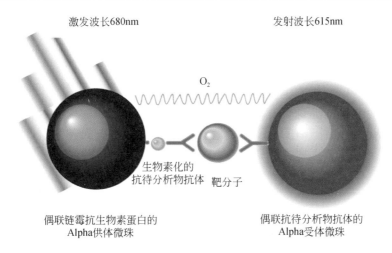

图 9-8 AlphaLISA 技术的原理

七、低温电磁技术监测自噬相关蛋白

近年来，单粒子电磁研究的逐步兴起，为自噬体的启动、发展和底物靶向机制提供了丰富的图像结果，包括部分 ATG1 蛋白激酶复合物和全部的Ⅲ型 PI3K 复合物Ⅰ的图像，该图像可呈现不同分辨率的电镜结构。除此之外，该技术还可应用于 mTORC1 复合物（该复合物可调节自噬启动）、Ape1 颗粒（酵母中选择性自噬的主要底物）及 p62（哺乳动物选择性自噬接头）的图像获取。其中，单粒子低温电磁技术作为一种强大的结构生物学技术，只需要微量的样品，避免了结晶的需要，在自噬研究中具有广泛的适用性。该项技术在探测器和计算机图像处理方面的突破，使一系列生物相关基本大分子的三维结构检测成为可能。低温电磁技术的最新突破让我们能更加接近真实状态地了解蛋白结构及大分子组合的特征，前所未有地描述细微构象。

小 结

随着自噬生物学功能和分子机制研究的不断深入，研究者逐渐开始认识到自噬流障碍会导致某些致病蛋白无法通过自噬途径进行降解，这可能是导致多种疾病（如神经退行性疾病、肿瘤、肌病、心血管疾病、自身免疫病、组织纤维化等）发生发展的重要致病机制。自噬最终发生生物学效应的关键步骤是自噬体与溶酶体融合，进而形成自噬溶酶体，降解其所包裹的内容物，这一过程统称为自噬流。自噬流并不是细胞发生自噬反应时的某一种特定状态，而是细胞要完成自噬反应时所经历的一系列过程。自噬流的活化或受阻往往可以造成截然不同的生物学效应。自噬流的检测方法较为复杂，单独使用现有的某一种技术方法往往不能够系统地检测自噬流，结合多种不同实验方法综合评价其检测结果才能较为客观地监测细胞的自噬流状态。目前，主要的自噬流检测方法包括 LC3B-Ⅱ与自噬溶酶体通路相关蛋白表达分析、自噬降解底物蛋白 SQSTM1/p62 检测、自噬依赖性长寿命蛋白降解分析、动态透射电子显微镜检测及自噬隔离分析等，结合自噬静态研究手段可以实现对自噬发生和发展过程的多角度深层次研究。

（中国医学科学院药物研究所　吕晓希　张晓伟　周吉超

金彩彩　乔露瑶　胡卓伟）

参 考 文 献

Barth S，Glick D，MacLeod K F，2010. Autophagy：assays and artifacts. The Journal of Pathology，221（2）：117-124.

Chiang W C，Wei Y，Kuo Y C，et al，2018. High-throughput screens to identify autophagy inducers that function by disrupting Beclin 1/Bcl-2 binding. ACS Chemical Biology，13（8）：2247-2260.

Ciechomska I A，Tolkovsky A M，2007. Non-autophagic GFP-LC3 puncta induced by saponin and other detergents. Autophagy，3（6）：586-590.

Demishtein A，Porat Z，Elazar Z，et al，2015. Applications of flow cytometry for measurement of autophagy. Methods（San Diego，Calif.），75：87-95.

du Toit A，Hofmeyr J H S，Gniadek T J，et al，2018. Measuring autophagosome flux. Autophagy，14（6）：1060-1071.

Engedal N，Luhr M，Szalai P，et al，2019. Measurement of bulk autophagy by a cargo sequestration assay. Methods in Molecular Biology（Clifton，N. J.），1880：307-313.

Eskelinen E L，Reggiori F，Baba M，et al，2011. Seeing is believing：The impact of electron microscopy on autophagy research. Autophagy，7（9）：935-956.

Gump J M，Thorburn A，2014. Sorting cells for basal and induced autophagic flux by quantitative ratiometric flow cytometry. Autophagy，10（7）：1327-1334.

Guo S J，Liang Y P，Murphy S F，et al，2015. A rapid and high content assay that measures cyto-ID-stained autophagic compartments and estimates autophagy flux with potential clinical applications. Autophagy，11（3）：560-572.

Hale C M，Cheng Q W，Ortuno D，et al，2016. Identification of modulators of autophagic flux in an image-based high content siRNA screen. Autophagy，12（4）：713-726.

Hurley J H，Nogales E，2016. Next-generation electron microscopy in autophagy research. Current Opinion in Structural Biology，41：211-216.

Kaizuka T，Morishita H，Hama Y，et al，2016. An autophagic flux probe that releases an internal control. Molecular Cell，64（4）：835-849.

Kliosnky D J，Abdelmohsen K，Abe A，et al，2016. Guidelines for the Use and Interpretation of Assays for Monitoring Autophagy（3rd edition）. Autophagy，12（1）：1-222.

Kraft C，Peter M，Hofmann K，2010. Selective autophagy：ubiquitin-mediated recognition and beyond. Nature Cell Biology，12（9）：836-841.

Lin X L，Li S，Zhao Y，et al，2013. Interaction domains of p62：a bridge between p62 and selective autophagy. DNA and Cell Biology，32（5）：220-227.

Ni H M，Bockus A，Wozniak A L，et al，2011. Dissecting the dynamic turnover of GFP-LC3 in the autolysosome. Autophagy，7（2）：188-204.

Pugsley H R，2017. Assessing autophagic flux by measuring LC3，p62，and LAMP1 co-localization using multispectral imaging flow cytometry. Journal of Visualized Experiments，（125）：55637.

Remaut K，Oorschot V，Braeckmans K，et al，2014. Lysosomal capturing of cytoplasmic injected nanoparticles by autophagy：an additional barrier to non viral gene delivery. Journal of Controlled Release，195：29-36.

Seleverstov O，Phang J M，Zabirnyk O，2009. Semiconductor nanocrystals in autophagy research methodology improvement at nanosized scale//Klionsky D J. Methods in Enzymology. Amsterdam：Elsevier：277-296.

Shvets E，Fass E，Elazar Z，2008. Utilizing flow cytometry to monitor autophagy in living mammalian cells. Autophagy，4（5）：621-628.

Tabata K，Hayashi-Nishino M，Noda T，et al，2013. Morphological analysis of autophagy. Methods in Molecular Biology，931：449-466.

Yao J Y，Qiu Y Y，Jia L，et al，2019. Autophagosome immunoisolation from GFP-LC3B mouse tissue. Autophagy，15（2）：341-346.

Yoshimori T，2004. Autophagy：a regulated bulk degradation process inside cells. Biochemical and Biophysical Research Communications，313（2）：453-458.

Zhang J B，Wang J G，Ng S，et al，2014. Development of a novel method for quantification of autophagic protein degradation by AHA labeling. Autophagy，10（5）：901-912.

Zhang Y，Mun S R，Linares J F，et al，2018. ZZ-dependent regulation of p62/SQSTM1 in autophagy. Nature Communications，9（1）：4373.

第十章　自噬研究的基因操作技术

巨自噬（以下称为自噬）是真核细胞中高度保守的分解代谢过程。自噬对细胞稳态至关重要，通过溶酶体降解、消除、回收大的细胞质组分，如异常的蛋白质聚集体和受损的细胞器。自噬相关基因最初通过酵母中的遗传筛选鉴定得到，之后在不同生物，包括植物、蠕虫、果蝇和哺乳动物的自噬研究中发挥了核心作用。基于自噬相关基因，很多用于监测自噬活性或阐明其生物学功能的小鼠模型也已经被建立起来。这些小鼠是在体内研究自噬作用的有力工具。由于分子生物学技术的快速进步，研究者可以更加有效、更加方便地操纵自噬相关基因。本章将介绍哺乳动物细胞中一些常用的基因沉默方法，包括 CRISPR/Cas9 介导的基因敲除，以及 siRNA 和 shRNA 介导的基因敲低。

第一节　自噬常用基因信息和小鼠模型

一、自噬常用基因信息

20 世纪 90 年代，科学家们通过酵母遗传筛选发现了一系列自噬相关基因，使分子水平的自噬机制研究成为可能。迄今为止，已在酵母中鉴定出了超过 35 种自噬相关基因，其中 *Atg1* ～ *Atg10*、*Atg12* ～ *Atg 14*、*Atg16*、*Atg18* 在哺乳动物中高度保守。这些自噬相关基因与其他关键因子一起形成了自噬核心机器，是自噬过程中不可或缺的。此部分将综述参与自噬诱导、自噬体形成和自噬体 - 溶酶体融合的核心基因（或蛋白质）的信息。

（一）自噬诱导中的 ULK1 复合物

自噬可以被多种细胞外或细胞内的刺激所诱导，包括营养缺乏、生长因子的撤除、ATP 水平降低、低氧和其他压力。氨基酸或生长因子（如胰岛素）的缺乏对于自噬的诱导最为有效。自噬诱导会汇聚到 mTORC1 上，这是营养感知途径的核心蛋白激酶。

自噬的启动需要 ULK1 激酶复合物。在哺乳动物中，ULK1 复合物由 ULk1（UNC-51 样激酶 1，为酵母 Atg1 的哺乳动物同源物）、Atg13、FIP200 和 Atg101 组成。与酵母中的 Atg1 复合物不同，哺乳动物细胞中的 ULK1 复合物稳定存在，未观察到营养依赖性的复合物的解体。ULK1 复合物的活性受 mTORC1 调节。在营养丰富的条件下，活化的 mTORC1 磷酸化 ULK1 和 Atg13，从而阻止 ULK1 复合物靶定到膜上。在饥饿条件下，mTORC1 的活性受到抑制并从 ULK1 复合物上解离，然后 ULK1 复合物可以自由地磷酸化相关组分，如 Atg13 和 FIP200，引发自噬。此外，腺苷一磷酸活化蛋白激酶（AMPK）

与 mTORC1 协同作用，通过对 ULK1 不同丝氨酸位点的磷酸化来调节细胞自噬。在饥饿条件下，AMPK 在 Ser317 和 Ser777 处磷酸化 ULK1，以破坏 mTORC1 和 ULK1 之间的相互作用，导致自噬的激活。

（二）自噬体形成中的Ⅲ型 PI3K 复合物

自噬诱导后伴随着自噬体的形成，包括分隔膜的形成、延伸和闭合过程。

在哺乳动物中，Ⅲ型磷脂酰肌醇 3- 激酶（PI3KC3）复合物是分离膜形成和组装所必需的。催化亚基 Vps34 与 Beclin1（由 *Becn1* 基因编码，酵母 *Atg6* 的同源物）和 Vps15 相结合，形成 PI3KC3 复合物的核心元件。Vps34 由 ULK1 复合物募集并在起始位点产生磷脂酰肌醇 3- 磷酸（PI3P），PI3P 对自噬体形成至关重要，被认为是自噬体膜的标志物。

Beclin1 在自噬体形成中发挥重要作用。Beclin1 与 Vps34 的相互作用可以促进 Vps34 的催化活性，增加 PI3P 的产生。据报道，多种因子能够与 Beclin1 相互作用以调节 PI3K 复合物的活性。① Atg14L（酵母 Atg14 的哺乳动物同源物）是 Beclin1-Atg14L-Vps34-Vps15 复合物的必需成分，它能感知膜的曲率并调节 Vps34 的活性和定位。②抗紫外线相关基因（UVRAG）通过与 Atg14L 互斥的方式结合到 Beclin1-Vps34-Vps15 复合物中，并参与成熟自噬体至溶酶体的运输。③含有 RUN 结构域和富含半胱氨酸的结构域的 Beclin1 相互作用蛋白（Rubicon）通过抑制 PI3K 复合物的活性负调节内体的成熟和自噬过程。其他 Beclin1 相互作用因子，包括 AMBRA1、Bax 相互作用因子 1（Bif-1）、PTEN 诱导的激酶 1（PINK1）蛋白质相互作用的神经元异构体（特别是 TC10/nPIST）、IP3 受体（IP3R）、胰腺炎相关蛋白、液泡膜蛋白 1（VMP1）和高迁移率族蛋白 1（HMGB1）也被报道能够参与自噬体的形成。最近，Cheng 等报道了一种与 UVRAG 相关、作为自噬增强因子的蛋白 Pacer 能够拮抗 Rubicon，激活 Vps34 的激酶活性，从而正向调节自噬体的成熟。

（三）自噬体延伸和成熟过程中的类泛素连接系统

在自噬体膜延伸的过程中，两类类泛素连接系统参与其中：Atg12 系统和 LC3 系统。

在第一类 Atg12-Atg5-Atg16L 连接系统中，Atg12 被结合到 Atg5 上。Atg12 在 C 端有一个甘氨酸残基，能被类 E1 泛素活化酶 Atg7 以 ATP 依赖的方式激活。然后 Atg12 被转移至类 E2 泛素转移酶 Atg10 上，最终与 Atg5 相结合。Atg12-Atg5 复合物与 Atg16L 相互作用，通过 Atg16L 的同源二聚化形成多聚的 Atg12-Atg5-Atg16L 蛋白复合物。Atg12 系统没有去结合酶，不论营养条件如何，Atg12-Atg5-Atg16L 复合物都能稳定存在。

磷脂酰乙醇胺（PE）对 LC3 的修饰是第二种类泛素连接系统，对于自噬体的形成必不可少。LC3 被半胱氨酸蛋白酶 Atg4 切割形成存在于细胞质中的 LC3-Ⅰ，然后通过类 E1 酶 Atg7 和类 E2 酶 Atg3 与 PE 结合。Atg3 结合的最后一步需要 Atg12-Atg5-Atg16L 复合物，其作为类 E3 泛素连接酶发挥作用。产生的 LC3-PE（LC3-Ⅱ）与新形成的自噬体膜相结合并保留在自噬体上直至与溶酶体融合。因此，LC3-Ⅰ向 LC3-Ⅱ 的转化被广泛认为是指示自噬诱导或自噬体与其他细胞器融合的标志物。

（四）自噬体 - 溶酶体融合的参与者

将细胞质"货物"隔离到自噬体中之后，运输囊泡将与晚期内体或溶酶体融合，从而形成自噬溶酶体。在自噬溶酶体中，"货物"被其中的水解酶降解，并循环到细胞质中供细胞重新利用。在此过程中有三个主要参与者：Rab GTP 酶、可溶性 N- 乙基马来酰亚胺敏感因子附着蛋白受体（SNARE）及膜束缚复合物。

Rab GTP 酶是真核细胞中膜运输的进化保守调节因子。每种 Rab 蛋白定位于不同的膜区域，因此可以保证膜运输的特异性。Rab7 在自噬体 - 溶酶体融合过程中起关键作用。Rab7 定位于晚期内体和溶酶体上，对于自噬体 - 溶酶体融合过程的内吞膜运输及随后的自噬体成分降解至关重要。其他 GTP 酶，如 Rab33b、Rab22 和 Rab24，也参与融合步骤的调节。

SNARE 蛋白在自噬体 - 溶酶体融合中起关键作用。在哺乳动物中，超过 60 种 SNARE 蛋白介导囊泡运输的特异性识别和融合。在功能上，SNARE 蛋白可以分为两类：囊泡 -SNARE（v-SNARE）和靶 -SNARE（t-SNARE）。v-SNARE 通常与运输囊泡相结合，t-SNARE 通常定位于靶向膜。每个 v-SNARE 或 t-SNARE 都具有螺旋结构域，可以交织在一起形成 SNARE 复合物，从而实现囊泡和靶膜的特异识别和有效融合。在自噬过程中，syntaxin 17（Stx17）被募集到成熟自噬体的外膜并与另一种 v-SNARE 蛋白 Snap29 结合形成复合物，其与溶酶体上的 t-SNARE 蛋白 Vamp8 结合，促进自噬体膜和溶酶体膜的锚定和融合。相应地，Stx17、Snap29 和 Vamp8 的基因沉默导致自噬体在细胞内的积累。此外，Atg14 能够与 Stx17 和 Snap29 之间形成的二元复合物结合，促进其与 Vamp8 的相互作用，并促进自噬体和溶酶体的融合。

HOPS 复合物调节内吞途径，同时还扮演自噬体 - 溶酶体融合的束缚因子的角色。所有 HOPS 组件，包括 Vps33a、Vps16、Vps11、Vps18、Vps39 和 Vps41，都与 Stx17 有相互作用。与此一致，这些 HOPS 亚基在自噬诱导时被募集到 Stx17 阳性的自噬体上。此外，Vps33a、Vps16 或 Vps39 的敲低能够阻断自噬流并导致 Stx17- 和 LC3- 阳性自噬体的积累，这表明 HOPS 通过与 Stx17 相结合促进自噬体 - 溶酶体的融合。异位 P 颗粒自噬蛋白 5（Epg5）是另一种决定自噬体与溶酶体融合特异性的束缚因子。Epg5 稳定并促进 Stx17-Snap29-Vamp8 SNARE 复合物的组装，以促进自噬体和溶酶体之间的融合。

哺乳动物细胞利用自噬维持物质和能量的稳态。在过去的几十年中，得益于分子生物学的快速发展，越来越多的自噬相关基因被发现和研究。这些基因及其产物是更好地理解自噬过程机制的宝贵资源（表 10-1）。研究者们需要进一步的工作去鉴定更多的自噬调节关键因子和潜在的分子机制。

二、自噬常用小鼠模型

作为高度保守的细胞代谢过程，自噬在机体的生理和病理条件下都起着至关重要的作用。在过去的 10 年中，越来越多用于自噬活性测量或阐明自噬生物学功能的小鼠模型被建立起来。此部分将总结目前可用的自噬监测小鼠模型和自噬缺陷小鼠模型。

表 10-1 哺乳动物中主要的自噬复合物和自噬相关基因

核心自噬复合物	自噬相关基因	对应的蛋白	特性或功能
ULK 复合物	Ulk1/2	Ulk1/2	丝氨酸、苏氨酸激酶；能被 mTORC1 磷酸化；募集 ATG 蛋白到分离膜上
	Atg13	Atg13	能被 mTORC1 磷酸化；调节 ULK 复合物的活性
	Rb1cc1	FIP200	Ulk1/2 和 Atg13 的"脚手架"
Ⅲ型 PI3K 复合物	Atg101	Atg101	结合并稳定 Atg13
	Pik3c3	Vps34	PI3K 催化亚基
	Pik3r4	Vps15	PI3K 调节亚基
	Becn1	Beclin1	Vps34 活性的关键调节因子
	Atg14L	Atg14L	感应膜曲率的变化；调节 Vps34 的活性和定位
	Uvrag	UVRAG	和 Beclin1 相结合，激活 PI3K 复合物
	Rubcn	Rubicon	和 Beclin1 相结合，抑制 PI3K 复合物的活性
Atg12 连接系统	Atg12	Atg12	类泛素蛋白；结合到 Atg5 上
	Atg7	Atg7	类 E1 酶
	Atg10	Atg10	类 E2 酶
	Atg5	Atg5	由 Atg12 结合
	Atg16L1/2	Atg16L1/2	形成同源二聚体；与 Atg5 相互作用
LC3 连接系统	Map1lc3a/b/c	LC3a/b/c	类泛素蛋白；和 PE 相结合
	Atg4a ~ Atg4d	Atg4a ~ Atg4d	LC3 C 端水解酶；去结合酶
	Atg7	Atg7	类 E1 酶
	Atg3	Atg3	类 E2 酶
Rab GTP 酶	Rab7a/b/L1	Rab7a/b/L1	定位于晚期内体和溶酶体，并募集膜束缚蛋白促进融合
SNARE 复合物	Stx17	Stx17	v-SNARE
	Snap29	Snap29	v-SNARE，在自噬体上与 Stx17 形成二元复合物
	Vamp8	Vamp8	t-SNARE，与 Stx17 和 Snap29 形成的二元复合物相互作用
膜束缚复合物	Vps33a	Vps33a	
	Vps16	Vps16	
	Vps11	Vps11	HOPS 复合物的成分，SNARE 蛋白驱动自噬体和溶酶体的融合
	Vps18	Vps18	
	Vps39	Vps39	
	Vps41	Vps41	
	Epg5	Epg5	稳定和促进 Stx17-Snap29-Vamp8 复合物的组装，促进融合

（一）利用转基因小鼠监测自噬

在 ATG 蛋白中，LC3 存在于新形成的自噬体膜上，并保留在自噬体上直至与溶酶体融合。因此，LC3 被广泛地用作自噬体的标记物。绿色荧光蛋白（GFP）标记的 LC3（GFP-LC3）是第一个用于监测自噬的分子探针。当 GFP-LC3 在细胞内表达时，可以通过荧光显微镜很容易地观察到点状信号。2004 年，Mizushima 实验室构建了一种全身性表达 GFP-LC3 的转基因小鼠，可以通过冷冻切片和荧光显微镜分析直接测量小鼠组织中的自噬体。值得注意的是，自噬体的富集可能是由自噬诱导增加导致的，也可能是由于自噬体 - 溶酶体融合或溶酶体降解出现障碍。因此，在没有溶酶体抑制剂存在的情况下，单独的 GFP-LC3 不能表征自噬流。同时，GFP 的荧光信号在溶酶体的酸性条件下会迅速猝灭，促进了之后定量性更好的系统被开发出来。

研究者们已经建立了转基因的 mRFP-GFP-LC3 小鼠，并通过检查其对饥饿或自噬调节药物（如雷帕霉素）的反应，验证了其可用性。具体而言，携带了 CAG 启动子控制下的 mRFP-GFP-LC3 报告元件的小鼠，被用于研究缺血再灌注损伤后心脏和肾脏中的自噬流变化。mRFP-GFP-LC3 系统的局限性在于，不论是在体内，还是在体外，区分 RFP/GFP 双阳性的荧光点和单阳性的点都有些难度，从而削弱了自噬流测量的准确性。

表达 GFP-LC3-RFP-LC3ΔG 的小鼠由 Mizushima 及其同事在 2016 年构建。除了可以在不使用溶酶体抑制剂的条件下监测自噬流之外，该系统还可用于自噬本底水平的测量。GFP-LC3-RFP-LC3ΔG 系统的一个明显不足是时间分辨率较差，需要超过 2 小时才能检测到 GFP/RFP 值的明显降低，而时间尺度对于自噬的检测很重要。

线粒体可通过线粒体自噬被选择性降解，这对于线粒体的质量控制至关重要。然而，可靠的体内监测线粒体自噬的方法非常有限。到目前为止，有两种报告系统可用于检测小鼠模型中的线粒体自噬流：mt-Keima 和 mito-QC。

mt-Keima 通过与 COX8 亚基融合而靶向线粒体。Keima 是一种 pH 依赖的荧光蛋白，能够抵抗溶酶体的水解作用。在中性环境（线粒体）中，mt-Keima 主要受 458nm 光激发并产生红色信号。当被转运到酸性的溶酶体中时，mt-Keima 被 561nm 光激活并发出红色荧光。mt-Keima 衍生荧光的比率（561nm/458nm）能够表征线粒体自噬的活性。表达 mt-Keima 报告基因的小鼠已被开发出来，并在多种实验条件下用于评估组织中的线粒体自噬。值得注意的是，由于 Keima 蛋白质信号在常规固定时很容易丢失，在使用 mt-Keima 时需要新鲜切片的组织，并快速拍照。mt-Keima 的另一个缺点是酸性和中性环境中的发射光谱不能完全分离，但这个问题在将来可以通过对 Keima 结构的基因改造来改善。

另外一种对 pH 敏感的线粒体荧光探针 mito-QC 已经被构建出来。mito-QC 是通过将串联的 mCherry-GFP 标签与线粒体外膜蛋白 FIS1 的线粒体靶向序列相融合而开发出来的。和 mRFP-GFP-LC3 系统类似，线粒体在稳态条件下显示红色和绿色信号。当线粒体自噬发生时，线粒体被转运到溶酶体，其中 mCherry 荧光保持稳定，但 GFP 荧光会被酸性 pH 猝灭。携带 mito-QC 的转基因小鼠模型被用于监测一系列组织中的线粒体变化。有趣的是，mito-QC 的结果表明，不同组织和细胞中线粒体自噬的基础水平不同。肾脏是线粒体自噬发生的主要器官，而在小鼠发育过程中心肌细胞的线粒体自噬会被激活。与 mt-Keima 转基因小鼠相比，*mito*-QC 小鼠显示出一些优点，如发射光谱没有重叠，并且与各种标记技术具有更好的兼容性。

综上，得益于与 LC3 或线粒体蛋白相偶联的荧光报告系统，多种小鼠模型被建立起来，用于在体内监测自噬流和线粒体流。表 10-2 总结了这些小鼠模型的分子探针、检测方法和主要优缺点。

表 10-2　用于监测自噬和线粒体自噬的转基因小鼠模型

分子探针	监测方法	优缺点
GFP-LC3	GFP-LC3 荧光点	不能指示自噬瘤；GFP 在溶酶体中容易猝灭
mRFP-GFP-LC3 或 mCherry-GFP-LC3	GFP$^+$、RFP$^+$ 双阳性的点指示自噬体，GFP$^-$、RFP$^+$ 的点指示自噬溶酶体	能够指示自噬流；区分双阳性和单阳性的点存在难度
GFP-LC3-RFP-LC3 Δ G	GFP 与 RFP 信号的比值	能够测量自噬本底水平；时间分辨率差
mt-Keima	561nm 和 458nm 激发的荧光强度的比值	能测量线粒体自噬流；发射光谱有重叠；不能用于固定的组织的测量
mito-QC	GFP$^+$、RFP$^+$ 双阳性的点指示细胞质中的线粒体，GFP$^-$、RFP$^+$ 的点表征线粒体自噬	发射光谱无重叠，能与多种标记技术兼容

（二）使用自噬相关基因敲除小鼠分析自噬

从酵母中鉴定得到的大多数自噬相关基因在哺乳动物中高度保守，从而可使用基因操作的方法研究自噬的功能。通过核心自噬相关基因敲除产生的自噬缺陷小鼠是研究自噬的生理功能和病理作用的有力工具。这里将概述这些小鼠模型及其表型。

在哺乳动物中，大约有 20 个核心的自噬相关基因参与自噬体的形成，其中 14 个已在小鼠中敲除。这些自噬相关基因缺陷小鼠显示出不同的表型：有些在胚胎发生过程中死亡，有些尽管在出生时看起来正常，但会在一天之内死亡，还有一些没有明显的异常（表 10-3）。

常规的 *Atg5*$^{-/-}$ 小鼠能够在早期发育中存活，但这是由于 *Atg5*$^{-/-}$ 的卵细胞中有残留的母本遗传的 Atg5 蛋白。卵细胞特异性 *Atg5*$^{-/-}$ 的小鼠在 4-8 细胞胚胎发育时期死亡。在自噬相关基因连接系统上游发挥功能的基因敲除小鼠，包括 *Becn1*$^{-/-}$、*Rb1cc1/FIP200*$^{-/-}$、*Pik3c3/Vps34*$^{-/-}$、*Atg9a*$^{-/-}$、*Atg13*$^{-/-}$ 的小鼠，在胚胎发育期间死亡。ULK 缺失的小鼠是一个例外。*Ulk1*$^{-/-}$ 或 *Ulk2*$^{-/-}$ 的小鼠可以存活，这可能是剂量效应所致，而 *Ulk1*$^{-/-}$ *Ulk2*$^{-/-}$ 双敲除小鼠会在出生后死亡。Atg12 和 LC3 连接系统中的基因，除了 *Atg10* 之外，都有了对应的基因敲除小鼠。其中，*Atg3*$^{-/-}$、*Atg5*$^{-/-}$、*Atg7*$^{-/-}$、*Atg12*$^{-/-}$、*Atg16L1*$^{-/-}$ 的小鼠能够在胚胎发育阶段存活，同时以孟德尔频率出生，但在出生后一天之内死亡。两类连接系统中，存在剂量效应的基因敲除小鼠，包括 *Lc3b*$^{-/-}$、*Gabarap*$^{-/-}$、*Atg4b*$^{-/-}$ 和 *Atg4c*$^{-/-}$ 的小鼠，没有表现出明显的（或具有较弱的）表型异常。为什么不同自噬相关基因敲除的小鼠在表型上存在较大差异，尚不完全清楚。这可能和不同基因在自噬的不同阶段发挥作用有关，相应地，自噬上游基因敲除的小鼠可能会表现出更加严重的表型。此外，自噬相关基因可能具有自噬调节以外的功能。不同自噬相关基因之间的功能冗余或补偿机制也会影响基因敲除小鼠的表型。

表 10-3 自噬相关基因敲除的小鼠模型

基因	存活时间	表型
Becn1	胚胎发育 7.5 天或更早	羊膜前管闭合缺陷
Rb1cc1	胚胎发育 13.5～16.5 天	心脏和肝脏发育缺陷
Pik3c3	胚胎发育 8.5 天	不能形成中胚层；细胞增殖变慢
Atg9a	胚胎发育 14.5 天	生长延缓
Atg13	胚胎发育 17.5 天	生长延缓；心脏发育缺陷
Ulk1/2	出生后 1 天内死亡	肺功能受损
Atg3，*Atg5*，*Atg7*，*Atg12*，*Atg16L1*	出生后 1 天内死亡	形态正常；氨基酸水平降低；哺乳缺陷
Atg4b	存活	平衡功能障碍
Atg4c	存活	可生育，对致癌物质引起的纤维肉瘤的易感性增加
Ulk1	存活	网状细胞数量增加，线粒体清除延迟
Ulk2，*Map1lc3b*，*Gabarap*	存活	无明显表型缺陷

虽然常规自噬相关基因敲除会导致胚胎或新生小鼠死亡，但仍然可以用 *Atg5*[−/−]、NSE-*Atg5* 的模型研究成年小鼠体内的自噬。Mizushima 及其同事证明，大脑中 Atg5 的重新表达足以拯救 Atg5 缺失的小鼠，使其免于出生后死亡，这表明神经元功能障碍，包括哺乳失败，是新生小鼠死亡的主要原因。这些获救小鼠中的大多数能够存活 8 周至 8 个月。对该小鼠模型的进一步分析揭示了 Atg5 在多个过程中未被报道过的作用，包括调节下丘脑 - 垂体 - 性腺轴和肠道内铁的吸收。这些小鼠为揭示自噬在全身范围内的生理作用提供了宝贵的资源。

有关自噬相关基因敲除小鼠的分析非常有助于阐明自噬在体内的生理功能。目前，自噬的研究主要集中在自噬相关基因上，而其他自噬调节基因的小鼠模型，特别是介导自噬体 - 溶酶体融合的相关因子的小鼠模型，在很大程度上是缺乏的。将来，不同小鼠模型的组合使用将提高人们对自噬作用和机制的认知。

第二节 哺乳动物细胞中的基因沉默技术

一、哺乳动物中常用基因敲除技术

精确修饰基因组信息对于理解特定基因的功能至关重要。在过去的几十年中，基因敲除技术使人们能够了解特定基因在各种生物过程中的作用。

传统的方法中，基因敲除主要通过同源重组实现，这需要构建一段含有目标突变的DNA序列。这种方法效率很低，DNA重组的效率只有$10^{-2} \sim 10^{-3}$，且只能用于某些生物中。之后，基因组编辑和调控方面的技术突破显著提高了基因敲除的效率和特异性。通常而言，分子机器需要两个主要部分来精确编辑DNA序列：特异性识别、结合DNA序列的DNA结合结构域，以及引起DNA断裂或其他效应的效应结构域。因此，可以通过改造序列特异性的核酸酶来进行基因敲除。锌指核酸酶（ZFN）是可以个性化设计的基因组编辑工具之一。ZFN含有常见的Cys_2-His_2 DNA结合结构域，用于识别目标DNA序列的密码子，同时含有Fok I 限制性核酸内切酶，从而能够切割DNA。转录激活因子样效应物核酸酶（TALEN）是另外一种基因组编辑工具。TALEN同样具有DNA结合结构域和核酸酶，能够引起DNA双链断裂（DSB）。

尽管ZFN和TALEN都可以针对特定的DNA序列进行改造，但复杂且耗时的蛋白操作、烦琐的筛选和验证程序，限制了它们的广泛应用。成簇的规律间隔短回文重复序列（CRISPR）/CRISPR相关蛋白9（Cas9）正愈发成为一种强大的基因组编辑系统，尤其可以在多种生物中高效地实现基因敲除。

（一）CRISPR/Cas9 技术的原理

CRISPR/Cas9最初是作为细菌和古细菌中的适应性免疫系统进入人们视野的。Ⅱ型CRISPR系统是被研究最多的微生物防御系统之一，现已被设计为RNA引导的核酸内切酶，用于基因组编辑。Cas9可以通过20nt的单引导RNA（sgRNA）靶向到特定的DNA区域以产生DSB。Cas9靶位点的选择有一个条件：20bp靶序列的3′端需要紧接着一段原型间隔区相邻基序（PAM）序列。对于来自化脓性链球菌（SpCas9）的Cas9核酸酶，靶序列必须紧接在NGG-3′ PAM之前，如5′-GTGCCGGAAATGACCGAGTTCGG-3′。通过简单地合成一对编码20nt引导序列的寡核苷酸，Cas9便可以很容易地重新靶向到新的DNA序列上，这使得个性化定制变得非常容易。Cas9产生的DSB会激活细胞内两种DNA修复机制：非同源末端连接（NHEJ）或同源定向修复（HDR）。在没有模板的情况下，更容易出错的NHEJ机制会被激活，导致插入和（或）缺失（indel），引起移码突变，产生提前出现的终止密码子，从而导致基因敲除。如果存在与靶序列具有同源性的供体模板，细胞则会激活HDR途径，从而精确地修复突变。虽然CRISPR/Cas9有潜在的脱靶效应且不应该被忽视，但到目前为止，该系统是最为有效的基因组编辑平台，并被广泛地应用于多种生物体中。

（二）CRISPR/Cas9 技术的应用及操作步骤

可以利用CRISPR/Cas9系统有效地操纵自噬相关基因以研究它们的功能。作为Atg12

和 LC3 连接系统的关键组分，Atg5 和 Atg7 是自噬体形成所必需的（参见上文的介绍）。因此，研究者们通常会利用 CRISPR/Cas9 或其他方法敲除 Atg5 或 Atg7，去阻断自噬，从而揭示自噬在各种哺乳动物细胞中的作用。

与其他哺乳动物基因一样，CRISPR/Cas9 介导的 Atg5 或 Atg7 的基因敲除主要包括以下步骤。

（1）sgRNA 的靶位点选择：当在基因组中搜索目标位点时，需要目标 DNA 序列后面紧跟着 PAM 序列。然而，这不会在很大程度上限制 Cas9 的靶向范围，因为在人类基因组中，大概每 8 ～ 12bp 的 DNA 序列中就有 1 个 PAM 序列。建议使用在线 CRISPR 设计工具来选择 sgRNA，以获得最合适的靶位点。此外，还应考虑 Cas9 的脱靶效应，并且每个基因至少要设计两个 sgRNA。

（2）构建 sgRNA 并导入到细胞中：表达质粒被广泛用于 sgRNA 的递送。这些质粒，如广泛使用的 pSpCas9（BB）-2A-Puro（PX459），经过改造之后，能够同时表达 Cas9 和 sgRNA。经由公司合成的编码 20nt 引导序列的寡核苷酸对，可以在退火之后连接到质粒中。还可以使用其他能够在体内产生病毒的转染质粒，如 LentiCRISPRv2。

（3）克隆分离：转染细胞的克隆分离对于建立纯的、稳定的敲除细胞系是必需的。在细胞转染和抗生素筛选之后，可用梯度稀释或流式细胞术进行单个细胞的分离。

（4）细胞系的敲除验证：SURVEYOR 核酸酶实验通常用于检测 CRISPR/Cas9 的编辑效率。SURVEYOR 核酸酶或其他核酸内切酶，如 T7 核酸内切酶 I，能够识别和切割非完全匹配的 DNA、十字形 DNA 结构、Holliday 结构或连接点和异源双链 DNA 以检测突变体。可以将目标区域的基因组扩增出来，然后克隆到质粒中，挑取若干细菌克隆做 Sanger 测序，以确定被编辑的细胞系的基因型。另外，需要通过 Western blot 或其他功能性实验来验证 CRISPR/Cas9 介导的基因敲除。

二、哺乳动物细胞中的基因敲低技术

除基因敲除外，基因敲低技术也被广泛用于遗传功能分析。在敲低实验中，一种或多种基因的表达被人为降低，这种降低可以通过遗传修饰进行，也可以利用与基因或信使 RNA（mRNA）互补的短 DNA 或 RNA 寡核苷酸来实现。小干扰 RNA（siRNA）和短发夹 RNA（shRNA）是两种常用的基因敲低方法。

（一）siRNA 介导的自噬相关基因敲低

1. siRNA 原理　siRNA 也被称为短干扰 RNA 或沉默 RNA。它是一个短的（通常 20 ～ 24 bp）双链 RNA（dsRNA），具有磷酸化的 5′ 端和羟基化的 3′ 端，含有两个突出的核苷酸。siRNA 易于设计、合成，并导入到细胞中。在细胞质中，外源 siRNA 由 RNA 诱导的沉默复合物（RISC）加工，其中 siRNA 的有义链被降解并从 RISC 中释放，剩下的反义链与互补的 mRNA 结合，并通过 RISC 使 mRNA 降解。

2. siRNA 应用　由 siRNA 介导的 RNA 干扰（RNAi）可用于特定自噬基因的沉默，以鉴定其功能，或者检测自噬在各种哺乳动物细胞中的作用。此外，全基因组 siRNA 筛选是揭示自噬机制、鉴定新型自噬调节因子的有力工具。

（1）在人全基因组 siRNA 筛选实验中，Lipinski 等证明，在正常的营养条件下，自噬的上调需要Ⅲ型PI3K，但不需要mTORC1的抑制。其研究还表明，一组正向调节细胞生长和增殖的生长因子及细胞因子，包括MAPK-ERK1/2、Stat3、Akt/Foxo3和CXCR4/GPCR，可抑制Ⅲ型PI3K。该研究表明，自噬和细胞增殖可能代表了两种以互斥方式调节细胞命运的机制。

（2）Orvedahl等进行了高通量、基于图像分析的全基因组siRNA筛选，以检测选择性自噬所需的哺乳动物基因。他们鉴定了病毒自噬所需的141个候选基因，这些基因参与到mRNA加工、干扰素信号传导、囊泡运输、细胞骨架运动功能、代谢等生命活动中。在这些基因的产物中，含有C2结构域蛋白的SMURF1被确定为病毒自噬和线粒体自噬的新的介导者。

（3）与Orvedahl等的研究相延续，Mauthe等通过siRNA筛选确定了自噬相关蛋白对6种不同病毒复制的影响。这项研究揭示了之前未报道过的Atg13和FIP200在小核糖核酸病毒复制中的作用，而这与其在自噬中作为ULK复合物组分的功能无关。

（4）为了寻找参与饥饿诱导自噬的新型调节因子，McKnight等在稳定表达GFP-LC3的人细胞系中进行了全基因组siRNA筛选。他们鉴定了9种新型的自噬调节因子，并对其中的两种进行了深入研究：鉴定到的SCOC能够与UVRAG和FEZ1形成复合物调节ULK1复合物的活性；另一种WAC蛋白是饥饿诱导的自噬所必需的，但也可作为泛素-蛋白酶体系统的潜在负调节因子。综上，这些利用全基因组siRNA对自噬调节相关因子的筛选，为了解自噬的机制和新的作用提供了珍贵的资源。

3. siRNA操作步骤

（1）设计并合成相应基因的siRNA。

（2）转染前24～48小时，接种（0.2～1.0）×10^6/孔至6孔板中，加入2ml含血清培养液，于37℃ 5%CO_2下培养至20%～70%融合。

（3）使用50～100μl无血清培养基稀释10～30pmol的siRNA，充分混匀，室温放置5分钟。

（4）使用50～100μl无血清培养基稀释转染试剂，siRNA与转染试剂比例为1：2～1：3制备预混液，充分混匀，室温放置5分钟。

（5）在每管已稀释的转染试剂中加入稀释的siRNA，室温孵育10～20分钟。

（6）加入siRNA-转染试剂混合物至含有细胞和培养基的培养板孔中，轻微摇晃细胞培养板，使得siRNA-转染试剂混合物均匀覆盖细胞。

（7）转染完成，细胞在CO_2培养箱中培养24～48小时后，验证敲低效率。

（二）shRNA介导的自噬相关基因敲低

1. shRNA原理　利用合成的siRNA介导基因沉默的方法简单而快速，但siRNA具有寿命短的缺点，这削弱了其调节基因表达的能力。shRNA的方法克服了这种限制，能够更加稳定地抑制基因表达。

shRNA是一种人工RNA分子，可以自发形成发夹结构，广泛用于哺乳动物中基因表达的沉默。shRNA可以通过质粒或各种病毒载体导入细胞中。一旦进入细胞，shRNA则由载体上的启动子驱动转录。转录产物类似原始的microRNA（pri-miRNA），并经由Drosha加工。加工后形成的pre-shRNA在Exportin 5的作用下从细胞核导出，然后被细胞质中的 RNAi 机器识别，并被加工成为有活性的 siRNA。之后，基因沉默的任务可以通过如上所述的 siRNA 机制来完成。

2. shRNA 应用 在哺乳动物细胞中，通过 shRNA 的方法敲除自噬相关基因、阻断自噬的相关报道非常多。与 siRNA 技术类似，全基因组 shRNA 筛选也可用于寻找新型的自噬调节因子。Strohecker 等通过监测自噬底物 p62/SQSTM1 的水平变化开发了基于高通量图像分析的 shRNA 筛选系统。他们鉴定出了 186 种潜在的自噬抑制因子和 67 种可能的自噬激活因子。其中，PFKFB4 通过影响细胞中的氧化还原平衡来调节自噬。最近，Cassidy 等开发了靶向 Atg5 的诱导型 shRNA 小鼠模型，被称为 ATG5i 小鼠。关键自噬基因常规性敲除和条件性全身敲除的小鼠模型，分别表现出围生期死亡和致死性神经毒性的表型，与此不同，ATG5i 的小鼠可以在体内动态地抑制自噬。研究者们发现，ATG5i 的小鼠呈现出很多之前报道过的组织特异性敲除小鼠的表型。他们还发现，肝肿大和其他与自噬缺陷相关的病理表现可以通过恢复自噬来挽救，但这会导致肝纤维化的发展。这些 ATG5i 小鼠是研究自噬被抑制和恢复过程中所引起的病理后果的良好模型。

3. shRNA 操作步骤

（1）设计并构建相应基因的 shRNA 表达质粒。

（2）转染前 24 ～ 48 小时，接种（0.2 ～ 1.0）× 10^6/孔至 6 孔板中，加入 2ml 含血清培养液，于 37℃ 5%CO_2 培养至 20% ～ 70% 融合。

（3）使用 50 ～ 100μl 无血清培养基稀释 2 ～ 10μg 的 shRNA 表达质粒，充分混匀，室温放置 5 分钟。

（4）使用 50 ～ 1000μl 无血清培养基稀释转染试剂，shRNA 表达质粒与转染试剂比例为 1 ∶ 1 ～ 1 ∶ 2 制备预混液，充分混匀，室温放置 5 分钟。

（5）在每管已稀释的转染试剂中加入稀释的 shRNA 表达质粒，室温孵育 10 ～ 20 分钟。

（6）加入 shRNA 表达质粒 - 转染试剂混合物至含有细胞和培养基的培养板孔中，轻微摇晃细胞培养板，使得 shRNA 表达质粒 - 转染试剂混合物均匀覆盖细胞。

（7）转染完成，细胞在 CO_2 培养箱中培养 24 ～ 48 小时后，验证敲低效率。

小　结

本章总结了哺乳动物中主要自噬相关基因和常用自噬小鼠模型的信息，还介绍了一些在自噬研究领域常用的基因操作方法，包括 CRISPR/Cas9 介导的基因敲除与 siRNA 和 shRNA 介导的基因敲低。研究者们可以利用上述方法在基因组水平和转录水平上对自噬相关基因进行操作。此外，自噬基因经过改造的多种小鼠模型也已经被建立起来，这为更好地了解自噬在生理和病理条件下的作用提供了更多的研究方法，可根据实际的科研需要选择合适的研究方法和方式。

（南京农业大学　刘　蓉　郭仁鹏，

华中科技大学　荣岳光）

参 考 文 献

Burman C，Ktistakis N T，2010. Autophagosome formation in mammalian cells.Seminars in Immuno-pathology，32（4）：397-413.

He C C，Klionsky D J，2009.Regulation mechanisms and signaling pathways of autophagy.Annual Review of Genetics，43（1）：67-93.

Kuma A，Komatsu M，Mizushima N，2017. Autophagy-monitoring and autophagy-deficient mice. Autophagy，13（10）：1619-1628.

Mizushima N，2009. Regulation of autophagosome formation in mammalian cells.Autophagy，5（6）：898-899.

Mizushima N，2010.The role of the Atg1/ULK1 complex in autophagy regulation.Current Opinion in Cell Biology，22（2）：132-139.

Mizushima N，Komatsu M，2011. Autophagy：renovation of cells and tissues.Cell，147（4）：728-741.

Mizushima N，Noda T，Yoshimori T，et al，1998.A protein conjugation system essential for autophagy. Nature，395（6700）：395-398.

Mizushima N，Yoshimori T，Ohsumi Y，2011.The role of atg proteins in autophagosome formation.Annual Review of Cell and Developmental Biology，27（1）：107-132.

Nakamura S，Yoshimori T，2017. New insights into autophagosome–lysosome fusion.Journal of Cell Science，130（7）：1209-1216.

Pyo J O，Nah J，Jung Y K，2012. Molecules and their functions in autophagy.Experimental & Molecular Medicine，44（2）：73.

Summerton J，2007. Morpholino，siRNA，and S-DNA compared：impact of structure and mechanism of action on off-target effects and sequence specificity. Current Topics in Medicinal Chemistry，7（7）：651-660.

Wang H F，La Russa M，Qi L S，2016.CRISPR/Cas9 in genome editing and beyond.Annual Review of Biochemistry，85（1）：227-264.

Zhao Y G，Zhang H，2018. Formation and maturation of autophagosomes in higher eukaryotes：a social network.Current Opinion in Cell Biology，53：29-36.

第十一章　神经退变背景下 microRNA 对自噬的调控

随着人群的持续老龄化，神经退行性疾病（neurodegenerative disease，ND）的社会和经济影响更加严重。目前由于缺乏对大多数 ND 病因的了解，患者只能接受对症治疗。因此，研究人员和临床医生急需进行 ND 病理机制的探索。自噬在 ND 中促进病理蛋白降解，而 microRNA 对包括自噬在内的多种信号转导网络进行转录后调控。本章将会批判性地讨论 ND 中 microRNA 调控自噬领域的现有研究进展，并介绍 microRNA 研究的基本策略和技术。阐明导致 ND 的机制有助于推动疾病早期诊断、有效治疗的方法研发。

第一节　神经退行性疾病中的 microRNA 对自噬的调控

神经退行性疾病（neurodegenerative disease，ND）是现代社会威胁人类健康的主要因素之一，数以千万的人口受到影响，尤其是老年人群发病率逐年上升。最常见的 ND 是疾病特异性蛋白错误折叠和积累导致的。根据导致积累的蛋白种类，ND 可以进一步划分为朊病毒样蛋白——磷酸化 τ 蛋白导致的 τ 蛋白病（tauopathy）、β 淀粉样蛋白（β-amyloid protein，Aβ）导致的淀粉样变（amyloidosis）、α 突触核蛋白导致的突触核蛋白病（synucleinopathy）、TDP-43 蛋白病（transactivation response DNA binding protein 43 proteinopathy）及瘙痒病朊病毒同源异形体导致的朊病毒病等。τ 蛋白病包括但不限于进行性核上性麻痹（progressive supranuclear palsy）、皮质基底节综合征（corticobasal syndrome）、额颞痴呆（FTD）和 17 号染色体连锁额颞叶痴呆合并相关的帕金森综合征（frontotemporal dementia and Parkinsonism linked to chromosome 17）、慢性外伤性脑病（chronic traumatic encephalopathy）和阿尔茨海默病（Alzheimer's disease，AD）。后者也被归类到以胞外积累 Aβ 为特点的淀粉样变。突触核蛋白病包括帕金森病（Parkinson's disease，PD）、PD 样痴呆（PD-like dementia）、路易体痴呆（dementia with Lewy body）及多系统萎缩（multiple system atrophy，MSA）。TDP-43 是负责转录抑制、基因剪接、RNA 代谢的一个 43kDa 的蛋白，其积累导致肌萎缩侧索硬化（amyotrophic lateral sclerosis，ALS）和泛素阳性、τ 蛋白和 α 突触核蛋白阴性的 FTD（FTLD-TDP）。前文提到的疾病都与错误折叠蛋白的病理性积累相关，而自噬通路可能抵消这一过程。目前大多数 ND 的基本机制未明，导致早期诊断和治疗缺乏客观依据。遗传、表观遗传、激素和环境多种因素共同导致了这些疾病。本章就 ND 中自噬调节 microRNA 的研究进行讨论。

一、神经退行性疾病中的自噬

自噬是细胞对功能异常蛋白和细胞器整体进行降解及对循环的能量再利用的复杂过

程。自噬进一步分为巨自噬、分子伴侣介导的自噬和微自噬（图 11-1）。调控这一过程的主要蛋白称为自噬相关蛋白。自噬过程的异常在 ND 中常有出现。ND 病理过程中的朊病毒样蛋白（包括 Aβ、τ 蛋白、SNCA、huntingtin 和 TDP43）能够聚集成半衰期较长的复杂结构，而自噬能够抵消这种积累。神经元是高度分化的有丝分裂后细胞，朊病毒样蛋白的积累无法通过细胞分裂稀释，因此对自噬异常格外敏感。

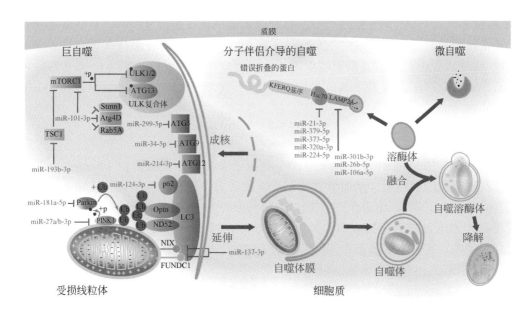

图 11-1　在神经退变背景下调控自噬的 microRNA

自噬包括巨自噬、分子伴侣介导的自噬和微自噬三种类型。这三条通路结束于具有酸性内容物的自噬溶酶体的形成。图左部显示了神经退变背景下调控线粒体自噬（巨自噬的一种亚型）的 microRNA。在线粒体自噬中，线粒体膜电位受到破坏时外膜蛋白出现泛素化（Ub）。PINK1 招募 Parkin 到线粒体外膜。线粒体外膜上的蛋白泛素化并被巨自噬受体 optineurin（Optn）和 NDP52 识别。这些受体结合 LC3 来起始自噬。泛素化的货物受体 p62 与 LC3 的结合是巨自噬起始的关键步骤。自噬起始过程的关键蛋白还包括 ATG12、ATG5、ATG9、NIX 和 FUNDC1。另外，mTORC1 是巨自噬起始过程的关键抑制剂，能够抑制 ULK 和 ATG13 形成 ULK 复合体。图中部显示了神经退变背景下特定 microRNA 在分子伴侣介导的自噬中的作用。分子伴侣 Hsc70 通过五肽基序 KFERQ 识别错误折叠的蛋白。这个复合体结合到溶酶体上的 LAMP2A 进一步降解

（一）阿尔茨海默病中的自噬

阿尔茨海默病（AD）是最常见的 ND，最初累及的脑区包括新皮质（neocortex）和海马（hippocampus）。其特征包括胞外沉积 Aβ 蛋白、胞内聚集 τ 蛋白与神经细胞的渐进性丢失。AD 与溶酶体、自噬体和自噬溶酶体功能异常相关。在小鼠、大鼠原代神经元、小鼠胚胎成纤维细胞和神经母细胞瘤 N2a 细胞中的实验证明，自噬能够抵消 Aβ 的积累。有趣的是，淀粉样前体蛋白（amyloid precursor protein，APP）转基因小鼠中敲除 ATG7（ATG7蛋白可促进自噬），减少了 Aβ 向细胞外的分泌和斑块形成，并且增加了胞内 Aβ 积累，促使神经退变。更重要的是调控自噬的 Beclin1 在 AD 患者脑中下调，体外实验和在体实验都证实了 Beclin1 拮抗 Aβ 沉积，从而对细胞具有保护作用。这说明了自噬在抵消 AD

病理进程中的重要作用。

（二）帕金森病中的自噬

帕金森病（PD）是第二大 ND，也是最常见的一种神经退行性运动障碍疾病，主要症状包括震颤、强直、运动徐缓和姿势不稳等。其重要病理特征是黑质核致密部（substantia nigra pars compacta，SNpc）中的多巴胺神经元丢失和胞外积累含有突触核蛋白的路易体（Lewy body）。与 Aβ 和 τ 蛋白类似，突触核蛋白也具有朊病毒的特征且能够通过自噬被清除。线粒体自噬是巨自噬的一个变种（图 11-1），其过程在维持多巴胺神经元的功能、PD 病理进程中都发挥着重要的作用。实际上自噬相关蛋白 PINK1 的突变 G309D、G502C、G275T、G1391A 和 Parkin 的突变 T167A、C245A、G758A、C823T、C1310T 都与 PD 相关。

（三）亨廷顿病中的自噬

亨廷顿病（Huntington's disease，HD）是由于突变的亨廷顿蛋白（huntingtin）逐渐损伤纹状体和皮质神经元，从而导致舞蹈症、肌张力障碍、平衡失调、认知能力下降。研究者尚未完全了解 huntingtin 的功能，但是已经确定它在胞外转运中具有重要的作用，并且可以作为巨自噬的骨架蛋白。另外，自噬可以抑止 huntingtin 的胞内积累。因此，通过抑制自噬、胞内能量稳态和细胞生长的关键调节因子 mTOR 激活自噬，不失为缓解 HD 进程的策略。

（四）肌萎缩侧索硬化中的自噬

肌萎缩侧索硬化（ALS）的主要病理学特征包括运动神经元的退行性改变，这种改变与错误折叠蛋白如 TDP43、SOD1、NIMA 相关激酶 1、FUS 蛋白及 C9orf72 等相关。ALS 与自噬体和自噬溶酶体异常相关。例如，在 ALS 小鼠模型神经元中，突变体 SOD1 蛋白被自噬途径清除。一般来说自噬调控细胞死亡率，而抑制自噬会导致神经退变。另外，线粒体自噬的受体突变已经被证实与 ALS 相关。

（五）多系统萎缩中的自噬

多系统萎缩（MSA）是神经元和少突胶质细胞中出现突触核蛋白积累导致的帕金森样症状、共济失调和自主神经系统功能异常。在 MSA 中检测到巨自噬通路的上调及蛋白酶体下调，提示自噬途径异常可能在 MSA 病理过程中发挥作用。

（六）额颞痴呆中的自噬

额颞痴呆（FTD）是一类行为和语言异常的 ND 的统称。调控含缬酪肽蛋白（valosin-containing protein，VCP）的自噬和溶酶体与 FTD 病理进程相关。基因突变是与蛋白酶体途径和自噬途径相关的。VCP 功能缺失可通过阻止自噬体膜成熟导致自噬异常。总之，这些关于 VCP 基因的研究及其他证据提示自噬在 FTD 中可能发挥着重要的作用。

二、RNA 干扰与 microRNA

正如前文所述，神经退变的进展通常受到自噬活性的调控，而自噬受到包括 siRNA 和 microRNA 在内的多种机制的调控。在哺乳动物中，原始 microRNA（pri-microRNA）通常由 DNA 介导的 RNA 合成酶 II（RNApol II）转录而来，在少数情况下由 RNApol III 产生。这种茎环结构的 pri-microRNA 被含有 1 个 Drosha 和 2 个 DGCR8 的 MISC（microprocessor complex）识别及切割产生前体 microRNA（pre-microRNA）。后者被输出蛋白（exportin）5 运送到细胞质中，并最终被 Dicer 切割形成 20～25bp 的两条链都具有 3′-悬尾（从 pri-microRNA 的转录起始位点开始计算）的长双链 RNA。在 Dicer 的介导下，双链中的引导链整合到包含 Argonaute 2（Ago2）的 RNA 诱导的沉默复合体（RISC）中，而信息链迅速被降解。引导链直接结合到 microRNA 的靶点上导致其降解或者翻译抑制。人类基因组中有超过 5000 个 microRNA，至少半数是人类特有的。由于 microRNA 只需要部分匹配就可以与靶点结合，一个特定的 microRNA 可以调节几百种基因，一个基因也可以被几百种 microRNA 所调节。microRNA 能够调节大多数人类蛋白编码基因，包括中枢神经系统生理功能的关键基因。神经末梢中 microRNA 提前装填到 RISC 中并稳定聚集在 P 小体（processing body）进行翻译抑制。这种相互作用发生在靶 mRNA 的 3′ 非翻译区（untranslated region，UTR），极少数情况下 microRNA 会结合到靶基因的 5′ UTR 或者编码序列（coding sequence，CDS）。后者导致 microRNA 靶基因稳定性增加，并延长它们的半衰期。

三、RNA 干扰与自噬在神经退行性疾病中的调节互作

尽管 microRNA 在 ND 中的作用尚未确证，但一些体外和在体模型已证实这一通路对神经退变的贡献。在 AD 患者海马区 miR-34c-5p 上调。类似地，在 24 个月的小鼠及表达嵌合小鼠-人淀粉样前体蛋白（amyloid precursor protein，APP）和突变体人类早老蛋白 1（presenilin1，PS1）的 AD 小鼠模型中，研究者检测到 microRNA 表达水平的升高、靶基因 sirtuin 1 水平下降及记忆退化。而向海马区注射 miR-34c-5p 类似物对学习能力具有负向影响。靶点保护剂对记忆功能具有拯救作用，直接证明了 sirtuin 1 是这一表型中 miR-34c-5p 的功能性靶点。年龄是大多数 ND 的主要危险因素。自噬可能通过调控衰老和寿命影响神经退变。敲除 miR-34a-5p 通过增强自噬体形成的重要自噬基因 Atg9 表达延长了线虫的寿命。

一些 ALS 病例中 Drosha（microRNA 成熟的重要核酸酶）的表达水平是下降的，这提示了自噬对 microRNA 生物合成的控制。正常情况下，过量的 Ago2 会被自噬通路降解。有趣的是，细胞实验、小鼠模型和 HD 尸检样本揭示突变体 huntingtin 的聚集导致了 Ago2 的积累及 microRNA 的功能异常，而激活自噬可以缓解这种异常。HD 的关键致病蛋白 huntingtin 聚集导致 Ago2 积累，从而使得整个 microRNA 合成通路异常。HD 通常与自噬异常相关，诱导正常自噬通路可能缓解疾病表型。

RNA 干扰是调控疾病相关基因的有效治疗工具。siRNA 是与靶基因完全互补的，这一点不同于与靶点部分互补的 microRNA。siRNA 可以有效诱导转录物的降解。

市场上首个基于 RNA 干扰的治疗药物 patisiran 通过靶向甲状腺素视黄质运载蛋白（transthyretin，TTR）来治疗 ND。受到 microRNA 调控的基因涉及自噬的不同阶段（图 11-1）。研究者已经应用多种 RNA 干扰相关工具在 ND 中研究自噬。下文将讨论特定自噬调控 microRNA 在 ND 中的作用。

第二节　microRNA 调控自噬及其在神经退变中的作用

一、microRNA 调控巨自噬影响神经退变

巨自噬需要一些关键的自噬相关蛋白完成细胞器或蛋白的包围选择，自噬体膜继而成熟形成双层膜结构的自噬体。最终，自噬体与溶酶体融合并将"货物"运载到其中，通过酸性的溶酶体水解酶将内容物降解（图 11-1）。下面将讨论 AD 模型中三个调节自噬起始的 microRNA：miR-214-3p、miR-299-5p 和 miR-124-3p。这三个 microRNA 在中枢神经系统中的表达量都很高，其中 miR-124-3p 丰度最高（图 11-1 和表 11-1）。

（一）调控巨自噬起始的 microRNA

miR-214-3p 靶向 ATG12。miR-214-3p 转染小鼠的原代海马神经元后发现 LC3B 减少、Beclin1 减少、p62 增加，这说明自噬体的形成受到抑制。体内实验进一步将 miR-214-3p 类似物通过立体定位注射到 SAMP8（senescence accelerated-prone mouse 8，快速衰老小鼠）AD 小鼠模型的第三脑室（图 11-1），检测到 Atg12 表达水平下降、细胞凋亡抑制，从而恢复空间学习和记忆功能。在另一个 AD 小鼠模型 APPswe/PS1ΔE9（图 11-1 和表 11-1）中，miR-299-5p 靶向 Atg5 抑制自噬并拮抗 caspase 依赖的细胞凋亡，因此在 AD 模型中具有神经保护因子的作用。

前文提到过 miR-124-3p 是中枢神经系统丰度最高、最重要的 microRNA。AD 中它的上调促进了学习能力，并且减缓了病理进程。miR-124-3p 可能通过它预测的靶基因 β- 位点淀粉样前体蛋白切割酶 1（β-site amyloid precursor protein cleaving enzyme 1，BACE1）发挥作用。BACE1 将 APP 切割成 Aβ，导致 Aβ 的积累、胞外沉积、斑块和纤维缠结的形成。有趣的是，在广泛应用的 PD 模型即 MPTP（1-methyl-4-phenyl-1，2，3，6-tetrahydropyridine，1- 甲基 -4- 苯基 -1，2，3，6- 四氢吡啶）诱导的 PD 小鼠中 miR-124-3p 表达下降，而其靶基因 p62（也称为 sequestosome 1）和 p38（也称为 MAPK14）上调，反映了自噬的抑制和小胶质细胞的激活。敲低 p62 抑制磷酸化 p38 和胶质细胞 BV2 前炎症反应的水平，而应用 miR-124-3p 类似物拯救了毒物诱导的表型，并通过减弱 p62 和磷酸化 p38 的活性促进自噬。

（二）调控 mTOR 通路基因的 microRNA

mTOR 通路是抑制巨自噬的一条关键调控通路（图 11-1）。在营养充足时 mTOR 复合体 1 抑制包含 FIP200（也称为 RB1 诱导的螺旋螺旋 1，RB1 inducible coiled-coil 1，Rb1cc1）、Ulk1/2（Atg1 的类似物）和 Atg13（也称为 Ulk）的复合体，这是通过直接磷

表 11-1　衰老和神经退变背景下自噬相关的 microRNA 和靶点

microRNA	靶点	预测工具	体外验证	在体验证	行为学检测	microRNA/靶点表达水平的年龄相关性变化	神经退变背景下的表达水平	参考文献
miR-214-3p	ATG12	miRDB microRNA.org	用未分化的 SH-SY5Y 细胞进行双荧光报告实验，使用类似物和 antagomiR 在 SAMP8 小鼠原代海马神经元进行微阵列表达分析和 Western blot 分析	向 SAMP8 小鼠第三脑室注射类似物，导致 ATG12 减少（Western blot 证实）	Morris 水迷宫	年老 C57BL/6J 小鼠肝组织中 miR-214-3p 增加（微阵列证实）通过 RNA 干扰（RNAi）导致 Atg-12 失活，缩短了线虫的寿命	HD 细胞模型 STTHdhQ111/HdhQ111 中 miR-214-3p 增加（qRT-PCR 证实）PD 患者血清中 miR-214-3p 减少 自发性 AD 患者脑脊液中 miR-214-3p 减少 AD 患者颞叶皮质灰质中 miR-214-3p 增加（微阵列证实）	Wang et al., 2011; Sinha et al., 2010; Zhang et al., 2016a; Maes et al., 2008; Hars et al., 2007
miR-34a-5p	ATG9	TargetScan	在 HeLa 细胞中敲除 miR-34a-5p 光报告实验验证实	线虫中敲除 miR-34a-5p 导致 Atg9 增加，自噬水平升高和寿命延长	运动实验	人类成纤维细胞 WI-38 中 miR-34a-5p 增加，并出现生长停滞（qRT-PCR 证实）。线虫中也出现类似的现象（微阵列证实）	AD 模型 APPswe/PS1ΔE9 小鼠中 miR-34a-5p 增加（qRT-PCR 证实）	Yang et al., 2013; Ibáñez-Ventoso et al., 2006; Maes et al., 2009; Wang et al., 2009
miR-299-5p	ATG5	TargetScan	microRNA 类似物处理后 miR-299-5p 增加而 Atg5 减少（Western blot 证实）转染 antagomiR 的 APPswe/PS1dE9 小鼠原代海马神经元中 Atg5 蛋白水平上升（Western blot 证实）	向 APPswe/PS1dE9 小鼠第三脑室注射 microRNA 类似物，发现 ATG5 减少（免疫荧光证实），并出现认知行为能力增强	条件性恐惧实验 条件性线索实验 Morris 水迷宫	年老的人类外周血单核细胞中 miR-299-5p 减少（qRT-PCR 证实）年老的小鼠巨噬细胞中超甲基化导致 ATG5 减少	AD 患者的脑脊液中 miR-299-5p 增加 饥饿诱导下多巴胺神经元出现 miR-299-5p 减少 AD 小鼠模型 APPswe/PS1dE9 的海马中检测到 miR-299-5p 减少 AD 患者颞叶皮质中 miR-299-5p 减少（微阵列证实）	Wang et al., 2011; Noren Hooten et al., 2010; Tolosa et al., 2018; Khalil et al., 2016; Zhang et al., 2016b

续表

microRNA	靶点	预测工具	体外验证	在体验证	行为学检测	microRNA/靶点表达水平的年龄相关性变化	神经退变背景下的表达水平	参考文献
miR-124-3p	BACE1	TarBase DIANA microT-CDS miRPath	未知	向APPswe/PS1dE9小鼠海马柱状回注射慢病毒载体后BACE1减少（qRT-PCR和Western blot证实）	旷场试验 Morris水迷宫	在衰老的人类、恒河猴和小鼠脑中BACE1活性增加，但是表达水平不变，酶活性也不变 在衰老的人类皮肤中miR-124-3p增加（qRT-PCR证实）	人类AD患者中BACE1活性增加（抗体捕获试验证实）PD、AD和HD患者血清中miR-124-3p减少（qRT-PCR证实）AD患者额前发质miR-124-3p减少（qRTPCR证实）	An et al., 2017; Dong et al., 2016; Fukumoto et al., 2004; Harada et al., 2016; Li et al., 2017b; Zettaberg et al., 2008; Smith et al., 2011
miR-124-3p	p62	TargetScan	转染miR-24-3p类似物的HEK293细胞中p62减少（qRT-PCR和Western blot证实）	MPTP诱导的小鼠神经退变模型的黑质核中通过胞外分泌表达miR-124-3p后p62减少，并自目神经炎症反应降低（qRT-PCR和细胞因子实验证实）	未知	见上面关于miR-124-3p的描述	见上面关于miR-124-3p的描述	Yao et al., 2019
miR-101-3p	mTOR1 RAB5A ATG4D	MIRANDA TargetScan	在少突胶质细胞中使用慢病毒载体表达miR-101-3p类似物，发现α突触核蛋白增加和自噬水平降低 在少突胶质细胞中使用慢病毒载体表达miR-101-3p抑制剂，发现α突触核蛋白减少和自噬水平升高	在MBP-α突触核蛋白MSA转基因小鼠模型纹状体内注射表达miR-101-3p的antagomiR，发现减少突触质细胞α突触核蛋白减少（qRT-PCR和Western blot证实），自噬水平升高（免疫荧光实验和Western blot证实）	未知	衰老的人类T细胞和包皮细胞中miR-101-3p减少 mTORC1活性随着衰老而增加	AD患者皮质中miR-101-3p减少 严重AD患者海马mTORC1表达量增加 HD小鼠模型心脏细胞中mTORC1减少	Nunez-Iglesias et al., 2010; Sun et al., 2014; Child et al., 2018; Guillén et al., 2018; Valera et al., 2017

续表

microRNA	靶点	预测工具	体外验证	在体验证	行为学检测	microRNA/靶点表达水平的年龄相关性变化	神经退变背景下的表达水平	参考文献
miR-193b-3p	TSC1	未知	在 NSC-34 细胞中进行双荧光报告系统验证 在 NSC-34 细胞中使用 miR-193b-3p 类似物、抑制剂或随机寡核苷酸（qRT-PCR 和 Western blot 证实）在 NSC-34 细胞中将 miR-193b-3p 类似物、抑制剂或随机寡核苷酸与 GFP-LC3 质粒共转染	在 SOD1G93A ALS 小鼠模型中使用 Western blot 进行	未知	在衰老的皮肤细胞中 TSC1 增加（Illumina Human HT-12 V3 BeadChips 证实）	PD 患者血清中 miR-193a-3p 减少 AD 患者血清中 miR-193a-3p 减少，AD 体外模型 PC12 和非分化的 SH-SY5Y 细胞系中也是如此 AD 患者脑组织中 TSC1 减少 AD 患者额叶皮质白质中 miR-193a-3p 减少（微阵列证实）	Wang et al., 2011; Li et al., 2018; Cao et al., 2020; Dong et al., 2016; Glass et al., 2013
miR-27a-3p miR-27b-3p	PINK1	TargetScan PicTar miRanda	在 HeLa 细胞中进行双荧光报告实验 在 HeLa 细胞和 M17 细胞中使用包含 LNA 的 anta-gomiR（Western blot 证实）	未知	未知	衰老的人类 T 细胞和包皮细胞中 miR-27b-3p 和 miR-27a-3p 减少 衰老的外周血单核细胞中 miR-27a-3p 减少（qRT-PCR 证实）衰老的小鼠肺组织中 PINK1 减少	PD 患者血清中 miR-27a-3p 增加 AD 患者脑脊液中 miR-27a-3p 减少 AD 患者血清液单核细胞和巨噬细胞中 miR-27b-3p 增加 AD 患者小脑、内侧额叶、海马区 miR-27a-3p 和 miR-27b-3p 增加（qRT-PCR 证实）	Noren Hooten et al., 2010; Chen et al., 2018; Guedes et al., 2016; Sosulski et al., 2015; Sala Frigerio et al., 2013; Kim et al., 2016a; Hackl et al., 2010

续表

microRNA	靶点	预测工具	体外验证	在体验证	行为学检测	microRNA/靶点表达水平的年龄相关性变化	神经退变背景下的表达水平	参考文献
miR-181a-5p	Parkin	TargetScan miRanda FindTar	在未分化的SH-SY5Y细胞中进行双荧光报告实验；在未分化的SH-SY5Y细胞中，使用LNA修饰的miR-181a-5p拮抗剂（Western blot证实）	未知	未知	衰老的小鼠脑中miR-181a-5p减少；衰老的人类血清中miR-181a-5p减少	AD患者额叶皮质的白质中miR-181a-5p减少（微阵列证实）	Wang et al, 2011; Noren Hooten et al, 2013; Smith-Vikos et al, 2012; Cheng et al, 2016
miR-137-3p	FUNDC1 NIX	TargetScan DIANA microT-CDS	在HEK-293细胞中进行双荧光报告实验；在SH-SY5Y, HEK293, HeLa和MEF细胞中使用miR-137-3p类似物和抑制剂证实（Western blot证实）	未知	未知	未知	PD患者血清中miR-137-3p增加（qRT-PCR证实）；AD患者脑样本中miR-137-3p减少（qRT-PCR证实）；AD患者血清中miR-137-3p减少（qRT-PCR证实）；HD模型Hdh 109/109细胞中miR-137-3p减少（qRT-PCR证实）	Geekiyanage et al, 2011; Li et al, 2017b
miR-26b-5p miR-106a-5p miR-301b-3p	Hsc70	未知	在未分化的SH-SY5Y细胞中进行双荧光报告实验	未知	未知	衰老的人类包皮细胞，成纤维干细胞和CD8+T细胞中miR-106a-5p减少（LNA微阵列证实）	PD患者黑质核中这三种microRNA增加（qRT-PCR证实），而Hsc70减少（qRT-PCR和Western blot证实）	Mimura et al, 2014; Hackl et al, 2010

续表

microRNA	靶点	预测工具	体外验证	在体验证	行为学检测	microRNA/靶点表达水平的年龄相关性变化	神经退变背景下的表达水平	参考文献
miR-21-5p miR-224-5p miR-379-5p miR-373-3p miR-320a-3p	LAMP2A	未知	在未分化的 SH-SY5Y 细胞中进行双荧光报告实验	未知	未知	衰老过程中末检测到人类脑脊液中 LAMP2A 表达水平的改变	PD 患者黑质核中 miR-21-3p、miR-224 和 miR-373-5p 增加（qRT-PCR 证实），而 LAMP2A 减少（qRT-PCR 和 Western blot 证实）PD 患者杏仁核中 miR-224-5p、miR-373-5p 增加（qRT-PCR 证实），而 LAMP2A 减少（qRT-PCR 和 Western blot 证实）	Alvarez-Erviti et al., 2013; Kiffin et al., 2007

注：APPswe/PS1dE9，中枢神经系统的神经元表达一种嵌合的小鼠／人源 APP/APP（Mo/HuAPP695swe）和突变的人源早老蛋白（PSEN1（PS1dE9）的阿尔茨海默病小鼠模型；ATG5，自噬相关基因 5（也称为凋亡特异蛋白或自噬蛋白）；ATG12，自噬相关蛋白 12（也称为泛素样蛋白 ATG12）；MBP，myelin basic protein，髓鞘碱性蛋白质（又称髓鞘碱致脑炎蛋白）；MEF，mouse embryonic fibroblast，小鼠胚胎成纤维细胞；NIX，Binp3L，Bcl-2 and adenovirus E1B 19kDa interacting protein 3L，Binp3L，Bcl-2 和腺病毒 E1B 19kDa 相互作用蛋白 3L；NSC-34，mouse motor neuron-like diploid cell，小鼠运动神经元样二倍体细胞；PC12，大鼠肾上腺嗜铬细胞瘤细胞源的细胞系；SH-SY5Y，具有神经元特性的儿茶酚胺能人类母细胞瘤细胞系；TSC1，tuberous sclerosis complex 1，结节性硬化复合体 1。

酸化 Atg13 和 Ulk1/2 实现的。代谢压力或营养缺乏通过抑制 mTOR 通路导致 Ulk1/2 和 Atg13 磷酸化，继而导致 Ulk 对 FIP200 的磷酸化并起始自噬。

这条通路受到在中枢神经系统中丰度较高的 microRNA（如 miR-101-3p）的调控。在表达 MBP-α-syn（在髓鞘碱性蛋白质启动子下过表达 α 突触核蛋白）的 MSA 小鼠模型纹状体中检测到 miR-101-3p 水平的显著上升而抑制自噬。这项研究鉴定了 miR-101-3p 的几个靶点：RAB5A（RAS-associated protein 5A）、ATG4D、STMN1（Stathmin 1）及 mTOR。前三个靶点促进自噬，mTOR 抑制自噬，因此 miR-101-3p 是潜在的自噬抑制因子。在这个模型中上调 miR-101-3p 与 α 突触核蛋白的积累正相关，而且 miR-101-3p 抑制剂能够逆转这一表型。另一个调控自噬的 microRNA 是 miR-193b-3p。它通过靶向 mTOR 的负调控因子 TSC1 激活 mTOR。在 ALS 患者和 G93A-SOD1ALS 小鼠模型中，这个 microRNA 和 mTOR 的下调激活自噬，促进细胞存活。

（三）线粒体自噬相关 microRNA 在神经退变中的作用

线粒体自噬属于巨自噬的一种，自噬体膜起始机器被招募到损伤线粒体以保证细胞中细胞器处于健康的状态。这种平衡在以 PD、AD、ALS 为代表的 ND 中被打破。实际上，PINK1 和 Parkin 的单核苷酸多态性（SNP）都与 PD 高度相关。PINK1 积累在受损线粒体外膜上并招募细胞质中的 Parkin 蛋白（图 11-1），通过 Optineurin 和 NDP52（nuclear dot protein 52）受体参与到自噬的起始过程。这一过程直接受到靶向 Parkin 的 miR-181a-5p 和靶向 PINK1 的 miR-27a/b-3p 抑制。有趣的是，自噬诱导 miR-27a/b-3p，因此在这些 microRNA 丰度高的黑质核致密部形成了负反馈环路。这个区域位于中脑腹侧，包含大部分多巴胺能神经元。它们对氧化压力、衰老和线粒体损伤尤为敏感。另一个针对 miR-27a-3p 的研究发现，HD 小鼠模型 R6/2 室管膜下区的神经干细胞中 miR-27a-3p 靶向 MDR-1。huntingtin 下调提示了 microRNA 在 HD 自噬调控中的作用。

同样，在黑质核中丰度较高的 miR-137-3p 靶向线粒体外膜上的 FUNDC1 和 NIX 自噬受体；它们通过结合 LC3 在低氧条件下促进自噬。其介导的线粒体自噬途径可减少与 LC3 结合的自噬受体数量，抑制线粒体自噬（图 11-1）。缺乏 3′ UTR 的 FUNDC1 和 NIX 不能与 miR-137-3p，因此阻止 miR-137-3p 对线粒体自噬的抑制作用。

二、microRNA 通过分子伴侣介导的自噬影响神经退变

分子伴侣介导的自噬（chaperone-mediated autophagy，CMA）的关键蛋白 LAMP2A 和 Hsc70 在 PD 中下调。它们直接受到一组在脑中丰度较高的 microRNA（miR-21-3p、miR-379-5p、miR-373-5p、miR-320a-3p、miR-224-5p、miR-301b-3p、miR-26b-5p、miR-106a-5p）的靶向作用（图 11-1 和表 11-1）。有趣的是，这一组 microRNA 导致 SH-SY5Y 细胞中内源 LAMP2A 或 Hsc70 蛋白水平出现剂量依赖性下降，并且上调 SNCA 水平。由于这一组 microRNA 中有 6 个在 PD 患者黑质核致密部中上调、2 个在杏仁核中上调，而它们的靶点 LAMP2A 或 Hsc70 表达下降从而抑制 CMA，可能促进了患者脑中路易体积累。此外，CMA 的年龄相关性下降也与 LAMP2A 表达量下降相关，这是 CMA 中的限速步骤。

小　　结

自噬相关基因在 ND 中的重要作用及健康和病理条件下自噬对异常折叠蛋白的清除使得研究 microRNA 对这条通路的调控对于基础研究和临床实践具有重要的作用。实际上新的基于 RNAi（RNA interference，RNA 干扰）的神经退行性疾病治疗方法已经面市，并且得到了更多的关注。本章重点关注了 18 个在衰老和神经退变中调控自噬的 microRNA。但是这些研究都没有验证这些靶向巨自噬和 CMA 的 microRNA 与神经退变的因果关系。这并不意味着研究者不能继续探索这些通路。相反，更多的计算机水平、体外实验、在体实验和离体实验将会帮助研究者获取可信的数据，对神经退变和人类疾病中 RNA 干扰和自噬相互作用进行更深入的探索。

附　microRNA 研究技术

一、microRNA 鉴定技术

（一）第二代测序技术

第二代测序（即下一代测序，next generation sequencing，NGS）技术用于检测样本中的短 DNA 分子，因此适用于 microRNA（miRNA）研究。NGS 是一个发现新的 microRNA、研究 microRNA 同源异形体、研究不同细胞群中表达类型的方法。microRNA 或者其他转录物需要首先进行反转录，分离 cDNA 进行测序。NGS 数据需要计算机分析（相关工具如附表 11-1 所示）后还需要反转录实时定量 PCR（qRT-PCR）验证。

（二）反转录实时定量 PCR

半定量 PCR 分析是通过将不同循环数的 DNA 产物进行电泳分离并比较条带大小进行检测的。定量 PCR（qPCR）使用荧光报告序列监测 DNA 复制，从而进行相对定量和绝对定量。与 NGS 相似，microRNA 必须使用线性引物（通常是随机六聚体引物）将 microRNA 反转录成 cDNA，使用通用引物加长 cDNA 产物，增加后续 PCR 效率。

非特异性整合到双链 PCR 产物中的荧光染料 SYBR-green 和 microRNA 特异性的 Taqman 荧光探针都可以用于 qRT-PCR。两种方法通过荧光信号的增加对扩增产物进行定量。Taqman 阵列利用 microRNA 特异性荧光探针或者通用探针，显示出较高的准确度和灵敏度。对比之下，基于 SYBR-green 策略的 qRT-PCR 容易产生假阳性结果（如检测到引物二聚体）。qPCR 得到的数据需要进行正态化。microRNA 表达数据正态化最好使用一组全身表达的基因作为参照物。对于大规模 qRT-PCR 实验，最少使用三个稳定表达的持家基因产生几何平均数，作为精确正态化因子。有些稳定表达的 microRNA 也可以作为参照物。另外，研究者应当设置必要的重复来保证 microRNA

表达数据的可信度。每个组的不同重复应该散布于细胞板的不同位置，以避免试验误差。通常将一个样本和对照按照下列比例稀释：1∶1、1∶5、1∶25、1∶125 或 1∶625，然后分析目的 microRNA 和对照基因（如 U6 RNA）的表达。这样能够了解 Ct 荧光曲线的动态变化。另外，在这类实验中特定 RNA 的猝灭可能有助于样本中该 RNA 的绝对定量。

（三）原位杂交

原位杂交（in situ hybridization，ISH）是一种通过 RNA 探针标志物在组织样本中检测 microRNA 的方法。ISH 能够对表达目的 microRNA 的细胞类群进行精确定位。这种方法需要精确进行样本制备，尤其需要注意切片和交联、固定步骤，但是能产生精确的检测结果。使用半抗原标志物的 ISH 将 microRNA 的空间表达可视化。ISH 策略经常使用敲除靶 microRNA 的组织作为对照。

（四）Northern blot

RNA 印迹（Northern blot）通过电泳分离大小各异的 RNA 样本，然后将 RNA 转移到尼龙膜上，转移后 RNA 样本通过热固定或者紫外线诱导的共价连接固定，与寡核苷酸探针杂交以进行成像。经典的标志物包括 ^{32}P-DNA 探针，现在有通过地高辛半抗原标志的探针、地高辛抗体偶联的磷酸酶进行定量的方法，继而使用荧光底物实现 microRNA 可视化。应用锁核酸（locked nucleic acid，LNA）探针增加了 Northern blot 的敏感性和专一性。LNA 形成一个环状结构，将 2′ 氧与 4′ 碳连接在一起，同时保存天然 RNA 的 B 型构象和核酸酶抗性结构。使用 LNA 促进了核苷酸之间的碱基配对，也增强了探针与靶点的结合。

（五）缺乏核酶结构域的基于 dCas9 的荧光报告序列

CRISPR/Cas9 系统广泛应用于 microRNA 研究。CRISPR（clustered regularly interspersed short palindromic repeats）由富含 AT 的前导序列、转录后能形成茎环结构的重复序列和一段间隔序列组成。CRISPR/Cas9 基因编辑工具使用 sgRNA（single-guide RNA）靶向目的基因，识别后由 Cas9（CRISPR associated protein）进行酶切。首先，sgRNA 有一个骨架与 Cas9 形成复合体。Spacer 序列引导 Cas9 复合体结合目的基因附近的 PAM 序列并切割目的基因。细胞内源修复双链断裂，继而合成非功能性转录物。CRISPR/Cas9 系统是目前应用最广泛的基因编辑技术。

核酸酶缺陷的 Cas9（dCas9）是一种经过修饰的 Cas9，靶向特定序列而不进行切割。它的应用之一是检测 microRNA 的荧光感受器。它设计两个转基因：一个编码融合蛋白 dCas9-VPR（VPR 是一种转录激活载体）和 sgRNA，另一个编码启动子区具有 sgRNA 反应序列的标记基因（通常是荧光蛋白）。这种 sgRNA 以前体形式存在，带有 5′ 帽、3′ 尾和一个特定 microRNA 结合位点。前体形式的 sgRNA 不能与 dCas9 相互作用，但是结合特定 microRNA 后，前体 sgRNA 经过 RISC 处理成为成熟的形式。成熟的 sgRNA 靶向标记基因启动子的融合蛋白，后者的表达被 VPR 激活。

附表 11-1　microRNA 研究领域的生物信息学工具

工具（详见 https://tools4 mirs.org）①	鉴定已知的 micro-RNA	鉴定 isomiRs	分析新的 micro-RNA 和它们的前体	micro-RNA 差异表达分析	靶点预测②	micro-RNA 靶点功能分析	micro-RNA 的 SNP	描述
ADmiRE							√	microRNA 元素注释性数据库是一个对 microRNA 变种进行注释的工具，并且对生物学上重要的变化进行了注释。它结合了 microRNA 序列保守性特征。这些注释优先使用人类群体数据库和人类疾病数据库
miRDB					√			更新后的 miRDB 包括 6709 个 microRNA 及其 2 100 000 个预测的基因靶点。除了呈现预编译的预测数据，网站服务器界面的一个新特点是允许提交使用者自己的序列进行 microRNA 靶点预测。这样，使用者可以更灵活地研究任何感兴趣的 microRNA 或靶基因
miRGator						√		miRGator 旨在成为 microRNA 研究的门户网站，包含 microRNA 多样性、表达文库、靶点相互关系分析，还有各种支持工具。通过及时更新数据库和分析工具，它成为 microRNA 生物合成和功能研究的整合资源
miRNA SNiPer							√	这是一个检测脊椎动物 microRNA 多态性的在线工具。研究者向 miRNA SNiPer 输入一个 microRNA 清单，会产生一个包含 microRNA 基因不同区域变异体的表格，包含 pre-microRNA 序列，成熟 microRNA 序列及种子区域序列
MirSNP							√	MirSNP 收集了人类所有的 SNP 序列，这些 SNP 序列位于预测的 microRNA 与靶 mRNA 结合位点上
miRSystem						√		这个数据库整合了 7 个已知的 microRNA 靶点预测程序：DIANA，miRanda，miRBridge，PicTar，PITA，rna22 和 TargetScan。这个数据库包含 Tarbase 和 miRecords 中已验证的 microRNA 与靶基因数据
BioVLAB-MMIA-NGS	√		√	√		√		BioVLAB-MMIA-NGS 是一个基于云技术的使用 NGS 数据分析 microRNA 与靶 mRNA 相互作用的系统。这个系统计算显著差异表达的 microRNA（DEmiRNA）和 mRNA/基因（DEG）。BioVLAB-MMIA-NGS 提取 DEmiRNA 靶向的 DEG，DEmiRNA 与 DEG 呈负相关

续表

工具（详见 https://tools4mirs.org）①	鉴定已知的 microRNA	鉴定 isomiRs	分析新的 microRNA 和它们的前体	microRNA 差异表达分析	靶点预测②	microRNA 靶点功能分析	microRNA 的 SNP	描述
CAP-miRSeq	√		√	√				深度 microRNA 测序复合分析系统（comprehensive analysis pipeline for deep microRNA sequencing，CAP-miRSeq）整合了读数前处理、比对、成熟／前体 microRNA 定量、microRNA 编码区可变体检测、不同实验条件导致差异表达的可变性等信息。使用者可以选择顺序运算或同时运算。这一工具会对所有样本表达水平进行总结，便于质量评测和下游分析
Chimira	√			√				Chimira 是一个基于互联网的针对 sRNA-Seq 数据的 microRNA 分析系统。序列数自动纯化、修剪、选择大小、直接与 microRNA 茎环序列进行 mapping。这产生了基于读数的 microRNA 表达数据供下一步统计分析；而且它能鉴定输入序列中的表观转录物修饰，还支持 3' 修饰和内部修饰或改变
CleaveLand4					√			CleaveLand 是一个检测剪切后的 microRNA 靶点的计算体系，数据来源于 degradome。向体系输入一个 degradome 数据，系统基于小 RNA 和 mRNA 数据库会输出小 RNA 的靶点
CPSS	√	√	√	√	√		√	CPSS 是一个分析小 RNA 深度测序数据的计算平台。设计者为了完全阐明 NGS 得到的 microRNA 数据并进行功能分析而开发了这个平台
DARIO	√	√	√					一个用于分析高通量测序得到的短 RNA 数据的免费互联网服务器
DeAnnIso		√		√	√	√		DeAnnIso 是一个在线工具，用于检测和注释小 RNA 测序数据中的 isomiR。检测到的 isomiR 分为不同的类别。并对其表达水平、组成、SNP 进行注释。这个工具将 isomiR 与经典 microRNA 比对，它也能提取两组样本中差异表达的 isomiR。另外 isomiR 库提供靶点预测和富集分析来评测 isomiR 在靶点选择上的效应
eRNA	√		√	√				eRNA 聚焦于需要作图和定量分析的 microRNA 和 mRNA 测序数据常用的工具。这个软件包为需要客户友好型界面的科学家提供额外的选择，并且能进行大数据分析

续表

工具（详见 https://tools4 mirs.org）①	鉴定已知的 micro-RNA	鉴定 isomiRs	分析新的 micro-RNA 和它们的前体	micro-RNA 差异表达分析	靶点预测②	micro-RNA 靶点功能分析	micro-RNA 的 SNP	描述
iMir	√		√	√	√			iMir 是一个对小 RNA 测序数据进行复合分析的调控系统。通过自动工作流流程含多种开放工具和资源，将接头修剪、质量控制、差异表达分析、生物靶点预测的特定工具和其他工具结合在一起
isomiR2Function				√	√	√		isomiR2Function 的功能允许从任何 microRNA 测序文库研究中高通量检测 isomiR。isomiR2Function 的功能不只是鉴定 5'-isomiR 和 3'-isomiR，还能对表达数据进行定量。isomiR2 的功能可以做到靶点预测，之后对预测的靶点进行功能富集。同时，isomiR2 可以将相应前体序列的基因片段比对作图（read mapping）可视化
IsomiRage	√	√						这是一个鉴定和分析 NGS 数据以确定 microRNA 及其变种的工作流。IsomiRage 对 microRNA 的异质性进行反卷积，可以用来探索 microRNA 同源异形体的功能
isomiReX	√	√		√				isomiRex 是一个鉴定 microRNA 的开放平台，对 microRNA 差异表达进行可视化
LeARN/smallA	√		√		√			LeARN/smallA 是一个基于 LeARN 的平台，可分析 RNASeq 得到的数据
MAGI	√		√	√	√	√		MAGI 是一个用于快速分析 microRNA-Seq 数据的工具。它以图像处理单元（graphics processing unit，GPU）为基础。只需在浏览器中进行几小时的运算就可以得到 6 倍于普通工具的精确的结果
miR-PREFeR	√		√					miR-PREFeR 根据植物 microRNA 描述标准，基于同物种不同样本小 RNA 测序数据对 microRNA 进行精准预测
miRA			√					miRA 是鉴定 microRNA 前体的新工具，能够在异质性和复杂前体中完成这项任务。miRA 需要小 RNA 测序数据和相应的对照基因组，评测前体二级结构及其处理准确性。这一工具可以根据具体的情况进行参数调整

续表

工具（详见 https://tools4mirs.org）①	鉴定已知的 microRNA	鉴定 isomiRs	分析新的 microRNA 和它们的前体	microRNA 差异表达分析	靶点预测②	microRNA 靶点功能分析	microRNA 的 SNP	描述
miRge	√	√						miRge 是一个逻辑性强、运算速度快的小 RNA 测序分析工具，处理样本时对计算要求不高。它利用一个顺序比对算法对小 RNA 测序数据进行注释。输出的是 microRNA 原始读数及 RPM（reads per million，即每百万基因片段中来自某基因每千个碱基长度的基因片段读数），还有 isomiR 数据和所有其他 RNA 类别的读数（tRNA、rRNA、snoRNA、mRNA）。每次运算可以对单个样本或者多个样本进行分析
miRanalyzer	√	√	√	√				miRanalyzer 是一个互联网服务器，也是一个检测高通量测序实验中已知 microRNA 或预测 microRNA 的工具
miRDeep-P	√		√					miRDeep-P 可以用来鉴定新的 microRNA 基因。它也用于将单个 microRNA 基因与表达产物联系起来
miRDeep2	√		√					miRDeep2 是通过分析 RNASeq 数据发现 microRNA 基因的工具。这个工具报道了许多新的 microRNA，在 7 个代表主要动物进化枝的物种中表现出较高的准确性
miRdentify	√		√					这是一个在动物中准确预测 microRNA 的软件
MIREAP	√		√					MIREAP 使用深度测序小 RNA 文库，将小 RNA 位置和深度信息与 microRNA 生物合成信息结合来发现新的 microRNA
MIReNA	√		√					MIReNA 通过与 pre-microRNA 相关的五个参数进行多维空间鉴定，寻找 microRNA 序列。MIReNA 对具有高敏感度和特异程度的 pre-microRNA 进行验证，通过与已知 microRNA 的同源性比对在深度测序数据中检测新的 microRNA
miRExpress	√							这个软件从 RNA 高通量测序产生 microRNA 表达文库数据，不需要对整个基因组进行测序
miRNA Digger			√					miRNA Digger 是用来系统发现 microRNA 候选者的工具，它基于 degradome 测序数据

续表

工具（详见 https: //tools4 mirs.org）①	鉴定已知的 micro-RNA	鉴定 isomiRs	分析新的 micro-RNA 和它们的前体	micro-RNA 差异表达分析	靶点预测②	micro-RNA 靶点功能分析	micro-RNA 的 SNP	描述
miRNAkey	√			√				miRNAkey 是一个用于分析 microRNA 深度测序数据的软件包。它使用常规方法处理这些数据，并对数据进行统计学和深度作作者表，是分析 microRNA 表达的新平台。它可以生成图或表，为配对样本中 microRNA 差异表达提供精确作图
MIRPIPE	√	√						MIRPIPE 代表着基于小 RNA 测序读数定量分析 microRNA 的新型工作流。与现有算法的不同之处在于后者主要依赖基因组环境模型。MIRPIPE 聚焦于缺少基因组数据的微环境模型。MIRPIPE 对原始 RNASeq 数据进行自动修剪和去除接头。这些原始数据可能来自不同的机器。这种方法也可以分析的 isomiR，对检测到的 microRNA 进行定量。这是通过与现有的参考数据库相比对得到的
mirPRo	√	√	√					mirPRo 是分析 microRNA 测序数据的新的工具。它能对已知的或单端测序（single-end RNA-seq）得到的新的 microRNA 进行定量。这个工具还能提供一些功能分析，如检测 isomiR 及鉴定 "可变链接选择"（arm switching），microRNA 家族定量和对基因组注释进行读数分类。mirPRo 只能在已知基因序列的物种中使用
miRSeqNovel	√	√	√	√				这是一个基于 R/Bioconductor 的工作流，用于从深度测序数据中预测新的 microRNA
miRTarCLIP					√			miRTarCLIP 可自动去掉原始读数中的接头序列，过滤转质量低的读数，将 C 换成 T，将读数与 3′UTR 比对，扫描读数的簇，鉴定高可信度的 microRNA/靶点结合位点，为外部数据库提供注释。通过多线程技术，miRTarCLIP 极大地减少了程序运行时间
miRTools 2.0	√	√	√	√	√	√		mirTools 2.0 是更新之后的 mirTool 版本，能够完整整释高通量测序得到的小 RNA 转录组。它可以检测并分析非编码 RNA（tRNA、snRNA、snoRNA、rRNA 和 piRNA）的表达谱，得到已知 microRNA 的详细注释[绝对/相对基因片段进行鉴定并做出详细功能注释]。这个工具还能比对 microRNA 靶基因进行差异比较，也能对多个样本进行比对，鉴定不同实验组中差异异表达的非编码 RNA。这一工具也用于发现新的 microRNA

续表

工具（详见 https://tools4 mirs.org）①	鉴定已知的micro-RNA	鉴定isomiRs	分析新的micro-RNA和它们的前体	micro-RNA差异表达分析	靶点预测②	micro-RNA靶点功能分析	micro-RNA的SNP	描述
MTide	✓		✓	✓	✓	✓		MTide 是一个整合的工具流，能够分析 microRNA 靶点，鉴定的 sRNA-seq 和降解度数据。这个工具可以对已知的 microRNA 表达进行定量，也可以根据 sRNA-seq 数据鉴定新的 microRNA。这个工具的功能还包括鉴定 degradome 数据中的 microRNA 靶点，精确预测 microRNA 靶点。基于基因本体论（Gene Ontology）对预测的靶点进行优先级排序，鉴定两个样本中 microRNA 的表达差异
ncPRO-seq	✓							ncPRO-seq 是一个非编码 RNA 注释和表达文库分析的工具。这个复杂的分析工具旨在对 miRBase、Rfam、RepeatMasker 和用户自定义已知的 ncRNA 进行详细分析。ncPRO-seq 工作流也可以识别无法归类于非编码 RNA 家族的短读数区域
Oasis 2.0	✓		✓	✓	✓	✓		Oasis 是一个快速进行小 RNA 测序数据分析的在线应用。Oasis 最有趣的是差异表达模块，它能够对样本进行多变量分析。另外，它还有进行生物标志物检测的分类模块和高级编程界面。这两个模块都能进行新的 microRNA 及其靶点，并且进行包括 GO 和通路富集在内的功能分析
Omics Pipe	✓			✓				这个工具能将多个组学数据进行云计算分析。它支持 RNA-seq、microRNA-seq、Exome-seq、全基因组测序（whole genome sequencing）、ChIP-seq 分析及来自 TCGA（The Cancer Genome Atlas）的数据自动处理。组学分析为研究者提供重复性好、开放性的二代测序研究工具
PIPmiR			✓					PIPmiR 是一种根据测序数据深度测序数据和基因组特点来鉴定新的 microRNA 基因的算法。这种算法可以用于分类或预测前体序列

续表

工具（详见 https: //tools4 mirs.org）①	鉴定已知的 micro-RNA	鉴定 isomiRs	分析新的 micro-RNA 和它们的前体	microRNA 差异表达分析	靶点预测②	microRNA 靶点功能分析	microRNA 的 SNP	描述
Prost!	√	√						Prost!（PRocessing Of Short Transcripts）可以分析任何小 RNA 测序数据。Prost! 不依赖于已有的描述，而是通过将读数与用户提供的基因组参照进行比对。这个工具可以应用于任何物种。另外，Prost! 一次运行可以分析多个样本，对整个数据组的分析更加精确。通过对数据组进行基因组定位分析，Prost! 采取用户自定义的数据库（可以是公共数据库，也可以是自定义数据库）阐明读数。基因组比对、分组、注释不仅可以帮助研究者研究新的 microRNA，而且可以鉴定所有的 isomiR。Prost! 还包含可选模块如按照基因组中的区域序列进行分组，自动发现潜在的 mirror-microRNAs 并分析基因组中的各种转录前修饰。分析结果以 Excel 文件输出，供研究者进一步分析
RandA	√			√				RandA 是一个深度测序分析工具，它包括各种 RNA-seq 分析步骤，包括 adapter clipping、Rfam 来源的数据库比对、多重作图处理、read count 正态化及样本中每个转录物的差异表达检测
SeqBuster	√	√						这是一个用于分析深度测序数据的生物信息学工具，可以分析已知的 microRNA，并对 isomiR 进行注释
Shortran	√		√	√				Shortran 是一个提供 sRNA-seq 数据分析的简单的、用户友好型工具。一个复杂的 sRNA-seq 实验可快速产生结果，并对文库信息进行注释
sPARTA					√			这是一个用于植物 microRNA 靶点预测和 PARE 验证的工具。它可以寻找未注释的基因组区域或新的调控模体
sRNAtoolbox	√	√	√	√	√	√		sRNAtoolbox 旨在为研究小 RNA 的研究者提供几种从深度测序实验中进行 sRNA 表达文库分析及下游分析的工具。sRNAtoolbox 的核心组件是 sRNAbench，它可以做表达文库分析，预测深度测序实验中新的 microRNA。其他工具可以在 sRNAbench 结果的基础上进行，也可以独立进行结果

续表

工具（详见 https://tools4 mirs.org）①	鉴定已知的 micro-RNA	鉴定 isomiRs	分析新的 micro-RNA 和它们的前体	micro-RNA 差异表达分析	靶点预测②	micro-RNA 靶点功能分析	micro-RNA 的 SNP	描述
UEA sRNA Workbench	√		√	√	√			UEA sRNA Workbench 是一种可下载的方便使用的 sRNA 软件包，它基于 UEA sRNA 工具包的算法，对小 RNA 数据进行单一或多重分析，鉴定新的 microRNA。它也可以对遗传学数据中的小 RNA 表达文库进行分析
wapRNA	√		√	√	√	√		wapRNA 为 RNA 测序提供了一个整合的工具，使用高通量测序技术对 cDNA 进行测序得到样本 RNA 含量的信息。wapRNA 为研究者提供有效测量 RNA 序列的途径，使其能够了解一个基因两个等位基因是怎样表达的，并可用于检测转录后突变及鉴定基因融合，以及对已知 microRNA 进行注释或预测新的 microRNA 等

① tools4miR 是一个集合了 170 种以上 microRNA 分析方法的平台。

② 比较两组数据中 microRNA 及其靶点表达差异。

（六）microRNA 结合位点鉴定技术

通过免疫共沉淀交联得到的 RNA 进行高通量测序（high-throughput sequencing of RNA isolated by crosslinking immunoprecipitation，HITS-CLIP）可以检测 microRNA 和它们的靶点。交联之后使用 Ago 复合体进行 pull-down 实验以分离 microRNA- 靶点复合体，从而进行测序验证。CLASH（crosslinking ligation and sequencing of hybrids）是另一种鉴定 RNA 相互作用位点的高通量的方法。在培养细胞中使用带标签的诱饵蛋白进行紫外交联稳定 RNA 相互作用。具有方向的 RNA-RNA 二聚体被核酸酶部分降解，再连接在一起形成嵌合体分子。构建 cDNA 文库，进行高通量测序，以明确 RNA-RNA 相互作用位点。

RNA 光激活核苷酸促进交联和免疫共沉淀（photoactivatable-ribonucleoside-enhanced crosslinking and immunoprecipitation，PAR-CLIP）对 HITS-CLIP 进行了改进，细胞与光激活核苷酸 4-thiouridine 共同在紫外辐射下孵育。受到光激活时，4-thiouridine 整合到 RNA 中并促使交联位点的胸腺嘧啶转化为胞嘧啶，因此更准确地标记了结合位点。另一个高通量测序技术使 microRNA 标记和亲和纯化（microRNA tagging and affinity-purification，miRAP），它基于成熟 microRNA 在 RISC 的 Ago 蛋白中直接结合靶点这一原理。使用标记的 Ago2 抗体可以从组织匀浆中直接纯化 microRNA-Ago2 复合体。miRAP 解决了神经组织中细胞异质性的问题，适用于检测任何遗传信息明确的细胞类群的 microRNA 表达文库。

（七）RNA 微阵列

微阵列（microarray）是最先出现的高通量检测 microRNA 表达的方法。其策略基于用有组织的序列特异性探针在固体表面（常用玻璃片或硅膜）上分析 RNA 混合物。因此，每个特异性靶点都会被共定位到基质上的特定位点，通过荧光标志物进行可视化。微阵列技术不能区分成熟 microRNA 和前体 microRNA。其可以直接通过 microRNA 杂交进行分析，也可以先进行 microRNA 反转录产生 cDNA，再进行分析。此方法是在同一个芯片上检测多个 microRNA，研究者需要找到适合所有 microRNA 的杂交实验条件。LNA 探针的使用可以克服这个缺陷，也增加了整体的灵敏度和准确度。微阵列的结果需要运用灵敏度更强的方法如 TaqMan qRT-PCR 来验证。

上面介绍的各种 microRNA 检测技术具有不同的动态范围。动态范围较大的 NGS、qRT-PCR 能够检测微小的变化，适用于深入研究 microRNA 功能。

二、microRNA 靶点验证工具

（一）双荧光报告系统

双荧光报告系统是一个简单可靠、技术成熟的靶点验证策略。它将 microRNA 与包含靶 mRNA 3′ UTR 的荧光载体共表达。针对不同的实验目标，对照组可以选择不含 3′ UTR 的荧光载体、含有倒转的 3′ UTR 的荧光载体或者 3′ UTR 区带有突变位点的荧光载体作为对照。如果 microRNA 与靶 mRNA 3′ UTR 结合，则实验组荧光活性会下降。可将不同的结合位点进行突变，观察突变前后靶基因 3′ UTR 与 microRNA 的结合。双荧光报告系统的缺陷在于报告载体、microRNA 类似物的浓度与正常生理状态下的实际情况有差异，可能导致结果失真，因而需要进一步的 qRT-PCR 或 Western blot 验证。

（二）实时荧光定量 PCR

前文提到的 qRT-PCR 也用于特定组织或细胞类型中鉴定 microRNA 及其靶点。随机六聚体引物用于小 RNA（sRNA）的反转录，但是 Oligo（dT）无此作用，它用于对这些 microRNA 的靶基因进行定量。

（三）Western blot

Western blot 是检测蛋白表达水平的经典方法，通过电泳分离、电转印到膜、一抗孵育和二抗标记将大小各异的蛋白条带可视化。Western blot 是监测 microRNA 靶蛋白表达的一种简单可靠的方法。microRNA 与靶蛋白浓度的相互依赖性使得我们能够判断是否存在调节链：microRNA 表达下调之后会出现靶蛋白表达上升；反之，microRNA 表达上调则会降低靶蛋白水平。Western blot 直接检测蛋白，比 mRNA 水平的检测更能反映靶基因的功能。

（四）酶联免疫吸附试验

Western blot 主要对细胞或组织中的蛋白进行半定量检测，与 Western blot 不同，酶联免疫吸附试验（enzyme-linked immunosorbent assay，ELISA）检测的是血浆、血清、脑脊液等体液中蛋白的精确浓度。ELISA 用酶标抗体检测固定在表面的抗原，进一步的颜色变化反映酶对底物的催化反应。最常见的酶是碱性磷酸酶和辣根过氧化物酶。

ELISA 使用一抗检测抗原，随后酶联二抗结合一抗。还有一种"三明治 ELISA"将抗体捕获并固定在固体表面，然后使用一系列的抗体进行定量。

在 microRNA 研究中，ELISA 和 Western blot 都可以被用来检测生物液体样本中 microRNA 靶蛋白浓度。前者更容易定量，后者能够区分不同大小的蛋白，从而可以判断蛋白质的多聚体状态、降解和消化等具体情况。

三、microRNA 领域的功能获得研究

（一）经典的转基因

1. 特定 microRNA 的系统性过表达　Pol Ⅲ 在全身都有活性，因此可能具有细胞毒性。Pol Ⅱ 启动子活性较弱，具有组织特异性。microRNA 转基因通常在 Pol Ⅲ 启动子 U6 和 H1 控制下进行，这两个启动子在自然状态下控制核内小 RNA 的表达。Pol Ⅲ 启动子不需要下游调节子就能有效发挥功能。这使得启动子下游任何少于 400bp 的序列都可以被转录，适用于 microRNA 表达。Pol Ⅲ 启动子很少能被诱导，但有个例通过四环素进行时序控制。自然状态下的 microRNA 通过 Pol Ⅱ 系统表达，Pol Ⅱ 也可以用于转基因或者人工设计的 siRNA。除了经典的转基因之外，目的基因的运载可以通过在不同启动子控制下的病毒载体进行。这是在体转基因功能获得研究中一种应用广泛的技术。Pol Ⅲ 驱动的 microRNA 转录通常以 shRNA 的形式插入下游。转录之后形成成熟产物。Pol Ⅱ 载体中 microRNA 插入另一个基因（通常是标记基因，如荧光蛋白）下游盒式结构。而 Pol Ⅱ

允许多个 shRNA 插入报告基因的 3′ UTR。

为了实现转基因表达的精确控制，所有的天然调控元素（启动子、绝缘子、增强子）都可以用在人工染色体上。人工染色体指的是酵母人工染色体、细菌人工染色体、人类人工染色体和其他一些载体。酵母人工染色体是带有功能元件的一种线性真核生物载体，在酵母细胞中扩增，通过核内注射或转染进行表达。它适用于大片段转基因，可以容纳 1Mb 以上的片段。细菌人工染色体来自细菌 F 因子质粒，只能容纳大约 300kb 的片段，但是更加稳定。人类人工染色体使用截短的天然染色体或从头合成的染色体，能够容纳 10Mb 的片段。它包含着丝粒、端粒等功能元件，因此可以在人类或小鼠细胞的有丝分裂周期中保持稳定。人工染色体可以用来在模式生物中进行 microRNA 转基因，但更常用于遗传筛选。

2. 特定 microRNA 的条件性过表达

（1）组织特异性 / 细胞类型特异性启动子驱动的条件性过表达：这种类型的启动子都是 Pol Ⅱ 启动子。现有的研究包括小鼠、线虫、果蝇各种模型中组织特异性和细胞类型特异性的 microRNA 表达。

（2）Cre-loxP 驱动的条件性过表达：另一种诱导特定 microRNA 空间特异性表达的途径是使用 Cre-loxP 系统进行转录起始。loxP 位点包含两个 13bp 的反向重复序列和一个 8bp 的间隔序列。反向重复序列是 P1 噬菌体来源的 Cre 重组酶的特异性识别位点。Cre 重组酶与 loxP 位点两端的反向重复序列区结合形成二聚体，继而与其他 loxP 位点的二聚体结合形成四聚体。这样 loxP 位点之间的 DNA 序列被 Cre 重组酶切掉，切口由 DNA 连接酶进行接合。基于 Cre-loxP 系统的转录控制通过 loxP- 转录终止信号 -loxP（LSL）结构插入 Pol Ⅱ 启动子，microRNA 可以在一些基因（如 LSL 下游报告基因）的 3′ UTR 形成茎环结构。这个 LSL 载体终止转录，因此在 Cre 将其切除之前不会产生任何转录物。这就将基因转录局限于表达 Cre 的组织或者细胞中。使用这种策略进行转基因可以通过经典的转基因模型或者病毒载体实现。

（3）CreERT2-loxP 驱动的条件性过表达：将 Cre 与突变的雌激素受体融合产生了另一种基于 Cre 的控制策略。突变的雌激素受体（ERT2）与其天然配体亲和力较低，而更容易与合成的配体他莫昔芬结合。没有他莫昔芬存在时，融合蛋白存在于细胞质并与热激蛋白结合。他莫昔芬结合融合蛋白之后构象改变，使 CreERT2 与热激蛋白（即热休克蛋白）解偶联并暴露 CreERT2 的核定位序列。这就诱导了 CreERT2 向细胞核的运输，以及在基因组 loxP 位点进行重组。CreERT2 系统是目前广泛应用的时间和空间控制遗传操作工具之一，还可以用于 microRNA 转基因研究。这种方法的缺陷是他莫昔芬不能穿过血脑屏障，因此目前常用的重组诱导需要连续 5 天每天注射 1μg 他莫昔芬。

类似的控制还可以通过"FLP-out"策略实现。它使用序列特异性重组酶 FLP、FLP 反应靶点（FLP-responsive target，FRT）间隔的 STOP 序列。FLP 诱导的重组切除了 FRT 间隔位点，使转基因得到表达。但 FLP 通常处于热激启动子控制之下，因此限制了它的应用。FLP-out 主要应用于果蝇 microRNA 研究，但也有突变小鼠品系可供选择。

（4）tet-off 和 tet-on 驱动的条件性过表达：四环素（tetracycline, tet）是一种应用于各种时序表达控制体系的抗生素。tet-off 系统是将四环素作为一种关闭信号，通过与大肠埃希菌四环素抗性操纵子和单纯疱疹病毒的病毒体蛋白 16（virion protein 16,

VP16）激活结构域（activation domain）重组发挥作用。VP16四环素控制的反式激活系统（tetracycline-controlled transactivator，tTA）包括与编码序列中的四环素抗性操纵子结合的四环素抑制序列（tetracycline repressor，tetR）、与启动子结合的VP16激活结构域，其中VP16激活结构域激活表达。加入四环素之后，四环素结合tTA中的tetR序列，以剂量依赖性方式抑制tetR序列对四环素抗性操纵子的激活。近年来的研究大多使用多西环素代替四环素。有报道通过tet-off进行神经干细胞蛋白（nestin，为神经干细胞标志物）启动子控制下的miR-21表达，在NesCre8小鼠miR-21脑中实现了表达水平的上调。类似地，另一项研究通过tet-off系统实现了miR-150表达的上调。

在模型系统中可以使用转基因或病毒载体实现基于四环素的控制系统。它的缺陷在于四环素不能透过血脑屏障。这也是研究者使用多西环素代替四环素的原因。对tet-on系统的进一步修饰增强了反应性，减少了表达泄露。tet-on系统使用突变的tetR蛋白，在反转tTA（reverse tTA，rtTA）中进行tetR（rtetR）的反转。因为突变体的构象，rtTA不能结合tetO。在四环素存在的情况下，rtTA结合四环素诱导其构象改变，从而修复了rtTA与tetO的亲和力，起始VP16激活结构域激活的转录。

（二）病毒载体

病毒载体是另一种转基因microRNA运载方式。在体研究最常用的是腺相关病毒和慢病毒载体。这套系统能够通过控制病毒载体表达的蛋白质进行组织特异性基因打靶。尽管病毒载体存在一些短板如可能诱发干扰素反应，但这一方法仍是microRNA转基因最常用的方法之一。

腺相关病毒（adeno-associated virus，AAV）在整合到细胞基因组之后保持沉默，只有在"helper"病毒蛋白存在时才会复制。AAV既能感染分裂中的细胞，也能感染不分裂的细胞，但是S期会呈现更高的转染效率。AAV载体的一个主要限制是最大只能装载5kb的序列，但是有一些使用两个不同AAV载体的head-to-tail UTR重组的方法能够装载更长的序列。AAV的缺陷还包括它的表达需要几周的时间，这是由于第一步的基因组复制需要一定时间。AAV能够在细胞中存活几个月，这足以驱动转基因的表达。可以同时进行多个AAV的转染。对AAV衣壳进行修饰可以调控腺病毒载体进入特定的细胞类型，也可以使AAV能够进入多种细胞，如AAV-PHP.eB血清型甚至可以穿过血脑屏障。

慢病毒载体是应用最广泛的反转录病毒体系，通常使用删除了附件基因的HIV-1蛋白机器。为了增强慢病毒载体的安全性，研究者使用非反转录病毒VSV的衣壳，发明了SIV、FIV、EIAV等非人类病原体的慢病毒载体。此外，使用最新的包装技术将最危险的基因env、rev、gag和pol分散在不同的质粒上进行包装。这样共使用4个不同的质粒进行病毒体的包装，第4个质粒包含长末端重复序列（LTR）间隔的转基因序列。研究者还通过水疱性口炎病毒糖蛋白构建假型载体，拓展了慢病毒载体的宿主范围。

病毒载体可以进行转基因表达的时空控制。下面进行举例说明。

1. Pol Ⅱ驱动的过表达

（1）组织特异性/细胞类型特异性启动子驱动的过表达：组织特异性Pol Ⅱ启动子成功作为病毒载体的一部分应用于microRNA的组织特异性表达，如在肝脏、血管内皮、神经元、巨噬细胞和肌肉细胞的特异性表达。

（2）Cre-loxP 驱动的过表达：Cre-loxP 策略可以应用于病毒载体，以可控方式删除阻止转录的插入序列。使用突变的 loxP 位点进一步修饰 Cre-loxP 系统，其只可与同类型的 loxP 突变体配对并进行重组，而且同类型 loxP 突变体的相对位置控制着它们中间的序列进行重组。重组后 loxP 间隔序列是倒转还是切除，则取决于 loxP 对的序列。例如，FLIP 序列由其中两种类型的突变体 loxP 组成，分别是 loxP-2272 和 loxP-5171。它们以诱导倒转的形式存在。FLIP 包含双重选择序列和表达 microRNA 的序列。当另一个基因如荧光报告基因的 3'UTR 中的 microRNA 表达时，FLIP 载体阻止了常用 LSL 载体的 microRNA 表达泄露，并且可以实现转基因载体的诱导表达。另一方面，与编码基因相反，翻转体系不适用于 shRNA 的转录。由于 shRNA 本身具有反向互补茎环结构，可能存在表达泄露。loxP- 转录终止信号 -loxP 体系可能更适用于 shRNA 表达。当设计这些基于 loxP- 转录终止信号 -loxP 和翻转体系时，需要设法阻止表达泄露。

2. Pol Ⅲ 驱动的过表达

（1）非条件性过表达：Pol Ⅲ 启动子的表达更加活跃，沉默效率也更高，但是细胞毒性也高，容易导致内源 microRNA 表达和成熟的异常。非条件性表达的 Pol Ⅲ 驱动的 microRNA 载体可以应用于用细胞系进行的研究中。

（2）条件性过表达：Pol Ⅲ 启动子的优点使得它们成为进一步修饰的靶点，因此研究者构建了条件性 Pol Ⅲ 表达体系。例如，使用 tet-off 策略进行 microRNA 串联表达的时序控制，但是这个系统存在非特异性表达。tet-on 和多西环素反应性反式激活剂也用在了可诱导 Pol Ⅲ 控制的表达 microRNA 的病毒载体上。但是这种系统通常出现不同程度的非特异性表达，这可能是 Pol Ⅲ 启动子活性过强导致的。

通过构建包含四环素感受器 tTR 和 Krüppel 相关盒（Krüppel-associated box，KRAB）结构域的 tTRKRAB 融合蛋白，可对 tet-on 系统进行修饰。KRAB 结构域一旦被 tTR 靶向，tetO 邻近启动子就会通过起始组蛋白去乙酰化和甲基化诱导局部异染色质化，从而导致转基因编码区域的表观遗传沉默。转基因和反式激活融合蛋白都可以通过单个慢病毒载体装载，借助 tet-on 或 tet-off 进行控制。这种策略可以通过 Pol Ⅱ 和 Pol Ⅲ 启动子进行，在人类胚胎细胞和造血干细胞、肿瘤细胞中都已取得成功。在体实验通过大鼠纹状体注射实现。这一系统能够进行条件性转基因表达，也可以用于 microRNA 诱导的敲低。

3. Cas9 驱动的 microRNA 启动子的表观遗传增强的单链引导 RNA 的转导 去除核酸酶活性的 Cas9（nuclease-deactivated Cas9，dCas9）被广泛用作各种效应结构域的载体，以可控方式操纵特定基因座的转录活性。dCas9 靶向系统的应用可以大致分为两类：一是通过阻断转录起始或延伸而实现基因沉默的 CRISPR 干扰（CRISPR interference，CRISPRi）；二是通过将 dCas9 与各种转录激活结构域融合实现表达增强的 CRISPR 介导的基因激活（CRISPR-mediated gene activation，CRISPRa）。microRNA 功能获得研究可以使用各种 CRISPRa 工具来增强目标 microRNA 的表达，增强整个顺反子簇的表达。

第一个出现的 CRISPRa 系统是 dCas9-VP64（病毒体蛋白 16 激活结构域的四聚体）和 dCas9-p65 融合；不久之后就出现了效率更高、更准确的 dCas9-VPR（包含具有三种激活子的 VP64-p65-Rta）系统。进一步使用 sgRNA2.0 设计了协同激活调节子（synergistic activation mediator，SAM）。sgRNA 具有多个环状结构，不影响 dCas9-VP64 靶向，但是为转录激活因子（由 MS2 蛋白引导到 sgRNA 的 p65-HSF1）结合提供了骨架。另外，SAM 实现了 VP64、p65 和 HSF1 三种激活因子的协同作用。

另一种重要的 CRISPRa 技术 dCas9-SunTag 使用了将 dCas9 与一个结合多种抗体融合蛋白的重复多肽阵列融合的方式。如果将抗体与 VP64 激活结构域融合，那么 VP64 抗体就与 dCas9 的肽尾结合，从而创建了具有提供单个 sgRNA 的多聚体激活平台。这种策略比 dCas9-VP64 的转录激活效率高 25 倍。

还有一种技术使用 dCas9-VPR 中的 p65-HSF1 反式激活因子将 dCas9-SPH 技术与 SunTag 多结构域骨架策略结合起来。使用小鼠作为在体模型，在其神经系统中成功检测到基因和非编码 RNA 的激活。对荧光报告基因的比较研究表明，它是本文所述基于 dCas9 的最有效的表观遗传激活剂。研究者将表达 Cre 依赖性、带有可控荧光报告基因 EGFP 的 dCas9-SPH 小鼠作为一个广泛使用的研究模型进行繁育。

（三）microRNA 类似物的转染

1. 未经修饰的 microRNA 类似物的转染　microRNA 类似物是能产生 microRNA 竞争分子的合成核苷酸。这些竞争分子靶向特定的 mRNA 序列，通过 microRNA 机制调控蛋白产物。模拟 microRNA 的形式之一是外源 siRNA 或 shRNA。前者模拟成熟 microRNA 二聚体，后者作为 pre-microRNA，可能通过非经典的 microRNA 成熟通路被处理，目的是抑制 shRNA 与胞内内源 microRNA 竞争酶结合位点。类似物可以设计为靶向更专一的单基因特异性靶点，因此适用于基因沉默。microRNA 类似物也能缓解疾病状态下较低 microRNA 水平导致的表型，或者作为功能获得研究的工具进行过表达或引入新的 microRNA。有些修饰能够增加类似物的效率。

未经修饰的类似物通常用于细胞培养物的瞬时转染。这种相对简单、经济的方法适用于了解特定 microRNA 的功能。它的缺陷也是显而易见的：只能使 microRNA 类似物短时间存在，还受到天然 microRNA 的影响。目前，商业化的转染试剂使得各种核苷酸（DNA 或 microRNA 类似物）的转染简便易行。这些产品具有较高的转染效率，细胞毒性极小。

2. 糖模体的修饰　2′ 基化已被证实可增强 microRNA 类似物的稳定性，使 microRNA 类似物抵抗内源性核酸酶的切割。这种修饰并未对沉默效率产生任何负面影响。2′-O-甲氧乙基化修饰也可增加靶点亲和力和核酸酶稳定性。这些用于构建 RNA 干扰载体，还可以使用 2′-O-烯丙基化、2′-O-乙胺、2′-O-氰乙基修饰进行进一步的沉默。但过度使用上面这些修饰会影响寡核苷酸与靶点的结合，而且具有毒性。因此，研究者需要慎重考虑使用哪些修饰及怎样使用这些修饰。简单地对引导链的单个位点进行非序列依赖性的 2′-O-甲基化修饰可能降低非特异性结合，但不影响靶点结合能力。类似地，将 LNA 修饰的模体精确定位可以加强与靶点的结合。例如，在 microRNA 类似物两条链 3′ 端及其外围的两个核苷酸使用两个 LNA 模体，增强了类似物对核酸酶的抗性；在过客链 5′ 端加一个 LNA 模体，促进链选择过程中引导链进入沉默复合体。使用脂质体运载寡核苷酸能在目的组织中保留几周。基于 LNA 的修饰构象稳定，LNA 修饰的类似物不被核酸酶剪切，具有较强的配对能力，从而能够用来增加靶点结合性。

3. 骨架修饰　对 RNA 中的核苷酸分子骨架进行硫代磷酸连接，增加了抵抗内源性核酸酶的能力，也使 microRNA 类似物得以进入在体器官。这种修饰降低了靶点亲和性，但是这可以由糖基模体修饰来补偿。另一种通常被认为比硫代磷酸酯改性更有效的方法是，用甲硼烷替换一个磷酸二酯上的非桥氧，生成硼酸磷酸酯。硼酸磷酸酯可以通过先天的聚合酶掺入天然的 DNA 或 RNA 序列中，对核酸酶显示出进一步的抗性，并且比磷酸二酯和硫代磷酸酯类似物具有更高的活性及效能。

另一种修饰使用氨基代替 3′-OH 产生一个 N3′ 氨基磷酸酯连接。将 N3′ 氨基磷酸酯连接掺入主链的核苷酸类似物对核酸酶水解具有抵抗力，并且仍与内源的 DNA 和 RNA 序列功能配对。其他模仿骨架修饰的膦酰基乙酸酯键与被乙酸基团取代的非桥连氧原子可提高核酸酶抗性，但可能降低靶点亲和性，以及导致掺入硫作为非桥连氧的替代品和膦酰基乙酸酯质量变化。这种优化方法可能极大地提高核苷酸的稳定性，并且保证 RNA 干扰的效率，减小毒性。

4. 其他修饰　另外一些修饰增加了 microRNA 的摄入量和结构稳定性，如最近发明的带有聚乙烯亚胺的胆固醇联合 microRNA 在肿瘤靶向在体模型中的应用。此外，阳离子脂质体复合物增加了载体的体内稳定性。

四、microRNA 领域的功能丢失研究

细胞和动物模型是研究神经退行性病变和衰老背景下特定 microRNA 功能的有效工具。为了在这些模型中进行功能丢失研究，目前有下列方法可供选择。

（一）敲除 microRNA 生物合成中的关键基因

Dicer 敲除　Dicer 在 microRNA 生物合成中发挥着重要的作用。它具有双链 RNA 特异性核酸酶活性。pre-microRNA 是细胞核内 Drosha 和 DGCR8（DiGeorge syndrome critical region gene 8）的产物。在细胞质中，Dicer 与 Ago2、PACT（protein kinase RNA activator）和 TRBP（TAR RNA-binding protein 2）将 pre-microRNA 切割为成熟的 microRNA。Dicer 敲除导致发育早期停滞。在衰老过程中，脑、心脏和脂肪组织中 Dicer 表达量下降，导致成熟 microRNA 水平下降。以脑为例，衰老的小鼠脑中检测到 microRNA 水平的下降。敲除 Dicer 除去了所有的 microRNA，能够提示缺失 microRNA 之后表型上巨大的变化。然后将修饰后的寡核苷酸分成几组，分别注射到 Dicer 缺陷模型中。逐渐减少每一组中寡核苷酸的种类能够将候选 microRNA 的范围逐渐缩小。

（1）经典转基因方法：经典转基因途径产生 Dicer 敲除模型已经用于科学研究中，但是 Dicer 去除的生理效应过于宽泛，甚至可导致胚胎期死亡。对于特定表型的研究，最好使用条件性敲除，将敲除限制在一定的细胞类型中或者使用上述时序调控系统。

（2）通过表达 sgRNA 的病毒载体进行的敲除：将 sgRNA 引导的 Cas9 核酸酶通过病毒载体表达。CRISPR/Cas9 系统在敲除诱导方面非常成熟，也用于 Dicer 研究。研究者发明了单个病毒载体同时运载核酸酶和 sgRNA 的策略。运载片段较短的载体如 AAV 不能实现经典的 SpCas9（*Streptococcus pyogenes* Cas9）与 sgRNA 共表达。SpCas9 的较小的直系同源物 SaCas9（*Staphylococcus aureus* Cas9）适用于 AAV 载体。研究者也找到了一些较小的基因组编辑核酸酶。另外，较大的慢病毒载体可容纳 spCas9 和几个 sgRNA 以增

加靶向效率。Cas13RNA 剪切工具比 DNA 剪切工具具有更强的敲低效率。

（二）特定 microRNA 及其家族的全身性敲除

全身性敲除 microRNA 是指将 microRNA 从动物全身有效去除。全身性敲除可以通过重组或替代（通常使用正向选择标记）删除目的基因的全部或者几个关键外显子来实现。全身性敲除的影响巨大，包括失聪、肿瘤生成、胚胎致死或出生后不久死亡。另外，全身性敲除 microRNA 不能区分观察到的表型的时间或空间特点。而 microRNA 的表达通常具有组织特异性、细胞系特异性、激活或分化特异性。因此，条件性敲除更适用于 microRNA 基因编辑。

（三）microRNA 的条件性敲除

1. 经典的转基因方法　条件性敲除是在一定的细胞类群或时间段进行 microRNA 敲除。因此，研究者可以得到更有意义的实验数据。Cre-loxP 系统被用于产生敲除小鼠。条件敲除小鼠模型使用细胞类型特异性启动子诱导 Cre 表达。应用 Cre-loxP 系统实现 microRNA 在特定条件下的敲除，首先要在体外构建一个在 microRNA 基因两端分别含有一个 loxP 位点的基因序列。通常将这段序列转入胚胎干细胞内，通过同源重组替代基因组内原有基因序列。将胚胎干细胞植入假孕小鼠的子宫，使其发育成为一只完整的转基因小鼠。第二只转基因小鼠 Cre 重组酶被置于某特定基因启动子的控制之下。这两只小鼠交配产生同时含有上述两种基因型的子代小鼠，就会在某一特定类型的细胞中缺失某一 microRNA 基因。Cre-loxP 系统具有效率高、特异性强的优点，但应用到 microRNA 研究中也有明显的缺点。很多 microRNA 共用种子序列，是多个基因座编码的产物。因此构建敲除模型必须把所有的基因座都敲除，因为同一个 microRNA 可以被不同染色体的多个基因座编码。而且有些物种的 microRNA 序列非常接近（microRNA 家族），它们共享一个种子区域，所以也有共同的靶点。还有一些 microRNA 的前提是以簇的形式转录的。因此，敲除这类 microRNA 必须除去所有基因簇以抑制特定 microRNA 的功能。

2. 通过病毒载体实现 Cas9-sgRNA 驱动的敲除　目前，基于腺病毒、慢病毒和腺相关病毒的敲除 microRNA 的方法都用在各种模型上。它们诱导 RNA 干扰来沉默 microRNA 基因表达。在小鼠中，可以使用基于 Cre-loxP 的 CRISPR/Cas9 系统进行条件性敲除。这种技术只在 Cre 重组酶存在的细胞中通过启动 CRISPR 进行基因组编辑。Cas9 基因处于 CAG 启动子控制之下。它们之间存在一段 loxP-stop-loxP 序列。这样，只有在 Cre 重组酶存在的细胞中 Cas9 才会被转录。Cre 和 sgRNA 都可以通过病毒载体或者质粒运载到相应的位置。使用组织特异性或细胞特异性的 Cre 系可以进行精确的条件性敲除。

（四）体外模型中的 microRNA 敲低

与功能获得研究使用未修饰的 microRNA 类似物寡核苷酸的策略类似，反义寡核苷酸链可以用于转染细胞，对特定 microRNA 进行抑制。这种策略通常使用未修饰的寡核苷酸进行体外实验，结合功能获得研究对 microRNA 的功能进行更深入的探索。但是，为了达到充分的抑制，反义寡核苷酸的浓度需要达到一个较高的水平。这个浓度需要达到功能获得研究中 microRNA 类似物浓度的 5 倍以上。microRNA 类似物转染的所有缺陷在 microRNA 抑制剂应用中都存在，需要研究者仔细设计实验，对实验结果与在体条件的关联性进行批判性的审视。但是，使用反义寡核苷酸进行的 microRNA 敲低仍不失为一种简便易行的手段。

（五）体内模型中的 microRNA 敲低

1. antagomiR/microRNA 抑制剂的运载　以纯 RNA 的形式合成 microRNA 拮抗剂（antagomiR）稳定性差。胆固醇结合的 2′-O- 甲基化修饰核糖的反义寡核苷酸稳定性好，末端硫代磷酸连接和 3′ 胆固醇结合都增加了稳定性。这些增加稳定性的化学修饰包括 2′-O- 甲基化（2′-O-methylation，简称 2′-O-Me）、2′-O- 甲氧乙基化（methoxyethylation，简称 2′-O-MOE）和 2′- 氟替代（fluoro substitution，简称 2′-F）。胆固醇分子帮助 RNA 进入细胞。2′-O- 甲基化修饰增加了 microRNA 与靶点的结合效率和稳定性。糖基模体也可以通过 2′- 氟替代修饰，这种修饰可以用于 microRNA 类似物或靶点配对，其作用可能是带负电的氟具有的焓移动导致的。但是 2′- 氟替代不会导致显著的抗核酸酶效应。antagomiR 结合特定 microRNA 来抑制其功能，因此成为降低 microRNA 水平的有效手段。antagomiR 的过表达通过阳离子脂质体转染或者病毒感染实现体外细胞中减低 microRNA 表达水平的作用。使用 antagomiR 敲低 microRNA 具有特异性强、效率高和持续时间长的优点，其局限在于 antagomiR 不能穿过血脑屏障。因此，使用这种方法需要将载体直接注射到相应的脑区。

下列方法都可以通过寡核苷酸或病毒载体完成。目前，基于腺病毒、慢病毒和腺相关病毒的敲低 microRNA 的方法都用于不同模型上。

2. microRNA-sponge　可结合特定的 microRNA。使用 microRNA sponge 转基因可以阻断所有具备相应种子序列的 microRNA 的活性。Sponge 载体的结构通常具有 4～10 个结合位点。Sponge 的效率受到结合位点数量及亲和力的影响。microRNA sponge 是种子序列的靶点，与序列特异性 antagomiR 不同，一个 microRNA sponge 能够靶向共享种子序列的整个 microRNA 家族。这一特点适用于 microRNA 簇等研究，而对其他研究可能并不适用。不同于 antagomiR，microRNA sponge 无论通过病毒载体还是经典转基因插入进行表达，都不能进行化学修饰来增强其功能，而化学修饰在细胞中是存在的。为了抑制靶 microRNA，microRNA sponge 要以一定的速率进行表达。这对于细胞来说耗费较大，也需要强启动子。研究者发现 microRNA sponge 与 microRNA 种子序列之间不完美的碱基互补配对（"bulged"结合位点）能够产生最强的沉默效果，这可能增强了它对 RISC 介导的 RNA 降解途径的稳定性。microRNA sponge 是抑制 microRNA 功能最简单的方法之一。

3. tough decoy　是 2009 年研究者在测试慢病毒载体运载的不同 RNA decoy 设计时发明的。tough decoy 是进行最精确的 microRNA 抑制、达到最强效率和特异性的载体。针对 miR-25-3p 的 tough decoy 的抑制作用进行过体外和在体有效性评测。tough decoy 的优点包括对核酸内切酶的抗性、较高的 microRNA 结合效率及方便运载。最初产生 tough decoy 是通过 Pol Ⅲ 启动子的慢病毒载体实现的，后来的研究将集中 microRNA 抑制策略进行比较，其中 Pol Ⅱ 启动子是一个更可靠的选择。Pol Ⅲ 和 Pol Ⅱ 产生的 tough decoy 的抑制活性相同，而 Pol Ⅱ 启动子更便于进行表达的时空控制。在这项研究中，研究者还比较了 7 种不同的 microRNA 抑制剂，发现 tough decoy 的抑制作用最强。

五、microRNA- 靶点相互作用的在体验证

靶点保护分子

靶点保护分子阻断 mRNA 上的 microRNA 结合位点，使得 microRNA 不能与其靶点进行配对。靶点保护剂通常被设计成与种子区域及上下游 $10 \sim 20$ 个核苷酸配对。LNA 修饰、$2'$-O- 甲基化、非寡核苷酸形式的靶点保护分子免于 Ago 对结合了保护剂的 mRNA 的降解。

1. morpholino 形式 morpholino 寡核苷酸（morpholino oligonucleotide，MO）是一种人工合成的反义脱氧核糖核酸分子。由于化学修饰（磷酸二酰胺连接的带有连接碱基的吗啉环），morpholino 对内源性核酸酶有抗性，并且能通过阻断 ENA 剪接或翻译起始位点诱导基因沉默。它们可以作为保护 mRNA $3'$ UTR 靶序列的靶点保护剂，帮助研究者进行 microRNA 结合位点的验证。morpholino 最大的优点就是它几乎没有毒性。

2. 其他形式 肽核酸（peptide nucleic acid）是另一种靶点保护工具。肽核酸是使用非手性肽链代替糖骨架的 DNA 变体，不能被核酸酶识别，能够与互补的天然核苷酸形成稳定二聚体。因此可以直接用来阻断 microRNA，以及保护靶 mRNA。

六、其他 microRNA 功能相关的工具和研究

除了上述经典的 microRNA 研究方法之外，研究者也要考虑 microRNA 合成和功能互作的复杂性。本部分将对这些问题进行讨论。

（一）碱基修饰

现有证据表明 microRNA 中存在 m^6A 和 m^7G 的甲基化，但它们的功能未知。研究发现 miR-125b-5p 的 pri-microRNA、pre-microRNA 和成熟形式的甲基化是通过 tRNA 甲基转移酶 NSun2 实现的。这一过程导致 microRNA 表达沉默，抑制了 pri-microRNA 和 pre-microRNA 的成熟，减弱了成熟 microRNA 与 RISC 相互作用的能力。这些发现与另一个研究结果相符。后者发现敲低去甲基酶 FTO 导致 239 个甲基化 microRNA 水平下降，降幅达到 92%。而且甲基化的 microRNA 具有几个保守的模体，通过这一特征可以将它们与非甲基化的 microRNA 区分开来。但是研究也发现 FTO 敲低导致 42 个 microRNA 表达量显著上升。最近的发现又为甲基化对 microRNA 的影响增添了一层不确定性。METTL1 对 let-7a-5p 进行 m^7G 甲基化，导致 microRNA 成熟率的增加。总之，甲基化对 microRNA 有一定作用。但是目前研究者尚未完全了解这种作用及其调控因子。

（二）其他修饰

其他普遍存在的针对 microRNA 的修饰包括 $3'$ 端腺苷酸化，但其具体机制未明，现有数据也有矛盾之处。聚合酶 Gld2 的非经典功能是直接将成熟的 miR-122、miR-134 和

let-7a-5p 腺苷酸化，而不是作用于它们的未成熟形式。而且，腺苷酸化导致 microRNA 半衰期几乎增加了两倍。let-7a-5p 本身已具备很高的稳定性，所以腺苷酸化的影响不大。伴随腺苷酸化，microRNA 稳定性增加，microRNA 的靶点也被以更高的效率进行沉默。同样的研究在体内检测了 Gld2 的全身性效果，在体外进行了 Gld2 缺陷的成纤维细胞培养。深度测序结果显示对照组有 50 个 microRNA（约 8.7%）出现腺苷酸化，Gld2 缺陷的成纤维细胞有 46 个 microRNA 的腺苷酸化下降。有趣的是，不是所有的 microRNA 都受到腺苷酸化修饰，腺苷酸化只影响未成熟的 microRNA。序列分析显示腺苷酸化对 microRNA 稳定性的影响主要是 3′ 端的核苷酸在起作用。总之，这项研究说明有些 microRNA 可以通过 3′ 端腺苷酸化增加稳定性，但这并不适用于所有的 microRNA。

　　然而，另一项针对癌症相关 miR-21-5p 的研究显示 PAPD5 对 miR-21-5p 进行腺苷酸化导致直接的 3′-5′ 修剪和核糖核酸外切酶降解，而这一通路的异常是多种癌症的共同点。还有一项研究进一步探索人类细胞中 PAPD5、PAPD4 和 PAPD7 敲低的结果，发现敲低 PAPD4 之后腺苷酸化水平下降最多。而且进一步的实验显示腺苷酸化减少增加了 microRNA 介导的沉默，降低了 microRNA 将蛋白招募到 RISC 的能力。总之，这些证据表明腺苷酸化对 microRNA 功能可能具有相反的作用。但是，这些相反的结果可能是研究背景不同导致的，如细胞模型、选用的酶的种类。因此，可以推测腺苷酸化对 microRNA 稳定性和沉默作用对研究背景的依赖性较强，但详细的机制尚属未知。

　　1. 不依赖于 Drosha 的 mirtron（miR-intron）　是小的内含子 RNA，呈茎环结构。miR-intron 产生之后，跳过 Drosha 切割这一步骤进入 microRNA 生物合成通路，即由输出蛋白 5 导出核后，经 Dicer 处理成为成熟 microRNA。mirtron 首先是在果蝇和线虫中鉴定得到的，后来发现它在哺乳动物中也广泛存在。另外两个不依赖于 Drosha 的 microRNA 是一些核仁小 RNA（snoRNA）和 tRNA。它们被 Dicer 处理之后都产生有功能的类似 microRNA 的分子。

　　2. 不依赖于 Dicer 进行成熟的 miR-451　在脊椎动物中是高度保守的，其成熟不依赖于 Dicer。尽管 pri-miR-451 是被 Drosha 处理的，但是产生的 pre-miR-451 茎环结构分子没有被 Dicer 处理。实验证实 Dicer 敲除不能抑制 miR-451 的成熟，只有 Ago2 敲低会抑制 miR-451 的成熟。相反，Ago2 敲低的小鼠在出生后不久死亡，研究发现其中 miR-451 表达缺失。进一步在斑马鱼中进行 Dicer 依赖性的 pre-miR-430c 敲除，产生了另一种未成熟形式，其与 miR-451 的茎环结构相似。在不表达 Dicer 的细胞中，这个类似物被 Ago2 通路处理。根据这一现象可以得到以下结论：体内 microRNA 的二级结构可能对其成熟通路有负面影响；可以通过对茎环结构分子的改造使其在体内经过依赖于 Dicer 的通路而成熟。这拓展了我们通过遗传改造拯救 Dicer 缺陷表型的能力。进一步研究为这种改造提供了所需的碱基配对需要、茎环结构的长度及远端 GC 含量等重要参数。

　　3. Ago2 通路依赖的 microRNA 成熟　关于 Drosha、Exportin5 和 Dicer 敲除的一项研究发现 Dicer 敲除对 3p microRNA 的影响要大于对 5p microRNA 的影响，pre-microRNA 的修剪是从 3′ 到 5′ 进行的。这与之前的研究一致。这就提示 Ago2 通路的用途可能不局限于已知的这些例子。

4. 有些 microRNA 的成熟需要 microRNA 簇中的另一个邻近 microRNA 被剪切　另一个 microRNA 成熟过程的异常组织是簇协助的成熟，特定的初级茎环结构（"recipient"）只有在另一个茎环结构（"helper"）存在的条件下才会被 Drosha 处理。许多 microRNA 在基因组中成簇存在，转录后形成单个多茎环结构的分子，经过 Drosha 处理后分割为单个 pre-microRNA。但是有些 pre-microRNA 的茎环结构较为短小，不是 microprocessor 复合体的最优靶点。这一类较短小的 pri-microRNA 通常依赖于同一转录物中邻近 microRNA 的剪接，这个邻近 microRNA 是 Drosha 的靶点。这需要将特定分子整合到 microprocessor 复合体，如 pri-miR-15a 只有在 pri-miR-16-1 存在下才会被处理。还有之前提到的 miR-451 只有与 pri-miR-144 一起才能提高成熟率。microRNA 簇共处理需要来自同一个转录物的 helper miR 和 recipient miR。microprocessor 识别 helper miR，随后 help miR 与 recipient miR 通过连接序列结合。

5. 非经典 microRNA 通路处理为遗传操作提供新思路　如 m^7G 帽子被用于构建人工质粒载体，阻止第二条链形成而避免脱靶效应。而且非经典 microRNA 成熟通路启发研究者构建能跳过 Drosha 和 Dicer 处理的类似 microRNA 的分子。这一发现对不干扰经典 microRNA 通路基因沉默载体的研发很有帮助。

（三）microRNA 成熟的非经典途径

1. 转录物依赖的 microRNA 降解（transcript-dependent microRNA degradation，TDMD）　TDMD 通过结合靶点导致 microRNA 降解。TDMD 需要与 microRNA 的 3′ 端高度互补、与种子序列互补而在中间的 microRNA 区域存在错配。这改变了 RISC 的构象，裸露的 microRNA 进一步通过酶促反应降解。

TDMD 的功能在研究以下两个进化相关基因时表现得淋漓尽致：斑马鱼中的 lncRNA *libra* 和小鼠中的 lncRNA *libra*。这两个基因都只在脑中表达，而且与 miR-29b-3p 高度互补。*Nrep* 3′ UTR 表现出与 *libra* 高度的保守性。研究者提出了一个假设：这两个基因的转录物可能通过非编码元件发挥调控作用。倒转或者去除 *libra* 导致斑马鱼探索和焦虑行为的重要变化。进一步的体外研究显示 *Nrep* 的 TDMD 效应体现在 miR-29b-3p 上。总之，这项研究说明 TDMD 控制在分子水平和行为学水平上都非常重要。

2. 其他非经典 microRNA-靶点相互作用　在动物中 microRNA 与靶点只有部分互补。microRNA 与靶 mRNA 的特定段区域（6～8 个核苷酸）结合形成二聚体可能影响进一步的退火和 microRNA/靶 mRNA 杂交。这段特定短序列就是"种子序列"，通常位于 microRNA 的 5′ 端。microRNA 种子区域的 6～8 个碱基的完全配对分别称为 6-mer、7-mer 和 8-mer 配对。种子区域配对数这一特点与进化上保守程度、二级结构分析和其他数据一起为预测 microRNA/靶点提供依据。但是，也要考虑存在一些非经典的靶点结合。

在这些非经典的情况下，microRNA 种子区域不完全与靶点结合而形成"功能性松动"（functional wobble），但是由于补充区域依然存在配对：种子区域之外存在一个几乎完整的互补配对。这种配对存在于人类 miR-196a/b 与 HOXB8 mRNA 的结合中。二者的结合在种子序列中产生一个 G：U 区，与种子区间隔序列几乎完整互补。线虫中 let-7-5p 结合 *lin-41* mRNA，由于非完全配对产生一个鼓包，但是这种非完全配对被移动到

microRNA 3′ 端的互补区域补偿。种子区域不完全配对以各种不同的形式存在，甚至可以完全不进行种子区域的配对，如人类 miR-24-3p。

标准种子区配对规则不适用于非经典靶点配对，因此要寻找一个合适的模型来预测。有人提出一个"支点配对"（pivot pairing）规则。简单地讲就是通过分析 microRNA- 靶点相互作用的热力学特性，对已有非经典配对数据进行统计分析。研究者提出有一类特定的种子区配对异常"功能性膨胀"（functional bulge）出现在 mRNA 的第 5 个或第 6 个核苷酸（从 3′ 端开始计数），使得第 6 个核苷酸与 microRNA 种子区域结合。这第 6 个核苷酸配对对于稳定 microRNA- 靶点二聚体非常重要，这种"functional bulge"的空间组织在 microRNA/ 靶点中也是保守的（尽管这种保守性比种子区域的要差）。总之，这拓展了我们预测靶点的能力，同时我们也不应忽略还有许多未被发现的结合方式。

（上海交通大学　来庆璇　Nikolai Kovzel　Ruslan Konovalov　Ilya A.Vinnikov）

参 考 文 献

Alvarez-Erviti L，Seow Y，Hv Schapira A，et al，2013. Influence of microRNA deregulation on chaperone-mediated autophagy and α-synuclein pathology in Parkinson's disease. Cell Death & Disease，4（3）：e545.

Amar L，Desclaux M，Faucon-Biguet N，et al，2006. Control of small inhibitory RNA levels and RNA interference by doxycycline induced activation of a minimal RNA polymerase Ⅲ promoter. Nucleic Acids Research，34（5）：e37.

An F M，Gong G H，Wang Y，et al，2017. MiR-124 Acts as a target for Alzheimer's disease by regulating BACE1. Oncotarget，8（69）：114065-114071.

Bak R O，Hollensen A K，Primo M N，et al，2013. Potent microRNA suppression by RNA Pol Ⅱ -transcribed 'Tough Decoy' inhibitors. RNA，19（2）：280-293.

Bitetti A，Mallory A C，Golini E，et al，2018. MicroRNA degradation by a conserved target RNA regulates animal behavior. Nature Structural & Molecular Biology，25（3）：244-251.

Boele J，Persson H，Shin J W，et al，2014. PAPD5-mediated 3′ adenylation and subsequent degradation of miR-21 is disrupted in proliferative disease. Proceedings of the National Academy of Sciences of the United States of America，111（31）：11467-11472.

Borchert G M，Lanier W，Davidson B L，2006. RNA polymerase Ⅲ transcribes human microRNAs. Nature Structural & Molecular Biology，13（12）：1097-1101.

Bramsen J B，Laursen M B，Nielsen A F，et al，2009. A large-scale chemical modification screen identifies design rules to generate siRNAs with high activity，high stability and low toxicity. Nucleic Acids Research，37（9）：2867-2881.

Cao F J，Liu Z J，Sun G J，2020. Diagnostic value of miR-193a-3p in Alzheimer's disease and miR-193a-3p attenuates amyloid-β induced neurotoxicity by targeting PTEN. Experimental Gerontology，130：110814.

Chen L，Yang J X，Lü J，et al，2018. Identification of aberrant circulating miRNAs in Parkinson's disease plasma samples. Brain and Behavior，8（4）：e00941.

Cheng M, Liu L, Lao Y Z, et al, 2016. MicroRNA-181a suppresses parkin-mediated mitophagy and sensitizes neuroblastoma cells to mitochondrial uncoupler-induced apoptosis. Oncotarget, 7（27）: 42274-42287.

Chi S W, Hannon G J, Darnell R B, 2012. An alternative mode of microRNA target recognition. Nature Structural & Molecular Biology, 19（3）: 321-327.

Child D D, Lee J H, Pascua C J, et al, 2018. Cardiac mTORC1 dysregulation impacts stress adaptation and survival in Huntington's disease. Cell Reports, 23（4）: 1020-1033.

Chmielarz P, Konovalova J, Najam S S, et al, 2017. Dicer and microRNAs protect adult dopamine neurons. Cell Death & Disease, 8（5）: e2813.

Cifuentes D, Xue H, Taylor D W, et al, 2010. A novel miRNA processing pathway independent of dicer requires Argonaute2 catalytic activity. Science, 328（5986）: 1694-1698.

Corbin R, Olsson-Carter K, Slack F, 2009. The role of microRNAs in synaptic development and function. BMB Reports, 42（3）: 131-135.

D'Ambrogio A, Gu W F, Udagawa T, et al, 2012. Specific miRNA stabilization by Gld2-catalyzed monoadenylation. Cell Reports, 2（6）: 1537-1545.

Deas E, Wood N W, Plun-Favreau H, 2011. Mitophagy and Parkinson's disease: The PINK1-parkin link. Biochimica et Biophysica Acta（BBA）-Molecular Cell Research, 1813（4）: 623-633.

Dimmeler S, Nicotera P, 2013. MicroRNAs in age-related diseases. EMBO Molecular Medicine, 5（2）: 180-190.

Dong H, Wang C, Lu S B, et al, 2016. A panel of four decreased serum microRNAs as a novel biomarker for early Parkinson's disease. Biomarkers, 21（2）: 129-137.

Du X X, Huo X, Yang Y, et al, 2017. miR-124 downregulates BACE 1 and alters autophagy in APP/PS1 transgenic mice. Toxicology Letters, 280: 195-205.

Duan D S, Yue Y P, Yan Z Y, et al, 2000. A new dual-vector approach to enhance recombinant adeno-associated virus-mediated gene expression through intermolecular cis activation. Nature Medicine, 6（5）: 595-598.

Ebert M S, Sharp P A, 2010. MicroRNA sponges: Progress and possibilities. RNA, 16（11）: 2043-2050.

Finkbeiner S, 2020. The autophagy lysosomal pathway and neurodegeneration. Cold Spring Harbor Perspectives in Biology, 12（3）: a033993.

Fukumoto H, Rosene D L, Moss M B, et al, 2004. Beta-secretase activity increases with aging in human, monkey, and mouse brain. The American Journal of Pathology, 164（2）: 719-725.

Geekiyanage H, Chan C, 2011. MicroRNA-137/181c regulates serine palmitoyltransferase and in turn amyloid, novel targets in sporadic Alzheimer's disease. Journal of Neuroscience, 31（41）: 14820-14830.

Giraldo P, Montoliu L, 2001. Size matters: use of YACs, BACs and PACs in transgenic animals. Transgenic Research, 10（2）: 83-103.

Gjaltema R A F, Schulz E G, 2018. CRISPR/dCas9 switch systems for temporal transcriptional control. Methods in Molecular Biology（Clifton, N. J.）, 1767: 167-185.

Glass D，Viñuela A，Davies M N，et al，2013. Gene expression changes with age in skin，adipose tissue，blood and brain. Genome Biology，14（7）：R75.

Gossen M，Freundlieb S，Bender G，et al，1995. Transcriptional activation by tetracyclines in mammalian cells. Science，268（5218）：1766-1769.

Guedes J R，Santana I，Cunha C，et al，2016. MicroRNA deregulation and chemotaxis and phagocytosis impairment in Alzheimer's disease. Alzheimer's & Dementia：Diagnosis，Assessment & Disease Monitoring，3（1）：7-17.

Guillén C，Benito M，2018. mTORC1 overactivation as a key aging factor in the progression to type 2 diabetes mellitus. Frontiers in Endocrinology，9：621.

Hackl M，Brunner S，Fortschegger K，et al，2010. miR-17，miR-19b，miR-20a，and miR-106a are down-regulated in human aging. Aging Cell，9（2）：291-296.

Harada M，Jinnin M，Wang Z Z，et al，2017. The expression of miR-124 increases in aged skin to cause cell senescence and it decreases in squamous cell carcinoma. Bioscience Trends，10（6）：454-459.

Hars E S，Qi H Y，Jin S V，et al，2007. Autophagy regulates ageing in *C. elegans*. Autophagy，3（2）：93-95.

Ibáñez-Ventoso C，Yang M C，Guo S Z，et al，2006. Modulated microRNA expression during adult lifespan in *Caenorhabditis elegans*. Aging Cell，5（3）：235-246.

Iovino N，Denti M A，Bozzoni I，et al，2005. A loxP-Containing pol ii promoter for rna interference is reversibly regulated by cre recombinase. RNA Biology，2（3）：86-92.

Jankovic M Z，Dobricic V，Kresojevic N，et al，2018. Identification of mutations in the PARK2 gene in Serbian patients with Parkinson's disease. Journal of the Neurological Sciences，393：27-30.

Khalil H，Tazi M，Caution K，et al，2016. Aging is associated with hypermethylation of autophagy genes in macrophages. Epigenetics，11（5）：381-388.

Kiffin R，Kaushik S，Zeng M，et al，2007. Altered dynamics of the lysosomal receptor for chaperone-mediated autophagy with age. Journal of Cell Science，120（5）：782-791.

Kim J，Fiesel F C，Belmonte K C，et al，2016a. miR-27a and miR-27b regulate autophagic clearance of damaged mitochondria by targeting PTEN-induced putative kinase 1（PINK1）. Molecular Neurodegeneration，11：55.

Kim J，Kundu M，Viollet B，et al，2011. AMPK and mTOR regulate autophagy through direct phosphorylation of Ulk1. Nature Cell Biology，13（2）：132-141.

Kim Y K，Kim B，Kim V N，2016b. Re-evaluation of the roles of DROSHA，Exportin 5，and DICER in microRNA biogenesis. Proceedings of the National Academy of Sciences of the United States of America，113（13）：E1881-E1889.

Komatsu M，Wang Q J，Holstein G R，et al，2007. Essential role for autophagy protein Atg7 in the maintenance of axonal homeostasis and the prevention of axonal degeneration. Proceedings of the National Academy of Sciences of the United States of America，104（36）：14489-14494.

Krützfeldt J，Rajewsky N，Braich R，et al，2005. Silencing of microRNAs *in vivo* with 'antagomirs'. Nature，438（7068）：685-689.

Lai Q X，Murgia N，Parkkinen I，et al，2019. Roles of microRNAs in Parkinson's and other neurodegenerative diseases// Mallick B.AGO-Driven Non-Coding RNAs. Amsterdam：Elsevier：209-232.

Lal A，Navarro F，Maher C A，et al，2009. miR-24 inhibits cell proliferation by targeting E2F2，MYC，and other cell-cycle genes via binding to "seedless" 3′UTR MicroRNA recognition elements. Molecular Cell，35（5）：610-625.

Landgraf P，Rusu M，Sheridan R，et al，2007. A mammalian microRNA expression atlas based on small RNA library sequencing. Cell，129（7），1401-1414

Lee Y，Kim M，Han J J，et al，2004. MicroRNA genes are transcribed by RNA polymerase Ⅱ. The EMBO Journal，23（20）：4051-4060.

Li C Y，Chen Y P，Chen X P，et al，2017a. Downregulation of MicroRNA-193b-3p promotes autophagy and cell survival by targeting TSC1/mTOR signaling in NSC-34 cells. Frontiers in Molecular Neuroscience，10：160.

Li H J，Ren Y，Mao K S，et al，2018. FTO is involved in Alzheimer's disease by targeting TSC1-mTOR-Tau signaling. Biochemical and Biophysical Research Communications，498（1）：234-239.

Li N，Pan X D，Zhang J L，et al，2017b. Plasma levels of miR-137 and miR-124 are associated with Parkinson's disease but not with Parkinson's disease with depression. Neurological Sciences，38（5）：761-767.

Maes O C，An J，Sarojini H，et al，2008. Murine microRNAs implicated in liver functions and aging process. Mechanisms of Ageing and Development，129（9）：534-541.

Maes O C，Sarojini H，Wang E，2009. Stepwise up-regulation of MicroRNA expression levels from replicating to reversible and irreversible growth arrest states in WI-38 human fibroblasts. Journal of Cellular Physiology，221（1）：109-119.

Maurin T，Cazalla D，Yang J S，et al，2012. RNase Ⅲ -independent microRNA biogenesis in mammalian cells. RNA，18（12）：2166-2173.

Meyer S U，Pfaffl M W，Ulbrich S E，2010. Normalization strategies for microRNA profiling experiments：a 'normal' way to a hidden layer of complexity? Biotechnology Letters，32（12）：1777-1788.

Mimura S，Iwama H，Kato K，et al，2014. Profile of microRNAs associated with aging in rat liver. International Journal of Molecular Medicine，34（4）：1065-1072.

Nielsen B S，2012. MicroRNA *In Situ* Hybridization// Fan J B. Next-generation MicroRNA expression profiling technology：Methods and Protocols. Totowa，NJ：Humana Press.

Nilsson P，Loganathan K，Sekiguchi M，2013. Aβ secretion and plaque formation depend on autophagy. Cell Reports，5（1）：61-69.

Noren Hooten N，Abdelmohsen K，Gorospe M，et al，2010. microRNA expression patterns reveal differential expression of target genes with age. PLoS One，5（5）：e10724.

Noren Hooten N，Fitzpatrick M，Wood W H，et al，2013. Age-related changes in microRNA levels in serum. Aging，5（10）：725-740.

Nunez-Iglesias J，Liu C C，Morgan T E，et al，2010. Joint genome-wide profiling of miRNA and mRNA expression in Alzheimer's disease cortex reveals altered miRNA regulation. PLoS One，5（2）：e8898.

Pandolfini L，Barbieri I，Bannister A J，et al，2019. METTL1 Promotes let-7 MicroRNA Processing via m7G Methylation. Molecular Cell，74（6）：1278-1290. e9.

Pattanayak S，Vázquez-Maldonado L A，Deiters A，et al，2019. Combinatorial control of gene function with wavelength-selective caged morpholinos// Deiters A. Methods in Enzymology. Amsterdam：Elsevier：69-88.

Pircs K，Petri R，Madsen S，et al，2018. Huntingtin aggregation impairs autophagy leading to argonaute-2 accumulation and global MicroRNA dysregulation. Cell Reports，24（6）：1397-1406.

Rocha E M，de Miranda B，Sanders L H，2018. Alpha-synuclein：Pathology，mitochondrial dysfunction and neuroinflammation in Parkinson's disease. Neurobiology of Disease，109：249-257.

Ruby J G，Jan C H，Bartel D P，2007. Intronic microRNA precursors that bypass Drosha processing. Nature，448（7149）：83-86.

Rui Y N，Xu Z，Patel B，et al，2015. Huntingtin functions as a scaffold for selective macroautophagy. Nature Cell Biology，17（3）：262-275.

Sabatini D M，2017. Twenty-five years of mTOR：Uncovering the link from nutrients to growth. Proceedings of the National Academy of Sciences of the United States of America，114（45）：11818-11825.

Sala Frigerio C，Lau P，Salta E，et al，2013. Reduced expression of hsa-miR-27a-3p in CSF of patients with Alzheimer disease. Neurology，81（24）：2103-2106.

Sharbati-Tehrani S，Kutz-Lohroff B，Bergbauer R，et al，2008. miR-Q：a novel quantitative RT-PCR approach for the expression profiling of small RNA molecules such as miRNAs in a complex sample. BMC Molecular Biology，9：34.

Sinha M，Ghose J，Das E，et al，2010. Altered microRNAs in STHdhQ111/HdhQ111 cells：miR-146a targets TBP. Biochemical and Biophysical Research Communications，396（3）：742-747.

Smith-Vikos T，Slack F J，2012. MicroRNAs and their roles in aging. Journal of Cell Science，125（1）：7-17.

Smith P，Al Hashimi A，Girard J，et al，2011. *In vivo* regulation of amyloid precursor protein neuronal splicing by microRNAs. Journal of Neurochemistry，116（2）：240-247.

Sosulski M L，Gongora R，Danchuk S，et al，2015. Deregulation of selective autophagy during aging and pulmonary fibrosis：the role of TGF β1. Aging Cell，14（5）：774-783.

Stegmeier F，Hu G，Rickles R J，et al，2005. A lentiviral microRNA-based system for single-copy polymerase II -regulated RNA interference in mammalian cells. Proceedings of the National Academy of Sciences of the United States of America，102（37）：13212-13217.

Sun Y X，Ji X M，Mao X O，et al，2013. Differential activation of mTOR complex 1 signaling in human brain with mild to severe Alzheimer's disease. Journal of Alzheimer's Disease，38（2）：437-444.

Tanji K，Odagiri S，Maruyama A，et al，2013. Alteration of autophagosomal proteins in the brain of multiple system atrophy. Neurobiology of Disease，49：190-198.

Tolosa E，Botta-Orfila T，Morató X，et al，2018. MicroRNA alterations in iPSC-derived dopaminergic neurons from Parkinson disease patients. Neurobiology of Aging，69：283-291.

Uddin M S，Mamun A A，Labu Z K，et al，2019. Autophagic dysfunction in Alzheimer's disease：Cellular and molecular mechanistic approaches to halt Alzheimer's pathogenesis. Journal of Cellular Physiology，234（6）：8094-8112.

Valente E M, Salvi S, Ialongo T, et al, 2004. PINK1 mutations are associated with sporadic early-onset Parkinsonism. Annals of Neurology, 56（3）: 336-341.

Valera E, Spencer B, Mott J, et al, 2017. MicroRNA-101 modulates autophagy and oligodendroglial alpha-synuclein accumulation in multiple system atrophy. Frontiers in Molecular Neuroscience, 10: 329.

Vella M C, 2004. The C. elegans microRNA let-7 binds to imperfect let-7 complementary sites from the Lin-41 3′ UTR. Genes & Development, 18（2）: 132-137.

Vinnikov I A, Domanskyi A, Konopka W, 2016. Continuous delivery of oligonucleotides into the brain// Kye M J. MicroRNA Technologies. New York: Springer New York.

Wang W X, Huang Q W, Hu Y L, et al, 2011. Patterns of microRNA expression in normal and early Alzheimer's disease human temporal cortex: white matter versus gray matter. Acta Neuropathologica, 121（2）: 193-205.

Wang X W, Hu L F, Hao J, et al, 2019. A microRNA-inducible CRISPR-Cas9 platform serves as a microRNA sensor and cell-type-specific genome regulation tool. Nature Cell Biology, 21（4）: 522-530.

Wang X Y, Liu P, Zhu H, et al, 2009. miR-34a, a microRNA up-regulated in a double transgenic mouse model of Alzheimer's disease, inhibits bcl2 translation. Brain Research Bulletin, 80（4/5）: 268-273.

Wong Y C, Holzbaur E L F, 2014. Optineurin is an autophagy receptor for damaged mitochondria in parkin-mediated mitophagy that is disrupted by an ALS-linked mutation. Proceedings of the National Academy of Sciences of the United States of America, 111（42）: E4439-E4448.

Yang J R, Chen D P, He Y N, et al, 2013. MiR-34 modulates Caenorhabditis elegans lifespan via repressing the autophagy gene atg9. AGE, 35（1）: 11-22.

Yang J S, Maurin T, Lai E C, 2012. Functional parameters of Dicer-independent microRNA biogenesis. RNA, 18（5）: 945-957.

Yao L P, Zhu Z Y, Wu J Y, et al, 2019. MicroRNA-124 regulates the expression of p62/p38 and promotes autophagy in the inflammatory pathogenesis of Parkinson's disease. The FASEB Journal, 33（7）: 8648-8665.

Yekta S, Shih I H, Bartel D P, 2004. MicroRNA-directed cleavage of HOXB8 mRNA. Science, 304（5670）: 594-596.

Yu C H, Davidson S, Harapas C R, et al, 2020. Tdp-43 triggers mitochondrial dna release via mPTP to activate cGAS/STING in als. Cell, 183（3）: 636-649. e18.

Yuan S, Tang H, Xing J Y, et al, 2014. Methylation by NSun2 represses the levels and function of microRNA 125b. Molecular and Cellular Biology, 34（19）: 3630-3641.

Zetterberg H, Andreasson U, Hansson O, et al, 2008. Elevated cerebrospinal fluid BACE1 activity in incipient alzheimer disease. Archives of Neurology, 65（8）: 1102-1107.

Zhang J, Zhao J, Jiang W J, et al, 2012. Conditional gene manipulation: Cre-ating a new biological era. Journal of Zhejiang University SCIENCE B, 13（7）: 511-524.

Zhang Y Q, Li Q L, Liu C G, et al, 2016a. MiR-214-3p attenuates cognition defects via the inhibition of autophagy in SAMP8 mouse model of sporadic Alzheimer's disease. Neurotoxicology, 56: 139-149.

Zhang Y Q, Liu C G, Wang J L, et al, 2016b. MiR-299-5p regulates apoptosis through autophagy in neurons and ameliorates cognitive capacity in APPswe/PS1dE9 mice. Scientific Reports, 6: 24566.

Zhou H B, Liu J L, Zhou C Y, et al, 2018. *In vivo* simultaneous transcriptional activation of multiple genes in the brain using CRISPR-dCas9-activator transgenic mice. Nature Neuroscience, 21 (3): 440-446.

Zhou H B, Su J L, Hu X D, et al, 2020. Glia-to-neuron conversion by CRISPR-CasRx alleviates symptoms of neurological disease in mice. Cell, 181 (3): 590-603. e16.

第十二章　自噬的生物标志物

自噬包括巨自噬（macroautophagy）、微自噬（microautophagy）、分子伴侣介导的自噬（chaperon-mediated autophagy）及一些选择性自噬如线粒体自噬（mitophagy）、聚集体自噬（aggrephagy）等。本章主要论述的是研究比较多的巨自噬、分子伴侣介导的自噬及线粒体自噬的一些重要分子标志物。

第一节　巨自噬标志物

巨自噬是内质网和高尔基体等起源的膜形成杯状结构，包裹胞内物质并最终形成闭合的双层膜的囊泡即自噬体，然后自噬体与溶酶体融合，自噬体内蛋白质或细胞器被溶酶体酶降解的过程。因此该过程的标志物包括自噬体囊泡形成过程的标志物、溶酶体标志物和自噬底物标志物三类（表 12-1）。

表 12-1　常见自噬标志物

自噬类型	过程	标志物
巨自噬	自噬囊泡形成过程	Atg5-Atg12
		Atg16L
		LC3
		Atg9
		BECN1/Beclin1/Vps30/Atg6
		Atg14/Barkor
		DRAM1
		ZFYVE1/DFCP1
	自噬底物	p62
分子伴侣介导的自噬		LAMP2A
		Hsc70
微自噬		Rab7
		Vac8
		Atg18
		ESCRT（Vps4）
		Hsc70
溶酶体		LAMP1
		LAMP2

一、自噬体标志物

Atg 是自噬组成蛋白，参与调节自噬起始和延伸等过程。其中几个关键蛋白，也成为自噬标志物。

（一）Atg5-Atg12

1. 概述 Atg12 是第一个被识别的泛素样 Atg 蛋白。在经典的泛素理论中，泛素一开始合成出来的被称为前体形式，其后被特异蛋白酶酶切暴露出 C 端甘氨酸残基。然后泛素被 E1 酶活化后转移至 E2 酶，与之形成一个硫酯键。E3 泛素连接酶在识别靶蛋白后将泛素从 E2 酶上转移至靶蛋白，泛素的甘氨酸与靶蛋白赖氨酸残基相连。自噬相关蛋白 Atg7 是 E1 样活化酶，Atg10 是 E2 结合酶。Atg12 先被 Atg7 激活，再被转运至 Atg10，然后直接同底物蛋白 Atg5 的一个赖氨酸残基共价连接，形成 Atg12-Atg5 复合物。在该过程中不需要底物特异性的 E3 连接酶。Atg12-Atg5 复合物的形成在细胞内为组成型，不受营养缺乏等环境胁迫因素影响。Atg12-Atg5 复合物在自噬的形成中至关重要。缺失 Atg12-Atg5 会导致自噬缺陷。

另外，在 Atg8 与磷脂酰乙醇胺（phosphatidylethanolamine，PE）形成的 Atg8-PE 结合系统中，Atg12-Atg5 结合体可以充当 E3 连接酶。当然这个类 E3 连接酶在结构上缺少典型 E3 连接酶所具有的 HECT 或 RING 结构域。

2. 检测方法 可采用 Western blot 方法检测其水平。Atg12 分子质量预期为 15kDa，SDS-PAGE 胶目测大约在 19kDa。Atg5 分子质量大约为 32kDa。由于 Atg12 分子质量小，不易检测，并且 Atg5 与 Atg12 的结合是非可逆的，因此可分别用 Atg5 和 Atg12 的抗体孵育，然后直接检测 Atg12-Atg5 结合的形式，其分子质量大约在 55kDa。

3. 局限性 在拟南芥和一些哺乳动物细胞中几乎所有 Atg5 和 Atg12 都表现为结合体，所以在短时饥饿状态下，Atg12-Atg5 的水平改变并不明显。因此以 Atg12-Atg5 作为标志物时，可能错误估计自噬在一个较低水平上。在肝细胞及一些人成纤维细胞和鼠成纤维细胞中，长时间饥饿仍可诱导 Atg12-Atg5 的高表达。

（二）Atg16L1

1. 概述 螺旋卷曲蛋白 Atg16L1 与 Atg12-Atg5 结合体互作，并以自身寡聚化的方式形成 Atg12-Atg5-Atg16L1 四聚体，在自噬前体膜的延伸中发挥作用。Atg12-Atg5-Atg16L1 四聚体不对称地附着在自噬体表面，在膜的凸面分布多，在凹面分布少，并且在自噬前体膜完全融合形成封闭的自噬体后，自噬体外膜的四聚体将解离，Atg12-Atg5-Atg16L1 复合体被释放到胞质中，大量的 Atg8-PE 则留在完成了的自噬体上，进而被运送到溶酶体中。Atg12-Atg5-Atg16L1 复合体主要位于分离膜的外侧，而 Atg8-PE 则在膜的两侧都有分布。一旦自噬体形成，自噬体与溶酶体融合，包绕胞质物质的内层膜及其上的 Atg8 都被降解（图 12-1）。在细胞膜转移作为自噬膜供体的过程中，Atg16L1 可作为一个指标，其定位在自噬体上，但在完整的自噬溶酶体膜上尚未见分布。因此，Atg16L1 可用来检测早期自噬体的形成。

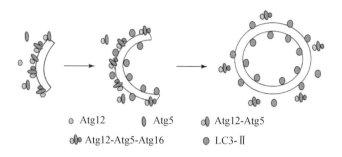

图 12-1　Atg12-Atg5-Atg16L 复合物及自噬体的形成过程

2. 检测方法　可对 Atg5、Atg12 或 Atg16L1 进行免疫透射电镜、免疫染色的检测。检测内源性的 Atg5、Atg12 或 Atg16L1 形成的点状聚集或斑块可监测自噬的改变。在生理情况下，内源性蛋白主要是在胞质中弥散分布的，在饥饿等环境胁迫下自噬被诱导，细胞中 Atg5、Atg12 或 Atg16L1 的点状聚集或斑块会明显增加。若自噬形成被抑制，则饥饿诱导的 Atg5、Atg12 或 Atg16L1 的点状聚集会减少。

3. 局限性　若自噬膜延伸的下游被抑制，如 LC3/GABARAP 被抑制后，则导致 Atg5、Atg12 或 Atg16L1 点状聚集增多。自噬溶酶体融合被抑制或溶酶体被碱化，Atg5、Atg12 或 Atg16L1 的点状聚集也会增多，因此实验中需要设计对照并检测自噬底物等以作甄别。

（三）Atg8/LC3

1. 概述　Atg8/LC3 是目前研究中最被广泛使用的分子标志。在酵母中，Atg8 与磷脂酰乙醇胺即脑磷脂（PE）偶联形成 Atg8-PE。哺乳动物细胞中，Atg8 的同源类似物分为两类，MAP1LC3/LC3 和 GABARAP。MAP1LC3/LC3 包括 LC3A、LC3B、LC3B2 和 LC3C；GABARAP 包括 GABARAP、GABARAPL1 和 GABARAPL2。这些亚型分子在组织细胞中的分布有差异。LC3A 和 LC3B 同源性高。目前研究通常是市售的 LC3B 抗体，同时可检测 LC3A。GABARAP 本底水平通常很低，只有在自噬被诱导后，其水平才会增高。NIX/BNIP3L 诱导的线粒体自噬的发生更依赖 GABARAP 而不是 LC3 蛋白。此外，LC3 参与了自噬体膜的形成，GABARAP 参与了膜的延伸和闭合。

LC3 存在两种可相互转化的形式即 LC3-Ⅱ 和 LC3-Ⅰ。细胞内新合成的 LC3 经过加工，成为胞质可溶形式的 LC3-Ⅰ，后者经泛素化加工修饰，与自噬体膜表面的 PE 结合，成为膜结合形式的 LC3-Ⅱ。Atg4 是半胱氨酸蛋白酶，其在 Atg8 第 117 位精氨酸残基（Arg117）将 Atg8 的 C 端切掉，暴露出甘氨酸残基（Gly116）。Gly116 位点可与 Atg7 的 Cys507 位点形成硫酯键。Atg7 是 E1 样酶，它与 Atg8 结合后将其转移给 Atg3。Atg3 是 E2 样蛋白，与 Atg8 之间也是以硫酯键形式结合。最后，Atg8 通过 Gly116 位点以氨基键的方式与 PE 结合。

LC3-Ⅱ 定位于前自噬体和自噬体，是自噬体的标志分子，随自噬体膜的增多而增多。LC3-Ⅱ 的含量或 LC3-Ⅱ/LC3-Ⅰ 值与自噬体的数量呈正相关，在某种程度上反映了细胞的自噬活性。酵母中自噬激活时 Atg8 水平能增加 10 倍。但是在哺乳动物细胞中，有时 LC3 的总量可能增加并不明显。例如，在人神经母细胞瘤细胞 SH-SY5Y 细胞自噬激活时，

LC3-Ⅱ只有很少的增加，而LC3-Ⅰ减少明显，这可能是由自噬流明显增加引起的。

2. 检测方法

（1）Western blot：SDS-PAGE中，LC3-Ⅰ的表观分子质量为18kDa，LC3-Ⅱ的表观分子质量为16kDa。尽管PE偶联形式的LC3-Ⅱ的分子质量较LC3-Ⅰ大，但是疏水性增强，在SDS-PAGE中电泳迁移率反而比LC3-Ⅰ（非PE偶联的LC3）快。可以比较组间LC3-Ⅱ水平，也可通过Western blot对照计算LC3-Ⅱ/LC3-Ⅰ值。

LC3在含SDS的裂解液中易降解，因此样品经煮沸裂解后应当尽快进行Western blot实验，并避免反复冻融。在用细胞进行转染实验时，还要注意转染效率。如果转染效率不高，即使转染细胞的自噬水平有较大的改变，检测结果也可能被其他未成功转染细胞所掩盖。此时，就有必要用免疫组化的方法做验证。

长期以来一直认为，若自噬体增加，则该细胞或组织的自噬活性就强。但是需要注意的是，自噬途径的激活，不仅仅是自噬体的增加，还有自噬内容物的降解。因此，不仅要关注自噬体合成的增加，同时要关注是否有自噬体与溶酶体融合，是否自噬体内蛋白质或细胞器确实发生了降解。如果使用溶酶体碱化剂如氯喹和氯化铵，或溶酶体酶抑制剂半胱氨酸蛋白酶抑制剂E64d，或胃蛋白酶抑制剂（pepstatin）A，或自噬体与溶酶体融合抑制剂如巴弗洛霉素，都可能会导致自噬体的积聚。此时，自噬体的增加并不能代表自噬水平的增加。因此仅观察自噬体的增多就判定是自噬水平增加是片面的。在疾病状态下，神经元中不完全的蛋白水解作用、溶酶体酸化或缓慢的自噬体－溶酶体融合是非常常见的。因此不能仅用LC3-Ⅱ的增加判定自噬水平的增高。

此外，在某些组织中，细胞群体的不均一性可能使LC3-Ⅱ的变化变得难以确定。例如，在神经元中，LC3-Ⅰ与LC3-Ⅱ的比值格外高，LC3-Ⅱ的水平很难检测，这是因为LC3-Ⅱ阳性的自噬体一旦产生就很快被降解。为了获得全面的自噬水平的信息，也应当考虑LC3-Ⅰ的水平。

（2）免疫组化：广泛用于检测LC3，但是需要注意的是评价自噬水平的增高，不应该根据细胞中蛋白染色密度的增高，而应该根据斑块或点状分布的增多。常用石蜡切片和冷冻切片检测内源性LC3的水平。当自噬体较少时，LC3在多种组织中都是弥散分布在胞质的。由于某些组织的特异性，LC3不只定位在自噬体上。例如，在饥饿状态下，内源性LC3不只分布在肝细胞自噬体上，也分布在脂滴上。在Atg缺陷的小鼠神经元上，LC3还积聚在泛素和p62阳性的聚集体上。因此，LC3的点状聚集有时并非定位在自噬体上。通常LC3上会接GFP，以更方便和实时地观察LC3的分布和水平，推测自噬的情况。但是需要注意的是，若GFP接在LC3的C端，则会被Atg4切掉，形成独立于LC3的GFP，此时，GFP的荧光不能代表LC3。若GFP接在LC3的N端，GFP不会在自噬被诱导前被切掉，则可代表LC3和自噬囊泡。因此在构建LC3的GFP融合表达基因时，宜用GFP-LC3或GFP-Atg8而不是LC3-GFP或Atg8-GFP。

3. 局限性　LC3-Ⅱ在自噬过程中非常必要，因此大体上LC3-Ⅱ是一个很好的自噬标志物，但是也要注意以下几方面：①有研究表明LC3-Ⅱ在自噬体不存在的情况下也可以形成并不断积聚。在一些情况下，对溶酶体的酶进行抑制，LC3-Ⅱ的水平并不受影响。在另一种情况下，涉及Toll样受体信号级联反应激活的自噬依靠Atg5、Atg7和Beclin1

依赖的反应将 LC3-Ⅱ 招募到吞噬体上。对 LC3-Ⅱ 的招募并不能造成自噬体的形成，而是促进了吞噬体与内涵体的融合。②单看 LC3 的水平不能说明自噬流的情况。

（四）Atg9

1. 概述 Atg9 是一个进化上高度保守的蛋白，在酵母及哺乳动物细胞中都存在。在所有 Atg 蛋白中，Atg9 是唯一的跨膜蛋白。它有六个跨膜结构域，N 端和 C 端都暴露于胞质中。酵母 Atg9 存在于直径 30～60nm、来源于高尔基体膜的单层囊泡上，在胞质中快速运动。在饥饿或雷帕霉素的诱导下，Atg9 表达上调，聚集在高尔基体附近，Atg9 的囊泡重新合成。大多数 Atg 囊泡最后整合到自噬囊泡外膜上。酵母研究的现有证据表明，Atg9 可能参与脂类的运输以形成自噬体。

尚未证明在哺乳动物细胞中有 Atg9 囊泡，但免疫荧光检测显示 mAtg9 与自噬标志物 LC3 和晚期内体蛋白 Rab7 共定位。有研究表明 mAtg9 在形成 DFCP1 阳性的自噬体前体中是必需的，但不依赖于早期的一些自噬蛋白如 ULK1 和 WIPI2。实际上 mAtg9 与自噬囊泡处于动态互作中，在形成成熟自噬体后，mAtg9 并未整合进自噬体囊泡，而是又游离进入胞质。mAtg9 定位在内体和内体样的部位，推测其在多种细胞器间活动，包括再循环内体，在自噬的起始进程中发挥极为关键的作用。多项研究表明，mAtg9 并非自噬体的组成成分，而是在自噬体前体膜系的延伸中起了重要作用。

2. 检测方法 可采用 Western blot 和免疫组化检测 Atg9 的水平与分布。Atg9 含 839 个氨基酸，预期分子质量在 105kDa。在 SDS-PAGE 中，Atg9 的电泳条带接近 130kDa。

（五）BECN1/Beclin1/Vps30/Atg6

1. 概述 哺乳动物 *Beclin1* 是酵母 *Apg6/Vps30* 基因的同源物。Beclin1 和 PIK3C3/Vps34 是自噬分子互作网络（autophagy interactome）中自噬起始信号转导的至关重要的伙伴分子。Bcl-2 与 Beclin1 结合抑制了自噬活性。当前凋亡分子 BH3 将 Beclin1 从 Bcl-2 解离后，Beclin1 被 DAPK1 磷酸化或 Bcl-2 被 MAPK8/JNK1 磷酸化，自噬被激活。

Beclin1 蛋白最初是在研究抗凋亡蛋白 Bcl-2 保护中枢神经系统时发现的，由 450 个氨基酸残基组成，分子质量为 60kDa。Beclin1 主要定位于反面高尔基体、内质网和线粒体。Beclin1 蛋白有四个重要的结构域：Bcl-2 结合结构域（BH3）、螺旋-螺旋结构域（coiled-coil domain，CCD）、进化保守结构域（evolutionarily conserved domain，ECD）、核转出结构域。Beclin1 通过 ECD 结合 Vps34 形成Ⅲ型 PI3K 复合体，豆蔻酰化激酶 Vps15 能将 Vps34 锚定于细胞膜上。Vps34 可磷酸化磷脂酰肌醇（phosphatidylinositol，PI）生成 PI3P，PI3P 募集胞质中其他自噬相关蛋白结合到前自噬体膜上，在自噬体形成早期发挥重要作用。PI3K 激酶抑制剂（3-MA、渥曼青霉素）可干扰自噬体的形成。

2. 检测方法 可用 Western blot 和免疫组化的方法检测 Beclin1 的水平和定位。用荧光显微镜或透射电镜可检测 GFP-Beclin1 的点状聚集或斑块，将其作为自噬标志物。但是需要注意的是，Beclin1 自身有核定位信号，荧光显微结果确实显示有较多的核定位；而 GFP 融合蛋白的定位受到 GFP 的干扰，荧光显微结果显示有核定位倾向。因此用 GFP-Beclin1 来指示自噬激活时可能会有干扰。在 Beclin1 依赖的自噬中，Beclin1 相关的 PI 活性在自噬体形成中至关重要。因此，在 Beclin1 免疫沉淀物中可通过测定 PI 活性来监测对自噬调节的影响。

3. 局限性 有的组织细胞中 Beclin1 水平较高，自噬改变时，Beclin1 水平改变不大。此外，细胞中也存在不依赖 Beclin1 的自噬发生方式，此时自噬的发生不能被 PI 抑制剂阻断。

（六）Atg14/Barkor

1. 概述 Atg14 定位在自噬体上，其 C 端被命名为 BATS 区域。BATS 区域在 Beclin1 招募和自噬活化中意义重大。生物信息学和突变分析显示 Barkor 的 BATS 区域通过 α 螺旋的疏水表面与自噬囊泡膜结合，并且偏向于含 PI3P 的更高曲度的自噬囊泡膜上。免疫荧光分析显示，在环境胁迫下，BATS 点状聚集或斑块与 Atg16 和 LC3 及部分 DFCP1 重合。Atg14-GFP 或 BATS-GFP 在用荧光显微镜或投射电镜技术检测自噬水平时可作为自噬标志物。

2. 检测方法 可用免疫组化方法，检测 Atg14 定位。

3. 局限性 Atg14 不只定位在自噬体上，还定位在自噬溶酶体和内质网上。因此，用 Atg14 作为标志物时最好也结合其他自噬标志物做鉴定。

（七）DRAM1

1. 概述 在环境胁迫下，DRAM1 可被活化的 p53 激活。DRAM1 是一个有六个跨膜结构的小疏水蛋白，主要定位于顺面高尔基体，与高尔基 GM30 及黏附分子巨蛋白（giantin）共定位；DRAM1 还定位于早期和晚期内体及溶酶体，与 EEA1 和 LAMP2 共定位。DRAM1 基因沉默会阻断自噬的发生。

2. 检测方法 可用 Western blot 检测 DRAM1 蛋白表达。但是由于 DRAM1 疏水性强，Western blot 结果显示杂带较多。如果在细胞中外源表达 DRAM，最好构建有标签的 DRAM1 过表达载体，在检测 DRAM1 时，可以直接检测标签。此外，可考虑用实时定量 PCR 检测其基因转录水平。

（八）ZFYVE1/DFCP1

1. 概述 ZFYVE1 包含两个锌结合的 FYVE 结构域，也被称为 DFCP1（double FYVE domain containing protein 1）。ZFYVE1/DFCP1 有 777 个氨基酸，包括 N 端锌指结构域，C 端即为两个锌结合的 FYVE 结构域。FYVE 结构域参与膜转运和细胞信号，促进其与含 PI3P 的膜结合。ZFYVE1/DFCP1 与 PI3P 结合后，定位于内质网和高尔基体。饥饿诱导 DFCP1 转位至粗面内质网的粗粒上，显示在奥米伽体（omegasome）形成的部位。ZFYVE1/DFCP1 出现在自噬形成初期。

2. 检测方法 用 Western blot 方法检测 ZFYVE1/DFCP1 的表达水平。在 SDS-PAGE 胶上，ZFYVE1/DFCP1 的条带位于分子质量 95kDa 左右。用免疫组化方法检测 ZFYVE1/DFCP1 在细胞内的分布。在免疫荧光显微镜下观察，可发现自噬被激活时，ZFYVE1/DFCP1 会从暗淡弥散分布变为明亮的点状聚集分布。

二、自噬底物

（一）p62/SQSTM1

1. 概述　p62，也被称为 SQSTM1，在多种细胞和组织都有表达，可作为一个脚手架蛋白参与多种信号转导过程。免疫组化结果显示 p62 与 GFP 标记或 myc-LC3 的自噬定位相同。结构分析发现 p62 有一个短的 LIR，可以和 LC3 直接作用。p62 可连接 LC3 和泛素化的底物。p62 及其绑定的多泛素化蛋白可被整合到自噬体中，并在自噬溶酶体中被降解。因此，p62 是自噬的底物，当自噬被激活时，自噬体与溶酶体融合，自噬囊泡中 p62 等蛋白或细胞器被溶酶体酶降解，p62 水平降低；当自噬被抑制时，自噬体积累，p62 水平升高。因此，p62 可以作为自噬能力的指征，利用 Western blot 检测 p62 表达的减少量可反映自噬活性程度。

此外，p62 可在胞质及核内泛素化的蛋白聚集体处积聚。近年研究发现，通常被认为对胞内物质的降解是无选择性的巨自噬，可能具有某种选择性。而 p62 正是参与了泛素化蛋白聚集体的选择性自噬降解过程。哺乳动物细胞内 p62/SQSTM1 氨基酸序列上的第 403 位丝氨酸可能与该过程有关。p62 本身可以同 LC3 蛋白结合，同时能通过其 UBA 结构域直接与寡聚泛素或泛素单体结合，从而引导泛素化的底物经自噬途径降解。

2. 检测方法　可用 Western blot 检测 p62 蛋白水平。在 SDS-PAGE 上，p62 条带大约在 62kDa。在分析 p62 时，需要考虑以下几个方面。

（1）p62 可能表现出细胞种类特异性和细胞所在环境差异性。在有些细胞中，即使 LC3 结果显示有很强的自噬被诱导，p62 水平也不会明显改变。虽然出现了 p62 的自噬性降解，但可能由于其转录水平增高，细胞裂解物中 p62 水平未必降低；甚至有时在自噬水平明显增加时，p62 水平也有暂时增加，至少转录水平增加。在延时饥饿时，p62 的转录水平增加可能是为了使 p62 恢复到饥饿前的水平。

（2）收取检测蛋白水平样本的时间。由于自噬发生时 LC3 的改变可能很快，而清除底物需要更长的时间，因此作为降解底物的 p62，其水平变化要稍晚些。在检测 p62 时就要注意延长收取样本的时间。

（3）p62 也是蛋白酶体及其他某些蛋白酶的底物。由于 p62 还与蛋白酶体功能相关，因此当蛋白酶体功能被抑制时，p62 水平也会增高。利用蛋白酶体抑制剂环氧霉素（epoxomicin）或乳孢素（lactacystin）来分析 p62 的降解速率，可了解蛋白酶体在 p62 降解中发挥的作用。此外，p62 也是钙依赖的非溶酶体蛋白酶 calpain 1 的底物，因此很难解释它在自噬与死亡检测中的意义。实际研究中，应当充分利用自噬抑制剂如蛋白酶抑制剂、氯喹、巴弗洛霉素 A1 或分子手段干预自噬，以充分评价 p62 水平改变与自噬水平的关系。

（4）进行 Western blot 的样品处理时注意去污剂的浓度。在自噬发生时，使用含 NP40 或 Triton X-100 的裂解液也许可得到 Western blot 结果显示 p62 水平降低。但需要注意的是，p62 的降低并非是由自噬流的增加引起 p62 的降解，而是由于 p62 的聚集体存在于含 NP40 或 Triton X-100 的细胞裂解液中的不溶部分。高自噬流发生时，含去污剂的细胞裂解液不溶部分的 p62 聚集水平可能会降低，而 Western blot 检测的 p62 水平，即在裂解液中可溶部分的 p62 水平可能降低也可能不变。因此可用在 Triton X-100 可溶或不可溶来评价 p62 寡聚化的状态，或者考虑使用含 1%SDS 的细胞裂解液处理样本，观察全部 p62 的水平。在利用 p62 作为自噬水平指征时，应当注意阳性对照和阴性对照的使用，综合考虑多方面的因素，同时评价 p62 的 mRNA 水平。

综上所述，在自噬被激活时，LC3 的水平增加和 p62 的水平下降不一定有明显的关联。尽管 p62 可以作为自噬损害或者自噬流改变的辅助标志，但也建议 p62 仅用于联合其他指标如 LC3 进行自噬流的评估。

第二节　选择性自噬标志物

近些年，随着对选择性自噬受体的发现，对选择性自噬也有了更多的了解。研究较多的选择性自噬标志物见表 12-2。

表 12-2　几种选择性自噬的标志物

选择性自噬	自噬受体	文献
聚集体自噬	p62/SQSTM1	Bjørkøy G，et al. J Cell Biol，2005，171（4）：603-614
线粒体自噬	PINK/Parkin	Geisler S，et al. Nat Cell Biol，2010，12：119-131
	BNIP3，NIX/BNIP3L	Schweers RL，et al. Proc Natl Acad Sci U S A，2007，104（49）：19500-19505 O'Sullivan T，et al. Immunity，2015，43（2）：331-342 Chourasia A. EMBO Rep，2015，16（9）：1145-1163
	Atg32	Kanki T，et al. Dev Cell，2009，17（1）：98-109
核糖体自噬	NUFIP1	Wyant GA，et al. Science，2018，360（6390）：751-758
	Ubp3p/Bre5p	Kraft C，et al. Nat Cell Biol，2008，10（5）：602-610
内质网自噬	FAM134B/ RETREG1	Khaminets A，et al. Nature，2015，522（7556）：354-358
	Sec62	Fumagalli F，et al. Nat Cell Biol，2016，18（11）：1173-1184
	RTN3	Grumati P，et al. ELife，2017，6：e25555
	CCPG1	Smith M D，et al. Dev Cell，2018，44（22）：217-232
	TEX264	An H，et al. Mol Cell，2019，74（5）：891-908 Chino H，et al. Mol Cell，2019，74（5）：909-921
	ATL3	Chen Q，et al. Curr Biol，2019，29（5）：846-855
铁蛋白自噬	NCOA4	Mancias J D，et al. Nature，2014，509（7498）：105-109

一、线粒体自噬标志

线粒体自噬（mitophagy）指在 ROS、营养缺乏、细胞衰老等外界刺激的作用下，细胞内的线粒体发生去极化出现损伤，损伤线粒体被特异性地包裹进自噬体中并与溶酶体融合，从而完成损伤线粒体的降解，维持细胞内环境的稳定。细胞主要通过选择性自噬来进行线粒体的更新。

线粒体融合和分裂维持动态平衡。健康线粒体的融合是通过线粒体融合蛋白 1/2（mitofusion 1/2，MFN1/2）和视神经萎缩蛋白 1（optic atrophy protein 1，OPA1）进行的。

而损伤的线粒体在发生线粒体自噬之前先发生 DRP1 蛋白介导的线粒体分裂。线粒体膜电位的下降引起磷酸酶和 PINK1 的聚集，接着招募 E3 泛素连接酶 Parkin 到线粒体。Parkin 促进线粒体膜上蛋白质泛素化，p62 蛋白与线粒体上泛素化蛋白相互作用，借助 p62 与 LC3 的互作引导线粒体被自噬体包裹。同时，线粒体上存在自噬受体如 BNIP3 和 Nix，其也可以与 LC3 互作使得受损线粒体通过自噬方式被去除。

研究中通常用线粒体标志物和自噬标志物 LC3 共定位来显示线粒体自噬。此外，还有几个线粒体自噬受体也可以考虑用作线粒体自噬的标志。

（一）Atg32

1. 概述　酵母中，Atg32 在线粒体降解中是一个核心分子，线粒体自噬严重依赖于它。它作为蛋白受体招募 Atg8 和 Atg11。Atg8 和哺乳动物细胞中 LC3 同源，与 PE 偶联并定位在自噬囊泡上，参与自噬过程。Atg11 是个脚手架蛋白，在选择性自噬中为 Atg 蛋白的装配提供平台。Atg32 是个分子质量约 59kDa 的跨膜蛋白，定位在线粒体外膜上。Atg32 的 N 端约 43kDa，暴露在胞质中；C 端 13kDa，暴露在线粒体膜间隙（mitochondrial intermembrane space，IMS）中。在 N 端有与 Atg8 和 Atg11 结合的结构域，单独 N 端即可招募 Atg8 和 Atg11，在线粒体自噬的发生中作用巨大。C 端可能发挥调节线粒体自噬的作用。抑制 Atg32 表达会减少线粒体自噬的效率，同样，过表达 Atg32 则增加线粒体自噬的效率。研究认为 Atg32 是酵母线粒体自噬发生的限速因子。

2. 局限性　研究表明酵母中 Atg32 缺失并不明显影响普遍意义上的自噬，因此 Atg32 可能是引导线粒体自噬的专属分子。尽管线粒体自噬是进化上保守的现象，但是在哺乳动物细胞中并未发现 Atg32 的同源基因。

（二）BNIP3 和 NIX/BNIP3L

1. 概述　BNIP3（Bcl-2/adenovirus E1B 19kDa interacting protein 3）和 NIX/BNIP3L 都有 BH3 结构域，并与 Bcl-2 互作。NIX/BNIP3L 与 BNIP3 序列上有 56% 的同源性。NIX/BNIP3L 与 BNIP3 定位在线粒体和内质网上。通过影响线粒体呼吸和 ROS 水平调节凋亡和程序性坏死。BNIP3 插入线粒体的外层膜，其 N 端在胞质中，而 C 端在线粒体内。BNIP3 诱导线粒体嵴消失并促进细胞色素 C 释放，同时，NIX/BNIP3L 和 BNIP3 都含有 LIR 结构域，可与 LC3 结合，因而也被称为线粒体自噬受体。例如，缺氧诱导 NIX/BNIP3L 与 BNIP3 的表达，并诱导线粒体自噬的发生。此外，NIX/BNIP3L 与 Ras 家族小 GTPase-Rheb 互作促进线粒体自噬。BNIP3 的第 17 位丝氨酸和第 24 位丝氨酸的磷酸化会促进其与 LC3 结合，易化线粒体自噬的发生。此外，NIX/BNIP3L 可促进 Parkin 定位到受损线粒体上，Parkin 又对线粒体膜上蛋白质进行泛素化，从而引导 p62 与 LC3 的互作而发生线粒体自噬。

2. 检测方法　可采用 Western blot 方法检测 NIX/BNIP3L 和 BNIP3 的水平；根据 BNIP3 氨基酸序列预测的大小为 22kDa，但是在 Western blot 结果中，除了 22kDa 条带外，还可以看到在大约 60kDa 处有 BNIP3 的二聚体。

（三）PARK2 和 PINK1

1. 概述　PINK1/Parkin 互作对细胞中线粒体自噬是至关重要的。PINK1 是胞质中的一种丝氨酸 / 苏氨酸蛋白激酶，也可定位在线粒体外膜上。线粒体膜电位（$\Delta\psi_m$）正常时，

PINK1 被降解，阻止其在线粒体外膜上积聚。当线粒体受损、膜电位异常时，PINK1 就会在线粒体外膜上积聚。Parkin 是一种 E3 泛素酶，可与受损线粒体上的 PINK1 结合，使受损线粒体被泛素标记，从而引导受损线粒体通过线粒体自噬方式被清除掉，以维持线粒体动态平衡及细胞内稳态。

2. 检测方式　Western blot 可用于检测 PINK1 和 Parkin 的水平。免疫荧光共定位用于检测 PARK2 和 PINK1 与线粒体及溶酶体的共定位。

3. 局限性　线粒体自噬也可能以 Parkin 非依赖的方式发生。没有 Parkin 的参与，其他一些蛋白，如 NIX、FUNDC1、BNIP3 及心磷脂（cardiolipin）都可能直接与 LC3 结合，将受损线粒体拉入自噬囊泡。同时，其他 E3 泛素连接酶也可泛素化受损线粒体并增加线粒体自噬过程。

二、内质网自噬

内质网是真核细胞中最大的膜细胞器，在蛋白质合成与分泌、脂质代谢、钙离子稳态和细胞器间的信号转导等重要生命活动中发挥关键作用。内质网依据形态不同可以大致分为片层状内质网和管状内质网。内质网能够响应不同的生理和病理条件，并在形态和功能做出反应。内质网自噬调控着内质网的形态与功能。已经发现的哺乳动物内质网自噬受体有 FAM134B、Sec62、RTN3、CCPG1 和 ATL3 等。FAM134B 是第一个被发现的内质网自噬受体。FAM134B 缺失会阻断饥饿诱导的 ER 片段化及后续的溶酶体降解。最近发现了另一个内质网自噬受体 ATL3。ATL3 特异性定位在管状内质网，并介导管状内质网的降解，但并不影响片层状内质网。ATL3 通过两个 GIM（GABARAP-interacting motif）结构域特异性地与 ATG8 蛋白家族的 GABARAP 亚家族相互作用。遗传性感觉和自主神经病（hereditary sensory and autonomic neuropathy，HSAN）患者中 ATL3 存在两个点突变（Y192C 和 P338R）。其中 Y192C 正好处于 GIM 结构域中。该研究发现这两个疾病相关的 ATL3 突变破坏了 ATL3 与 GABARAP 的相互作用，阻碍了 ATL3 介导的内质网自噬。FAM134B 与 ATL3 的突变影响了神经元内质网自噬，引起内质网应激，进而影响感觉和自主神经元的存活，引发 HSAN 的疾病症状。

根据底物降解的选择性，除了前文所述线粒体自噬、内质网自噬外，还有聚集体自噬、核糖体自噬、细胞核自噬、异体自噬、溶酶体自噬、脂质自噬、铁蛋白自噬等。表 12-2 列出了一些选择性自噬的标志物。该领域的研究起步晚，随着研究的深入，必定会发现更多的标志物。

第三节　分子伴侣介导的自噬标志物

分子伴侣介导的自噬（CMA）是由胞质内蛋白质结合到分子伴侣如 Hsc70，再识别溶酶体膜蛋白 LAMP2A 后被转运到溶酶体腔中被溶酶体酶消化的过程（图 12-2）。与巨自噬和微自噬相比，CMA 的主要特点是细胞质内的蛋白质直接经溶酶体膜转运入溶酶体腔，不需形成自噬体。另外，不同于巨自噬，CMA 是对底物有选择性的自噬。CMA 可降解胞质中大约 30% 的可溶的蛋白质分子。截至目前的研究发现这些可被 CMA 降解的蛋白分子都含有 KFERQ 样的氨基酸序列，这也是唯一可以被 Hsc70 识别的氨基酸序列。LAMP2 有三个亚型：LAMP2A、LAMP2B 和 LAMP2C。借助 RNAi 技术显示只有 LAMP2A 才是 CMA 途径重要的受体。

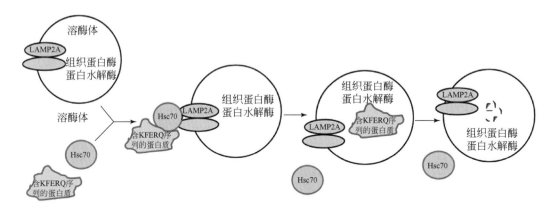

图 12-2　分子伴侣介导的自噬的过程

一、Hsc70

Hsc70 是分子质量为 70kDa 的热休克同源蛋白，它是一种分子伴侣，在胞质识别带有 KFERQ 样序列的 CMA 底物。一旦 CMA 底物结合到分子伴侣后就被运输到溶酶体膜上，与 LAMP2A 胞质中的尾端相互作用。LAMP2A 在溶酶体膜上以单体分子与其他蛋白形成一个多蛋白的复合物以协助底物转运。Hsc70 与定位于溶酶体腔面的 Hsp90 相互作用。底物在 Hsc70 的帮助下在穿越溶酶体膜时开始从折叠状态去折叠，并在 LAMP2A 复合物形成之前完成该过程。将底物转运通过溶酶体膜还需要定位在溶酶体膜上的 Hsc70（lys-Hsc70）。目前尚不清楚 lys-Hsc70 转运入溶酶体的方式。Hsc70 的稳定性依赖于溶酶体的 pH，pH 轻微升高都会促进 Hsc70 的降解。

二、LAMP2A

溶酶体膜蛋白 LAMP2A 是 CMA 途径重要的受体。LAMP2A 的水平也是决定细胞 CMA 速率的限速因子。例如，敲减 LAMP2A 水平引起 CMA 底物 GAPDH 的聚集；而过表达 LAMP2A，则引起胞内 CMA 底物 GAPDH 水平下降。研究表明，氧化应激可诱导 LAMP2A 转录水平上调，促进 CMA 水平上调，而延长饥饿时间可通过改变 LAMP2A 降解速率引起 CMA 上调。

第四节　微自噬标志物

一、Rab7

Rab7 是 GTP 酶家族成员之一，含有 208 个氨基酸，通常认为它参与细胞内吞，即通过细胞膜的折叠将细胞外的物质包裹形成囊泡，并在囊泡转运中发挥重要作用。Rab7 是自噬体－溶酶体融合进程中最重要的分子之一，参与调控早期内体向晚期内体的转变与成熟、正负向微管运输，以及最终与溶酶体的融合。Rab7 也能定位于内质网、高尔基体网格和线粒体膜上。Rab7 可被招募至受损线粒体周围，还可参与线粒体自噬过程中的囊泡转运。

检测方法：用 Rab7 与溶酶体标识物、线粒体标识物的共定位来表示 Rab7 参与自噬，但是由于内源性的 Rab7 较难染色，因此，尽管有大量小 GTP 酶的报道，却很少有 Rab7 定位的相关报道。通过 Western blot 可以检测 Rab7 蛋白水平，Rab7 蛋白水平上调提示自噬被激活。除此之外，过表达外源 Rab7 或是敲低细胞内 Rab7 的水平并通过免疫组化观察溶酶体、线粒体功能也不失为一种有效方法。

二、Vac8

酵母液泡和动物溶酶体一样，是一种酸化的细胞器，内含可溶性蛋白水解酶，可降解蛋白质、脂类、核酸和碳水化合物。酵母空泡膜蛋白 Vac8 是一种骨架蛋白，分子质量在 63kDa 左右，由 11 种重复序列组成，通过肉豆蔻酸和棕榈酸盐的 N 端分子固定在液泡膜上，定位于液泡的整个表面。棕榈酰化是蛋白质翻译后修饰的重要形式，Vac8 在体内外都可被 DHHC 蛋白 Pfa3 棕榈酰化，棕榈酰化后的 Vac8 可参与介导囊泡膜融合等囊泡膜动力学过程，并可能参与核自噬。

细胞核的碎片状自噬（PMN）目前只是在酵母中有所发现，是指酵母的部分核膜和核质内陷进入液泡并降解的过程。

检测方法：采用免疫荧光标记相关蛋白，可提示 PMN 的发生。此外，对 Vac8 棕榈酰化的研究也具有参考意义，可以用 Western blot 测定棕榈酰化蛋白的量，但是由于有些蛋白质功能异常并非完全由棕榈酰化的异常造成，所以对内源性蛋白棕榈酰化的测定无法提供可靠依据。

三、ATG18

自噬相关基因 Atg 最初在酵母中被发现，目前已经有多种 ATG 蛋白得到深入研究。酵母中 ATG 蛋白富集的吞噬泡组装位点（PAS）可能是自噬发生的起始位点，其中 ATG9 在 PAS 的形成初期发挥重要作用。ATG9 可以与 ATG2 和 ATG18 的复合体结合，介导自噬体膜的合成。ATG18 是一种膜表面蛋白，由 1 个 β 螺旋、7 个 WD40 重复序列和 1 个保守的 FRRG 模体组成。而其中主要发挥作用的就是第 2 ～ 3 个 WD40 重复序列，它是 ATG18 和 ATG2 结合的作用位点，当该部位发生突变时，自噬体将在合成早期受阻。

检测方法：由于 ATG18 的含量对自噬体的合成影响较大，研究中可以用 Western blot 检测其蛋白含量，但是由于 ATG2-ATG18 复合体的分子质量大于 500kDa，较难检测，研究中可选用免疫荧光法分析信号强度，着眼于 ATG18 和 ATG2 的共定位分析，还可以选用电镜观察 ATG2-ATG18 的形态特征，如是否处于结合状态。

四、ESCRT（Vps4）

ESCRT 系统最初被认为在胞吞中发挥作用，可帮助膜蛋白和脂质在溶酶体中降解，参与多种细胞自噬，是细胞内由内体形成的晚期内体的分子系统。它主要包括 5 种蛋白质系统，其中 Vps4 是 I 型 AAA+ATP 酶家族的一员，包含 430 个氨基酸，以高度保守的形式位于真核生物中，通过水解 ATP 提供能量来解离 ESCRT 复合物以循环利用。体外研究表明 Vps4 功能的缺失将会影响整个 ESCRT 系统。Vps4 在晚期内体的成熟过程中起着至关重要的作用，可参与膜受体转运至溶酶体内降解。

检测方法：ESCRT 复合物包含多个蛋白。可根据研究需求选择不同的蛋白进行检测。可采用免疫荧光和 Western blot 检测 Vps4 和 TSG101 蛋白水平。

五、Hsc70

Hsc70-KFERQ-LAMP2 开启的通路只是分子伴侣介导的一个类型。Hsc70 也可以选择性地与 ESCRT 结合，开启一条类似微自噬的途径。Western blot 检测其蛋白分子质量为 79kDa 左右。Hsc70 的稳定性依赖于溶酶体的 pH，pH 升高时蛋白很容易被降解。

第五节　溶酶体标志物

自 Christian de Duve 在 20 世纪 50 年代分离并描述了溶酶体（lysosome）的功能后的几十年间，溶酶体都仅仅被当作一个"垃圾处理站"。但近几年随着对自噬（autophagy）的了解越来越多以及对溶酶体在自噬途径中至关重要的位置的认识，人们开始认识到溶酶体参与了多个与健康和疾病密切相关的细胞信号转导过程。

因为自噬过程最终的完成是在溶酶体中进行的，因此溶酶体标志蛋白在自噬功能研究中就显得极为重要。按照底物进入溶酶体的途径，细胞自噬分为巨自噬、微自噬和分子伴侣介导的自噬三种方式。在酸性水解酶的作用下，进入溶酶体的自噬体内容物被降解。蛋白质被降解为肽或氨基酸，核酸被分解为核苷和磷酸，碳水化合物被解离为寡糖类或单糖，中性脂肪被分解为甘油和脂肪酸等。降解生成的可溶性小分子物质经自噬溶酶体膜渗透入细胞质，参与细胞的物质代谢活动。

目前研究显示溶酶体有 25 个膜蛋白，且都是高糖基化膜蛋白。含量最高的就是 LAMP1、LAMP2、溶酶体整合膜蛋白（lysosomal integral membrane protein，LIMP）和 CD63。其在溶酶体腔内的部位被糖基化形成多糖有助于保护溶酶体膜不被溶酶体酶降解。

LAMP1 和 LAMP2

（一）概述

LAMP1 和 LAMP2 有 37% 氨基酸序列同源性。二者都有一个跨膜域和一个在胞内的 C 端，保守的胞内端由 11 个氨基酸序列组成，包含一个定位信号。此外，它们的多肽骨架分子质量都在 40 ～ 45kDa，糖基化后的分子质量在 120kDa。LAMP1 和 LAMP2 大约占了溶酶体膜蛋白的 50%。

LAMP2 有三个剪切亚型：LAMP2A、LAMP2B 和 LAMP2C。不同的 LAMP2 亚型的分布具有组织特异性。例如，LAMP2B 主要分布于骨骼肌。LAMP2 基因突变引起遗传性溶酶体蓄积病（Danon disease），以心肌肥厚、骨骼肌病变和智力障碍三联征为主要临床表现。该病特征是在心肌和骨骼肌中有大量晚期自噬囊泡的蓄积，生物大分子不能正常降解而在溶酶体中贮积，引起细胞组织器官功能的障碍。

（二）检测方法

可用 Western blot 的方法检测 LAMP1 和 LAMP2 在细胞与组织中的表达水平，用免疫组化检测其定位。自噬溶酶体途径激活时，LAMP1 和 LAMP2 表达水平增高，定位于核周的溶酶体上。

（三）局限性

LAMP1 和 LAMP2 是溶酶体膜上的主要蛋白，不是自噬囊泡的直接标志物。因此，在检测自噬活性时，LAMP1 和 LAMP2 只是一个参考，必须同时检测其他自噬相关蛋白的水平，如检测 LAMP1 和 LAMP2 与自噬囊泡蛋白如 LC3 的共定位情况。

小　结

本章列出了巨自噬、微自噬、分子伴侣介导的自噬、线粒体自噬及内质网自噬等的标志物。自噬标志物在检测自噬研究中发挥了巨大的作用，使人们可以简便、动态、实时、定量地检测细胞内自噬水平。然而在用这些分子标志物指征自噬水平时需要注意，要充分认识到每一种自噬标志物的局限性和影响因素，一定要慎重考虑研究条件，精心设置阴性与阳性对照，多使用自噬抑制剂或者基因沉默等技术，多方面、多层次进行实验以确认细胞的自噬水平。

（苏州大学　林　芳　秦正红）

参 考 文 献

Bartlett B J, Isakson P, Lewerenz J, et al, 2011. P62, Ref(2)P and ubiquitinated proteins are conserved markers of neuronal aging, aggregate formation and progressive autophagic defects. Autophagy, 7（6）：572-583.

Crighton D, Wilkinson S, O'Prey J, et al, 2006. DRAM, a p53-induced modulator of autophagy, is critical for apoptosis. Cell, 126, 121-134.

Cuervo A M, Wong E, 2014. Chaperone-mediated autophagy: roles in disease and aging. Cell Research, 24（1）：92-104.

Durcan T M, Fon E A, 2015. The three 'P's of mitophagy: PARKIN, PINK1, and post-translational modifications. Genes & Development, 29（10）：989-999.

Fan W，Nassiri A，Zhong Q，2011. Autophagosome targeting and membrane curvature sensing by Barkor/ Atg14（L）. Proceedings of the National Academy of Sciences of the United States of America，108（19）：7769-7774.

Galluzzi L，Baehrecke E H，Ballabio A，et al，2017. Molecular definitions of autophagy and related processes. The EMBO Journal，36（13）：1811-1836.

Huber L A，Teis D，2016. Lysosomal signaling in control of degradation pathways. Current Opinion in Cell Biology，39：8-14.

Klionsky D J，2011. For the last time，it is GFP-Atg8，not Atg8-GFP（and the same goes for LC3）. Autophagy，7（10）：1093-1094.

Kliosnky D，Abdalla F C，Abeliovich H，et al，2016. Guidelines for the Use and Interpretation of Assays for Monitoring Autophagy（3rd edition）. Autophagy，12（1）：1-222.

Lefebvre C，Legouis R，Culetto E，2018. ESCRT and autophagies：Endosomal functions and beyond. Seminars in Cell & Developmental Biology，74：21-28.

Liu L，Sakakibara K，Chen Q，et al，2014. Receptor-mediated mitophagy in yeast and mammalian systems. Cell Research，24（7）：787-795.

Mari M，Griffith J，Rieter E，et al，2010. An Atg9-containing compartment that functions in the early steps of autophagosome biogenesis. The Journal of Cell Biology，190（6）：1005-1022.

Mei Y，Su M F，Sanishvili R，et al，2016. Identification of BECN1 and ATG14 coiled-coil interface residues that are important for starvation-induced autophagy. Biochemistry，55（30）：4239-4253.

Mukherjee A，Patel B，Koga H，et al，2016. Selective endosomal microautophagy is starvation-inducible in Drosophila. Autophagy，12（11）：1984-1999.

Nascimbeni A C，Giordano F，Dupont N，et al，2017. ER-plasma membrane contact sites contribute to autophagosome biogenesis by regulation of local PI 3P synthesis. The EMBO Journal，36（14）：2018-2033.

Nath S，Dancourt J，Shteyn V，et al，2014. Lipidation of the LC3/GABARAP family of autophagy proteins relies on a membrane-curvature-sensing domain in Atg3. Nature Cell Biology，16（5）：415-424.

Obara K，Sekito T，Niimi K，et al，2008. The Atg18-Atg2 complex is recruited to autophagic membranes via phosphatidylinositol 3-phosphate and exerts an essential function. The Journal of Biological Chemistry，283（35）：23972-23980.

Romanov J，Walczak M，Ibiricu I，et al，2012. Mechanism and functions of membrane binding by the Atg5-Atg12/Atg16 complex during autophagosome formation. The EMBO Journal，31（22）：4304-4317.

Rubinsztein D C，Cuervo A M，Ravikumar B，et al，2009. In search of an "autophagomometer". Autophagy，5（5）：585-589.

Sahani M H，Itakura E，Mizushima N，2014. Expression of the autophagy substrate SQSTM1/p62 is restored during prolonged starvation depending on transcriptional upregulation and autophagy-derived amino acids. Autophagy，10（3）：431-441.

Tekirdag K，Cuervo A M，2018. Chaperone-mediated autophagy and endosomal microautophagy：Jointed by a chaperone. Journal of Biological Chemistry，293（15）：5414-5424.

Twig G，Elorza A，Molina A J，et al，2008. Fission and selective fusion govern mitochondrial segregation and elimination by autophagy. The EMBO Journal，27，433-446.

Wang T L，Ming Z，Wu X C，et al，2011. Rab7：Role of its protein interaction cascades in endo-lysosomal traffic. Cellular Signalling，23（3）：516-521.

Wirth M，Joachim J，Tooze S A，2013. Autophagosome formation：The role of ULK1 and Beclin1-PI3KC3 complexes in setting the stage. Seminars in Cancer Biology，23（5）：301-309.

Zavodszky E，Vicinanza M，Rubinsztein D C，2013. Biology and trafficking of ATG9 and ATG16L1，two proteins that regulate autophagosome formation. FEBS Letters，587（13）：1988-1996.

第十三章　自噬活性调节的工具药

自噬抑制剂和诱导剂的应用将有助于我们更好地研究自噬在人类疾病中的作用及调控机制，从而为自噬靶向药物的开发和运用提供理论依据。本章将总结自噬活性调节的工具药及相关分子生物学技术的最新研究进展，以便为自噬研究提供方法支持。

第一节　自噬诱导剂

许多外界刺激（如饥饿、激素）和许多细胞内刺激（如错误折叠蛋白的积聚、一些小细胞器的损伤）均可诱导自噬发生。在自噬研究中，可通过加入特异性自噬诱导剂激活自噬，从而观察自噬在疾病发生发展中的作用。随着对自噬分子机制研究的深入，我们日益认识到单纯的自噬激活（自噬体或自噬囊泡增加）并不能促进自噬体包裹的蛋白或损伤细胞器发生降解，若自噬诱导与自噬降解之间的平衡丧失反而可能会引起自噬应激，从而加剧细胞损伤，只有促进自噬流整个过程的完成方能促进自噬底物的降解。因此，自噬诱导剂的使用必须注意其是否促进整个自噬流的完成，各种自噬诱导剂如表 13-1 所示。

表 13-1　自噬诱导剂

诱导剂	诱导机制	靶点	溶解性
厄尔平衡盐溶液	饥饿诱导剂	自噬体形成初期	水溶性
布雷菲德菌素 A	内质网应激诱导剂	自噬体形成初期	非水溶性
毒胡萝卜素	内质网应激诱导剂	自噬体形成初期	非水溶性
衣霉素	内质网应激诱导剂	自噬体形成初期	非水溶性
雷帕霉素	mTOR 抑制剂	mTOR 依赖的信号通路	非水溶性
替西罗莫司（CCI-779）	mTOR 抑制剂	mTOR 依赖的信号通路	非水溶性
依维莫司（RAD001）	mTOR 抑制剂	mTOR 依赖的信号通路	非水溶性
AP23576	mTOR 抑制剂	mTOR 依赖的信号通路	非水溶性
小分子雷帕霉素增强剂	非 mTOR 依赖的抑制剂	非 mTOR 依赖的信号通路	非水溶性
海藻糖	非 mTOR 依赖的抑制剂	非 mTOR 依赖的信号通路	水溶性

续表

诱导剂	诱导机制	靶点	溶解性
氯化锂	IMPase 抑制剂	非 mTOR 依赖的信号通路	水溶性
L-690,330	IMPase 抑制剂	非 mTOR 依赖的信号通路	水溶性
卡马西平	IMPase 抑制剂	非 mTOR 依赖的信号通路	非水溶性
丙戊酸钠	IMPase 抑制剂	非 mTOR 依赖的信号通路	水溶性
Xestospongin B	IP3 受体阻断剂	非 mTOR 依赖的信号通路	非水溶性
Xestospongin C	IP3 受体阻断剂	非 mTOR 依赖的信号通路	非水溶性
神经酰胺（C2-ceramide）	Ⅰ型 PI3K 抑制剂	mTOR 依赖的信号通路	非水溶性
青霉震颤素 A	钙通道抑制剂	非 mTOR 依赖的信号通路	非水溶性
钙蛋白酶抑制蛋白	钙蛋白酶抑制剂	非 mTOR 依赖的信号通路	水溶性

一、饥饿诱导剂

最初对自噬分子机制的研究大多基于饥饿条件下监测自噬囊泡形态学变化和自噬相关蛋白的作用。自噬是细胞适应应激（如温度上升、高种群密度和营养剥夺）的一个重要机制。机体内所有细胞都有营养储存，供饥饿时使用。在碳和氮饥饿条件下，自噬最主要的负调控蛋白——哺乳动物雷帕霉素靶蛋白（mammalian target of rapamycin，mTOR）的活性被抑制，细胞自噬被激活，自噬降解的底物提供细胞生存必需的代谢产物。同时，机体缺乏能量时，AMPK 作为生物能量代谢调节的关键分子，活性迅速提高，随之也可以加速细胞的自噬。此外，生理水平的氨基酸剥夺也可诱导自噬。现已普遍认为，缺少氨基酸和血清的厄尔平衡盐溶液（EBSS）或 DMEM（Dulbecco's modified Eagle's medium）细胞培养基导致的氨基酸和血清饥饿在不同细胞中均可诱导自噬。电子显微镜研究结果也证实，完全剥夺血清和氨基酸可为自噬在细胞水平的研究提供一个有用的细胞模型。果蝇活化的蛋白激酶 C 受体 1（receptor for activated C kinase 1，Rack 1）在营养剥夺的情况下可增加蛋白折叠，这个饥饿诱导蛋白在自噬形成过程中可作为潜在的支架蛋白。有报道显示，缺乏 Rack 1 可降低自噬水平。需要注意的是，在体外细胞实验中，由于化学分解作用，细胞培养基中谷氨酰胺的半衰期大约是两周，这将导致细胞培养基处于低谷氨酰胺和高浓度氨的状态，从而影响自噬流水平（浓度依赖地抑制或激活自噬）。因此，细胞水平的自噬研究推荐使用新鲜准备的含谷氨酰胺的培养基，这将有助于减少自噬细胞实验的差异。

二、内质网应激诱导剂

内质网（ER）是哺乳动物细胞内重要的膜性细胞器，其主要功能是参与蛋白质的折叠、修饰及 Ca^{2+} 的贮存与释放。缺氧缺血再灌注、酒精、药物、中毒、感染（细菌、病毒等）、紫外线、营养物质缺乏等生理病理因素均可诱导内质网应激（endoplasmic reticulum stress, ER stress）。内质网应激激活内质网应激反应或未折叠蛋白反应（unfolded protein response，UPR）。UPR 通过减少新生蛋白质的合成、增加伴侣分子的合成及错误折叠或未折叠蛋白质的降解来维持内质网的稳态平衡。自噬是清除、降解和回吸收利用细胞内生物大分子及受损细胞器的重要代谢过程。越来越多的研究表明内质网应激及 UPR 可通过多种分子机制诱导细胞发生自噬，从而对细胞功能及疾病的进展产生重要影响。内质网 UPR 主要通过蛋白激酶 R 样内质网激酶（protein kinase R-like endoplasmic reticulum kinase，PERK）、活化转录因子 6（activating transcription factor 6，ATF6）、肌醇需求酶 1（inositol-requiring enzyme 1，IRE1）三条信号通路发挥作用，其中 PERK-eIF2α-ATF4 信号通路的激活可以促进自噬相关基因的表达，而 IRE1 主要通过激活 c-Jun N 端激酶（c-Jun N-terminal kinase，JNK）来促进自噬的发生。相反，自噬缺陷会促进 UPR 的发生，从而缓解自噬障碍。Sar1 和 Rab1b 是调控内质网往高尔基体运输的单体 GTP 酶，有报道显示这两个蛋白的活性是自噬体形成所必需的。内质网应激可通过负性调节 AKT/TSC/mTOR 通路激活自噬。内质网应激诱导剂如布雷菲德菌素 A（brefeldin A）、毒胡萝卜素（thapsigargin）和衣霉素（tunicamycin）均可促进自噬囊泡的形成。但需要注意的是，也有研究得到了相反的结果：毒胡萝卜素可抑制自噬，其机制可能与毒胡萝卜素释放内质网钙储存从而增加细胞内钙水平有关。另有一项研究证明，毒胡萝卜素并不影响自噬体形成，相反会通过阻断自噬体与内吞作用系统融合导致成熟的自噬体积聚。这些内质网应激诱导剂引起的相反作用可能与内质网应激和自噬调控通路的交互作用有关。在具体实验中，内质网应激诱导剂能否作为有效的自噬诱导剂应通过检测自噬流水平来决定。

三、mTOR 抑制剂

（一）雷帕霉素及其衍生物

雷帕霉素（rapamycin）又名西罗莫司，是 1975 年从吸水链霉菌中提取的具有一个罕见的含氮三烯和一个含有 31 元内酯环的大环内酯，可以调节众多细胞内过程，具有抗真菌活性、抗肿瘤和免疫抑制活性。哺乳类动物体内的雷帕霉素靶蛋白称为 mTOR。mTOR 是磷脂酰激酶相关激酶的成员，可促进其底物如核糖体蛋白 S6 激酶（ribosomal protein S6 kinase, p70S6K）和真核起始因子 4E 结合蛋白 1（eIF4E-binding protein 1，4E-BP1）磷酸化，通过启动和促进转录过程合成新的蛋白，提高细胞增殖水平，是细胞生长增殖的关键调节因子。mTOR 包括两个功能复合物：①对雷帕霉素敏感的 mTORC1 包含 mTOR、raptor（调节 mTOR 相关的蛋白）、40kDa 富含脯氨酸的 Akt 底物（proline-rich Akt substrate of 40kDa，PRAS40）、Deptor、哺乳动物致命 SEC13 蛋白 8（mammalian lethal with SEC13 protein 8，mLST8）、Tti1 和 Tel2；②对雷帕霉素不敏感的 mTORC2 包含 mTOR、rictor、哺乳动物应激活化蛋白激酶相互作用蛋白 1（mammalian stress-activated protein kinase-interacting protein 1，mSin1）、Protor1/2、Deptor、mLST8、Tti1 和 Tel2。雷帕霉素可与亲免素 FK506 结合蛋白 12（FK506 binding protein 12，FKBP12）形成复合物，这种复合物稳定了 raptor-mTOR 结合，抑制了 mTOR 激酶的活性。当 mTOR 抑制剂雷帕霉素添加到含丰富营养培养基的细胞中时，细胞会出现与使用营养缺乏培养基同样的反应，即自噬被诱导。这就意味着 mTOR 负性调节自噬，而雷帕霉素可通过抑制 mTOR 诱导自噬。雷帕霉素现已被广泛地应用于体内外自噬研究中，是公认的自噬诱导剂。但也有少数研究者指出，雷帕霉素在许多细胞株中诱导的自噬相对较慢或短暂，且有副作用。需要注意的是，雷帕霉素同时也会抑制蛋白合成，因此在鉴定某些蛋白是否是自噬的底物或者是否通过自噬途径降解时，应当设置对照组证明细胞内这些蛋白水平的减少并非由其合成过程被抑制而引起。

替西罗莫司（temsirolimus）又名 CCI-779，是雷帕霉素的水溶性衍生物，在体内主要代谢为雷帕霉素。有文献报道显示，替西罗莫司可减少亨廷顿病小鼠模型中亨廷顿蛋白（huntingtin）聚集物的形成，显示了一定的神经保护作用。与 CCI-779 相似的雷帕霉素类似物还有依维莫司（everolimus，又名 RAD001，口服药物）和 AP23573（静脉制剂）。与雷帕霉素相比，它们具有较小的剂量限制性毒性，相对较安全。这些雷帕霉素衍生物很可能成为靶向自噬的肿瘤治疗有效药物。

（二）小分子雷帕霉素增强剂

雷帕霉素的免疫抑制副作用限制了其作为自噬靶向药物在肿瘤等疾病治疗中的作用，因此迫切需要研发出更安全的方法来诱导自噬。在 2007 年，用一种化学显影方法对自噬调节剂进行了首次大规模的化学显影来标识哺乳动物自噬的小分子雷帕霉素增强剂（small molecule enhancer of rapamycin，SMER），最终从 50 729 个复合物中筛选出了 3 个 SMER：SMER10、SMER18、SMER28。其中 SMER10 是氨基嘧啶酮，SMER18 是联乙烯氨基化合物，而 SMER28 是喹唑啉类镇痛药的替换剂。进一步分析这 3 个 SMER 上的各种化学碱基置换效应后发现，SMER10 的雷帕霉素功能性对诱导自噬是至关重要的，因为 SMER10 能对大量苯进行碱基替换并且使四氢杂茂混合，从而消除它们的活性；SMER18 上的羟基位于后位也是非常重要的，因为在未改变这一基团位置（移到邻位）的前提下去除它，会使 SMER18 失去诱导自噬的作用；对 SMER28 进行碱基替换后，其功效并没有增强，且大部分置换体都具有耐药性。这些 SMER 作为自噬增强剂在酵母和哺乳动物中的作用也被逐渐证实：研究发现 SMER 可增强自噬底物——帕金森病突变的 A53T α 突触核蛋白（α-synuclein）的清除，也可降低亨廷顿病的细胞和果蝇模型中突变 huntingtin 的积聚和毒性作用。这些 SMER 诱导的细胞自噬是非 mTOR 依赖的，它们可能作用于雷帕霉素靶点的下游因子或与 mTOR 无关的靶点。用 SMER10、SMER18、SMER28 和雷帕霉素联合治疗对清除易聚集蛋白 A53T α-synuclein 和减少毒性有显著作用，且较其单独作用有更好的治疗效果。需要指出的是，这些 SMER 并不影响自噬调控因子（如 Beclin1，即 Atg6、Atg5、Atg7 和 Atg12）的水平，也不影响与 LC3 结合前自噬体形成的关键步骤：Atg12 和 Atg5 的结合。但有一项研究却提出了不同的结论：在饥饿或 SMER28 诱导的自噬中，Atg5 在 β 淀粉样蛋白（β-amyloid peptide，Aβ）和淀粉样前体蛋白 -C 端片段（amyloid precursor protein-C terminal fragment，APP-CTF）降解中发挥了重要作用，即 SMER28 可通过 Atg5 依赖的自噬途径减少 Aβ 和 APP-CTF 水平。

（三）ATP 竞争性小分子 mTOR 抑制剂

mTOR 抑制剂除了雷帕霉素及其衍生物之外，还有一种是 ATP 竞争性抑制剂。它是一类小分子 ATP 类似物，与 ATP 竞争性结合受体酶 mTOR 的激酶催化域，从而抑制 mTOR 的催化活性及其自身磷酸化，可同时抑制 mTORC1 和 mTORC2。这类抑制剂的分子质量比雷帕霉素及其衍生物小，更容易靶向 mTOR 结合位点，自噬诱导效应更好，且可以避免雷帕霉素的免疫抑制副作用。这类抑制剂可以按照其化学结构分类，包括 AZD-8055、OSI-027、INK128、WYE-132、Torin1、Torin2 及 Resveratrol。上述这些小分子大多已用于临床前研究，关于这类抑制剂的深入研究将推动自噬诱导剂的发展和其临床应用。

四、海 藻 糖

海藻糖（trehalose）是 1832 年由 Wiggers 从黑麦的麦角菌中首次提取出来的，由两个葡萄糖分子以 α，α，1，1- 糖苷键构成的非还原性二糖。海藻糖主要存在于细菌、酵母、真菌、昆虫和植物等非哺乳动物中，可保护细胞防御各种环境应激。先前的一些研究表明海藻糖的保护效应主要依赖于其化学伴侣的特性，海藻糖可以直接结合某些蛋白，从而影响这些蛋白的折叠。近年来发现用海藻糖治疗可以提高大多数哺乳动物细胞的自噬水平，这些效应是通过细胞内的海藻糖发挥作用的。海藻糖可显著增加有自噬活性的 Atg5$^{+/+}$ 小鼠胚胎成纤维细胞的 LC3-Ⅱ 水平，但对自噬缺陷的 Atg5$^{-/-}$ 小鼠胚胎成纤维细胞无影响。研究表明，海藻糖可抑制试管内胰岛素的淀粉样蛋白的形成，预防阿尔茨海默病 Aβ 的聚集。此外，海藻糖也可以增加突变 huntingtin 和 α-synuclein 突变体 A53T、A30P α-synuclein 的清除率，同时也可以抑制突变超氧化物歧化酶 1（superoxide dismutase 1，SOD1）的聚集，减少突变蛋白的积聚或其毒性，从而减缓亨廷顿病、帕金森病及肌萎缩侧索硬化症病程进展，它的这种保护性效应与自噬有关。与雷帕霉素不同的是，海藻糖并不影响 mTOR 活性，也不影响 AMPK 的磷酸化，是一种不依赖 mTOR 的自噬诱导剂，海藻糖和 mTOR 抑制剂雷帕霉素合用具有自噬激活的累加效应。此外，海藻糖的预处理除了可诱导自噬外，还可以通过减少线粒体负荷保护细胞，减弱凋亡引起的细胞损伤作用。海藻糖的这种双重保护性及其作为天然植物多糖毒性小的特点，使得它成为阿尔茨海默病等神经退行性疾病及朊病毒病治疗极具潜力的自噬靶向药物。

五、肌醇单磷酸酶抑制剂

已有实验证明降低细胞内肌醇或三磷酸肌醇（inositol triphosphate，IP3）水平可以诱导自噬。情绪稳定剂锂剂、卡马西平、丙戊酸钠都能降低肌醇的水平，从而诱导自噬和清除自噬的底物，如突变的 huntingtin 和 α-synuclein 突变体 A53T、A30P 等。相反，通过增加细胞肌醇水平或提高 IP3 水平将减弱清除自噬底物的能力，也能减弱锂剂的作用，但对雷帕霉素的作用无影响。降低 IP3 水平的药物不降低 mTOR 的活性，而雷帕霉素对肌醇的水平也没有影响，这就提示肌醇单磷酸酶（inositol monophosphatase，IMPase）抑制剂是以非 mTOR 依赖的方式上调自噬的，这是哺乳动物系统中第一个被证实存在的非 mTOR 依赖的自噬途径。锂剂是 IMPase 的非竞争性抑制剂，因为 Li$^+$ 占据了 Mg^{2+} 的第二结合位点，导致了底物的磷酸基群受限制，锂剂对自噬的诱导主要通过抑制 IMPase 发挥作用。IMPase 催化水解肌醇单磷酸（inositol monophosphate，IP1）到游离的肌醇需要磷酸肌醇信号通路的参与，在磷酸肌醇通路中锂剂抑制了 IMPase 和肌醇多磷酸 1- 磷酸酶（inositol polyphosphate 1-phosphatase，IPPase）的活性，它的抑制效应与抑制 IMPase、阻止肌醇的再循环从而导致细胞内肌醇缺乏和磷酸肌醇循环下降有关。L-690,330 是 IMPase 二磷酸盐抑制剂，它们模拟了锂剂的效应，在体内外均导致了 IP1 水平的增加。肌醇 -1- 磷酸盐（myo-inositol-1-phosphate，MIP）合酶是催化肌醇生物合成的限速酶，丙戊酸可通过抑制 MIP 合酶减少肌醇的水平。

研究发现糖原合酶激酶 -3β（glycogen synthesis kinase 3β，GSK-3β）是锂剂在细胞内的另一个靶点，对自噬调控具有相反效应，可以 mTOR 依赖的方式抑制自噬。GSK-3β 在非磷酸化形式下是具有活性的，锂剂可特异性磷酸化其第 9 位丝氨酸，从而抑制 GSK-3β 的活性。锂剂是 GSK-3β 底物相关的非竞争性抑制剂，但是可与 Mg^{2+} 竞争性结合。通过 GSK-3β 抑制剂损伤自噬不依赖于它的靶点 β-catenin，而是通过结节性硬化复合体亚型 TSC2 磷酸化作用激活 mTOR 发挥作用的。有趣的是，锂剂或者 L-690,300 降低了 GSK-3β（-）细胞内突变 huntingtin 聚集物，而在这个细胞内 mTOR 是有活性的。这就意味着自噬的诱导是由 IMPase 抑制决定的，甚至可在 GSK-3β 缺乏、mTOR 有活性的状态下发生。Fornai 等在肌萎缩侧索硬化症（amyotrophic lateral sclerosis，ALS）患者和小鼠模型的实验结果显示，锂剂在 ALS 治疗中可增加患者生存率，延缓疾病的进展，此作用除了与锂剂的神经保护作用有关外，也至少部分归功于锂剂诱导的自噬。此外，与 IP3 在自噬方面的作用一致，IP3 受体抑制剂如 Xestospongin B/C 也可以作为非 mTOR 依赖的自噬诱导剂。

六、Ⅰ型磷脂酰肌醇 3 激酶抑制剂

哺乳动物有 3 种磷脂酰肌醇 3- 激酶（PI3K）：PI3K-Ⅰ，参与自噬调控，是自噬抑制剂；PI3K-Ⅱ，与自噬调控无关；PI3K-Ⅲ，是 Vps34 的类似物，在哺乳动物自噬体形成的早期发挥重要作用。PI3K-Ⅰ/PKB 通路参与了自噬的负性调控，可抑制自噬的发生。PI3K-Ⅰ 被激活可反向修饰细胞膜脂质磷脂酰肌醇，它可磷酸化 PI(4)P 和 PI(4,5)P2 成 PI(3,4)P2 和 PI(3,4,5)P3，这些脂质能招募自噬所需的蛋白到达自噬早期的独立膜，还可通过其 PH 结构域与 Akt/PKB 的激活剂磷脂酰肌醇依赖激酶 1（phosphatidylinositol dependent kinase 1，PDK1）结合，活化 Akt/PKB。另外，PDK1 还可磷酸化 p70S6 等其他激酶，激活其激酶活性。PDK1 和 PKB 活性形式的表达可激活 PI3K-Ⅰ/PKB 通路，抑制自噬；而能水解 PI(3,4,5)P3 的磷酸酶 PTEN 则可缓解 PI3K-Ⅰ/PKB 的抑制作用，诱导自噬。PI3K-Ⅰ/PKB 的激活可缓解 mTOR/p70S6 激酶信号通路中 TSC1/TSC2 的抑制作用，TSC2 对调控 mTOR/p70S6 激酶信号中的单聚 Rheb 有 GTP 酶活性。尽管目前 TSC1、TSC2 和 GTP 酶

Rheb 对自噬的调控还未得到直接证实，但它们极有可能是自噬上游信号 mTOR 的成分之一，可代替 PI3K- I 通路的其他下游信号。

N-acetyl-D-sphingosine（C2-ceramide）是一个可透过细胞膜的具有生物活性的神经酰胺，它可通过干预白介素 -13 依赖的蛋白激酶 B（protein kinase B，PKB）的激活和促进 Beclin1 表达，缓解自噬 PI3K- I /PKB 信号通路的抑制作用。这些结果提示了神经酰胺作为 PI3K- I 抑制剂具有上调自噬的新功能。有研究表明 CH5132799、GDC-0980 和 GDC-0941 可较强地抑制 PI3K 和 mTOR 的下游信号传导，但是这 3 种新型 PI3K- I 抑制剂的促凋亡机制尚未完全阐明，它们在自噬调控中的作用也还有待进一步研究证实。

七、其他诱导剂

（一）钙通道抑制剂及钙激活酶抑制剂

Ca^{2+} 是一个重要的细胞内第二信使，参与调节许多细胞过程。通过增加大鼠肝细胞的胞质内 Ca^{2+} 水平可以抑制自噬。用来治疗高血压的维拉帕米是 L 型钙通道的拮抗剂，它在斑马鱼亨廷顿病（HD）模型中可诱导自噬，减少细胞毒性。青霉震颤素 A（penitrem A）是细胞内大电导钙激活钾通道的不可逆抑制剂，现已证实它可通过阻断钙通道来激活自噬。胞质内钙的增加可激活钙依赖 calpain 家族中的钙激活酶，而钙激活酶可通过剪切异三聚体 G 蛋白（heterotrimeric G-proteins）的 α 亚单位抑制自噬。因此，钙激活酶抑制剂钙蛋白酶抑制蛋白（calpastatin）或许也可作为潜在的自噬诱导剂。

（二）环腺苷酸抑制剂

调控环腺苷酸（cyclic adenylic acid，cAMP）水平的药物如腺苷酸环化酶抑制剂 2，5-双脱氧腺苷可降低 cAMP 的水平，诱导自噬，促进自噬底物的清除。cAMP 的活化剂（如 forskolin）或 cAMP 的相似物则具有相反的作用。在阿尔茨海默病的斑马鱼模型中已证实，自噬诱导剂可乐定和 2，5- 双脱氧腺苷具有减缓杆细胞光感受器退行性变和减少突变 huntingtin 的保护作用。

（三）芍药苷

芍药苷属于单萜糖苷类化合物，是毛茛科植物芍药干燥根中的一种生物活性成分。芍药苷对自噬通路的某些关键因子具有调控作用，如芍药苷能上调人白血病 U937 细胞中 Hsp70 的表达，而 Hsp70 是分子伴侣介导的自噬的重要因子；芍药苷能下调核转录因子 κB（nuclear factor-kappa B，NF-κB）表达，促进人胃癌细胞凋亡，而 NF-κB 的下调可增加 Beclin1 的表达，从而激活自噬；芍药苷能上调 Bcl-2 拮抗辐射诱导的胸腺细胞凋亡，而 Bcl-2 是自噬的负性调控因子。但是目前尚未见到文献报道芍药苷对自噬通路是否具有直接的影响。笔者小组的研究表明，芍药苷对巨自噬和分子伴侣介导的自噬均具有明显的调控作用，当病理因素导致 PC12 细胞内 LC3- II 表达受抑时，芍药苷可上调 LC3- II 的表达，促进神经元的存活，氨氯吡咪类利尿剂阿米洛利也具有相似的作用。

（四）激素等

激素在自噬调控中也起重要作用，胰岛素可抑制自噬，而胰高血糖素可激活自噬。

此外，酪氨酸激酶受体、蛋白激酶 A、CK2、丝裂原激活蛋白激酶（MAPK）也存在于自噬错综复杂的调节网络中，但机制不甚清楚。

第二节　自噬抑制剂

整个自噬流分为三个阶段，包括双层膜的自噬体形成阶段、自噬体和溶酶体融合阶段及溶酶体内自噬底物的降解阶段。自噬可在自噬流的各阶段被抑制，随着自噬研究的深入，越来越多的化学抑制剂被确定并用于自噬机制研究的体内外模型中，各种自噬抑制剂如表 13-2 所示。

表 13-2　自噬抑制剂

抑制剂	诱导机制	靶点	溶解性
3-MA	PI3K 抑制剂	自噬体形成	水溶性
LY294002	PI3K 抑制剂	自噬体形成	非水溶性
渥曼青霉素	PI3K 抑制剂	自噬体形成	非水溶性
放线菌酮	蛋白合成抑制剂	自噬体形成	非水溶性
巴弗洛霉素 A1	囊泡型 H^+-ATP 酶抑制剂	自噬溶酶体形成	非水溶性
羟氯喹	溶酶体腔碱化剂	溶酶体	水溶性
氯化铵	溶酶体腔碱化剂	溶酶体	水溶性
Lys05	溶酶体腔碱化剂	溶酶体	水溶性
千金藤碱	溶酶体腔碱化剂	溶酶体	水溶性
pepstatin A	酸性蛋白酶抑制剂	溶酶体	非水溶性
亮抑蛋白酶肽	酸性蛋白酶抑制剂	溶酶体	水溶性
E64d	酸性蛋白酶抑制剂	溶酶体	非水溶性

一、自噬体形成抑制剂

（一）PI3K-Ⅲ 抑制剂

正如本章第一节所述，PI3K-Ⅲ 是 Vps34 的类似物，Ⅲ类 PI 催化亚基 PIK3C3/Vps34 与 BECN1 和 PIK3R4 形成蛋白质复合物，并产生 PI3P，其是自噬膜的形成和延伸所必需的，在哺乳动物自噬体形成的早期发挥重要作用。激活的 PI3K 定位在自噬体早期的特定膜结构域上有助于下游自噬蛋白的招募。另外，PI3K 定位在自噬膜上还可使自噬膜呈明显不均匀状，进而弯曲，最后形成封闭的双层膜结构的自噬体。Beclin1/PI3K-Ⅲ复合物参与了自噬体的形成，可诱导自噬发生，而 PI3K 抑制剂 3-MA 可阻断这一通路，抑制自噬体的形成。3-MA 是第一个被确定且广泛用于抑制自噬的 PI3K 抑制剂，早在 1982 年就发现，PI3K 抑制剂 3-MA 可抑制大鼠肝细胞内自噬体的形成。后来的研究进一步证实，3-MA 和其他两种 PI3K 抑制剂（渥曼青霉素和 LY294002）均可通过抑制 PI3K-Ⅲ发挥自噬抑制作用。

由于激活自噬所需的 PI3K-Ⅲ作用于负性调控自噬的 PI3K-Ⅰ的下游，PI3K 抑制剂的整体作用被认为可阻断自噬过程。但是有研究报道显示，3-MA 在自噬调控中具有双重作用：除了能抑制饥饿诱导的自噬外，在营养充足条件下 3-MA 作用时间长反而会促进自噬流的完成。渥曼青霉素的抑制作用则正好与 3-MA 相反，短时间作用主要影响 PI3K-Ⅰ，诱导自噬，长时间作用主要影响 PI3K-Ⅲ，抑制炎症。鉴于渥曼青霉素对 PI3K-Ⅲ的持久抑制作用，或许渥曼青霉素较 3-MA 而言更适合作为自噬抑制剂。另有报道显示渥曼青霉素能够诱导自噬囊泡形成，尽管此囊泡是肿胀的后期内吞隔室，但它十分像自噬体。此外，研究也证实用 3-MA 或渥曼青霉素抑制自噬对细胞因子的转录、加工、分泌有副作用，尤其是对 IL-1 家族成员影响较大。3-MA 还可以非自噬依赖的方式抑制某些细胞因子如肿瘤坏死因子（tumor necrosis factor，TNF）、白介素 -6（interleukin-6，IL-6）的分泌。因此，当研究自噬抑制剂在特异性细胞过程中的作用时，用其他方法如 RNA 干扰（RNA interference，RNAi）抑制自噬来确定其结果的准确性是十分重要的。另有研究显示 LY294002 可通过抑制 PI3K-Ⅰ信号通路激活自噬，这可能与 LY294002 增加细胞内钙、动员细胞内钙储存和抑制钙电压瞬变有关。因此，与钙相关的实验应该避免使用 LY294002 作为自噬抑制剂。了解 PI3K 抑制剂在自噬通路中的复杂作用有助于帮助我们更好地选择适合特定研究的合适的自噬抑制剂。需要注意的是，3-MA 在使用时最好现配现用，在细胞实验中一般直接将其溶于培养基中，置 37℃ 培养箱 1 小时使之完全溶解或置温箱 50℃ 加热助溶，一般终浓度为 20mmol/L，过滤除菌后使用。

（二）蛋白合成抑制剂

放线菌酮是真核生物的蛋白合成抑制剂，由灰色链霉菌产出。它通过干扰蛋白质合成过程中的易位步骤阻碍翻译过程，由于其价格便宜且起效较快，放线菌酮已被广泛用于生物医学研究来抑制蛋白合成。在短期实验中放线菌酮无明显的蛋白合成抑制作用，但能明显抑制自噬的发生。Western blot 结果显示，放线菌酮与细胞孵育 24 小时后，自噬的底物 p62 蛋白未见明显降解。另有研究显示，放线菌酮可抑制小鼠胰腺癌细胞内高糖或氯化镉诱导的自噬，其处理后精囊细胞的自噬泡减少。放线菌酮已被证实是一种快速有效的自噬抑制剂，其作用也许发生在早于自噬溶酶体形成的自噬囊泡隔离包裹底物的这一步骤。尽管放线菌酮现已常常用于抑制自噬通路，但需要注意的是一旦去除放线菌酮，其抑制自噬降解和溶酶体酶运输的作用将迅速得以缓解。放线菌酮在短期实验中的自噬抑制作用机制目前仍有待进一步研究阐明。

（三）其他

在自噬形成的初期阶段，自噬底物蛋白包裹可被乙烯甘油四酸等细胞内外钙螯合剂抑制。钒酸盐也有相同的作用，这可能是细胞内缺少钙造成的。钙对自噬包裹隔离底物的作用并不依赖于钙依赖蛋白激酶的活性，因为这些蛋白激酶的抑制剂如 KN-62 不能直接调控自噬包裹隔离底物的过程。研究表明，是细胞内钙储存的释放，而非胞质中钙的增加，对自噬包裹隔离底物有抑制作用。内质网是细胞内钙储存处之一，因此内质网 Ca^{2+}-ATP 酶抑制剂 trapsigargin 可引起细胞内钙储存释放，抑制自噬发生。另有研究发现修饰溶酶体内钙水平的佛波醇十四烷酸酯、钙离子载体 A23187 及酚妥拉明都可改变自噬囊泡的总量。

二、自噬溶酶体形成抑制剂

囊泡型 H^+-ATP 酶（vacuolar type H^+-ATPase，V-ATPase）存在于许多细胞器（如溶酶体、内体和分泌小泡）的膜上，它对维护这些细胞器的功能具有重要作用。巴弗洛霉素 A1（bafilomycin A1）是一种来源于灰色链霉菌的大环内酯类抗生素，分子式为 $C_{35}H_{58}O_9$，具有抗细菌、抗真菌、抗肿瘤等作用。使用巴弗洛霉素 A1 进行自噬流检测是目前最常规也最公认的方法。巴弗洛霉素 A1 是 V-ATPase 的特异性抑制剂，可破坏囊泡质子梯度，从而升高酸性囊泡的 pH。这将阻止自噬体和溶酶体的融合，从而导致自噬体的积聚。早在 1998 年就有报道显示，巴弗洛霉素 A1 可通过抑制自噬体和溶酶体的融合阻止大鼠肝癌细胞株 H-4-Ⅱ-E 细胞内自噬泡的成熟。在结肠癌细胞中，巴弗洛霉素 A1 抑制自噬可减少细胞增殖并诱导凋亡。与巴弗洛霉素 A1 相似，另一个选择性 V-ATPase 抑制剂刀豆素 A 也可抑制自噬体和溶酶体的融合而增加自噬体的积聚。它既可以通过激活 mTOR 信号通路和解离 Beclin1-Vps34 复合物在自噬早期阶段发挥抑制作用，也可以通过抑制自溶酶体的形成在自噬晚期阶段发挥抑制作用。

但是也有其他研究发现了一个明显不同的结果，那就是巴弗洛霉素 A1 并不能阻断自噬体与溶酶体融合。另一些研究也显示，巴弗洛霉素 A1 和雷帕霉素能增加 LC3 酯化，而渥曼青霉素和 BECN1 特异性的 shRNA 则可抑制 LC3 酯化。由于巴弗洛霉素 A1 和 V-ATPase 其他化合物可增加溶酶体 pH，它对其他酸化囊泡也有间接作用，且在体外细胞实验中，用巴弗洛霉素 A1 处理超过 18 小时会引起显著的线粒体损伤。在植物中巴弗洛霉素 A1 或刀豆素 A 都会引起高尔基体肿胀，增加肿瘤细胞凋亡。巴弗洛霉素 A1 常用的终浓度是 100nmol/L，但更低的浓度（如 1nmol/L）似乎已足够抑制自噬溶酶体降解，且副作用较少，但是最适当且有效的抑制剂浓度还取决于实验所用的细胞种类。用巴弗洛霉素 A1 处理会通过抑制 mTOR 增加自噬流，同时也通过抑制融合抑制自噬流。因此，或许其他自噬流抑制剂更适合用于自噬流检测。

由于巴弗洛霉素 A1 对 LC3-Ⅱ 含量影响较显著，因此，巴弗洛霉素 A1 的处理时长很关键，自噬体的半衰期只有 20 ～ 30 分钟，通常巴弗洛霉素 A1 刺激 4 小时已经能够完全阻断自噬。

此外，微管抑制剂同样可通过打破微管的动态平衡，影响微管依赖性的细胞移动，进而抑制自噬囊泡与溶酶体的融合，此类药物包括长春碱、诺考达唑等。

三、溶酶体抑制剂

自噬体与溶酶体融合后最终会被溶酶体中的水解酶水解。溶酶体首先经过囊泡酸化，达到所需的 pH 后经多种蛋白酶作用使自噬底物降解，降解产物可在细胞内再循环利用。

若对溶酶体的降解过程进行抑制，使得应该被降解的自噬底物大量蓄积于溶酶体内，不能进入再循环利用，则同样具有抑制自噬功能的作用。

（一）溶酶体腔碱化剂

溶酶体腔碱化剂包括氯喹、羟氯喹、氯化铵、千金藤碱及中性红等，这类物质能渗透入溶酶体，升高溶酶体 pH，抑制溶酶体功能，使得自噬体积聚。20mmol/L NH_4Cl 即可碱化溶酶体，使溶酶体酶失去活性。其中，氯喹和其类似物羟氯喹被广泛用于抗疟疾和抗风湿治疗，是已在临床使用的自噬抑制剂。千金藤碱（cepharanthine，CEP）是从千金藤属植物中提取的一种生物碱，是非小细胞肺癌细胞中的一种新型自噬抑制剂，目前处于 III 期临床试验中。目前氯喹作为自噬抑制剂已广泛地运用于自噬研究，但需要注意的是，这个化合物在其作用初期也可能会激活自噬。有文献报道显示羟氯喹介导的自噬溶酶体障碍增加了其抗肿瘤作用，但存在的问题是羟氯喹阻断自噬需要的浓度较高，并不能用于临床患者。Lys01 是一种新的氯喹二聚体化合物，2 个氯喹基团通过 N，N- 双（2- 氨乙基）- 甲胺相连，它的自噬抑制作用比羟氯喹大 10 倍。与羟氯喹相比，Lys01 的水溶性盐 Lys05 能够更好地积聚在溶酶体内，降低溶酶体酸度，从而导致自噬障碍，抑制肿瘤生长。作为一个新的溶酶体自噬抑制剂，Lys05 具有较好的治疗指数，在作为自噬靶向治疗药物运用于临床方面更具潜力。

（二）酸性蛋白酶抑制剂

溶酶体是自噬底物降解的最终场所，溶酶体酶参与了自噬底物的降解。溶酶体内的溶酶体组织蛋白酶可通过参与降解自噬体帮助维持细胞新陈代谢平衡，在溶酶体水解酶、蛋白酶中，组织蛋白酶尤其发挥着较大的作用。E64d 是溶酶体组织蛋白酶（cathepsin）B、H 和 L 的抑制剂，而胃蛋白酶抑制剂 A（pepstatin A）是 cathepsin D 和 cathepsin E 的抑制剂，它们均可通过抑制溶酶体蛋白酶抑制自噬。亮抑蛋白酶肽（leupeptin）是一个自然产生的蛋白酶抑制剂，能够抑制丝氨酸和半胱氨酸蛋白酶，它可在溶酶体降解自噬底物这个步骤阻断自噬，导致自噬溶酶体积聚。溶酶体酶可分为半胱氨酸类、丝氨酸类和天冬氨酸类三类酶，因此单用一种蛋白酶抑制剂效果可能不好，可以考虑联合使用溶酶体酶抑制剂亮抑蛋白酶肽、E64d 及 pepstatin A 等，如 E64d 和 pepstatin A 以 1 : 1 的比例联用。pepstatin A 是疏水性分子，需要溶于 DMSO 或乙醇中，因此需要较长时间（＞8 小时）和较高浓度（＞50g/ml）的刺激，而使用 E64d 只需 10g/ml 刺激 1 小时就可以抑制溶酶体活性。有研究表明，在结肠癌细胞系中联用 E64d 及 pepstatin A 可明显抑制溶酶体的降解，从而阻断自噬，但自噬体的形成没有受到明显影响。

内源性 LC3-II 在溶酶体内的降解可用 E64d 和 pepstatin A 抑制自噬后来观察：在饥饿状态下，加入 E64d 和 pepstatin A 后自噬溶酶体上 LC3 阳性染色点高度积聚，提示饥饿诱导的自噬被 E64d 和 pepstatin A 抑制，自噬溶酶体积聚。但是，也有文献报道，E64d 和 pepstatin A 联合应用促进了溶酶体内 GFP-LC3 的降解，细胞内绿色荧光蛋白（green fluorescent protein，GFP）自由片段数量增加。GFP 自由片段数量被认为反映了自噬流的水平，因此上述结果提示 E64d 和 pepstatin A 促进了自噬流，这与之前的研究结果恰好相反。导致这一矛盾结果的原因可能是在特定情况下（如蛋白酶抑制剂为未饱和浓度），一些溶酶体抑制剂仅能部分地抑制组织蛋白酶活性，因此并不能完全抑制溶酶体降解或剪切 GFP-LC3。

第三节 自噬工具药使用的注意事项

自噬是真核细胞内长寿命蛋白和胞质细胞器降解的主要途径,对许多真核生物系统的研究表明,自噬机制具有保守性,在高等真核生物中的机制与酵母中的类似。早在 20 世纪 70 年代,诺贝尔生理学或医学奖得主 Christian de Duve 就预言了细胞自噬对动物生理的重要性。从最初自噬的发现到现在虽然已经有将近 50 年历史,但自噬相关领域的很多研究才刚刚开始,有关自噬的很多问题仍没有得到很好的解释和解决,自噬的研究方法也在不断改进,同时对自噬有特异激活和抑制的工具药也在不断被发现,如图 13-1 所示。"工欲善其事,必先利其器",自噬研究方法的进步与特异性工具药的发现对自噬机制及其临床意义的深入探讨具有重要的影响,但在自噬工具药实际使用时还有一些要点需

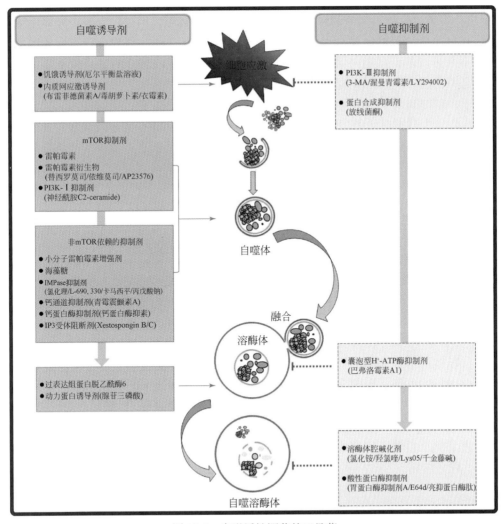

图 13-1 自噬活性调节的工具药

在自噬体形成初期、自噬信号调控通路及自噬体与溶酶体融合阶段都存在特异性的自噬诱导剂;而自噬抑制剂可特异性抑制自噬体形成、自噬体与溶酶体的融合及自噬溶酶体的降解过程

要特别注意。

一、抑制剂和诱导剂的专一性

自噬研究中经常需要使用自噬诱导剂或抑制剂以得到激活或抑制自噬的效果，因此研究者必须要考虑这些诱导剂和抑制剂的专一性。大多数的自噬诱导剂和抑制剂的专一性都不是百分之百的，因此在用这些药物处理时需要特别注意它们带来的副作用。

借助于自噬诱导剂雷帕霉素和自噬抑制剂巴弗洛霉素 A1，可以更好地理解自噬和疾病的关系。但是雷帕霉素对 mTOR 信号的抑制不仅激活了自噬，同样抑制了大量蛋白的翻译表达，导致免疫抑制、细胞周期停止、细胞形状改变。同样，巴弗洛霉素 A1 是囊泡型 ATP 酶抑制剂。除了在自噬体和溶酶体的融合或溶酶体对自噬体的降解中发挥作用外，它在其他囊泡融合中也发挥着广泛作用，因此它带来的副作用也很明显。与巴弗洛霉素 A1 相比，溶酶体碱化剂氯喹和羟氯喹或许更适合抑制自噬。但是，也有研究显示氯喹除了能阻止自噬体与溶酶体融合导致自噬泡的蓄积增加外，还能刺激自噬体形成增加，其原因还不十分清楚，可能与溶酶体功能被抑制，导致细胞内储存的氨基酸不足，引发自噬增多有关，这个观点在肝细胞中已被证实。

由于自噬抑制剂专一性问题，在实验中必须设置合适的对照。推荐使用饥饿或雷帕霉素诱导自噬作为自噬激活的阳性对照。但是在某些细胞中雷帕霉素起效较慢，又可能引发其他的反应。由于药物的多效性，使用自噬工具药后一定要验证自噬确实被诱导或抑制后才能进行后续研究工作。此外，尽管自噬的诱导剂或抑制剂可以快速、人为地激活或抑制自噬，但鉴于基因干预的相对专一性，最好同时能用基因干预的方法来验证相关实验结果。化学工具药与基因法结合，可以辨别出自噬途径的主要作用。

二、自噬的激活与自噬流完成的区别

随着对自噬的研究从生理学上的内环境稳态到病理状态的发展，我们对自噬及其相关的过程应该赋予新的内涵。自噬过程具有明显的阶段性，由于自噬体本身缺乏酶活性，它与溶酶体融合方可促进底物蛋白进入溶酶体内发生降解，这是自噬流完成的一个决定性步骤。只有整个自噬流的完成才能反映自噬底物蛋白被顺利降解，自噬过程才是完整的。因此，自噬体的增多并非必然是自噬活性的上调，相反可能反映的是自噬包裹底物的速度与降解过程的失衡。自噬应激就是指自噬包裹隔离底物的速度与底物降解过程的一种相对失衡状态，此时自噬体的形成速度超过了其降解蛋白的速度。越来越多的研究也表明，自噬应激与细胞死亡、神经变性密切相关。因此，在自噬诱导剂的使用上必须特别注意其是促进了整个自噬流的完成，还是仅仅导致了自噬应激，必要时可考虑自噬不同阶段工具药的联合应用。

三、联 合 用 药

不同自噬阶段诱导剂或抑制剂的联合用药，可加强工具药对自噬流整个过程的影响，如自噬体形成抑制剂放线菌酮与溶酶体抑制剂亮抑蛋白酶肽联合用药可快速抑制自噬泡形成和胞质及溶酶体酶被自噬体包裹，具有较强的自噬抑制作用。

此外，为了抵消锂剂 mTOR 活化所致的自噬负性调控作用，可联合应用 mTOR 依赖的自噬诱导剂雷帕霉素和非 mTOR 依赖的自噬诱导剂锂剂：雷帕霉素将减弱 mTOR 的活性，锂剂将降低 IP3 的水平，通过这两方面同时诱导自噬将在更大程度上上调自噬。研究表明，这两种药物对清除突变的 α-synuclein、huntingtin 和抑制神经元细胞死亡具有协同作用，且这种联合治疗方案还可能从对 GSK-3β 的抑制作用中获益，因为锂剂还激活了 β-catenin 途径。但是雷帕霉素和除锂剂外的其他非依赖 mTOR 自噬诱导剂的联合应用尚待进一步研究。

总体来说，联合用药比单用一种药物将更有助于加强对自噬水平的影响，同时还可减少每种药物的用量，从而减少药物的毒副作用，对长期应用而言更加安全。因此，联合用药将是自噬调控研究的热点，同时也是未来自噬调控药物在神经退行性疾病等疾病临床应用中的方向。

小　　结

随着对自噬分子机制的深入了解，越来越多的自噬干预靶点及针对这些靶点的小分子化合物和药物被发现。自噬参与了神经退行性疾病、肿瘤、心血管病等疾病的发病机制，调节自噬活性的自噬诱导剂和抑制剂一方面为自噬研究提供了方便，另一方面也显示了其在人类疾病治疗方面的潜在价值。借助于自噬抑制剂和诱导剂这些工具药，我们可以更好地理解自噬和疾病的关系，并为研制开发靶向自噬的新药提供理论依据。

（苏州大学附属第二医院　刘春凤　杨亚萍）

参 考 文 献

Amaravadi R K，Winkler J D，2012. Lys05：a new lysosomal autophagy inhibitor. Autophagy，8（9）：1383-1384.

Dengjel J，Høyer-Hansen M，Nielsen M O，et al，2012. Identification of autophagosome-associated proteins and regulators by quantitative proteomic analysis and genetic screens. Molecular & Cellular Proteomics，11（3）：M111. 014035.

Dobrenel T，Caldana C，Hanson J，et al，2016. TOR signaling and nutrient sensing. The Annual Review of Plant Biology，67：261-285.

East D A，Campanella M，2013. Ca^{2+} in quality control：an unresolved riddle critical to autophagy and mitophagy. Autophagy，9（11）：1710-1719.

Gros F，Muller S，2014. Pharmacological regulators of autophagy and their link with modulators of lupus disease. British Journal of Pharmacology，171（19）：4337-4359.

Hosseinpour-Moghaddam K，Caraglia M，Sahebkar A，2018. Autophagy induction by trehalose：Molecular mechanisms and therapeutic impacts. Journal of Cellular Physiology，233（9）：6524-6543.

Kliosnky D，Abdalla F C，Abeliovich H，et al，2016. Guidelines for the Use and Interpretation of Assays for Monitoring Autophagy（3rd edition）. Autophagy，12（1）：1-222.

Kominami E，Hashida S，Khairallah E A，et al，1983. Sequestration of cytoplasmic enzymes in an autophagic vacuole-lysosomal system induced by injection of leupeptin. The Journal of Biological Chemistry，258（10）：6093-6100.

Lawrence B P，Brown W J，1993. Inhibition of protein synthesis separates autophagic sequestration from the delivery of lysosomal enzymes. Journal of Cell Science，105（Pt 2）：473-480.

Levine B，Packer M，Codogno P，2015. Development of autophagy inducers in clinical medicine. The Journal of Clinical Investigation，125（1）：14-24.

Liu Y，Wan W Z，Li Y，et al，2017. Recent development of ATP-competitive small molecule phosphatidylinostitol-3-kinase inhibitors as anticancer agents. Oncotarget，8（4）：7181-7200.

Mancinelli R，Carpino G，Petrungaro S，et al，2017. Multifaceted roles of GSK-3 in cancer and autophagy-related diseases. Oxidative Medicine And Cellular Longevity，2017：4629495

McAfee Q，Zhang Z，Samanta A，et al，2012. Autophagy inhibitor Lys05 has single-agent antitumor activity and reproduces the phenotype of a genetic autophagy deficiency. Proceedings of the National Academy of Sciences of the United States of America，109（21）：8253-8258.

Moriyasu Y，Inoue Y，2008. Use of protease inhibitors for detecting autophagy in plants. Methods in Enzymology，451：557-580.

Nakamura S，Yoshimori T，2017. New insights into autophagosome-lysosome fusion. Journal of Cell Science，130（7）：1209-1216.

Pasquier B，2016. Autophagy inhibitors. Cellular and Molecular Life Sciences，73（5）：985-1001.

Russo M，Russo G L，2018. Autophagy inducers in cancer. Biochemical Pharmacology，153：51-61.

Sarkar S，2013. Regulation of autophagy by mTOR-dependent and mTOR-independent pathways：autophagy dysfunction in neurodegenerative diseases and therapeutic application of autophagy enhancers. Biochemical Society Transactions，41（5）：1103-1130.

Sarkar S，Rubinsztein D C，2006. Inositol and IP3 levels regulate autophagy：biology and therapeutic speculations. Autophagy，2（2）：132-134.

Saxton R A，Sabatini D M，2017. mTOR signaling in growth，metabolism，and disease. Cell，169（2）：361-371.

Senft D，Ronai Z A，2015. UPR，autophagy，and mitochondria crosstalk underlies the ER stress response. Trends in Biochemical Sciences，40（3）：141-148.

Shanware N P，Bray K，Abraham R T，2013. The PI3K，metabolic，and autophagy networks：interactive partners in cellular health and disease. Annual Review of Pharmacology and Toxicology，53（1）：89-106.

Singh B，Bhaskar S，2018. Methods for detection of autophagy in mammalian cells. Methods in Molecular Biology，2045：245-258.

Wu Y T，Tan H L，Shui G H，et al，2010. Dual role of 3-methyladenine in modulation of autophagy via different temporal patterns of inhibition on class Ⅰ and Ⅲ phosphoinositide 3-kinase. Journal of Biological Chemistry，285（14）：10850-10861.

第十四章　细胞模型在自噬研究中的应用

尽管近年来在自噬的研究领域有许多突破性的发现，但随着研究的深入，亟待回答的问题变得越来越复杂。利用合适的细胞模型深入探索自噬领域的未知问题，进一步揭示自噬与疾病的相互关系，越来越受到国内外学者的关注。细胞自噬最初由Christian de Duve 等在 20 世纪 60 年代初发现，该过程从酵母到人类均具有高度保守性。尽管在自噬的研究领域中线虫、果蝇、斑马鱼和小鼠等作为模式生物受到广泛应用，它们均具有遗传背景清楚、世代交替时间短、繁殖量大的优点，且均具有较为成熟的表型分析法和遗传操作手段，有利于回答自噬领域众多悬而未决的问题，但无须讳言，每种模式生物又有其各自的不足之处（表 14-1）。例如，线虫和果蝇均只有固有免疫系统，而缺乏适应性免疫，因此不能用于建立系统感染模型进行某些感染与免疫相关疾病的研究；部分存在于哺乳动物细胞的自噬基因在斑马鱼中缺乏同源基因；小鼠相对于其他模式生物世代交替时间较长，饲养成本较高。借助自噬的保守性，利用合适的细胞模型开展相应研究可在一定程度上避免以上问题。与动物模型相比，细胞模型具有快速、稳定和经济等优点，并且实验条件易控制，研究内容便于观察和检测，可直接观察活细胞的形态变化。本章将重点讨论酵母和哺乳动物细胞模型在自噬研究中的应用。

表 14-1　用于自噬研究的常用模式生物模型的优缺点

模式生物	优点	缺点
线虫	通身透明，便于直接观察和检测；结构简单，个体内所有细胞能被逐个盘点并归类，易于用 RNAi 技术进行基因改造；具有雄性和雌雄同体两种性别形式，生殖力惊人，易于获得大量突变个体；广泛用于自噬调控机制研究	进化地位较原始，基因组中非重复序列高，接近原核生物；只有固有免疫系统，缺乏适应性免疫，不宜建立系统感染模型；缺乏部分存在于酵母和哺乳动物细胞的自噬同源基因
果蝇	表型丰富、变异多，且变异性状便于观察；与人类基因有较高同源性，可用于神经退行性疾病、肿瘤、感染与免疫等自噬相关疾病研究	只有固有免疫反应，缺乏适应性免疫，不适于建立系统感染模型以研究免疫相关疾病
斑马鱼	胚胎期和幼体通体透明，便于观察，可用于追踪和研究病原微生物入侵、繁殖和播散的全过程；神经系统、内脏器官和血液循环系统等与人类基因同源性高，且早期发育与人类相似，利于开展相关疾病的研究；具有固有免疫和适应性免疫，可用于研究病原菌感染和机体免疫应答的相互作用机制	部分存在于酵母和哺乳动物细胞的自噬基因在斑马鱼中缺乏同源基因
小鼠	与人类基因相似度高达 99%；对于外来刺激极为敏感，在生物医学科研中具有难以替代的优越性；几乎可用于所有自噬相关疾病研究	相对于其他模式生物世代交替时间较长，饲养成本较高

第一节 酵母细胞在自噬研究中的应用

20 世纪 90 年代初，以 Ohsumi 和 Klionsky 为代表的一批生物学家应用芽殖酵母（budding yeast）中的酿酒酵母（*Saccharomyces cerevisiae*）为模型，开展了相关基因的筛选及细胞生物学和自噬分子机制的研究。酵母的生殖方式还有以不出芽方式繁殖的无性繁殖（如裂殖酵母）和形成子囊孢子的有性繁殖等。截至目前，已发现芽殖酵母和其他真菌中有超过 40 种自噬相关基因。经过近 30 年的积累，酵母已成为细胞自噬分子机制研究中应用最广泛的模型。

一、酵母作为自噬模型的优越性

酵母是一种单细胞真核生物，增殖快，易于培养和操作，有真核生物中的"大肠埃希菌"（*Escherichia coli*，*E. coli*）之称。作为目前了解最多的生物之一，酵母在自噬和衰老等多方面与高等生物有相似的保守机制，因此是研究高等生物，特别是人类生命活动的首选模式细胞。酵母是良好的真核生物基因表达载体，利用酵母染色体元件可构建出更大、更为有效的大片段序列克隆系统，如酵母人工染色体（yeast artificial chromosome，YAC）。酵母的生命周期很适合经典遗传学分析，使得在酵母染色体上构建精细的遗传图谱成为可能。此外，酵母同源重组率高，能将外源基因准确插入基因组的指定位置，为分子生物学操作带来便利。酵母还是其他生物新基因的筛查工具，利用异源基因与酵母基因的功能互补可确证新基因的功能。研究发现，人类许多涉及遗传性疾病的基因与酵母高度同源，研究这些基因所编码蛋白质的生理功能及与其他蛋白质之间的相互作用将为诊断和治疗相关疾病提供重要帮助。

二、酵母自噬的分类

酵母可发生多种类型的自噬。自噬有两种不同的分类方法：①根据自噬体包裹物质及运送至溶酶体的方式不同分为巨自噬、微自噬和分子伴侣介导的自噬，各自特点同前所述。②根据自噬对降解底物的选择性分为选择性自噬和非选择性自噬。非选择性自噬是自噬体内包裹的物质被随机运送至溶酶体降解，既往认为自噬以非选择性自噬为主。但随着研究的深入，发现选择性自噬因其对降解底物蛋白的专一性也发挥着重要作用。2013 年 Suzuki 根据是否依赖 Atg11 将酿酒酵母的选择性自噬分为 Atg11 依赖的高选择性自噬和 Atg11 非依赖的低选择性自噬（表 14-2），前者包括细胞质到液泡的靶向运输（cytoplasm to vacuole targeting，Cvt）途径自噬、线粒体自噬（mitophagy）、过氧化物酶体自噬（pexophagy）和细胞核的碎片状自噬（piecemeal microautophagy of the nucleus，PMN），后者包括乙醛脱氢酶（acetaldehyde dehydrogenase 6，Ald6）自噬和核糖体自噬（ribophagy）。Atg11 是前自噬体（pre-autophagosomal structure，PAS）周边的膜蛋白，在选择性自噬中作为接头和支架蛋白，可与 Atg1、Atg9、Atg17、Atg19 和 Atg20 等互相作用。以下简要介绍酿酒酵母的选择性自噬。

表 14-2　酿酒酵母中选择性自噬的分类

分类	名称	靶点	特性
Atg11 依赖	Cvt 途径自噬	固有水解酶	胞质到液泡的靶向运输，Atg19 和 Atg34 为受体蛋白，Atg11 为支架蛋白
	线粒体自噬	线粒体	Atg32 为受体蛋白，Atg11 为支架蛋白
	过氧化物酶体自噬	过氧化物酶体	Atg30 和 Atg36 为受体蛋白，Atg11 和 Atg17 为支架蛋白
	细胞核的碎片状自噬	细胞核与液泡连接处	依赖核心自噬蛋白，液泡膜蛋白 Vac8 与外层膜蛋白 Nvj1 相互作用
Atg11 非依赖	Ald6 自噬	Ald6	依赖核心自噬蛋白和活性液泡蛋白酶
	核糖体自噬	核糖体	Ub 蛋白酶 Ubp3 或 Bre5 缺失情况下发生

（一）Atg11 依赖的选择性自噬

1. Cvt 途径自噬　是酵母在营养丰富的条件下发生的选择性自噬，主要功能是将胞质中的固有水解酶 prApe 和 α - 甘露糖苷酶（Ams1）等定向运送至液泡，以激活其水解酶活性。prApe1 和 Ams1 与受体蛋白 Atg19 在不同的位点结合形成 Cvt 复合物，通过 Atg19 与 Atg11 相互作用，Cvt 复合物被定位到 PAS 上。Atg34 是 Atg19 的同系物，在饥饿条件下 Atg34 作为 Ams1 的受体将 Ams1 送入液泡。

2. 线粒体自噬　指在活性氧（reactive oxygen species，ROS）、营养缺乏或细胞衰老等外界刺激下，受损的线粒体被特异性包裹进自噬体与溶酶体融合降解。2009 年 Ohsumi 和 Klionsky 发现，Atg32 作为线粒体受体与 Atg11 相互作用后定位于 PAS，通过与 Atg8 结合协助自噬体形成。

3. 过氧化物酶体自噬　过氧化物酶体的主要功能是催化脂类和细胞内过氧化物的降解，酵母可通过细胞自噬降解多余和受损的过氧化物酶体。受体蛋白 Atg30 和 Atg36 连接 Atg11、Atg17 和 Pex14 后，过氧化物酶体被识别，其中 Pex14 是酵母自噬赖以识别过氧化物酶体的表面标志。

4. 细胞核的碎片状自噬　在营养缺乏的条件下，酵母核膜和核质内陷进入液泡并在液泡腔内降解，这一过程被称作细胞核的碎片状自噬（PMN）。PMN 过程中液泡膜蛋白 Vac8 与外层膜蛋白 Nvj1 相互作用形成 NVJ（nucleus-vacuole junction），在核心自噬蛋白 Atg11 和其他自噬相关蛋白 Atg17、Atg29 和 Atg31 的协助下完成核的降解。

（二）Atg11 非依赖的选择性自噬

1. Ald6 自噬　Ald6 出现在酵母细胞氮缺乏（nitrogen starvation）24 小时后。Ald6 被自噬体包裹进入液泡中降解，需要核心自噬蛋白和有活性的液泡蛋白酶参与。研究发现，有活性的 Ald6 聚集会造成自噬缺陷细胞的迅速死亡。

2. 核糖体自噬　在酿酒酵母中核糖体的降解被认为是一种新的选择性自噬，核糖体自噬不依赖于 Atg11，发生在泛素蛋白酶 Ubp3 或 Bre5 缺失的情况下。当核糖体自噬缺陷时，其他的细胞自噬途径并不受影响，但其机制暂不明确。

三、酵母自噬相关分子的调控

细胞自噬的分子机制在酵母细胞中研究得最为深入。自噬的整个过程都受到不同的自噬相关蛋白的调控。这些自噬相关蛋白的编码基因在酵母和哺乳动物中有高度保守性，几乎任何一个基因的缺失或突变都会导致自噬不能发生或发生异常。随着对自噬认识的加深，越来越多的自噬相关基因及其同源物的功能逐渐被揭示，其中一些核心自噬蛋白的功能已经研究得比较清楚。根据其参与自噬发生的阶段不同，目前已发现的 18 个核心自噬蛋白被分为五类（图 14-1）：Atg1 激酶复合体、整合膜蛋白 Atg9、磷脂酰肌醇 3-激酶（phosphatidylinositol 3-kinase，PI3K）复合体 I 、Atg2-Atg18 复合体及 Atg8-PE 和 Atg5-Atg12 共轭系统。

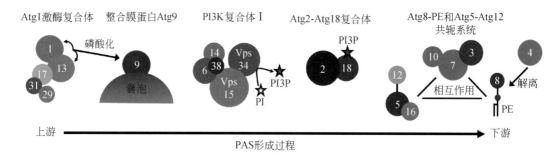

图 14-1　酵母自噬相关分子的调控

参与 PAS 形成的核心酵母自噬相关蛋白如图所示，球内数字代表具体的 Atg 蛋白

（一）Atg1 激酶复合体

Atg1 激酶复合体又称自噬起始复合体(autophagy initiation complex)。作为 PAS 的核心，Atg1 激酶复合体受到 TOR 激酶复合体 I 和 AMPK 等激酶的直接调节，在自噬过程的上游发挥重要作用。芽殖酵母的 Atg1 激酶复合体由 Atg1、Atg13、Atg17、Atg29 和 Atg31 组成。Atg1 是核心自噬蛋白中唯一的蛋白激酶，与哺乳动物 ULK1 同源，结合 Atg13 诱导自噬的发生。与具有柔性结构特征的 Atg1 和 Atg13 不同，Atg17 折叠形成独特的 S 形同源二聚体，Atg29 和 Atg31 通过形成稳定的异源二聚体后与之结合，形成 Atg17-Atg29-Atg31 复合体。然而，该复合体与 Atg1 和 Atg13 的相互作用与营养条件密切相关。在营养丰富的条件下，结合位点的丝氨酸磷酸化导致五聚体的形成被破坏，从而抑制自噬的发生。

（二）整合膜蛋白 Atg9

Atg9 是第一个被发现定位于 PAS 上的 Atg 蛋白。作为核心自噬蛋白中唯一的整合膜蛋白，Atg9 具有 6 个跨膜螺旋结构，可循环于 PAS、内质网和高尔基体之间，在其他自噬相关蛋白的协助下参与自噬体膜的扩张。在雷帕霉素或饥饿诱导下，Atg9 在 PAS 上的募集依赖于 Atg17，在此过程中 Atg1 可能调控 Atg9 在 PAS 上的组装和分解。此外，Atg9 的顺向转运还需 Atg23 和 Atg27，在营养缺乏的情况下，Atg9 可与 Atg23 和 Atg27 结合，并将其运输至 PAS。另外，Atg9 还可与 Atg2 和 Atg18 结合将其反向运输至 PAS 以外的细胞质区域，Atg9 介导的自噬相关蛋白在 PAS 和其他细胞组分间的运输受到 Atg1-Atg13 复合体的调控。2010 年，Muriel Mari 等借助免疫电镜技术观察酵母细胞，发现在一些囊泡和小管结构中 Atg9 大量聚集，称其为 Atg9 囊泡，并且 Atg9 囊泡与 PAS 形态相同，猜测 Atg9 可能与自噬囊泡的起源相关。随后 Rao 等在 2016 年揭示了自噬起始复合体在 Atg17 介导下促进 Atg9 囊泡聚集的机制，提示 Atg9 囊泡相互融合可能是自噬体最初的膜结构的来源。

（三）PI3K 复合体 I

自噬特异性 PI3K 复合体在酵母中被称为 PI3K 复合体 I，包含 Vps34、Vps15、Atg6/Vps30（哺乳动物中同系物为 Beclin1）、Atg14 和最新发现的 Atg38（哺乳动物中同系物为 NRBF2），是哺乳动物 III 型 PI3K 复合体 I 的同系物。PI3K 复合体 I 可磷酸化磷脂酰肌醇（phosphatidylinositol，PI）形成磷脂酰肌醇 3- 磷酸（phosphatidylinositol 3-phosphate，PI3P），在自噬体形成过程的上游发挥功能，还决定其他下游分子对自噬的调控作用。PI3K 复合体 I 具有独特的 V 形结构，一条臂由 Atg6 和 Atg14 卷曲螺旋异源二聚体和 Vps15 部分重复结构域组成，另一条臂由 Vps34 和 Vps15 螺旋结构域组成，Atg38 同源二聚体则位于 V 形底部。在此结构基础上，PI3K 复合体 I 定位于 PAS，V 形面朝自噬体膜，而底部暴露于细胞质并依赖自噬起始复合体和 Atg9，通过在 PAS 产生 PI3P 募集自噬相关蛋白。PI3K 复合体 II 包含 Vps34、Vps15、Vps38 和 Atg6，主要参与多泡体途径（multivesicular body pathway）而非自噬。

（四）Atg2-Atg18 复合体

Atg2 是可溶性的大分子蛋白，目前对其结构域的研究尚不明确，但对哺乳动物的研究提示 Atg2 自身可与脂质结合。基于对 Atg18 同源物 Hsv2 结构的研究，预测 Atg18 具有两个 PI3P 的结合位点。PI3P 和 Atg2 分别结合在 Atg18 的相对面。作为大分子蛋白质，Atg2 可同时与膜和膜结合的 Atg18 相互作用。Atg2-Atg18 复合体在分离膜的定位提示其对膜的延伸和闭合发挥重要作用。

（五）Atg8-PE 和 Atg5-Atg12 共轭系统

自噬发生过程中有两个泛素样修饰系统，即 Atg8-PE 和 Atg5-Atg12 共轭系统。在 18 个核心自噬蛋白中有 8 个参与该系统，在自噬体膜的弯曲和延伸过程中发挥关键作用。Atg5-Atg12 共轭系统具有 3 个泛素折叠，1 个来自 Atg12，2 个来自 Atg5，通过相互作用形成一个球状结构。Atg5-Atg12 可重排 Atg3（E2 泛素接合酶）的催化位点，并作为 E3 连接酶促进 Atg8-PE 形成，此过程需要 Atg16 的参与。Atg16 与 Atg5 结合，并通过增强 Atg5-Atg12 的膜结合活性辅助 Atg8 与 PE 的结合。除作为 E3 连接酶的功能外，Atg5-Atg12 共轭系统（包括 Atg16）通过 Atg12 和 Atg8 与 Atg8-PE 相互作用，形成对自噬体至关重要的膜支架。Atg8 与磷脂酰乙醇胺（phosphatidylethanolamine，PE）结合形成的共轭系统，其中一个重要功能是在选择性自噬中作为识别受体。另外，Atg8-PE 对自噬体的形成起关键作用，可能是自噬体膜来源之一。

四、其他酵母细胞的自噬

自 20 世纪 90 年代初至今，生物学家多以属于芽殖酵母的酿酒酵母研究自噬，但其他生物体是否也存在相同机制尚不明确。裂殖酵母是单细胞真核生物，与酿酒酵母同属子囊真菌，但在进化上比其他酵母更高级，因没有出芽故称裂殖酵母。裂殖酵母是目前测得表达蛋白基因最少的真核生物，含有 4824 个基因，基因组全长 13.8Mb，仅分布在 3 条染色体上，约有 50 个基因与人类疾病基因相似，部分与癌症基因相关。2002 年 2 月，裂殖酵母的基因组测序工作全部完成，发现裂殖酵母比酿酒酵母少约 1000 个编码蛋白质的基因。许多研究表明，两种酵母在细胞周期、rRNA 的生物合成和基因的结构及表达调控等方面并不相同。研究已阐明裂殖酵母在某些方面与高等生物有相似性，也是一种良好的研究真核生物的模式生物。2013 年，在粟酒裂殖酵母（*Schizosaccharomyces pombe*）中发现两种新型的自噬相关效应分子 Ctl1 和 Fsc1。*Ctl1* 编码胆碱转运蛋白样蛋白（choline transporter-like protein，CTL），*fsc1* 编码一种包含 5 个成束蛋白结构域（fasciclin domain）的蛋白，通过其突变株的构建，借助电镜、亚细胞结构定位和光漂白荧光损失（fluorescence loss in photobleaching，FLIP）等发现 Ctl1 对 PAS 的正常组装是必需的，可与 Atg9 互相作用，参与自噬体的形成。在敲除 *fsc1* 的裂殖酵母细胞中自噬体无法与液泡正常融合，提示 Fsc1 是自噬体与液泡融合的必需物质。通过免疫共沉淀发现，与酿酒酵母不同，Atg18 可作为一个平台协助 Atg5-Atg12 共轭系统定位到 PAS 上。此外，2017 年研究发现，粟酒裂殖酵母 Atg1 复合体虽然具有与芽殖酵母如酿酒酵母 Atg1 复合体相似的亚基 Atg1、Atg13 和 Atg17（但缺乏 Atg29 和 Atg31），却包含一个与人类 ATG101 结构相同的 Atg101 蛋白。因具有独特的 Atg1 复合体，粟酒裂殖酵母为高等真核生物 ULK1/2 复合物的研究提供了模型。除裂殖酵母外，近年来也有学者在丝状真菌中进行自噬相关的研究，发现即使在非饥饿条件下，自噬也是丝状真菌维持高能量水平促进纤维生长和多细胞发育的必需过程。以上研究均证实，其他酵母也是自噬分子机制研究的良好模式生物。

五、研究酵母自噬的手段

酵母自噬的研究方法同前所述，除常见的 Western blot 检测 Atg8/LC3 的降解、荧光标记自噬相关蛋白和电镜观测自噬体的形态等外，还有一些特殊的方法专门用于检测酵母自噬。

（一）Pho8△60 测定法

Pho8△60 测定法也称碱性磷酸酶（alkaline phosphatase，ALP）法，是酵母自噬的一种定量检测方法。*pho8* 是酵母液泡中唯一编码 ALP 的基因，其产物是一类 Ⅱ 型跨膜蛋白，在内质网合成后经高尔基体转运至液泡，在液泡中 C 端的肽段被切除而成为有活性的 ALP。其 N 端的 60 个氨基酸构成包括跨膜结构域在内的转运信号，介导 Pho8 前体的转运。为利用 Pho8 检测细胞自噬水平，研究人员将其 N 端 60 个氨基酸敲除，处理后的 Pho8△60 蛋白只分布于细胞质中，自噬发生时 Pho8△60 便会被包进自噬体，到达液泡后被激活。因此，可通过 ALP 的酶活性来定量检测细胞的自噬水平。

（二）mApe1 的检测

prApe1（前已述及）在正常条件下通过 Cvt 途径进入液泡，而在饥饿或有其他不利因素的情况下通过非选择性自噬进入液泡变为成熟的 mApe1，由于 prApe1 和 mApe1 之间分子质量存在差异，可通过 Western blot 检测成熟 mApe1 的量来评估自噬体或 Cvt 囊泡的形成情况。

自噬是当今细胞生物学领域发展势头最快的研究热点之一，随着越来越多的实验室涉足该领域，自噬相关研究呈现爆发式增长趋势。酵母作为人类自噬研究的模式生物有其不可替代的优越性，但由于其是低等单细胞生物，不能进行细胞间的联络，无法反映整体的自噬水平，还需结合其他高等生物开展相关研究，以期待获得更大的突破。

第二节　人类和动物细胞模型在自噬研究中的应用

作为一种单细胞真菌，酵母进化地位较为原始，有明显的细胞壁，细胞质中有液泡，通常不能运动，以孢子的方式进行繁殖。人类和动物细胞与酵母的结构有明显的差别，无细胞壁，细胞质中无明显液泡。因此，除酵母细胞外，人类和动物细胞模型的建立对于揭示自噬的发生机制及自噬与疾病的关系具有重要意义。

一、神经组织来源的细胞模型在自噬研究中的应用

神经组织（nervous tissue）由神经细胞和神经胶质细胞组成。神经细胞也称神经元，具有接受刺激、整合信息和传导冲动的能力，是意识、记忆、思维和行为调节的基础。神经细胞胞质累积异常蛋白可扰乱正常神经功能，产生神经退行性疾病，如阿尔茨海默病（Alzheimer's disease，AD）、帕金森病（Parkinson's disease，PD）、亨廷顿病（Huntington's disease，HD）、肌萎缩侧索硬化症（amyotrophic lateral sclerosis，ALS）和传染性海绵状脑病（transmissible spongiform encephalopathy，TSE）等。在该类疾病的早期，自噬通过促进异常蛋白的清除阻止疾病进一步发展，然而随着疾病的进展，自噬持续性激活又导致神经细胞自噬性死亡，加重病情。神经胶质细胞对神经细胞起支持、保护、营养等作用，也参与了神经递质和活性物质的代谢。神经胶质瘤是源于神经胶质细胞的肿瘤，约占中枢神经系统原发性肿瘤的一半，疾病预后差，特别是恶性胶质瘤，确诊后平均生存时间不超过 1 年。多数恶性胶质瘤细胞自噬水平降低，放射治疗和化学治疗则通过诱导胶质瘤细胞自噬性死亡提高治疗效果。另外，神经组织中还存在具有增殖和多向分化潜能的神经干细胞，在成人主要分布于大脑海马、脑和脊髓的室管膜下区，作为神经组织的后备细胞，在一定程度上参与神经组织损伤后修复。在神经退行性疾病中，神经干细胞自噬性死亡等程序性死亡方式多处于失调状态。由此可见，自噬与神经系统疾病的发生发展密切相关，利用神经组织来源的细胞模型研究自噬具有重要价值。

神经组织来源的细胞模型及其在自噬研究中的应用如下。

（一）神经元及类神经元细胞

神经元及类神经元细胞包含大鼠大脑皮质原代神经元、小鼠原代海马细胞、小鼠海马细胞系 HT22、人神经母细胞瘤细胞系 SK-N-SH、小鼠多巴胺能神经细胞系 SN4741 和大鼠肾上腺嗜铬细胞瘤细胞系 PC12 等。应用大鼠大脑皮质原代神经元，研究者发现脂质的过氧化产物 4- 羟基壬烯醛（4-hydroxynonenal，4-HNE）通过修饰 Beclin1、LC3-Ⅱ、ATG5 和 ATG7 等自噬相关蛋白，导致神经元代谢功能障碍和细胞存活率下降，从而促进神经退行性疾病的进展。应用小鼠原代海马细胞和 HT22 细胞系，研究者发现与神经功能相关的白血病抑制因子（leukemia inhibitory factor，LIF）通过 Akt/ERK 通路调控自噬相关蛋白 LC3-Ⅱ，从而降低 β 淀粉样蛋白诱导的神经细胞损伤，为治疗 AD 提供了潜在的药物。在 HT22 细胞模型中，胸腺素 β4（thymosin beta 4，Tβ4）与朊蛋白肽（prion protein peptide，PrP）竞争，通过平衡自噬相关蛋白（LC3-Ⅰ / Ⅱ 和 Beclin1）与自噬信号转导通路蛋白（AKT、p-AKT、mTOR 和 p-mTOR）激活胆碱能信号，减轻 PrP 对神经细胞的神经毒性，为治疗此类疾病提供了新的治疗思路与策略。SH-SY5Y 细胞由 SK-N-SH 衍生而来，分化程度较低，细胞形态、生理和生化功能与正常神经细胞相似，可合成多巴胺（dopamine，DA）和去甲肾上腺素（norepinephrine），表达有活性的酪氨酸羟化酶、多巴胺 -β- 羟化酶和 DA 转运体，属于 DA 能神经元。用 1- 甲基 -4- 苯基吡啶离子（1-methyl-4-phenylpyridine ion，MPP$^+$）或鱼藤酮（rotenone）处理后，SH-SY5Y 细胞可产生明显的退行性变，常作为研究 PD 的细胞模型。研究显示，鱼藤酮能诱导 SH-SY5Y 细胞中自噬体聚集，抑制血红素氧合酶 1（heme oxygenase-1，HO-1）的表达和细胞凋亡。白藜芦醇（resveratrol）是一种植物抵御病原菌入侵产生的抗毒型物质，可通过激活 HO-1 依赖的自噬途径部分阻止鱼藤酮诱导的细胞凋亡，而具有调控功能的线粒体去乙酰化酶 3（sirtuin 3，SIRT3）则通过促进 LKB1-AMPK-mTOR 信号转导通路介导的自噬保护 SH-SY5Y 细胞免受鱼藤酮的损伤。SN4741 同样属于 DA 能神经元，有研究用不同浓度的凋亡诱导剂星形孢菌素（staurosporine）处理 SN4741 后检测其自噬水平，发现星形孢菌素处理后超过 75% 的细胞自噬被激活，但自噬抑制剂巴弗洛霉素 A1（bafilomycin A1）处理后细胞活力明显减弱。进一步研究表明，星形孢菌素还通过操纵 Parkin 在 DA 能神经细胞的线粒体易位诱导线粒体自噬。PINK1-Parkin 线粒体自噬通路对神经细胞起保护作用，基因水平上阻断 PINK1-Parkin 通路（敲除 PINK1），细胞凋亡明显增加，因此认为星形孢菌素在 DA 能神经细胞凋亡的过程中可激活细胞自噬和线粒体自噬，保护神经细胞。在 MPP$^+$ 处理 SN4741 细胞建立的 PD 细胞模型中，MPP$^+$ 通过 Abelson 非受体酪氨酸激酶－糖原合成酶激酶 3β（glycogen synthase kinase-3β，c-Abl-GSK-3β）信号转导通路，阻止转录因子 EB（transcription factor EB，TFEB）的细胞核易位，进而损伤细胞的自噬 - 溶酶体途径，导致错误折叠的蛋白质和功能失调的细胞器累积，甚至细胞死亡。鼠肾上腺嗜铬细胞瘤细胞系 PC12 是从大鼠肾上腺嗜铬细胞瘤移植的单克隆细胞，常规条件下培养的 PC12 细胞为一种儿茶酚胺细胞，神经生长因子（nerve growth factor，NGF）刺激后向神经元样细胞分化，生理生化功能更接近儿茶酚胺能神经元。目前 PC12 细胞是国际上公认的在体外进行神经生物化学及神经系统疾病研究的理想模型。在氧葡萄糖剥夺（oxygen and glucose deprivation，OGD）处理 PC12 细胞模拟体内脑缺血疾病模型中，发现缺血再灌注损伤（ischemia-reperfusion injury，IRI）可减弱 PC12 细胞活力，增加乳酸脱氢酶和 ROS 含量，在复氧阶段（reoxygenation phase）用具有神经保护作用的黄芪甲苷（astragaloside，AST）处理，AST 可通过抑制细胞内氧化应激反应阻断 OGD-R 诱导的细胞自噬、线粒体损伤及内质网应激（ERS）。可见，自噬是 IRI 诱导 PC12 细胞死亡的重要特征。

（二）神经胶质细胞

神经胶质细胞包括人恶性胶质母细胞瘤细胞系 U87MG 和星形胶质细胞等。在 U87MG 细胞模型中，研究者发现乌索酸（ursolic acid）——一种从枇杷叶提取的具有抗炎、保肝和抗癌作用的五环三萜类化合物，可诱导 ERS、ROS 生成和细胞质钙离子浓度（cytoplasmic calcium concentration，$[Ca^{2+}]$ cyt）增加，通过 Ca^{2+}-MEK-AMPK-mTOR（与自噬直接相关）、PERK-eIF2α-CHOP 和 IRE1a-JNK 信号转导通路激活自噬。在星形胶质细胞模型中，甲基化沉默自噬上游启动子 UNC-51 样激酶 2（UNC-51-like kinase 2，ULK2）不但可抑制胶质母细胞瘤的生长，还可抑制星形胶质细胞转化为胶质母细胞瘤细胞。

（三）神经干细胞

在成年大鼠神经干细胞模型中，研究者发现胰岛素缺乏时，作为哺乳动物细胞自噬体成熟必需的含缬酪肽蛋白（valosin-containing protein，VCP）活性降低，显著下调自噬启动信号，降低自噬性死亡（autophagic cell death，ACD），同时诱导强烈的细胞凋亡。进一步研究发现，神经干细胞经历的自噬性死亡的机制是 AMPK 磷酸化自噬相关蛋白 p62，随后磷酸化的 p62 转位到线粒体，诱导线粒体自噬，导致细胞自噬性死亡。此外，神经干细胞的自噬性死亡还受胞质中 Ca^{2+} 的调控。

二、上皮组织来源的细胞模型在自噬研究中的应用

上皮组织（epithelial tissue）简称上皮（epithelium），由密集排列的上皮细胞和极少量的细胞外基质组成，按其功能可分为覆盖于身体、体腔和脏器表面，起保护、吸收、分泌和排泄等功能的被覆上皮；由腺细胞组成的以分泌功能为主的腺上皮和少量的特化上皮。起源于上皮组织的恶性肿瘤又称癌（cancer），是恶性肿瘤中最常见的一类。自噬与癌的发生发展密切相关，自噬功能正常，对瘤体生长起抑制作用，自噬能力衰退或敲除自噬基因将导致肿瘤的形成。研究发现，多数癌细胞的自噬能力低于正常细胞，但某些癌细胞仍保持较高的自噬活性，如大肠癌、肺癌及人宫颈癌等，这些癌细胞可利用自噬提高其在不利环境中的生存能力，如减弱某些抗癌药物的作用。此外，自噬还可通过减少失巢凋亡（细胞由于脱离细胞外基质而发生的凋亡）的发生，提高癌细胞的转移能力。自噬也与心血管疾病的发生发展密切相关。多种刺激因素如 IRI、慢性缺氧等均可使心血管内皮细胞自噬增强，以增强的自噬保护和促进细胞的修复。但近年来越来越多的研究表明，自噬促进某些缺血缺氧性疾病的细胞死亡，通过基因干扰或药物抑制自噬相关基因 *beclin1* 的表达可减少 IRI 引发的细胞死亡。可见，自噬对癌症和心血管疾病等而言是一把"双刃剑"，这也是当今自噬领域研究的热点。

上皮组织来源的细胞模型及其在自噬研究中的应用如下。

（一）呼吸系统

呼吸系统来源的上皮细胞有人肺腺癌细胞系 A549、人高转移肺癌细胞系 95D、人非小细胞肺癌细胞系 H1299 和人支气管上皮细胞系 BEAS-2B 等。在 A549 和 95D 细胞模型中，研究者用 EBSS 缓冲液代替 1640 完全培养基处理对数生长期的 A549 及 95D，发现两株细胞的自噬相关蛋白 LC3-Ⅰ/Ⅱ和 Beclin1 的表达水平均升高，提示营养缺乏可诱导肺癌细胞自噬活性增强。在 A549、H1299 和 BEAS-2B 细胞模型中，研究者用溴硫脲（bromoconduritol）——一种糖苷酶Ⅱ的β亚型（GluⅡβ）的选择性抑制剂抑制 GluⅡβ的酶活性，发现三株细胞的自噬活性均增强，提示 GluⅡβ能抑制肺癌细胞自噬。

（二）消化系统

消化系统来源的上皮细胞有人口腔鳞状细胞癌细胞系 OECM1、人舌癌细胞系 SAS、人咽鳞状细胞癌细胞系 FaDu、人食管腺癌细胞系 OE19 EAC、人胃癌细胞系 MGC803、人结肠癌细胞系 HCT116、人结肠癌细胞系 HT-29、人结肠腺癌细胞系 Caco-2 和肝母细胞瘤细胞系 HepG2 等。在 OECM1、SAS 和 FaDu 三种细胞模型中，研究者发现灵菌红素（prodigiosin，PG）诱导细胞自噬活性增强，促进化疗药物多柔比星（doxorubicin，Dox，阿霉素）进入胞内并杀死癌细胞。在 OE19 EAC 细胞模型中，研究者发现自噬能提高癌细胞对人表皮生长因子受体 2（human epidermal growth factor receptor 2，Her2）靶向治疗的抗性，提示结合自噬抑制剂能提高此类患者的治疗效果。在 MGC803 细胞模型中，研究者发现单独使用化疗药物吉非替尼（gefitinib）或 GSK126 可增强自噬水平，促进癌细胞凋亡，且联合用药的现象更加明显；但自噬抑制剂 3-甲基腺嘌呤（3-methyladenine，3-MA）预处理后细胞凋亡率下降，表明联合用药的治疗效果增加与细胞自噬水平提高有关，提示可通过提高细胞自噬水平提高胃癌患者的化疗效果。在 HCT116 和 HT-29 细胞模型中，研究者用自噬抑制剂氯喹（chloroquine，CQ）处理细胞，发现 CQ 提高了这两株癌细胞对放化疗的敏感性，提示抑制自噬可提高肠癌放化疗效果。在 Caco-2 细胞模型中，研究者用 LPS 处理细胞，发现奥曲肽（octreotide，OCT）通过上调该细胞中的 miR-101 抑制自噬，提示奥曲肽能维护肠黏膜的渗透性和紧密连接。肝癌细胞比正常肝细胞对 ERS 耐受性强，而对 ERS 的高耐受性可导致肝癌细胞的多重耐药。在 HepG2 细胞模型中，研究者发现 ERS 可诱导细胞自噬活性增加和自噬流（autophagic flux）增强，其强度随着 ERS 诱导剂衣霉素（tunicamycin）作用时间和剂量的增加而增加；而自噬抑制剂 3-MA 处理可增加 ERS 诱导的 HepG2 细胞死亡，从而证明自噬活性增强是 HepG2 细胞耐受 ERS 刺激的重要机制；用胰岛素处理细胞诱导自噬，发现该细胞对化疗药物的抗性增强，进一步说明抑制自噬可提高肝癌的化疗效果。

（三）泌尿生殖系统

泌尿生殖系统来源的上皮细胞有人宫颈癌细胞系 HeLa、人卵巢癌细胞系 A2780 和人卵巢腺癌细胞系 SKOV3 等。在 HeLa 细胞模型中，研究者发现刀豆蛋白 A（concanavalin A，Con A）——一种甘露糖和葡萄糖特定的豆科植物凝集素，能通过抑制 PI3K-AktmTOR 和上调 MEK-ERK 信号转导通路激活自噬，铜络合物 hYF127c/Cu 则通过激活 p38 MAPK 信号转导通路诱导保护性自噬。在 A2780 和 SKOV3 细胞模型中，研究者发现诱导自噬后可下调氧连接的 N- 乙酰葡糖胺转移酶 [O-linked N-acetylglucosamine（ O-GlcNAc ）transferase，OGT] 的表达，进而提高癌细胞对抗肿瘤药物顺铂（ cisplatin ）的抗性。

（四）心血管系统

心血管系统来源的上皮细胞有真皮微血管内皮细胞、心脏微血管内皮细胞（ CMEC ）和人脐静脉内皮细胞（ HUVEC ）等。在内皮细胞模型中，研究者发现缺氧或营养缺乏的状态下，内皮释放固有免疫的内源性配体高迁移率族蛋白 1（ high mobility group box 1，HMGB1 ）并激活自噬，二者共同促血管生成。在 CMEC 细胞模型中，适当浓度的通心络——一种具有血管保护作用的传统中药，可通过 MEK-ERK 信号转导通路诱导自噬，减轻 IRI 对血管内皮细胞的损伤。在 HUVEC 模型中，IRI 诱发的细胞自噬则表现为胞内 ROS 积累、Beclin1 和 LC3- Ⅰ / Ⅱ 表达水平升高，同时伴随 p65 蛋白水平和细胞死亡数量的增加。

（五）其他系统

在正常人表皮角质形成细胞（ NHEK ）模型中，低剂量的咖啡因（ caffeine ）通过靶向抑制腺苷 A2A 受体（ adenosine A2A receptor，A2AR ）激活 SIRT3 激活 AMPK，进而激活自噬清除 ROS，阻止自由基诱导剂 AAPH [2,2′-azobis（2-amidinopropane）dihydrochloride] 诱导细胞老化。在人角蛋白细胞系 HaCaT 中，阿片样受体激动剂瑞芬太尼（ remifentanil ）可减缓由 IRI 或 H_2O_2 刺激引起的自噬活性降低，从而保护细胞抵抗氧化损伤。

三、血细胞和免疫细胞模型在自噬研究中的应用

血液是流动于心血管的液态组织，血细胞约占血液容积的 45%，自噬与血细胞相关的疾病主要包括白血病和感染性疾病等。白血病是一种起源于造血干细胞基因突变并呈克隆性增生的造血组织肿瘤性疾病，药物、毒物、维生素、生物毒素和光损伤等都能诱导白血病细胞发生自噬性死亡。自噬与白血病的发生、治疗和耐药性关系密切。研究发现，白血病患者的骨髓中存在着自噬现象，且在不同类型及化疗阶段的白血病中自噬活性也有差异，因此认为自噬参与调控白血病细胞的存活和耐药。此外，自噬能降解外来微生物，参与免疫应答和炎症反应，维持免疫系统稳定。参与免疫的一些细胞因子也可诱导自噬，如 IFN- γ 可诱导巨噬细胞自噬抵御分枝杆菌等病原菌的侵袭。但沙门氏菌等病原体可通过特定机制逃避，甚至利用自噬为自身复制和存活提供有利条件，从而抵抗宿主的免疫反应。可见自噬与白血病及感染性疾病密切相关。

血细胞模型及其在自噬研究中的应用如下。

（一）粒细胞

常见的粒细胞包括人早幼粒细胞白血病细胞系 HL-60、人急性早幼粒细胞白血病细胞系 NB4 和人嗜酸性粒细胞白血病细胞系 EoL-1 等。HL-60 细胞具有吞噬和趋化能力，广泛用于研究粒细胞分化的分子机制和生理效应。研究表明，类风湿关节炎（ rheumatoid arthritis，RA）关节滑膜液中的中性粒细胞 LC3 表达上调，溶酶体 pH 降低，而在 CQ 和 Atg5 siRNA 转染刺激下 LC3 表达降低。进一步研究发现，RA 中 IL-6、IL-8、IL-10 及 MCP-1 表达也增加，提示 RA 的发病机制可能与细胞因子和细胞因子受体的相互作用有关。早期研究表明，在 RA 中 MCP-1 受细胞因子诱导的 MEK6-p38 信号转导通路和 MAPK 信号转导通路调节。高表达的 IL-6 是 Th17 细胞分化的主要调节因子，可激活 IL-17 信号转导通路。Toll 样受体（Toll-like receptor，TLR）配体介导的 p38 和 NF-κB 信号转导通路可上调 NOD1 和 NOD2 的表达，在 RA 的滑膜组织中检测到 NOD1 和 NOD2 与 IL-6、IL-8 及 IL-10 共同表达，主要侵入关节软骨部位，提示 RA 与 NOD 样受体（NLR）信号转导通路有关。以上研究可为寻找中性粒细胞自噬特异性的抑制剂提供新思路，为治疗 RA 提供新靶点。

（二）淋巴细胞

常见的淋巴细胞包括白血病细胞系 Jurkat、Clone E6-1、U266、NCI-H929、Molt-4 和 CCRF-CEM 等。颗粒溶素（granulysin）是一种存在于人 CTL 和 NK 细胞颗粒中、具有抵抗微生物和肿瘤的溶细胞活性的蛋白质。研究发现在过表达 Bcl-x$_L$、Bcl-2 或不表达 Bak、Bax、Bim 的 Jurkat 细胞中，颗粒溶素诱导的细胞凋亡被抑制。在不影响自噬的情况下，颗粒溶素可诱导 ATG5 从 ATG5-ATG12 复合物上解离，使自噬调节因子 ATG5 发生断裂，由此可见颗粒溶素可诱导人血液肿瘤细胞凋亡及自噬调节因子 ATG5 的解离。

（三）巨噬细胞

常见的巨噬细胞包括小鼠单核巨噬细胞系 J774A.1 及 RAW 264.7、人单核细胞白血病细胞系 THP-1 和人淋巴瘤细胞系 U937T 等。J774A.1 和 RAW 264.7 细胞的区别在于 RAW 264.7 细胞天然缺失凋亡相关斑点样蛋白（apoptosis-associated speck-like protein containing CARD，ASC），若所研究的自噬相关通路涉及 ASC，则选用 J774A.1 细胞。巨噬细胞可借助其表面的模式识别受体（pattern recognition receptor，PRR），如 TLR 和清道夫受体（scavenger receptor，SR）等识别病原体表面的病原体相关分子模式（pathogen-associated molecular pattern，PAMP），启动吞噬、杀伤和清除病原体，在固有免疫中发挥重要作用。笔者课题组以携带鼠伤寒沙门氏菌（Salmonella typhimurium，S. typhimurium）质粒毒力基因 spvB 的野生株 STM-WT、突变株 STM-ΔspvB 及回补株 STM-c-spvB 为受试菌，以感染复数（multiplicity of infection，MOI）100 : 1 分别与 J774A.1 共培养建立感染模型，同时设立自噬激动剂雷帕霉素（rapamycin，RAPA）及抑制剂 CQ 干预组。结果表明，spvB 通过解聚细胞骨架抑制自噬体形成，进而抑制宿主细胞自噬，加剧炎症反应并最终影响感染结局。

（四）网织红细胞

网织红细胞是介于晚幼红细胞和成熟红细胞之间的过渡细胞，其在外周血的数量可反映骨髓红细胞的生成功能，因而对血液病的诊断和治疗均有重要意义。绝大多数哺乳动物成熟的红细胞中是没有线粒体的，在发育过程中受损伤的或不需要的线粒体必须被有效清除，以保证细胞正常生命活动的进行。线粒体自噬水平过高或过低，均会引起疾病的发生，因此阐明红细胞发育过程中线粒体自噬的机制具有重要意义。研究表明，胎儿网织红细胞主要通过 Ulk1 依赖和 Atg5 非依赖的选择性自噬途径清除线粒体，Bcl-2 相关蛋白 NIX 是该过程的关键蛋白。近期研究表明，网织红细胞膜上 CD71 的脱落与其线粒体选择性自噬相关，可受早期急性反应基因 *IEX-1* 破坏，导致 CD71$^+$Mito$^-$ 网织红细胞生成。CD71$^+$Mito$^-$ 网织红细胞在骨髓增生异常综合征（myelodysplastic syndrome，MDS）患者中可引起线粒体膜电位降低，与缺失的 *IEX-1* 基因共同导致过早的线粒体自噬。以上研究强调在红细胞成熟终末阶段 CD71 清除及线粒体选择性自噬的协同作用，为阐明 MDS 相关性贫血中线粒体退行性变的发病机制提供了新的发现。

（五）其他细胞

树突状细胞（dendritic cell，DC）是机体功能最强的专职抗原呈递细胞（antigen presenting cell，APC），能高效摄取、加工处理和递呈抗原。卡波西肉瘤相关疱疹病毒（Kaposi's sarcoma-associated herpesvirus，KSHV）能感染单核细胞和 DC，破坏细胞功能，但其机制尚不完全清楚。研究发现，用活化或紫外线灭活的 KSHV 感染 DC，信号转导与转录激活因子 3（signal transduction and activator of transcription，STAT3）发生磷酸化。STAT3 的磷酸化可抑制 DC 自噬，表现为 LC3-Ⅱ 减少和 p62 积聚。抑制 STAT3 的磷酸化可阻止 IL-10、IL-6 和 IL-23 的释放，恢复细胞自噬水平。Vangelis Kondylis 等发现内体介导的自噬（endosome-mediated autophagy，ENMA）是 DC 自噬的主要类型，为非常规的 APC 特异性的自噬，可介导 MHC Ⅱ类分子加工和递呈抗原，选择性清除 ROS 或活性氮产生的毒素，从而促进细胞存活。

四、其他组织来源的细胞模型在自噬研究中的应用

（一）脂肪细胞

小鼠胚胎成纤维细胞（前脂肪细胞）系 3T3-L1 是目前国内外脂肪细胞功能及脂肪代谢研究中广泛使用的细胞之一，其诱导分化为成熟脂肪细胞的过程伴随细胞形态的改变、多种促分化转录因子的表达、脂肪代谢酶的表达及脂质的沉积等。研究者用加有胰岛素、地塞米松和 3- 异丁基 -1- 甲基黄嘌呤（cAMP 和 cGMP 磷酸二酯酶的非专一性抑制剂）的培养基对 3T3-L1 细胞进行分化处理，发现存在于线粒体中能清除自由基的酶 α- 硫辛酸（alpha lipoic acid）可特异性抑制 AMPK 活性，导致自噬囊泡的产生、自噬相关蛋白和脂肪细胞刺激因子的表达减少，进而抑制脂滴在胞内累积。因此认为 α- 硫辛酸可通过作用于依赖 AMPK 的自噬削弱 3T3-L1 细胞的分化并减少脂质的堆积。

（二）心肌细胞

大鼠心肌细胞系 H9C2 是一种以胚胎鼠心室组织为最初培养来源的心肌母细胞，表面有烟碱受体（nicotinic receptor），且能合成肌肉特异性肌酸磷酸激酶同工酶（muscle-specific creatine phosphokinase isoenzyme）。近期研究表明，LPS 预处理的 H9C2 细胞中 SOD 活性降低，PKCβ2 过度活化，细胞自噬被激活，而瑞芬太尼可以通过降低 PKCβ2 活性抑制

自噬，保护 H9C2 细胞免受 LPS 诱导产生的氧化应激损伤。

（三）骨骼肌细胞

骨骼肌主要由具有收缩和舒张功能的肌细胞组成，机体的任何活动都需要骨骼肌的收缩与舒张来完成。自噬对于骨骼肌内环境的稳态起着重要作用，并且细胞自噬的缺陷与骨骼肌多种疾病密切相关。细胞自噬缺陷会引发骨骼肌自身糖代谢、脂代谢的异常，出现胰岛素抵抗。成肌细胞存在于成人骨骼肌组织，是创伤后重建肌肉组织的前体细胞，具有很好的分化能力。C2C12 细胞是常见的成肌细胞系，广泛用于体外系统研究肌肉的发育和分化。研究人员利用 C2C12 细胞构建肌萎缩模型，发现在疾病早期激活的长链非编码 RNA（lncRNA）Pvt1 会影响线粒体呼吸及形态、线粒体自噬、细胞凋亡和肌纤维大小。这项工作证实了 lncRNA 在调节新陈代谢和神经肌肉疾病中的重要性，为研究具有收缩性的单细胞代谢提供了宝贵资源。

五、细胞模型的缺陷与不足

细胞自噬具有广泛的生物学意义，但对于其在神经退行性疾病、肿瘤、心脑血管疾病、病原体感染、免疫性疾病和代谢性疾病中所扮演的角色仍存在争议，而自噬相关基因的功能和自噬发生、调控的机制也有待进一步明确。细胞自噬模型的建立对于深入探讨自噬机制、自噬与疾病的关系及预防和治疗相关疾病有着重要的价值。但细胞模型在蛋白质表达和细胞生物学特征上与正常人体存在一定差异，单纯使用细胞模型研究自噬难以直接反映机体内各种因素对自噬影响的整体的动态变化，尚不能满足自噬研究的需要。

六、细胞模型的应用前景展望

自噬的发现至今已有将近 50 年的历史，随着科学技术和分子生物学的发展，自噬的研究也取得了重大进展。自噬涉及细胞发育分化到死亡的所有过程，对于自噬的进一步研究具有重要意义和广阔前景。尽管科学家们对自噬调控机制的研究已经取得了长足进步，但仍有很多问题亟待解决，如自噬体膜的来源、调控自噬的确切分子机制及其在相关疾病发生发展中所起的作用。细胞模型在自噬研究中的应用还有很多需要尝试和探讨的问题，细胞模型的应用和发展空间非常广阔。近年来，随着药学及基因技术的飞速发展，我们期望运用细胞模型更加广泛和深入地研究自噬，通过调控细胞自噬水平，增加延缓相关疾病进程甚至逆转疾病结局的可能性。

小　　结

细胞自噬水平与细胞稳态的维持及机体众多生理和病理过程密切相关，利用合适的模式生物和细胞模型揭示自噬领域的未知问题，深入探索自噬对疾病发生和转归的影响，是近年来生命科学研究的热点。自噬过程从酵母到人类具有高度保守性，酵母增殖快，易于培养和操作，经过多年探索和积累，已成为研究自噬分子机制中应用最为广泛的模式生物，但由于酵母是低等单细胞生物，这制约了其在探究机体整体自噬水平中的应用。借助人类和哺乳动物细胞建立合适的自噬模型，动态检测和分析细胞形态和功能变化，深入探索干预自噬发生的靶点，有助于突破原有的对自噬与疾病关系的认知。尽管由于生命活动的复杂性，酵母和细胞模型均不能完全反映机体内自噬的动态变化，但两者对于深入了解自噬发生过程中的分子生物学和细胞生物学事件具有不可替代的优势，是推动自噬研究不断向纵深发展的基石。

（苏州大学　吴淑燕　黄　瑞）

参 考 文 献

Alessio E，Buson L，Chemello F，et al，2019. Single cell analysis reveals the involvement of the long non-coding RNA Pvt1 in the modulation of muscle atrophy and mitochondrial network. Nucleic Acids Research，47（4）：1653-1670.

An Q Y，Yan W K，Zhao Y，et al，2018. Enhanced neutrophil autophagy and increased concentrations of IL-6，IL-8，IL-10 and MCP-1 in rheumatoid arthritis. International Immunopharmacology，65：119-128.

Chu Y Y，Gao S，Wang T，et al，2016. A novel contribution of spvB to pathogenesis of *Salmonella typhimurium* by inhibiting autophagy in host cells. Oncotarget，7（7）：8295-8309.

Chung K M，Jeong E J，Park H，et al，2016. Mediation of autophagic cell death by type 3 ryanodine receptor（RyR3）in adult hippocampal neural stem cells. Frontiers in Cellular Neuroscience，10：116.

Dodson M，Wani W Y，Redmann M，et al，2017. Regulation of autophagy，mitochondrial dynamics，and cellular bioenergetics by 4-hydroxynonenal in primary neurons. Autophagy，13（11）：1828-1840.

Farré J C，Subramani S，2016. Mechanistic insights into selective autophagy pathways：lessons from yeast. Nature Reviews Molecular Cell Biology，17（9）：537-552.

Ha S，Jeong S H，Yi K，et al，2017. Phosphorylation of p62 by AMP-activated protein kinase mediates autophagic cell death in adult hippocampal neural stem cells. The Journal of Biological Chemistry，292（33）：13795-13808.

Han H J，Kim S，Kwon J，2019. Thymosin beta 4-induced autophagy increases cholinergic signaling in PrP（106-126）-treated HT22 cells. Neurotoxicity Research，36（1）：58-65.

Honda S，Arakawa S，Nishida Y，et al，2014. Ulk1-mediated Atg5-independent macroautophagy mediates elimination of mitochondria from embryonic reticulocytes. Nature Communications，5：4004.

Khaodee W，Inboot N，Udomsom S，et al，2017. Glucosidase Ⅱ beta subunit（Glu Ⅱ β）plays a role in autophagy and apoptosis regulation in lung carcinoma cells in a p53-dependent manner. Cellular Oncology，40（6）：579-591.

Kim C H，Jeong S S，Yoon J Y，et al，2017. Remifentanil reduced the effects of hydrogen peroxide-induced oxidative stress in human keratinocytes via autophagy. Connective Tissue Research，58（6）：597-605.

Kuo C J，Hansen M，Troemel E，2018. Autophagy and innate immunity：Insights from invertebrate model organisms. Autophagy，14（2）：233-242.

Lee H J，Lee J O，Lee Y W，et al，2019. LIF，a novel myokine，protects against amyloid-beta-induced neurotoxicity via Akt-mediated autophagy signaling in hippocampal cells. The International Journal of

Neuropsychopharmacology, 22（6）: 402-414.

Li L J, Liu X Y, Zhou L Y, et al, 2018. Autophagy plays a critical role in insulin resistance-mediated chemoresistance in hepatocellular carcinoma cells by regulating the ER stress. Journal of Cancer, 9（23）: 4314-4324.

Li Y L, Wang S, Gao X J, et al, 2018. Octreotide alleviates autophagy by up-regulation of MicroRNA-101 in intestinal epithelial cell line Caco-2. Cellular Physiology and Biochemistry, 49（4）: 1352-1363.

Li Y F, Ouyang S H, Tu L F, et al, 2018. Caffeine protects skin from oxidative stress-induced senescence through the activation of autophagy. Theranostics, 8（20）: 5713-5730.

Lin S R, Weng C F, 2018. PG-priming enhances doxorubicin influx to trigger necrotic and autophagic cell death in oral squamous cell carcinoma. Journal of Clinical Medicine, 7（10）: 375.

Nanji T, Liu X, Chew L H, et al, 2017. Conserved and unique features of the fission yeast core Atg1 complex. Autophagy, 13（12）: 2018-2027.

Ren Y X, Chen J L, Wu X, et al, 2018. Role of c-abl-GSK3β signaling in MPP$^+$-induced autophagy-lysosomal dysfunction. Toxicological Sciences, 165（1）: 232-243.

Suzuki H, Osawa T, Fujioka Y, et al, 2017. Structural biology of the core autophagy machinery. Current Opinion in Structural Biology, 43: 10-17.

Varga M, Fodor E, Vellai T, 2015. Autophagy in zebrafish. Methods, 75: 172-180.

Voigt O, Pöggeler S, 2013. Autophagy genes Smatg8 and Smatg4 are required for fruiting-body development, vegetative growth and ascospore germination in the filamentous ascomycete *Sordaria macrospora*. Autophagy, 9（1）: 33-49.

Yang Y P, Zhu F, Wang Q M, et al, 2018. Inhibition of EZH2 and EGFR produces a synergistic effect on cell apoptosis by increasing autophagy in gastric cancer cells. OncoTargets and Therapy, 11: 8455-8463.

Yeo B K, Hong C J, Chung K M, et al, 2016. Valosin-containing protein is a key mediator between autophagic cell death and apoptosis in adult hippocampal neural stem cells following insulin withdrawal. Molecular Brain, 9（1）: 1-14.

Zhang L, Yu M, Deng J Y, et al, 2015. Chemokine signaling pathway involved in CCL2 expression in patients with rheumatoid arthritis. Yonsei Medical Journal, 56（4）: 1134-1142.

Zhang M, Deng Y N, Zhang J Y, et al, 2018. SIRT3 protects rotenone-induced injury in SH-SY5Y cells by promoting autophagy through the LKB1-AMPK-mTOR pathway. Aging and Disease, 9（2）: 273-286.

Zhang Q, Steensma D P, Yang J, et al, 2019. Uncoupling of CD71 shedding with mitochondrial clearance in reticulocytes in a subset of myelodysplastic syndromes. Leukemia, 33（1）: 217.

第十五章　果蝇和斑马鱼在自噬研究中的应用

作为一个高度保守的胞质降解途径，细胞自噬不仅是各种细胞质组分的通用降解系统，也可以选择性地降解损伤的细胞器、蛋白聚集体和入侵的病原体。细胞自噬异常会导致多种发育缺陷和疾病。果蝇和斑马鱼具有强大的遗传工具，成为重要的研究细胞自噬进程和了解自噬生理功能的多细胞动物模型。在此章中，我们将讨论在这些动物模型中研究细胞自噬的最新进展。

细胞自噬分为三类：巨自噬、微自噬和分子伴侣介导的自噬。巨自噬是被研究最多的一类自噬，在果蝇和斑马鱼中巨自噬与哺乳动物细胞非常类似。而微自噬是一类主要存在于酵母和植物细胞中的自噬途径。微自噬过程中，胞质内物质通过液泡膜内陷被直接吞入。哺乳动物细胞和果蝇中也存在被称为"内吞体微自噬"的类似过程。在这一过程中，内吞体通过形成多泡体来吞食胞质物质。在分子伴侣介导的自噬中，特定的胞质蛋白被运送到溶酶体降解。含有 KFERQ 氨基酸基序的底物蛋白与分子伴侣 HspA8/Hsc70 结合形成复合物。这一复合物与溶酶体膜蛋白 LAMP2A 结合，促使底物蛋白转位进入溶酶体降解。LAMP2A 在鸟类和哺乳动物中是保守的，因此，过去人们认为分子伴侣介导的自噬仅限于四足动物的进化支。直到最近，研究人员在几种包括斑马鱼在内的鱼类中鉴定到了与编码哺乳动物 LAMP2A 基因十分相似的同源基因，提示鱼类可能也存在分子伴侣介导的自噬途径。对果蝇和哺乳动物的研究表明，内吞体微自噬可以降解含 KFERQ 氨基酸基序的蛋白质，并且也需要 HspA8/Hsc70，提示内吞体微自噬可能是存在于果蝇中的一种古老的分子伴侣介导的自噬。

由于果蝇和斑马鱼中关于微自噬和分子伴侣介导自噬的研究甚少，所以本章中我们主要关注的是巨自噬。以下简称巨自噬为"自噬"。

第一节　果蝇和斑马鱼中自噬的核心机制

开创性的酵母相关工作已鉴定到多种自噬所必需的自噬相关基因。在酵母中，核心的自噬相关蛋白按照时间顺序被分成几个复合物，招募到吞噬泡组装位点（phagophore assembly site，PAS）。除此而外，在过去十年中人们也鉴定到一些多细胞生物中特有的新自噬基因。如表 15-1 所示，大部分自噬相关基因在果蝇和斑马鱼中是保守的。

表 15-1　不同物种中编码参与自噬途径蛋白的基因

	S. cerevisiae	*D. melanogaster*	*D. rerio*	*H. sapiens*
Atg1 复合物	*Atg1*	*Atg1*	*ulk1a*, *ulk1b*, *ulk2*	*ULK1*, *ULK2*
	Atg13	*Atg13*	*atg13*	*Atg13*
	Atg17	*Atg17*	*rb1cc1*	*FIP200*
	\	*Atg101*	*atg101*	*ATG101*

	S. cerevisiae	D. melanogaster	D. rerio	H. sapiens
VPS34 复合物	VPS34	Vps34	pik3c3	VPS34
	VPS15	Vps15	pik3r4	VPS15
	ATG6	Atg6	beclin1	Beclin1
	ATG14	Atg14	atg14L	ATG14L
	\	Uvrag	uvrag	UVRAG
PI3P 效应蛋白	ATG18	Atg18a，Atg18b	wipi1，wipi2	WIPI1，WIPI2
		CG11975	wipi3，wipi4	WIPI3，WIPI4
	ATG2	Atg2	atg2a，atg2b	ATG2A，ATG2B
	ATG9	Atg9	atg9a，atg9b	ATG9A，ATG9B
ATG8 连接系统	ATG8	Atg8a	map1-lc3a	MAP1 LC3A
		Atg8b	map1-lc3b	MAP1 LC3B
			map1-lc3c	MAP1 LC3C
			gabarap	GABARAP
			gabarapl1	GABARAPL1
			gabarapl2	GABARAPL2
	ATG4	Atg4a，Atg4b	atg4a，atg4b，atg4c，atg4da，atg4db	ATG4A，ATG4B ATG4C，ATG4D
	ATG7	Atg7	atg7	ATG7
	ATG3	Atg3	atg3	ATG3
ATG12 连接系统	ATG5	Atg5	atg5	ATG5
	ATG12	Atg12	atg12	ATG12
	ATG10	Atg10	atg10	ATG10
	ATG16	Atg16	atg16l1	ATG16L1，ATG16L2
			atg16l2	
受体 / 转接器	\	Ref(2)P	sqstm1	P62/SQSTM1
	\	\	optn	OPTN
	YMR276W	CG31528，ubqn	\	Ubqln2
	\	\	nbr1a，nbr1b	NBR1
	\	Bchs	wdfy3	ALFY/WDFY3
	\	\	calcoco2	NDP52
	\	\	ncoa4	NCOA4
	\	htt	htt	HTT
HOPS 复合物	VPS11	Vps11/CG32350	vps11	VPS11
	VPS16	Vps16A	vps16	VPS16
	VPS18	Vps18/dor	vps18	VPS18
	VPS33	Vps33A/car	vps33a	VPS33A
				AC048338.1
	VPS39	Vps39/CG7146	vps39	VPS39
	VPS41	Vps41/lt	vps41	VPS41
Rab GTPase 及效应蛋白	\	Rab7	rab7a，rab7b，zgc：100918	RAB7A
	\	Rab2	rab2a	RAB2A，Rab2B
	\	epg5	epg5	EPG5

续表

	S. cerevisiae	D. melanogaster	D. rerio	H. sapiens
SNARE 蛋白	VAM3	Syx17	stx17	STX17
	VTI1	Vti1a，Vti1b	vti1a，vti1b	VTI1A，VTI1B
			gosr2	GOSR2，AC005670.2
	Vam7	\	\	\
	SEC9*	Ubisnap	snap29	SNAP29
	\	Vamp7	vamp7	VAMP7*
	\	\	vamp8	VAMP8
	YKL196C	Ykt6	ykt6	YKT6

＊这些基因编码的蛋白没有被报道是相应复合物的组分。

\ 对应物种中没有同源基因。

一、自噬泡形成所需的蛋白质

（一）Atg1 复合物

多细胞动物中，丝氨酸 / 苏氨酸激酶 TOR（target of rapamycin）是细胞内主要的营养和能量传感器。营养充足时，TOR 通过磷酸化抑制 Atg1 进而抑制自噬起始。Atg1 是一种丝氨酸 / 苏氨酸激酶，它的激酶活性是自噬起始必需的。饥饿刺激下 TOR 失活，Atg1 复合物被组装和激活。Atg1 复合物是一种多蛋白复合物，包含 Atg1、Atg13、Atg17 和 Atg101。*Atg1*、*Atg13* 和 *Atg17* 的无效突变体（null mutant）果蝇可以活到成年，但大部分不能出蛹。所有这些蛋白的缺失都会阻碍饥饿或发育诱导的自噬泡的形成。过表达 *Atg1* 能在没有饥饿刺激的情况下诱导自噬，抑制 TOR 信号通路和细胞生长，最终导致细胞死亡。Atg17 在 Atg1 的上游发挥功能，敲除 *Atg17* 可阻止饥饿诱导的 mCherry-Atg1 点状分布。过表达 *Atg17* 诱导自噬依赖 Atg1。Atg13 与 Atg1、Atg17 和 Atg101 存在直接相互作用。饥饿情况下，果蝇 Atg13 会被 Atg1 过度磷酸化，Atg17 缺失会阻止这一磷酸化过程。Atg13 促进 Atg1 的自噬活性，但是过表达 *Atg13* 降低 Atg1 的稳定性，并且促进 TOR 对 Atg1 的抑制性磷酸化。因此，过表达 *Atg13* 能抑制自噬泡的扩展。

（二）VPS34 复合物和 PI3P 效应蛋白

在饥饿刺激下，Atg1 复合物的激活促进 VPS34 复合物被招募到自噬泡前体分隔膜结构（isolation membrane）上。VPS34 核心复合物包括 Atg6、Ⅲ型 PI3K 的催化亚基 Vps34 及调控亚基 Vps15。VPS34 复合物在自噬和内吞过程中都发挥重要作用。Atg14 与 VPS34 复合物的核心组分形成自噬特异复合物，而 UVRAG 与 VPS34 复合物的核心组分形成的复合物则调控内吞。*Atg6*、*Vps34* 和 *Vps15* 的无效突变体在三龄幼虫阶段致死，只有少量 *Atg6* 突变体能够蛹化。缺失 Vps34 不仅影响自噬泡的形成，也会破坏内吞作用。Vps34 的激酶失活形式发挥显性负性效果，在过表达情况下会减少自噬泡的形成。然而，缺失 Vps34 情况下自噬泡仍能以缓慢的速度形成，表明存在补偿Ⅲ型 PI3K 活性的途径。过表达 *Vps34* 能诱导正常喂养脂肪体组织中 Atg8 点状结构的形成，但不能诱导 LysoTracker 阳性结构形成。Vps15 是压力或发育诱导的自噬泡形成及蛋白聚集体降解所必需的组分。*Vps15* 突变体动物在抗菌免疫反应方面存在缺陷，更易受到细菌感染，同时 Vps15 也是唾液腺蛋白分泌所必需的。Vps15 蛋白存在丝氨酸 / 苏氨酸激酶结构域，但此结构域是否为 Vps15 在自噬中发挥功能所必需尚不清楚。Atg14 和 UVRAG 分别与 VPS34 核心复合物结合形成两个功能不同的复合物。在正常喂养的脂肪体细胞中，*Atg14* 的缺失不会明显影响 PI3P 阳性囊泡的形态和分布，但缺失 UVRAG 则导致 PI3P 阳性囊泡完全缺失。相反，缺失 *Atg14* 抑制饥饿诱导的 PI3P 的形成，然而 UVRAG 突变体细胞在饥饿刺激下能形成与对照类似的 PI3P 阳性囊泡。含 UVRAG 的 Ⅲ 型 PI3K 复合物可以通过内吞体 - 溶酶体途径下调跨膜受体蛋白（Patched），进而调控神经元轴突修剪。

自噬泡前体膜结构上产生的 PI3P 可招募其效应蛋白调控自噬泡形成。酵母中 Atg18 是 PI3P 的效应蛋白。Atg18 与 Atg2 形成复合物调控 Atg9 从 PAS 上循环利用，Atg9 是唯一的自噬相关基因编码的跨膜蛋白。线虫和哺乳动物中，Atg2 在 Atg8 家族蛋白下游发挥功能。果蝇中只有一个基因编码 Atg2 蛋白，有三个基因编码 Atg18 样蛋白：*Atg18a*、*Atg18b* 和 *CG11975*。Atg18b 和 CG11975 的功能目前还不清楚。*Atg2* 和 *Atg18a* 突变体在成蛹晚期或成虫孵化时致死。缺失 *Atg18a* 能抑制饥饿诱导的 Ref2(P) 阳性的底物招募 Atg9。在 *Atg18a* 突变体果蝇脂肪体组织中，饥饿诱导的 Atg8 点状结构明显减少。然而，*Atg2* 的缺失并不影响 Atg9 和 Atg8 的分布。Atg18 家族蛋白含有 7 个 β 螺旋的 WD40 结构域，它能与多种蛋白相互作用。果蝇的 Atg2 和 Atg9 都能结合 Atg18。缺失 *Atg9* 的果蝇半致死，成活的果蝇存在不育、运动障碍、寿命缩短、易受压力影响等问题。缺失 *Atg9* 能阻碍饥饿或发育诱导的自噬途径。此外，缺失 *Atg9* 会导致生理状态下成虫的肠形态异常。Atg9 与果蝇肿瘤坏死因子受体相关因子 2（*Drosophila* tumor necrosis factor receptor-associated factor 2，dTRAF2）相互作用调控 ROS 诱导的 c-Jun N 端激酶（c-Jun N-terminal kinase，JNK）信号通路。

哺乳动物中，含 FYVE 结构域的蛋白 DFCP1 与 PI3P 结合，标记自噬泡前体奥米伽体（omegasome）。虽然黑腹果蝇中没有 DFCP1 的同源物，但其他种类的果蝇如 *willistoni* 和 *virilis* 中都存在 DFCP1 的同源物。在果蝇中，我们可以利用哺乳动物的 DFCP1 与标签蛋白的融合蛋白来标记 PI3P 阳性的早期自噬泡结构。

（三）泛素样蛋白及其连接系统

Atg8 和 Atg12 是两个泛素样蛋白，需要泛素样蛋白连接系统对其进行加工修饰。磷脂酰乙醇胺（PE）修饰的 Atg8 是被应用最广泛的自噬泡标记蛋白，它可以标记自噬不同阶段的自噬膜结构及自噬泡。Atg8 被半胱氨酸蛋白酶 Atg4 在其 C 端切割，暴露出甘氨酸残基。随后，被切割的 Atg8 与 E1 类似酶 Atg7 结合，然后被传递给 E2 类似酶 Atg3。同样，在 Atg7 和 E2 类似酶 Atg10 的帮助下，Atg5 与 Atg12 结合，最终与 Atg16 形成复合物。Atg5-Atg12-Atg16 复合物加强了 Atg8 与 PE 的共价结合。果蝇中有两个 *Atg8* 基因：*Atg8a* 和 *Atg8b*。*Atg8a* 在大部分组织中广泛性表达，而 *Atg8b* 只在睾丸中特异性表达。*Atg7*、*Atg8a* 和 *Atg16* 的突变体是可活的，但它们的寿命缩短，并且对压力更敏感。果蝇中有两个 *Atg4* 基因：*Atg4a* 和 *Atg4b*，但目前还不清楚它们是否均参与剪切 Atg8。

（四）自噬受体蛋白

高等生物体内已经鉴定到许多自噬底物识别的选择性受体或转接器（adaptor），它们在斑马鱼中都有同源物，但果蝇中只有部分有同源物。果蝇中，Ref(2)P（SQSTM1/P62

在果蝇中的同源物）在自噬过程中作为选择性受体识别底物。Ref(2)P 的 C 端有泛素结合结构域，能结合泛素修饰的底物。Ref(2)P 能在生理条件或蛋白正常更新被抑制时，促进泛素阳性蛋白聚集体的形成。Ref(2)P 含有 Atg8 互作基序，帮助 Atg8 阳性膜结构识别并包裹底物。*Ref(2)P* 纯合无效突变体果蝇是能存活的，但雄性不育，精子中有大量退化的线粒体。脊椎动物中，SQSTM1 有两个氧化敏感的胱氨酸残基能够感受压力，并激活自噬。虽然这两个氧化敏感胱氨酸残基在果蝇 Ref(2)P 中不保守，但将其引入 Ref(2)P 蛋白可以促进果蝇中的蛋白更新，并增强果蝇的抗逆性。

Alfy 是与蛋白聚集体清除相关的自噬转接器。该大蛋白能结合 PI3P，并通过 LC3 结合基序与 LC3 相互作用。Alfy 也能与 SQSTM1 和 ATG5-ATG12 复合物相互作用。果蝇中，*Alfy* 的同源物被称为 *bchs*（blue cheese）。*bchs* 对于 Ref(2)P 介导的泛素标记蛋白的自噬降解是必需的。*bchs* 的突变体可存活，但寿命有所缩短。突变体动物的中枢神经系统随着日龄增长积累大量蛋白聚集体。这些蛋白聚集体包含泛素标记蛋白及淀粉样前体蛋白。随着果蝇日龄增加，*bchs* 突变果蝇中枢神经系统变小，呈现出大量神经元细胞凋亡的情况。

亨廷顿病相关蛋白亨廷顿蛋白（Htt）最近被鉴定到可作为支架调控自噬。Htt 能结合 SQSTM1 促进 LC3 阳性膜对泛素标记底物的包裹。Htt 也能结合 Ulk1 促进其激活。果蝇中，*htt* 突变体可以存活，并且没有明显的发育缺陷。但是，随着年龄的增长 *htt* 突变体表现出寿命缩短和运动能力减弱。缺少内源性 *htt* 明显增强了毒性 Htt-polyQ（HD-Q93）导致的神经退行性表型。除此之外，果蝇中 *htt* 与自噬基因有遗传互作，其功能缺失会破坏饥饿诱导的自噬。

对于自噬受体 UBQLN2，果蝇中存在几个低同源性的同源物，但是它们的功能都尚未研究。果蝇中没有 OPTN、NBR1、NDP52 等自噬受体的同源物。对于这些基因的体内功能，斑马鱼可能是更好的研究模型。

二、自噬泡与溶酶体融合所需的蛋白质

自噬泡需要与内吞体或溶酶体融合进而降解自噬泡内的底物。融合过程需要小 GTP 酶 Rab 蛋白标记膜结构，需要连接复合物（tethering complex）促进两个细胞器对接并相互作用，还需要可溶性 *N*-乙基马来酰亚胺敏感因子附着蛋白受体（soluble *N*-ethylmaleimide sensitive factor attachment protein receptor，SNARE）蛋白复合物调控融合。

（一）Rab 蛋白

Rab7 和 Rab2 是调控自噬泡和溶酶体融合的最重要的小 GTP 酶。Rab7 定位在内吞体、溶酶体和自噬泡上，缺少 Rab7 阻止自噬泡和溶酶体的融合。Rab7 的自噬泡定位不依赖于 Rab5，也不依赖自噬泡和溶酶体连接复合物 HOPS。Rab7 鸟苷酸交换因子（GEF）Mon1-Ccz1 复合物是融合过程必需的。Mon1-Ccz1 可结合 VPS34 复合物产生的 PI3P，促进 Rab7 被招募到自噬泡。Rab2 可调控内质网和高尔基体间的运输。最近研究发现，Rab2 是自噬泡和溶酶体融合及溶酶体水解酶运输所必需的。Rab2 的 GTP 结合形式（Rab2-GTP）定位在自噬溶酶体上。Rab2-GTP 的过表达可增强自噬泡和溶酶体间的融合。Rab7 和 Rab2 都能与连接复合物 HOPS 结合，协调自噬泡与溶酶体的融合过程。

Rab7 的效应蛋白 PLEKHM1 对于自噬泡和溶酶体间的融合也是必需的。最初在线虫中鉴定的 EPG5 也是 Rab7 的效应蛋白，它可以调控自噬泡和溶酶体间的融合。果蝇中，减少 EPG5 的同源物 Epg5 会导致自噬异常和神经退化。

（二）HOPS 复合物

同型融合和液泡蛋白分选（homotypic fusion and vacuole protein sorting，HOPS）复合物是自噬泡和溶酶体融合过程中必需的连接复合物。果蝇中，*Vps11*、*Vps16A*、*Vps39*、*Vps18/dor*、*Vps33A/car* 和 *Vps41/lt* 编码的蛋白形成 HOPS 复合物。*Vps18/dor*、*Vps33A/car* 和 *Vps41/lt* 是经典的眼睛颜色突变体。这些亚等位基因突变体影响眼睛色素颗粒的生物合成，从而导致眼睛颜色缺陷。这些基因的无效突变体导致早期幼虫致死。缺失 *dor* 或 *car* 或其亚等位基因突变体也会导致内吞作用的缺陷。*Vps16A* RNA 干扰（RNAi）敲减后也呈现出类似的表型。HOPS 复合物与 Rab7 和 Rab2 结合促进自噬泡和溶酶体的连接，HOPS 复合物也可以与自噬泡的 Qa-SNARE 蛋白 Syx17 相互作用，促进 SNARE 复合物的组装。

（三）SNARE 复合物

SNARE 蛋白是调节膜融合的一类蛋白，它们可以被分为四个亚家族：Qa-SNARES、Qb-SNARES、Qc-SNARES 和 R-SNARES，每类 SNARE 蛋白中选取一种可以相互作用形成复合物进而触发膜融合。果蝇中，Qa-SNARE Syx17 定位在成熟自噬泡上，它能与定位于晚期内吞体和溶酶体上的 Qbc-SNARE Ubisnap（哺乳动物同型蛋白 SNAP29）和 R-SNARE Vamp7（哺乳动物中同型蛋白 VAMP8）形成复合物。Ykt6 是溶酶体上的另一种 R-SNARE。Vamp7 和 Ykt6 可竞争性地与 Syx17 及 Ubisnap 形成 SNARE 复合物。Vamp7 与 Ykt6 也都能结合 HOPS 从而调控自噬泡和溶酶体间的融合。在哺乳动物中，Atg14 能结合 Syx17 促进自噬泡和溶酶体融合，但果蝇中 Atg14 是否有类似的功能还不清楚。

第二节　果蝇和斑马鱼中自噬的生理功能

在果蝇和斑马鱼中，自噬在发育和组织稳态中起着重要的生理作用。果蝇自噬对于变态发育中的组织重塑、卵巢发育、神经稳态及父系线粒体的清除是必需的。在诸如饥饿等压力存在情况下，果蝇细胞自噬也可以作为自救途径为增殖组织提供营养。

一、果蝇脂肪体中的自噬

果蝇脂肪体与人类肝脏和脂肪组织类似，是果蝇体内重要的代谢器官和能量储存组织。果蝇幼虫脂肪体细胞是单层细胞，在自噬研究中被广泛应用。从胚胎第 16 期到三龄幼虫阶段，每只动物的果蝇脂肪体细胞数量基本维持在 2200 个左右。胚胎期脂肪体比较小。正常喂养情况下，脂肪体大小显著增加，细胞变大，但细胞数量保持不变。中期三龄幼虫阶段，脂肪体细胞内的 DNA 通过内复制使得 DNA 拷贝数达到（$256 \sim 512$）n。三龄幼虫达到"徘徊阶段"（wandering stage），幼虫即爬出食物开始蛹化，果蝇变态起始，自噬被强烈诱导。脂肪体细胞内物质被自噬降解，为未来发育为成虫组织的细胞的生长和增殖提供营养。

除了变态过程中自噬的程序性诱导，饥饿也可诱导早期三龄幼虫脂肪体组织中发生自噬。早期三龄幼虫在20%蔗糖溶液中处理3～6小时，脂肪体组织中的自噬就会被诱导。自噬的诱导可以通过LysoTracker染色来检测。在早期三龄幼虫中，自噬没有被诱导时，脂肪体细胞中的LysoTracker染色仅呈现弥散的背景水平。然而，一旦自噬被诱导，在脂肪体组织中就会观察到大量LysoTracker阳性的点状结构。在自噬被诱导的情况下，不同的自噬标记蛋白的分布都会发生改变，如Atg5、Atg6、Atg8、Atg9、Atg16、Atg18、Syx17、Rab7及Ref(2)P。异位表达这些蛋白与标签蛋白的融合蛋白并检测它们的分布，或用抗体检测内源性蛋白的表达模式可以帮助研究人员分析自噬进程。透射电镜也可以用来分析自噬过程中各个阶段的自噬囊泡结构。在脂肪体组织中，自噬泡、自噬内涵体和自噬溶酶体的形态各有不同，可以通过透射电镜被认出。自噬泡与溶酶体的融合情况也可以用GFP-RFP（mCherry）-Atg8a来检测。与哺乳动物细胞类似，一旦自噬泡与溶酶体融合，GFP信号就会被猝灭，而RFP信号仍然存在。在正常喂养的早期三龄幼虫脂肪体中，GFP和RFP信号是弥散分布的，偶尔会有小的RFP点；饥饿刺激下，GFP信号仍然弥散，但大量RFP点状结构会出现。如果自噬泡不能与溶酶体融合，或溶酶体酸化缺陷情况下，饥饿会诱导出黄色点状结构。

果蝇脂肪体组织中，FRT/FLP能调控有丝分裂重组，产生含有突变细胞和野生型对照细胞的马赛克组织。类似的技术也可被用来在一些细胞中过表达特定蛋白或RNAi敲除基因的表达，而周围细胞是野生型细胞。这种克隆分析技术实现了在同一片组织中比较突变体细胞与对照细胞间自噬标记蛋白的差异，这种内部对照组有利于分析较弱的表型。

二、果蝇唾液腺中的自噬

自噬是细胞在压力存在情况下为生存而采取的自我保护机制，也与细胞死亡有关。果蝇幼虫唾液腺在成蛹早期退化，而定位在幼虫唾液腺前末端的一小圈二倍体细胞会分裂、分化，最终形成成虫唾液腺。幼虫唾液腺的退化依赖自噬和凋亡蛋白酶（caspase）。

幼虫唾液腺由两类细胞组成：管细胞和分泌细胞。管细胞形成管状结构，连接分泌细胞和口，分泌细胞合成并分泌蛋白。唾液腺细胞多为多倍体细胞。它们体型巨大，DNA的多倍体水平可以达到$1024n$。这些细胞分化后不会再进行细胞分裂。三龄幼虫晚期，幼虫爬出食物并寻找舒适的地方成蛹。同时，唾液腺管状结构中的胶状物质可以从口中被分泌出来，将蛹黏着固定。蛹形成10～12小时后，甾类激素20-羟基蜕皮激素的水平会大量增加，诱导自噬并促进唾液腺的退化。

唾液腺细胞的死亡需要凋亡蛋白酶和自噬途径。唾液腺细胞死亡时，大量的*Atg*基因和凋亡蛋白酶基因的表达被诱导。临近死亡的唾液腺细胞内含有大量的自噬泡。蛹形成16小时后，幼虫唾液腺被降解。大部分*Atg*基因突变体中唾液腺不能被正常降解，如*Atg1*、*Atg2*、*Atg3*、*Atg6*、*Atg7*、*Atg8a*、*Atg12*和*Atg18a*的突变体。同样，凋亡蛋白酶活性的下降也会导致唾液腺的降解不完全。同时抑制凋亡蛋白酶和自噬途径会进一步阻碍唾液腺的降解。*Atg1*表达诱导的自噬导致唾液腺提前被破坏。有趣的是，*Atg1*表达诱导的自噬在不需要凋亡蛋白酶的情况下就足以诱导唾液腺细胞死亡。

唾液腺细胞死亡过程中，自噬是被钙离子和 IP3（inositol triphosphate）信号通路调控的。IP3 结合 IP3 受体，刺激内质网释放钙离子。钙离子结合钙调蛋白激活自噬。唾液腺中，miR14 被发现可抑制 IP3 激酶 2 的表达，调控自噬。最近有研究表明，一个被称为 Hermes 的质子偶联的单羧酸转运蛋白对于类固醇触发的唾液腺细胞死亡过程中的自噬途径是必需的。Hermes 优先转运丙酮酸。在 *hermes* 的突变体细胞中，mTOR 信号通路被增强，唾液腺不能被正常降解，降低 mTOR 功能可以改善细胞死亡的缺陷。

唾液腺的死亡和消失是一个细胞自主过程，不涉及吞噬作用。但是，自噬诱导的唾液腺细胞死亡机制与吞噬介导的死亡细胞清除机制类似。免疫受体 Draper 在唾液腺的自噬中是必需的。缺失 *draper* 可阻碍唾液腺中的自噬，导致唾液腺的不完全降解。在吞噬作用中，Draper 被认为是识别细胞碎片的关键受体。神经胶质细胞中，Draper 依赖的吞噬活性是由 Src 和 Syk 家族激酶信号通路介导的。有趣的是，这些 Draper 下游因子也是唾液腺细胞死亡过程中细胞自噬途径所必需的。

唾液腺的消失可以通过免疫组织化学染色法检测，自噬的诱导可以通过透射电镜或不同自噬标记蛋白的免疫荧光染色检测。

三、果蝇肠中的自噬

自噬诱导的细胞死亡也发生在果蝇幼虫肠中。三龄幼虫晚期蜕皮激素的大量增加诱导中肠细胞中的自噬，这些细胞在蛹形成后开始消失。未来形成成虫肠的成虫细胞围绕在幼虫中肠细胞周围，它们增殖并包围正在收缩退化的幼虫中肠。死亡的中肠细胞形成黄体，在成虫果蝇出蛹后作为蛹便被排泄到体外。

幼虫中肠细胞死亡的发生伴随着许多类似唾液腺细胞死亡的特点，包括自噬泡的形成、DNA 片段化及细胞凋亡蛋白酶的激活。破坏 *Atg* 基因，如 *Atg1*、*Atg2*、*Atg18a*，或通过调节生长信号阻止自噬起始，都能延迟中肠细胞死亡。然而，不同于唾液腺中的细胞死亡，幼虫中肠细胞死亡不需要凋亡蛋白酶活力。抑制凋亡蛋白酶不会增强 *Atg* 突变体中肠的表型，表明幼虫中肠细胞死亡需要自噬途径，不需要凋亡蛋白酶。但并不是自噬核心机制中的所有 *Atg* 基因都是必需的。E1- 激活酶 Atg7 和 E2- 结合酶 Atg3 对于 Atg8 的酯化是必需的。尽管 *Atg8* 是中肠细胞死亡所需的，但 *Atg3* 和 *Atg7* 却是非必要的。*Uba1* 编码的 E1- 激活酶是中肠细胞死亡中自噬和细胞变小所必需的。这些数据表明，幼虫中肠细胞死亡过程需要特殊的机制调控自噬。

除了幼虫细胞死亡，几个 *Atg* 基因也是维持成虫中肠稳态所必需的。果蝇成虫中肠是单层上皮细胞包裹的管状结构，被平滑肌环绕。肠道干细胞（ISC）不对称分裂生成可以自我更新的 ISC 和成肠细胞（EB）。EB 进一步分化生成肠上皮细胞（EC）或肠内分泌细胞（EE）。敲除 *Atg9* 导致成虫中肠后部区域明显缩短变厚。Atg9 在 EC 中发挥重要作用，控制其大小和形态。在 EC 中减少 Atg1、Atg13、Atg17 或 Atg1 激酶复合物的组分，都会产生类似的 *Atg9* 突变引起的中肠缺陷，但 Atg7、Atg12、Atg16、Atg18a 或 Vps34 减少时没有类似表型。进一步研究发现，*Atg9* 突变体的缺陷可能是由于 TOR 活性增加，因为抑制 TOR 可以在很大程度上逆转中肠发育缺陷。尽管在自噬过程中 Atg9 在 Atg1 复合物下游发挥功能，但 EC 中它们抑制 TOR 活性的机制似乎不同。

缺失 Atg16 导致成虫中肠后部变短变厚，EE 的分化也会受到影响。但缺失 Atg8a 和 Atg5 不会影响 EE 分化。Atg16 的 WD40 结构域不是自噬必需的，但却是 EE 分化必需的，这表明 Atg16 在成虫中肠中有不依赖自噬的其他功能。成虫中肠中 Atg9 和 Atg16 的功能与自噬没有直接相关性，自噬本身是否在成虫中肠稳态中起作用还需要进一步研究。

幼虫中肠的清除可以通过免疫组织化学染色来检测。成虫中肠形态、细胞增殖、细胞死亡、ISC 自我更新和分化可以通过特异标记蛋白免疫染色来检测。自噬标记蛋白，如 mCherry-Atg8 及 Ref(2)P，可以通过免疫染色或免疫印迹法来分析。

四、果蝇卵巢中的自噬

果蝇成虫卵巢中含 15 ～ 20 个含有发育中卵室的卵巢管。每个卵室有 15 个营养细胞和 1 个卵母细胞，它们被一层卵泡细胞包围。卵子发生的晚期，营养细胞将它们的胞质内物质传递给卵母细胞以支持其生长，然后营养细胞会发生程序性细胞死亡，这一过程依赖凋亡抑制子 Bruce 的降解。Bruce 抑制凋亡蛋白酶的激活和细胞死亡，而自噬可以促进 Bruce 的降解，从而促进细胞凋亡。

除了晚期发育的细胞死亡，饥饿或其他压力也能诱导卵室在两个较早阶段（卵巢形成及卵子发生中期）死亡。压力诱导的细胞死亡需要凋亡蛋白酶激活高水平的自噬。因此，在果蝇卵巢细胞死亡过程中，自噬既可以在凋亡蛋白酶的上游也可以在其下游发挥功能。

卵子发生中期细胞死亡伴随着临近死亡卵室内线粒体网络的重建及线粒体聚集，随后聚集的线粒体被滤泡细胞吞食。缺失 Atg 基因（如 Atg1、Atg7）会扰乱滤泡细胞对线粒体的吞食及细胞死亡。这说明，卵子发生中期线粒体的重建是调控细胞死亡的关键机制。

卵子发生过程中，自噬也可以在翻译水平上被调节。Orb 是哺乳动物翻译调节器 CPEB 在果蝇中的同源基因，它能通过抑制自噬阻止细胞死亡，通过直接抑制 Atg12 mRNA 的翻译来实现。

自噬不仅在生殖细胞死亡中起作用，也能触发卵泡干细胞（FSC）的减少。Hedgehog(Hh) 信号诱导的自噬驱动 FSC 减少及生殖力衰减。衰老过程中，Hh 依赖的自噬增强。胰岛素－胰岛素样生长因子 1 信号（IIS）可以抑制 Hh 诱导的自噬并促进细胞增殖。因此，细胞增殖与自噬间的平衡决定了果蝇的生殖寿命。

果蝇卵巢中，bam 突变的干细胞促进肿瘤生长，发挥着肿瘤干细胞的作用。野生型干细胞中自噬水平较低，但 bam 突变体干细胞中自噬水平提高。缺失 Atg6 或 Atg17 可降低 bam 突变体中干细胞巢的面积，减缓细胞周期，抑制卵巢中 bam 突变诱导的肿瘤生长。

五、果蝇神经系统中的自噬

发育过程中的程序性自噬主要发生在多倍体细胞中，这些多倍体细胞响应特殊信号，执行自噬性细胞死亡。环境刺激如饥饿，可以在这些多倍体细胞中提早诱导自噬。果蝇神经元是二倍体细胞，这些细胞中自噬不能被饥饿诱导，但是本底水平的自噬对于神经稳态是至关重要的。神经元具有复杂的形态和长突起，同时也是寿命很长的细胞，因此自噬对于神经元来说尤其重要。果蝇中缺失大部分 Atg 基因或自噬相关因子都会导致神经退行性病变，如缺失 *Atg7*、*Atg8a*、*Atg5*、*Epg5*、*Ref(2)P*、*bchs* 或 *htt* 等都会导致神经退行性变化。

由于自噬在神经元存活中的重要性，神经元突触中有调控自噬途径的独特机制。*cac*（cacophony）是果蝇的一个电压门控钙通道（VGCC），它是神经元内自噬泡与溶酶体融合所必需的。*cac* 突变体的神经元末端有大量自噬泡结构积累。小鼠小脑培养神经元中，*cac* 的同源基因 *CACNA1A* 编码的蛋白定位在溶酶体上，并且是溶酶体融合所必需的。突触小泡磷酸酶（synaptojanin）也是自噬所必需的。将帕金森病突变 synaptojanin R258Q 敲入果蝇中，新生突触的自噬泡上有 Atg18a 积累，并且突触中自噬泡的成熟会被阻碍。突触富集的蛋白 Endophilin A 诱导突触中的自噬。激酶 LRRK2 磷酸化 Endophilin A 的 BAR 结构域，促进高度弯曲膜的形成，为自噬因子提供结合场所。

六、斑马鱼中的自噬

尽管参与自噬的大部分基因在斑马鱼和人类中是高度保守的，但是对斑马鱼中自噬的研究还处于初期阶段。因为斑马鱼的胚胎和幼虫小、透明且在体外发育，所以在斑马鱼中研究胚胎形成和器官发生相对容易。这些特点为在斑马鱼中建立疾病模型并研究机制提供了便利。目前，斑马鱼中已经成功建立多种 polyQ 扩增疾病模型，如亨廷顿病、Tau 蛋白病变和肌萎缩侧索硬化症（ALS）。

大部分斑马鱼自噬基因的功能通过吗啉代（morpholinos）介导的敲减实验阐释。*atg5*、*atg7*、*beclin1*、*atg4da*、*ambra1a* 和 *ambra1b* 的减少均导致胚胎形成过程中的发育缺陷，常见的心脏缺陷表型提示自噬在心脏发育中起着独特的作用。斑马鱼胚胎中 *sqstm1* 的短暂缺失使其易受细菌感染。*sqstm1* 的缺失也会导致运动缺陷。敲减 optineurin 会导致运动神经元轴突病变，蛋白聚集体增多，囊泡运输障碍及易受细菌感染。Spns1 是溶酶体转运体，Spns1 的敲减促进胚胎细胞衰老，溶酶体 v-ATPase 的缺失则会恢复此表型。斑马鱼中敲减 SNX14 会引起自噬降解缺陷和神经退行性病变。

基因组编辑技术的发展在突变体的制作方面起到很大的作用。最近研究发现，*epg5⁻/⁻* 的斑马鱼是可以存活的且无明显发育缺陷。*epg5⁻/⁻* 突变体出现年龄依赖的运动障碍和肌肉萎缩，并且存在非降解性自噬泡的积累问题。人类 *EPG5* 的突变体导致 Vici 综合征，*epg5⁻/⁻* 斑马鱼可以作为研究这个疾病的动物模型。

第三节　果蝇中的线粒体自噬

果蝇中线粒体自噬是被研究最多的选择性自噬。在培养的哺乳动物细胞中，帕金森病相关基因 *PINK1* 和 *PARKIN* 作为线粒体自噬的调节因子被熟知。线粒体一旦被损伤，激酶 PINK1 磷酸化 E3 泛素连接酶 PARKIN，PARKIN 就被激活并且转位到损伤线粒体上。线粒体蛋白如 MFN 会被泛素化。线粒体表面的多聚泛素链也会被 PINK1 磷酸化，磷酸化的多聚泛素链进一步促进线粒体自噬。果蝇中，*Pink1* 和 *park*（*PARKIN* 在果蝇中的同源基因）的功能对于维持线粒体正常形态和活力是必需的。缺失 *Pink1* 或 *park* 导致雄性不育、多巴胺能神经元及肌肉的退化。然而，果蝇中 *Pink1* 和 *park* 是否参与线粒体自噬过程仍存在争议。通过实时成像监测 mt-Keima 信号及光电联合显微镜（CLEM）技术，研究发现肌肉细胞及多巴胺能神经元中存在线粒体自噬过程，并且会随年龄增长而增强，而年龄依赖的线粒体自噬的增强会被 *Pink1* 或 *park* 的缺失抑制。另外一项研究利用类似工具在多种组织中观察到本底水平的线粒体自噬，但 *Pink1* 或 *park* 的缺失不会对线粒体自噬有影响。这样矛盾的结果可能是由于生理状态下线粒体自噬水平较低。除了 *Pink1/park*，线粒体自噬受体 FUNDC1 在果蝇中也有同源物，但它们的功能还没被研究。

有报道发现，果蝇中过表达 *Atg1* 促进自噬可以明显逆转 *Pink1* 和 *park* 突变体中线粒体的缺陷。这表明 *Pink1/park* 突变体中的线粒体缺陷主要是由于线粒体质量控制体系的损伤。*Pink1* 或 *park* 缺陷果蝇中，敲减线粒体去泛素化酶 USP30 或抑制 USP14 会提高线粒体的完整性。线粒体中的 MUL1（也称为 MAPL 或 MULAN）是 E3 蛋白连接酶，平行于 Pink1/park 通路发挥功能调控 Marf 水平。过表达 *MUL1* 能逆转 *Pink1/park* 突变体的线粒体缺陷。线粒体蛋白 Clueless（Clu）与 VCP/p97 结合，促进 Marf 的降解，过表达 *clu* 能逆转 *Pink1* 突变体缺陷。

除了本底水平线粒体自噬能维持成年果蝇组织稳态外，也有一些发育过程需要线粒体自噬。受精后父源的线粒体会被清除，果蝇中这个清除过程具备内吞和自噬途径的多种特征，这个过程不需要 Park，但需要泛素途径及 Ref(2)P。

肠发育过程中幼虫中肠的细胞死亡过程中，自噬对于细胞变小及线粒体的清除是必需的。*Vps13D* 突变体细胞中存在线粒体，暗示线粒体清除存在缺陷。Vps13D 的自噬功能是环境依赖的，因为 *Vps13D* 突变体在饥饿或雷帕霉素诱导的脂肪体或肠中的自噬没有缺陷。Vps13D 也位于线粒体分裂调节因子如 Drp1 和 Mff 的下游调控线粒体分裂。但 Vps13D 是如何调控自噬／线粒体自噬的，目前还不清楚。

细胞中突变的 mtDNA 通常与野生型 mtDNA 共同存在，这种现象被称为异质性。通过对携带致死 mtDNA 缺失（mtDNA$^\Delta$）的果蝇模型的研究，一个实验组发现诱导自噬、激活 Pink1/park 途径或降低 Marf 水平都会导致 mtDNA$^\Delta$ 的选择性下降，表明线粒体自噬可能会帮助清除损伤的 mtDNA。

小　结

果蝇和斑马鱼是研究细胞自噬生理作用的重要模型，利用这两个模型研究自噬已经在神经退行性疾病、衰老、免疫等方面取得了一系列重要的进展。应用这两种模型研究不同组织器官中自噬过程的不同调控机制将是一个重要研究方向。

（浙江大学　佟　超　段秀英）

参 考 文 献

Akbar M A，Ray S，Krämer H，2009. The SM protein Car/Vps33A regulates SNARE-mediated trafficking to lysosomes and lysosome-related organelles. Molecular Biology of the Cell，20（6）：1705-1714.

Akizu N，Cantagrel V，Zaki M S，et al，2015. Biallelic mutations in SNX14 cause a syndromic form of cerebellar atrophy and lysosome-autophagosome dysfunction. Nature Genetics，47（5）：528-534.

Anding A L，Baehrecke E H，2015. Vps15 is required for stress induced and developmentally triggered autophagy and salivary gland protein secretion in *Drosophila*. Cell Death & Differentiation，22（3）：457-464.

Anding A L，Baehrecke E H，2015. Autophagy in cell life and cell death. Current Topics in Developmental Biology，114：67-91.

Anding A L，Wang C X，Chang T K，et al，2018. Vps13D encodes a ubiquitin-binding protein that is required for the regulation of mitochondrial size and clearance. Current Biology，28（2）：287-295. e6.

Benato F，Skobo T，Gioacchini G，et al，2013. Ambra1 knockdown in zebrafish leads to incomplete development due to severe defects in organogenesis. Autophagy，9（4）：476-495.

Berry D L，Baehrecke E H，2007. Growth arrest and autophagy are required for salivary gland cell degradation in *Drosophila*. Cell，131（6）：1137-1148.

Byrne S，Jansen L，U-King-im J M，et al，2016. EPG5-related Vici syndrome：a paradigm of neurodevelopmental disorders with defective autophagy. Brain，139（Pt 3）：765-781.

Carroll B，Otten E G，Manni D，et al，2018. Oxidation of SQSTM1/p62 mediates the link between redox state and protein homeostasis. Nature Communications，9（1）：256.

Chang T K，Shravage B V，Hayes S D，et al，2013. Uba1 functions in Atg7- and Atg3-independent autophagy. Nature Cell Biology，15（9）：1067-1078.

Chang Y Y，Neufeld T P，2009. An Atg1/Atg13 complex with multiple roles in TOR-mediated autophagy regulation. Molecular Biology of the Cell，20（7）：2004-2014.

Chang Y Y，Neufeld T P，2010. Autophagy takes flight in *Drosophila*. FEBS Letters，584（7）：1342-1349.

Chew T S，O'Shea N R，Sewell G W，et al，2015. Optineurin deficiency in mice contributes to impaired cytokine secretion and neutrophil recruitment in bacteria-driven colitis. Disease Models & Mechanisms，8（8）：817-829.

Cornelissen T，Vilain S，Vints K，et al，2018. Deficiency of parkin and PINK1 impairs age-dependent mitophagy in *Drosophila*. Elife Sciences，7. DOI：10. 7554/eLife. 35878.

Csizmadia T，Lörincz P，Hegedüs K，et al，2018. Molecular mechanisms of developmentally programmed crinophagy in *Drosophila*. The Journal of Cell Biology，217（1）：361-374.

Denton D，Shravage B，Simin R，et al，2009. Autophagy，not apoptosis，is essential for midgut cell death in *Drosophila*. Current Biology，19（20）：1741-1746.

DeVorkin L，Go N E，Hou Y C C，et al，2014. The *Drosophila* effector caspase Dcp-1 regulates mitochondrial dynamics and autophagic flux via SesB. The Journal of Cell Biology，205（4）：477-492.

Dezelee S，Bras F，Contamine D，et al，1989. Molecular analysis of ref(2)P，a *Drosophila* gene implicated in sigma rhabdovirus multiplication and necessary for male fertility. The EMBO Journal，8（11）：3437-3446.

Finley K D，Edeen P T，Cumming R C，et al，2003. Blue cheese mutations define a novel，conserved gene involved in progressive neural degeneration. The Journal of Neuroscience，23（4）：1254-1264.

Galluzzi L，Baehrecke E H，Ballabio A，et al，2017. Molecular definitions of autophagy and related processes. The EMBO Journal，36（13）：1811-1836.

Guo M，2012. *Drosophila* as a model to study mitochondrial dysfunction in Parkinson's disease. Cold Spring

Harbor Perspectives in Medicine, 2（11）: a009944.

Hegedüs K, Nagy P, Gáspári Z, et al, 2014. The putative HORMA domain protein Atg101 dimerizes and is required for starvation-induced and selective autophagy in *Drosophila*. BioMed Research International, 2014: 470482.

Hou Y C C, Chittaranjan S, Barbosa S G, et al, 2008. Effector caspase Dcp-1 and IAP protein Bruce regulate starvation-induced autophagy during *Drosophila melanogaster* oogenesis. The Journal of Cell Biology, 182（6）: 1127-1139.

Hu Z Y, Zhang J P, Zhang Q Y, 2011. Expression pattern and functions of autophagy-related gene atg5 in zebrafish organogenesis. Autophagy, 7（12）: 1514-1527.

Huber L A, Teis D, 2016. Lysosomal signaling in control of degradation pathways. Current Opinion in Cell Biology, 39: 8-14.

Issa A R, Sun J, Petitgas C, et al, 2018. The lysosomal membrane protein LAMP2A promotes autophagic flux and prevents SNCA-induced Parkinson disease-like symptoms in the *Drosophila* brain. Autophagy, 14（11）: 1898-1910.

Issman-Zecharya N, Schuldiner O, 2014. The PI3K class Ⅲ complex promotes axon pruning by downregulating a ptc-derived signal via endosome-lysosomal degradation. Developmental Cell, 31（4）: 461-473.

Itakura E, Kishi C, Inoue K, et al, 2008. Beclin 1 forms two distinct phosphatidylinositol 3-kinase complexes with mammalian Atg14 and UVRAG. Molecular Biology of the Cell, 19（12）: 5360-5372.

Itakura E, Kishi-Itakura C, Mizushima N, 2012. The hairpin-type tail-anchored SNARE syntaxin 17 targets to autophagosomes for fusion with endosomes/lysosomes. Cell, 151（6）: 1256-1269.

Juhász G, Erdi B, Sass M, et al, 2007. Atg7-dependent autophagy promotes neuronal health, stress tolerance, and longevity but is dispensable for metamorphosis in *Drosophila*. Genes & Development, 21（23）: 3061-3066.

Juhász G, Hill J H, Yan Y, et al, 2008. The class Ⅲ PI(3)K Vps34 promotes autophagy and endocytosis but not TOR signaling in *Drosophila*. The Journal of Cell Biology, 181（4）: 655-666.

Kandul N P, Zhang T, Hay B A, et al, 2016. Selective removal of deletion-bearing mitochondrial DNA in heteroplasmic *Drosophila*. Nature Communications, 7: 13100.

Kaushik S, Cuervo A M, 2018. The coming of age of chaperone-mediated autophagy. Nature Reviews Molecular Cell Biology, 19（6）: 365-381.

Kyöstilä K, Syrjä P, Jagannathan V, et al, 2015. A missense change in the ATG4D gene links aberrant autophagy to a neurodegenerative vacuolar storage disease. PLoS Genetics, 11（4）: e1005169.

Lattante S, de Calbiac H, le Ber I, et al, 2015. Sqstm1 knock-down causes a locomotor phenotype ameliorated by rapamycin in a zebrafish model of ALS/FTLD. Human Molecular Genetics, 24（6）: 1682-1690.

Lee E, Koo Y, Ng A, et al, 2014. Autophagy is essential for cardiac morphogenesis during vertebrate development. Autophagy, 10（4）: 572-587.

Lee J J, Sanchez-Martinez A, Zarate A M, et al, 2018. Basal mitophagy is widespread in *Drosophila* but minimally affected by loss of Pink1 or parkin. The Journal of Cell Biology, 217（5）: 1613-1622.

Lescat L, Herpin A, Mourot B, et al, 2018. CMA restricted to mammals and birds: myth or reality?

Autophagy, 14（7）: 1267-1270.

Lindmo K, Simonsen A, Brech A, et al, 2006. A dual function for Deep orange in programmed autophagy in the *Drosophila melanogaster* fat body. Experimental Cell Research, 312（11）: 2018-2027.

Liu W, Duan X Y, Fang X F, et al, 2018. Mitochondrial protein import regulates cytosolic protein homeostasis and neuronal integrity. Autophagy, 14（8）: 1293-1309.

Lörincz P, Lakatos Z, Maruzs T, et al, 2014. Atg6/UVRAG/Vps34-containing lipid kinase complex is required for receptor downregulation through endolysosomal degradation and epithelial polarity during *Drosophila* wing development. BioMed Research International, 2014: 851349.

Lörincz P, Tóth S, Benkö P, et al, 2017. Rab2 promotes autophagic and endocytic lysosomal degradation. The Journal of Cell Biology, 216（7）: 1937-1947.

Ma P, Yun J N, Deng H S, et al, 2018. Atg1-mediated autophagy suppresses tissue degeneration in pink1/parkin mutants by promoting mitochondrial fission in *Drosophila*. Molecular Biology of the Cell, 29（26）: 3082-3092.

Martin D N, Baehrecke E H, 2004. Caspases function in autophagic programmed cell death in *Drosophila*. Development（Cambridge, England）, 131（2）: 275-284.

Mathai B, Meijer A, Simonsen A, 2017. Studying autophagy in zebrafish. Cells, 6（3）: 21.

McPhee C K, Logan M A, Freeman M R, et al, 2010. Activation of autophagy during cell death requires the engulfment receptor Draper. Nature, 465（7301）: 1093-1096.

Meneghetti G, Skobo T, Chrisam M, et al, 2019. The *epg5* knockout zebrafish line: a model to study Vici syndrome. Autophagy, 15（8）: 1438-1454.

Mizushima N, Komatsu M, 2011. Autophagy: renovation of cells and tissues. Cell, 147（4）: 728-741.

Mulakkal N C, Nagy P, Takats S, et al, 2014. Autophagy in *Drosophila*: from historical studies to current knowledge. BioMed Research International, 2014: 1-24.

Nagy P, Hegedüs K, Pircs K, et al, 2014. Different effects of Atg2 and Atg18 mutations on Atg8a and Atg9 trafficking during starvation in *Drosophila*. FEBS Letters, 588（3）: 408-413.

Nagy P, Szatmári Z, Sándor G O, et al, 2017. *Drosophila* Atg16 promotes enteroendocrine cell differentiation via regulation of intestinal Slit/Robo signaling. Development, 144（21）: 3990-4001.

Nagy P, Varga Á, Kovács A L, et al, 2015. How and why to study autophagy in *Drosophila*: It's more than just a garbage chute. Methods, 75: 151-161.

Nelson C, Ambros V, Baehrecke E H, 2014. miR-14 Regulates Autophagy during Developmental Cell Death by Targeting ip3-kinase 2. Molecular Cell, 56（3）: 376-388.

Ochaba J, Lukacsovich T, Csikos G, et al, 2014. Potential function for the Huntingtin protein as a scaffold for selective autophagy. Proceedings of the National Academy of Sciences of the United States of America, 111（47）: 16889-16894.

Politi Y, Gal L, Kalifa Y, et al, 2014. Paternal mitochondrial destruction after fertilization is mediated by a common endocytic and autophagic pathway in *Drosophila*. Developmental Cell, 29（3）: 305-320.

Rojas-Ríos P, Chartier A, Pierson S, et al, 2015. Translational control of autophagy by orb in the *Drosophila* germline. Developmental Cell, 35（5）: 622-631.

Rui Y N, Xu Z, Patel B, et al, 2015. Huntingtin functions as a scaffold for selective macroautophagy. Nature Cell Biology, 17（3）: 262-275.

Sasaki T, Lian S S, Khan A, et al, 2017. Autolysosome biogenesis and developmental senescence are regulated by both Spns1 and v-ATPase. Autophagy, 13（2）: 386-403.

Scott R C, Juhász G, Neufeld T P, 2007. Direct induction of autophagy by Atg1 inhibits cell growth and induces apoptotic cell death. Current Biology, 17（1）: 1-11.

Scott R C, Schuldiner O, Neufeld T P, 2004. Role and regulation of starvation-induced autophagy in the *Drosophila* fat body. Developmental Cell, 7（2）: 167-178.

Simonsen A, Birkeland H C G, Gillooly D J, et al, 2004. Alfy, a novel FYVE-domain-containing protein associated with protein granules and autophagic membranes. Journal of Cell Science, 117（Pt 18）: 4239-4251.

Singh T, Lee E H, Hartman T R, et al, 2018. Opposing action of hedgehog and insulin signaling balances proliferation and autophagy to determine follicle stem cell lifespan. Developmental Cell, 46（6）: 720-734. e6.

Soukup S F, Kuenen S, Vanhauwaert R, et al, 2016. A LRRK2-dependent EndophilinA phosphoswitch is critical for macroautophagy at presynaptic terminals. Neuron, 92（4）: 829-844.

Takáts S, Glatz G, Szenci G, et al, 2018. Non-canonical role of the SNARE protein Ykt6 in autophagosome-lysosome fusion. PLoS Genetics, 14（4）: e1007359.

Takáts S, Nagy P, Varga Á, et al, 2013. Autophagosomal Syntaxin17-dependent lysosomal degradation maintains neuronal function in *Drosophila*. The Journal of Cell Biology, 201（4）: 531-539.

Tang H W, Liao H M, Peng W H, et al, 2013. Atg9 interacts with dTRAF2/TRAF6 to regulate oxidative stress-induced JNK activation and autophagy induction. Developmental Cell, 27（5）: 489-503.

Tian X, Gala U, Zhang Y, et al, 2015. A voltage-gated calcium channel regulates lysosomal fusion with endosomes and autophagosomes and is required for neuronal homeostasis. PLoS Biolology, 13（3）: e1002103.

van der Vaart M, Korbee C J, Lamers G E M, et al, 2014. The DNA damage-regulated autophagy modulator DRAM1 links mycobacterial recognition via TLR-MYD88 to autophagic defense. Cell Host & Microbe, 15（6）: 753-767.

Vanhauwaert R, Kuenen S, Masius R, et al, 2017. The SAC1 domain in synaptojanin is required for autophagosome maturation at presynaptic terminals. The EMBO Journal, 36（10）: 1392-1411.

Velentzas P D, Zhang L J, Das G, et al, 2018. The proton-coupled monocarboxylate transporter Hermes is necessary for autophagy during cell death. Developmental Cell, 47（3）: 281-293. e4.

Wang Z H, Clark C, Geisbrecht E R, 2016. *Drosophila* clueless is involved in Parkin-dependent mitophagy by promoting VCP-mediated Marf degradation. Human Molecular Genetics, 25（10）: 1946-1964.

Wen J K, Wang Y T, Chan C C, et al, 2017. Atg9 antagonizes TOR signaling to regulate intestinal cell growth and epithelial homeostasis in *Drosophila*. Elife, 6: e29338.

Xu T, Nicolson S, Denton D, et al, 2015. Distinct requirements of autophagy-related genes in programmed cell death. Cell Death and Differentiation, 22（11）: 1792-1802.

Yun J, Puri R, Yang H, et al, 2014. MUL1 acts in parallel to the PINK1/parkin pathway in regulating mitofusin and compensates for loss of PINK1/parkin. eLife, 3: e01958.

Zhang H, Baehrecke E H, 2015. Eaten alive: novel insights into autophagy from multicellular model systems. Trends in Cell Biology, 25（7）: 376-387.

Zhao S W, Fortier T M, Baehrecke E H, 2018. Autophagy promotes tumor-like stem cell niche occupancy. Current Biology, 28（19）: 3056-3064. e3.

第十六章　自噬基因筛选

第一节　自噬基因的多物种保守及筛选发现概述

细胞自噬作为细胞内一种重要的溶酶体降解过程，从酵母细胞到哺乳动物细胞都是非常保守的。细胞自噬过程大体分为以下几个关键环节：细胞受到刺激后形成分隔膜、自噬体发生和成熟、自噬体的降解及降解产物的循环再利用，整个细胞自噬过程需要一系列的蛋白分子顺序发挥作用。研究人员最初在酵母细胞中进行遗传学筛选并发现了多个在自噬过程中具有关键作用的基因，其被命名为细胞自噬相关基因（autophagy related genes，ATG genes）。对自噬新的关键分子的筛选揭示极大地推动了对自噬过程的认知，并为自噬相关调控药物的研发提供了靶点。本章按时间顺序总结了自噬基因筛选方法的研究进展，限于篇幅，分别介绍了在酵母细胞中的筛选和在哺乳动物细胞中的筛选。

一、模式生物酿酒酵母中的自噬基因

（一）自噬过程和自噬分子是高度保守的

细胞自噬作为一种基本的生命过程，在几乎所有真核生物中高度保守。从简单的单细胞生物酵母细胞到复杂的多细胞哺乳动物如人，自噬的过程都是保守存在的，而自噬的保守机制正是由于参与自噬机器的分子的保守性。自 1993 年在酵母细胞中的自噬分子筛选开始，至后续在多种模式生物中如拟南芥、烟草、线虫、果蝇、小鼠等进行的筛选，结果均表明自噬过程和自噬分子都是保守的。

（二）酿酒酵母中的自噬基因

1992 年，日本科学家 Yoshinori Ohsumi 发现，当酵母细胞受到营养缺乏处理时，细胞内出现了大量的自噬体，从而首次在模式生物酵母中观测到自噬现象。Yoshinori Ohsumi 实验室随后进行自噬突变株的筛选，发现一系列与自噬有关的酵母突变体，并鉴定到 15 个自噬相关基因。之后又有多个 *ATG* 基因被揭示。目前在酵母数据库 SGD 中共有 37 个 *ATG* 基因，从 *ATG1* 到 *ATG42*（缺少 *ATG25*、*ATG28*、*ATG30*、*ATG35* 和 *ATG37*）。

（三）酿酒酵母细胞简介

酿酒酵母（*Saccharomyces cerevisiae*），又称面包酵母或出芽酵母。酿酒酵母与人类的关系非常密切。它不但可以用于制作面包和馒头等食品及用于酿酒，还是分子生物学和细胞生物学研究中一种非常有效的且常用的模式生物。酿酒酵母细胞的形态为球形或卵形，直径为 5 ~ 10μm，繁殖方式为出芽生殖。酿酒酵母细胞有单倍体和二倍体之分。

单倍体细胞通过有丝分裂进行出芽繁殖；而其具有的 a 和 α 两种交配型，可通过配合形成二倍体细胞。二倍体细胞是酵母的一种优势存在形态，正常培养条件下也通过简单的有丝分裂进行出芽繁殖。当存在外界压力如营养缺乏时，二倍体细胞进行减数分裂，生成单倍体的孢子，后者在营养丰富的条件下发育成单倍体细胞继续存活。酿酒酵母细胞基因组测序于 1996 年完成，它是第一个完成基因组测序的真核生物。酿酒酵母细胞基因组分成 16 组染色体，包含约 1200 万碱基对。酵母细胞共有至少 6275 个基因，其中约有5800 个具有生物学功能。据估计，其基因中约有 23% 与人类同源。酿酒酵母细胞与其他真核生物细胞如动物和植物细胞具有很多相同的结构和生物学过程，培养条件和遗传操作等非常简单可靠，因此酵母被作为研究真核生物的一种重要模式生物。在哺乳动物中很多重要蛋白质的同源分子是在酵母细胞中首先被发现的，其中就包括自噬相关蛋白分子。

（四）酿酒酵母细胞中自噬基因的发现

1992 年，Ohsumi 实验室发现当酵母细胞敲除液泡内的蛋白水解酶后，氮源饥饿可以诱导酵母细胞内出现数量众多的自噬小泡。这些自噬小泡可以通过普通的相差显微镜直接观察。用水解酶抑制剂苯甲基磺酰氟（phenylmethanesulfonyl fluoride，PMSF）处理后也可以观测到自噬泡的积累。1993 年及随后的时间里，Ohsumi 实验室利用上述现象进行筛选以发现自噬相关基因。1994 年和 1995 年，Thumma 等（Wolf 实验室）和 Harding 等（Klionsky 实验室）分别进行了类似或者 Cvt 途径（自噬的一种选择性降解方式）的筛选，也鉴定到多个自噬相关基因。上述几种不同方法鉴定到的自噬相关基因之间存在很大的交集，但是其最初命名各异。为了方便自噬研究人员的交流和基因的明确指向，2003 年Klionsky 和 Ohsumi 等自噬研究人员经过讨论后联合发文，统一了自噬相关基因在酿酒酵母中的命名，即 *ATG* 基因。

二、动物细胞及其他种属生物中的自噬基因

从自噬基因在酿酒酵母细胞中被鉴定开始，目前已经有至少 37 个自噬相关基因。由于自噬过程的物种保守性，自噬相关基因在多个模式生物中都是非常保守的。在拟南芥、烟草、线虫、果蝇、斑马鱼、小鼠、人类等细胞中，人们陆续发现了酵母自噬 *ATG* 基因的相应同源分子及其保守功能。随着研究的深入，将会发现更多的保守自噬 *ATG* 基因，并且在更多模式生物如涡虫中阐明其功能。

（一）哺乳动物细胞中自噬基因的发现和功能研究

哺乳动物细胞自噬基因的命名与酵母相似，大多命名为 ATG。但也存在个别差异，如酵母的 ATG8 在哺乳动物称为 LC3，酵母的 ATG6 在哺乳动物则称为 Beclin1。随着研究的深入，人们发现在哺乳动物中自噬相关基因大多具有多个同源分子，如酵母 ATG1 的哺乳动物同源分子就包括 Ulk1、Ulk2 和 Ulk3。哺乳动物细胞中 LC3 具有至少 7 个同源分子。这一现象一方面表明了自噬过程的保守性，同时也提示出在哺乳动物细胞中自噬过程的功能多样性和机制的复杂性。自噬在哺乳动物中参与众多的生理病理过程，如肿瘤、神经退行性疾病、炎症免疫、发育、衰老等。已有研究表明，自噬与阿尔茨海默病（Alzheimer's disease，AD）等神经退行性疾病密切相关，并可能在 AD 的病程中起着关键作用。近几年研究人员陆续发现了一些可能通过调节自噬而改善 AD 的潜在治疗药物。另外，多个可以延长模式生物寿命的小分子物质，如白藜芦醇（resveratrol）和雷帕霉素（rapamycin）等都被发现可以激活自噬。

（二）其他种属生物中自噬基因的发现和功能研究

在模式植物拟南芥（*Arabidopsis thaliana*）中，已经有多个关键自噬基因被鉴定，而且近年来在农作物如水稻（*Oryza sativa*）和玉米（*Zea mays*）中也发现了多个自噬关键基因。自噬在植物抵抗营养物质缺乏、非生物胁迫（如干旱和高温）及病原菌抵抗清除中发挥重要作用。秀丽隐杆线虫（*Caenorhabditis elegans*）作为一种多细胞生物，以其独特的优势成为生物学家用来观察基本生命现象如细胞分化、细胞凋亡、神经发育、性别分化和衰老等的优良模式生物。近年来，秀丽隐杆线虫自噬研究也得到了很大的发展，特别是 Hong Zhang 实验室在线虫中进行的自噬基因的筛选工作，研究发现了越来越多的线虫自噬分子并揭示了其功能和分子机制。斑马鱼（*Danio rerio*）是一种常用模式鱼类，可作为研究器官发育（如血管、神经等）和再生的有力工具。目前已发现许多自噬相关基因在斑马鱼中都存在同源分子，并且揭示出其在病原菌感染、细胞免疫、躯体和器官发育等过程中发挥重要作用。基于 CRISPR/Cas9 的基因编辑技术在斑马鱼中的成功运用使其成为斑马鱼自噬研究的有力工具。

第二节　自噬基因的发现筛选

自噬的生物学功能受到越来越多的肯定。2016 年诺贝尔生理学或医学奖授予自噬分子机制的发现者 Ohsumi 教授，表明了人们对自噬研究的高度认同。目前，随着各种自噬基因发现筛选的进行，更加深入、详细的自噬分子机制也逐渐清晰。但是新的自噬关键分子的筛选发现将有助于揭示目前尚未清楚的自噬起始、成熟和运输过程中的具体环节。对自噬新的关键分子的发现将真正补全人们对自噬整体的认知，而且新分子功能的阐明也会丰富并深入揭示自噬在具体生理和病理过程中的功能。本节总结归纳了最初到最新的自噬基因分子的筛选方法。

一、酿酒酵母中自噬基因的发现筛选

酿酒酵母作为各种遗传信息和基因操作成熟的真核模式生物，在自噬基因分子的起始发现中做出了至关重要的贡献。首先，酵母细胞中自噬的活性可以进行明显的调控。在营养充分的培养条件下，酵母细胞中自噬活性非常低，但将细胞转移到氮源饥饿、碳源饥饿、雷帕霉素处理等培养条件时，自噬活性有极其显著的提高。而在其他模式生物中，由于基础自噬活性较高，这种高低分明的自噬调控相对不容易实现。其次，目前所有已知的自噬基因在酵母细胞中都是单拷贝，因此在单倍体酵母中敲除自噬关键基因后，可以实现对自噬的完全阻断，从而验证基因的自噬功能。而其他模式生物特别是哺乳动物细胞中，自噬基因大多具有多个同源分子，因此单独敲低或敲除一个基因后，可能出现同源基因的弥补作用，导致自噬的活性改变不明显。而目前在哺乳动物中都发现了自噬关键基因分子的同源分子的存在，因此通过对酵母自噬基因的筛选并相应分析其动物细胞同源分子，可以有效促进自噬新关键分子的发掘和功能研究。酵母中自噬基因的筛选大体分为两类：第一类是最初的筛选，利用化学试剂进行基因突变，检测自噬阻断情况，进而通过鉴定突变核酸序列来确定影响自噬的基因；第二类是后来利用酵母基因敲除突变文库进行的各种自噬相关筛选来寻找新的自噬基因，包括自噬核心基因和选择性自噬相关基因。

（一）自噬基因的最初发现筛选

1992 年 Ohsumi 实验室 Takeshige 等在酵母细胞中敲除液泡中的水解酶蛋白酶 A/B（proteinase A/B）和羧肽酶 Y（carboxypeptidase Y），然后将细胞置于氮源或碳源饥饿培养基中，观测液泡的形态改变，发现营养缺乏会诱导自噬泡在液泡中积累。随后，1993 年，Ohsumi 实验室 Tsukada 利用上述表型进行自噬基因的筛选。首先利用甲基磺酸乙酯（ethyl methane sulfonate，EMS）进行基因突变诱导，再将细胞置于营养缺乏培养条件下，自噬阻断的菌株由于无法进行自噬降解而细胞活性降低，并利用焰红染料 B（phloxine B）将饥饿后死亡的酵母细胞染色。然后进行第二轮筛选，即通过光学显微镜观察液泡中是否具有自噬泡的积累。通过选择细胞内无法形成自噬泡的菌株，共筛选到 15 个自噬基因，依次命名为 *APG1* ～ *APG15*。

1994 年，Wolf 实验室 Thumm 等也进行了自噬相关基因的筛选。他们利用细胞质蛋白脂肪酸合成酶是否可被自噬运送到液泡中降解作为自噬过程的检测标准。同样通过 EMS 进行细胞内基因突变诱导，利用脂肪酸合成酶抗体筛选脂肪酸合成酶无法被运送到液泡中降解的突变株。利用该方法，他们筛选并鉴定到 3 个自噬基因，依次命名为 *AUT1* ～ *AUT3*。

1995 年，Klionsky 实验室的 Harding 等利用化学试剂诱导遗传突变筛选的策略进行自噬基因的寻找。他们在前期的研究中发现酵母细胞氨肽酶 I（aminopeptidase I，Ape1）蛋白的前体（prApe1）需要从细胞质运送到液泡中才可变成具有活性的氨肽酶。Ape1 首先被翻译为 61kDa 的可溶性细胞质定位的前体分子，被运送送到液泡后，通过蛋白酶 B（proteinase B）去除 N 端信号肽，产生成熟的 50kDa 大小的 Ape1 水解酶。Harding 等利用 EMS 诱导基因突变，然后利用 Ape1 的特异血清抗体，筛选 pro-Ape1 不能成为成熟 Ape1 的突变菌株。他们筛选到多个相关基因，依次命名为 *CVT1* ～ *CVT8*，该通路也被命名为细胞质到液泡的靶向运输（cytoplasm to vacuole targeting，Cvt）通路。Cvt 通路作为一种特殊的自噬形式，体现出自噬通过包裹底物 prApe1 并运送到液泡进行成熟的过程。

上述几个经典的自噬基因筛选都是在 20 世纪 90 年代接连进行的。后续类似筛选逐步增加了自噬基因的数量。自此，自噬基因的揭示极大地推动了人们对自噬这一重要生命现象机制的认识。起初各个筛选得到的自噬相关基因的命名各自不同，如 Ohsumi 实验室命名为 *APG* 基因，Wolf 实验室 Thumma 等命名为 *AUT* 基因，Klionsky 实验室命名为 *CVT* 基因。为了统一基因名称以方便自噬研究人员的交流，2003 年 Klionsky 和 Ohsumi 等联合发文，统一命名酿酒酵母中自噬基因，即 *ATG* 基因。

（二）自噬基因的新发现筛选

在自噬基因筛选的初期阶段，研究人员都是通过 EMS 化学诱导基因突变后筛选自噬阻断菌株发现的自噬基因。之后的筛选则是利用酵母基因敲除文库。酵母细胞 6000 多个基因中绝大多数（约 5000 个）可以进行敲除而不引起细胞死亡，而自噬基因的敲除在正常培养条件下对细胞的活性也几乎没有影响，只是在长时间营养饥饿后会引起自噬阻断细胞的死亡。酵母细胞的遗传操作的简易性使得基因敲除文库的构建得以很快实现。通过全世界多个酵母实验室的合作，产生了约 5000 个基因的单独敲除文库。之后的自噬相关筛选大多是基于该文库进行的。

2001 年，Thumm 实验室的 Barth 利用酵母基因敲除文库进行自噬基因筛选。筛选方法基于自噬阻断后酵母细胞经过氮源饥饿后会死亡，而焰红染料 B 可以特异地对死细胞进行着色显示。利用该原理，Barth 筛选了酵母基因敲除文库，并筛选到 *AUT8*（即 *ATG2*）。

2005 年，Ohsumi 实验室也利用酵母基因敲除文库进行了筛选，同样是利用自噬阻断菌株在营养饥饿后会死亡这一现象，筛选到 250 个基因敲除菌株。去除已知自噬基因后，再通过检测自噬体的累积进一步进行自噬基因鉴定。其中，研究者发现了 1 个新的自噬基因，命名为 *ATG29*。

2013 年，Du 实验室的 Sun 等筛选粟酒裂殖酵母（*Schizosaccharomyces pombe*）的基因敲除文库。通过筛选自噬基因缺失导致的菌株交配缺陷，研究人员得到了裂殖酵母的自噬基因群信息。除了筛选到在酿酒酵母中已知的自噬基因外，还筛选到一些新的裂殖酵母特异的自噬基因。

2014年，Noda 实验室的 Kira 等通过碱性磷酸酶（alkaline phosphatase，ALP）方法筛选酵母基因敲除文库。酵母基因 *Pho8* 是酵母细胞液泡中编码碱性磷酸酶唯一的基因。Pho8 前体蛋白合成后没有活性，通过 N 端 60 个氨基酸构成的信号肽经过高尔基体进入液泡，在其中 Pho8 蛋白的 C 端被液泡中其他水解酶切掉，成为活性形式的 Pho8。当将 Pho8 的 N 端 60 个氨基酸信号肽去掉后，Pho8Δ60 蛋白只能通过自噬进入液泡变为成熟形式。因此，可以通过 Pho8Δ60 碱性磷酸酶活性定量来检测酵母细胞自噬活性的高低。Kira 等利用碱性磷酸酶法筛选酵母敲除文库，除发现已知自噬关键基因外，还发现了新的自噬相关基因 *NPR2* 和 *NPR3*。二者通过调控细胞内 TORC1 复合体的活性来调控自噬。

2013 年 Noda 实验室的 Shirahama-Noda 等利用碱性磷酸酶方法筛选酵母关键基因敲低后自噬的变化，发现在酵母 6000 多个基因中，约 5000 个基因可以被敲除，而约 1000 个基因不能进行敲除，即作为存活关键基因，可以通过抑制启动子活性、降低 mRNA 稳定性和温度敏感突变等方法研究其功能。此外，Shirahama-Noda 等利用酵母存活关键基因 mRNA 稳定性降低文库来筛选酵母相关基因，发现转运蛋白颗粒复合体Ⅲ（transport protein particle Ⅲ，TRAPP Ⅲ）在高尔基细胞器通过循环 Atg9 脂质小泡来参与自噬。

在自噬被发现之初，其降解底物被认为是没有选择性的。但是后来各种选择性的自噬现象揭示了自噬途径对降解底物的选择性靶向。目前已知有多种选择性自噬，如线粒体自噬、核糖体自噬、过氧化物酶体自噬、聚集体自噬、病原微生物自噬等。在大量自噬机器关键基因被揭示后，参与选择性自噬的基因筛选逐渐成为自噬筛选的趋势。

2009 年，Ohsumi 实验室和 Klionsky 实验室分别进行了线粒体自噬相关基因的筛选，通过将线粒体定位信号或线粒体蛋白与 GFP 融合表达，监测线粒体自噬诱导后 GFP 蛋白进入到液泡的情况。结果表明，在自噬阻断情况下，GFP 融合蛋白无法通过自噬进入液泡；利用酵母基因敲除文库进行筛选，两个实验室在筛选到多个线粒体自噬相关基因基础上，深入验证并一致发现了线粒体自噬的受体分子 Atg32。

2014 年 Westermann 实验室的 Bockler 利用酵母基因敲除文库中线粒体呼吸链异常菌株再次进行了线粒体自噬相关基因的筛选。Bockler 通过融合荧光蛋白 Rosella 和线粒体靶向定位信号序列（mtRosella），在饥饿条件下筛选线粒体自噬变化菌株，发现内质网 - 线粒体结合结构（endoplasmic reticulum-mitochondria encounter structure，ERMES）组分分子 Mdm10、Mdm12、Mdm34 和 Mmm1 等在线粒体自噬中发挥重要作用。

2015 年 Reichert 实验室的 Muller 等通过系统定量方法（synthetic quantitative array，SQA）利用酵母基因敲除文库进行了线粒体自噬相关基因筛选。该实验方法依赖于线粒体定位的无活性碱性磷酸酶前体（mtALP）。在线粒体自噬诱导后，一部分 mtALP 被送入液泡并被激活，从而可以定量线粒体自噬的程度。使用 SGA 方法在酵母敲除文库中敲除内源 Pho8 并表达 mtALP 载体。通过该方法，研究者筛选到多个线粒体自噬正调控和负调控基因。其中，研究者验证并深入研究了泛素水解酶 Ubp3-Bre5 复合体在线粒体自噬中的负向调控作用。

2016 年 Klionsky 实验室的 Bernard 等利用酵母基因敲除文库中 DNA 结合蛋白敲除菌株进行了自噬相关基因筛选。自噬基因如 ATG8 等在受到自噬激活后会有显著的转录水平的升高。通过分析多个代表性 ATG 基因的转录激活，Bernard 等在 DNA 结合蛋白敲除菌株文库中分析自噬相关转录调节分子，发现了多个自噬基因转录的正向和负向调控分子。

2016 年 Xie 实验室的 Zhu 等利用酵母基因敲除文库中蛋白磷酸化激酶敲除或者突变菌株进行了自噬相关基因筛选，发现 Ccl1-Kin28 激酶复合体通过调控 Atg29 和 Atg31 的表达来调控自噬。其筛选方法是通过在激酶敲除或者突变菌株中转化表达 GFP-Atg8。在自噬激活条件下 GFP-Atg8 会被自噬转运到液泡中，通过荧光显微镜即可观测 GFP-Atg8 的自噬转运。

除了通过实验方法进行筛选外，还可以先通过生物信息学分析，特别是自噬相关蛋白的相互作用网络和自噬激活条件下的表达来得到新的自噬基因信息。

2017 年 Ideker 实验室的 Kramer 等利用概括性渐进程序和相互作用网络构建来分析自噬相关分子的层次结构和生物学功能注释。基于生物信息学结果，研究者深入验证并分析了 Gyp1 在自噬体组装中的作用、Atg24 在底物包裹中的作用、Atg26 在 Cvt 过程中的作用，以及 Ssd1 和 Did4 在选择性自噬中的作用。

二、哺乳动物细胞中的自噬基因筛选

鉴于自噬过程在所有真核生物中的高度保守性，在单细胞模式生物酵母中发现自噬基因后，在高等真核生物特别是哺乳动物细胞中也很快进行了自噬基因的筛选研究。目前，已发现所有的酵母自噬关键基因在哺乳动物细胞中都存在相应的同源分子。此外，多个多细胞生物特有的自噬基因也被陆续揭示。包括哺乳动物细胞在内的多细胞生物中的自噬筛选相对复杂：进行基因敲除时，染色体为二倍体，需要对两个等位基因同时进行敲除或者编辑；进行基因敲低时，对目的基因的敲低特异性和效率有较高的要求；细胞中自噬基因大多有数量较多的同源家族分子，如酵母 *ATG8* 基因在哺乳动物细胞中具有至少7 个同源分子（LC3 亚家族和 GABARAP/GATE-16 亚家族），酵母 *ATG4* 基因在哺乳动物细胞中存在 4 个同源分子（ATG4A/B/C/D），多个同源分子的存在可能导致单独改变一个分子时，其同源分子会部分补偿其自噬功能；哺乳动物细胞中自噬现象的观测相对复杂，不同于酵母细胞自噬缺陷导致营养饥饿后细胞死亡以及自噬底物降解和液泡运送荧光检测等方法的简易和准确，动物细胞中自噬大规模检测基本利用荧光标记 LC3 或自噬底物后用大规模自动荧光图片采集和分析的方法进行，成本较高且均一性和准确性稍差，导致多个不同的筛选工作中鉴定到相同基因的数量较少且对已知的自噬基因的鉴定覆盖率稍低。然而，鉴于自噬和哺乳动物如人类的众多生理病理过程如肿瘤、神经退行性疾病、炎症免疫、发育、衰老等的密切关系，在多细胞生物中筛选鉴定自噬基因已成为一种趋势。本部分只涉及哺乳动物细胞中的自噬筛选，其他物种如线虫、果蝇等多细胞生物中的自噬筛选和研究，在本书其他相应章节中会有介绍，此部分不再介绍。

哺乳动物细胞中的自噬基因筛选大体分为两类：siRNA/shRNA 介导基因敲低后的自噬筛选和 CRISPR/Cas9 技术介导基因敲除后进行的自噬筛选。本部分将分别按照时间顺序进行简要归纳，其相应筛选方法可以作为对自噬基因的筛选和研究的参考。

（一）基于 siRNA 敲低基因在哺乳动物细胞中进行自噬基因筛选

2007 年，Tooze 实验室的 Chan 等利用稳定表达 GFP-LC3 的 HEK293 细胞系对参与氨基酸饥饿条件诱导的自噬基因进行筛选，这一筛选针对 753 个激酶基因的 siRNA 文库。该筛选确定了酵母自噬起始激酶 Atg1 的同源分子 ULK1 可作为自噬起始的上游分子激活自噬过程。

2010 年，Yuan 实验室的 Lipinski 等在全基因组水平利用 siRNA 敲低基因进行自噬基因的筛选。在 H4 细胞系中稳定表达 LC3-GFP，然后转染全基因组覆盖 siRNA，在固定并染色细胞核后，自动化大规模采集细胞荧光图片以观测自噬体的数量。第一轮 21 121 个 siRNA 筛选后得到 574 个自噬水平改变，随后针对这 574 个筛选基因在第二轮分别设计 4 个不同位点的 siRNA 进行确认，筛选到 236 个候选基因，其中 219 个候选基因敲低后自噬点数量升高，17 个候选基因敲低后自噬点数量下降。研究者通过进一步的分析与验证揭示了 Ⅲ 型 PI3K 在基础培养条件下对自噬活性的调节发挥了重要作用。同年，Lipinski 等根据此次全基因组自噬筛选，发现活性氧（reactive oxygen species，ROS）可以作为 Ⅲ 型 PI3K 的上游信号来激活自噬。

2011 年，MacKeigan 实验室的 Martin 等利用 EGFP-2xFYVE 作为自噬标志物筛选约 200 个磷酸水解酶对应的 siRNA 文库。FYVE（Fab1、YOTB、Vac1 和 EEA1）结构域特异识别磷脂酰肌醇 3- 磷酸（PtdIns3P，PI3P），而后者在自噬泡中含量很高。经过后续验证和深入分析，研究者发现蛋白酪氨酸磷酸酶 σ（protein tyrosine phosphatase sigma，PTP sigma）可通过水解 PI3P 来负向调控自噬。

2011 年，Jaattela 实验室的 Szyniarowski 等利用人激酶基因的 siRNA 文库筛选自噬的调控激酶分子。研究者在人乳腺癌细胞系 MCF-7 中筛选到 10 个可以调控自噬的新的激酶分子，其可以通过 mTOR 激酶复合体依赖或不依赖的方式参与自噬。筛选方法为在表达 EGFP-LC3 的 MCF-7 细胞系中转染靶向 726 个激酶基因的 siRNA，然后通过荧光显微镜观测 EGFP-LC3 荧光点（代表自噬点）检测自噬水平的变化。

2011 年，Levine 实验室的 Orvedahl 等通过高通量、基于成像和全基因组覆盖的 siRNA 文库筛选参与细胞内入侵病毒选择的选择性自噬过程的基因。研究者用红色荧光蛋白标记辛德比斯病毒（Sindbis virus）衣壳蛋白（capsid protein）并检测其与自噬体标记 GFP-LC3 的共定位情况。研究者筛选到 141 个可以影响病毒选择性自噬的基因，并发现其中 96 个基因也参与了 Parkin 介导的线粒体自噬。进一步的分析显示，SMRUF1 通过其 N 端 C2 结构域结合磷脂来促进病毒的选择性自噬降解。

2012 年，Tooze 实验室的 McKnight 等利用稳定表达 GFP-LC3 的 HEK293 细胞系筛选参与氨基酸饥饿条件诱导自噬的基因。在全基因组 siRNA 敲低基因后，通过自动成像和自噬点自动分析，研究者发现了多个新的自噬基因，之后深入分析了高尔基体定位蛋白短卷曲螺旋蛋白（short coiled-coil protein，SCOC），其通过与 UVRAG（UV-resistance associated gene）和 FEZ1（fasciculation and elongation protein zeta 1）形成复合体后募集自噬起始复合体 ULK1 来激活自噬。

2012 年，Yu 实验室的 Rong 等筛选参与自噬溶酶体再生（autophagic lysosome reformation，ALR）相关的自噬基因。自噬激活如营养饥饿条件下，自噬溶酶体通过 ALR 途径形成新的溶酶体。研究者分离并通过质谱鉴定了结合 ALR 形成新生管道的蛋白分子，并随后通过 siRNA 文库敲低相应基因来验证参与 ALR 的自噬基因。研究者发现，网格蛋白（clathrin）和磷脂酰肌醇（4, 5）二磷酸［phosphatidylinositol-4, 5-bisphosphate，PI(4, 5)P2］作为 ALR 过程的中心调控元件。

2015 年 White 实验室的 Strohecker 等通过监测代谢压力（低氧、糖缺乏）条件下自噬降解底物 p62/SQSTM1 的变化来筛选自噬基因。通过对 1361 个囊泡转运相关激酶和 GTP 酶（GTPase）的筛选，研究者发现 186 个基因敲低可导致自噬阻断，67 个基因敲低可导致自噬激活。深入研究后发现 PFKFB4（6-phosphofructo-2-kinase/fructose-2, 6-biphosphatase 4）在前列腺癌细胞系中敲低会导致 p62 和活性氧增加，但是会促进自噬过程的进行。

后续进行的基于 siRNA 或 shRNA 的自噬基因筛选基本与上述这些筛选类似，主要是筛选标记物和文库基因覆盖范围有所区别，包括 2016 年 Carlisle 实验室 Hale 等通过检测 p62 的表达水平进行的自噬基因筛选、2016 年 Xavie 实验室 Lassen 等通过监测细胞内细菌繁殖和自噬靶向进行的自噬基因筛选、2017 年 Behrends 实验室 Jung 等利用多个自噬标记（WIPI2、ATG12、LC3B、GABARAP 及 STX17）进行的自噬基因筛选、2018 年 Sheng 实验室 Guo 等利用 MDC 染色（monodansylcadaverine staining）进行的自噬基因筛选、2018 年 Frankel 实验室 Lubas 等利用 GFP-LC3B 形成自噬点进行的自噬基因筛选、2018 年 Ketteler 实验室 Pengo 等检测自噬标记 LC3B 的切割功能酶 ATG4 的活性而进行的自噬基因筛选、2018 年 Ikeda 实验室 Ebner 等利用双荧光标记 LC3B（mCherry-EGFP-LC3B）及 2019 年 Tooze 实验室 New 等通过检测细胞内源 LC3B 形成自噬点进行的自噬基因筛选。

（二）基于 CRISPR/Cas9 敲除基因在哺乳动物细胞中进行自噬基因筛选

siRNA 或 shRNA 介导的基因敲低在自噬基因筛选中受到广泛应用，但是由于只是敲低基因表达而无法进行基因的彻底敲除，其导致的基因表达降低效率可能对筛选的结果存在影响。随着基因编辑新技术 CRISPR/Cas9 的兴起，研究者利用该技术在全基因组水平进行基因敲除，从而筛选新的自噬基因。CRISPR 即规律成簇的间隔短回文重复(clustered regularly interspaced short palindromic repeats)，是存在于细菌和古细菌中的一种免疫方式。该技术方法由单链的 gRNA（guide RNA）和具有核酸内切酶活性的 Cas9 蛋白组成。gRNA 会识别靶基因 DNA 序列特定位置的 CRISPR 序列，然后与之结合的 Cas9 酶切割靶向基因造成 DNA 双链断裂，后续的修复会引起基因突变，特别是移码突变会造成基因的表达丧失。两个位点的切割则会造成靶基因的敲除。

2016 年，诺华生物医学研究所（Novartis Institutes for BioMedical Research）Nyfeler 实验室的 DeJesus 等利用 CRISPR 介导的基因组编辑的正向遗传筛选结合 FACS 细胞选择方法，以自噬底物蛋白 p62/SQSTM1 为标记物来筛选自噬相关基因。研究者建立了一个稳定表达 Cas9 和 GFP 标记的 p62 的神经胶质瘤 H4 细胞系。将 sgRNA 编码文库通过慢病毒感染导入 H4-CAS9-GFP-p62 细胞系，并利用 FACS 将细胞分离成 GFP 高细胞组和 GFP 低细胞组。从这些细胞群中分离出基因组 DNA，并通过深度测序进行分析以确定 sgRNA 编码序列的靶向基因。研究者通过比较发现 CRISPR 筛选方法优于 RNAi 介导的筛选，并筛选发现了新的 p62 的调节分子如 HNRNPM、SLC39A14、SRRD、PGK1 和 ufmylation 途径分子。

2017 年，哈佛大学（Harvard University）Denic 实验室的 Shoemaker 等通过将选择性自噬底物蛋白 LC3B、p62、NBR1、TAX1BP1 和 NDP52 与串联荧光 RFP-GFP 融合表达，检测其表达水平的变化，结合 CRISPR 介导的基因敲除来筛选自噬新基因。研究者发现了多个新的哺乳动物细胞 *ATG* 基因，包括内质网蛋白 TMEM41B，它可以介导自噬体膜扩张和（或）闭合。此外，研究者还发现一些自噬底物分子可不依赖于 *ATG7* 或 *LC3* 等已知自噬基因的介导，而是通过自噬程序转运至溶酶体。

2017 年，诺华生物医学研究所 Murphy 实验室的 Goodwin 等通过检测自噬降解底物蛋白 GFP-NCOA4（nuclear receptor co-activator 4）结合 CRISPR 基因敲除来筛选新的自噬基因。研究者发现一条非经典的自噬-溶酶体途径可以介导 NCOA4 的降解。该途径需要自噬基因 *FIP200*、*ATG9A*、*VPS34* 和 *TAX1BP1*，但不需要 LC3 酶联体系相关自噬基因分子。

2018 年两个实验室同时利用 CRSIPR 技术筛选自噬基因并深入验证分析了内质网蛋白 TMEM41B 在自噬过程中的功能机制。东京大学（University of Tokyo）Mizushima 实验室的 Morita 等和诺华生物医学研究所 Nyfeler 实验室的 Moretti 等分别通过检测自噬标志物 GFP-LC3-RFP 和细胞内源表达 p62、NDP52 来筛选 CRISPR 敲除基因后的变化。很有意思的是，两个筛选研究工作对筛选结果进行分析后同时选择了内质网蛋白 TMEM41B 进行深入研究。研究发现 *TMEM41B* 敲除后，自噬被阻断在早期阶段，且细胞内积累很多自噬底物脂滴。TMEM41B 定位于内质网，通过和 VMP1 形成一个复合体后促进自噬早期事件的发生进展。

小 结

　　自噬基因的发现极大地推动了自噬机制和生理病理功能的研究。自酵母自噬相关基因的发现，到高等真核生物中其保守同源分子的验证和功能分析，人们对自噬的整个过程有了更清晰的认识。对更多的自噬基因的揭示，特别是在多细胞生物中，将进一步丰富自噬的机制研究和功能研究。

（四川大学　卢克锋　李绘绘）

参 考 文 献

Barth H，Thumm M，2001. A genomic screen identifies AUT8 as a novel gene essential for autophagy in the yeast Saccharomyces cerevisiae. Gene，274（1/2）：151-156.

Bernard A，Jin M Y，Xu Z H，et al，2015. A large-scale analysis of autophagy-related gene expression identifies new regulators of autophagy. Autophagy，11（11）：2114-2122.

Böckler S，Westermann B，2014. Mitochondrial ER contacts are crucial for mitophagy in yeast. Developmental Cell，28（4）：450-458.

Chan E Y W，Kir S，Tooze S A，2007. siRNA screening of the kinome identifies ULK1 as a multidomain modulator of autophagy. Journal of Biological Chemistry，282（35）：25464-25474.

DeJesus R，Moretti F，McAllister G，et al，2016. Functional CRISPR screening identifies the ufmylation pathway as a regulator of SQSTM1/p62. eLife，5：e17290.

Ebner P，Poetsch I，Deszcz L，et al，2018. The IAP family member BRUCE regulates autophagosome-lysosome fusion. Nature Communications，9（1）：599.

Goodwin J M，Dowdle W E，DeJesus R，et al，2017. Autophagy-independent lysosomal targeting regulated by ULK1/2-FIP200 and ATG9. Cell Reports，20（10）：2341-2356.

Guo S J，Pridham K J，Virbasius C M，et al，2018. A large-scale RNA interference screen identifies genes that regulate autophagy at different stages. Scientific Reports，8（1）：2822.

Hale C M，Cheng Q W，Ortuno D，et al，2016. Identification of modulators of autophagic flux in an image-based high content siRNA screen. Autophagy，12（4）：713-726.

Harding T M，Morano K A，Scott S V，et al，1995. Isolation and characterization of yeast mutants in the cytoplasm to vacuole protein targeting pathway. The Journal of Cell Biology，131（3）：591-602.

Jung J，Nayak A，Schaeffer V，et al，2017. Multiplex image-based autophagy RNAi screening identifies SMCR8 as ULK1 kinase activity and gene expression regulator. eLife，6：e23063.

Kanki T，Wang K，Baba M，et al，2009. A genomic screen for yeast mutants defective in selective mitochondria autophagy. Molecular Biology of the Cell，20（22）：4730-4738.

Kanki T，Wang K，Cao Y，et al，2009. Atg32 is a mitochondrial protein that confers selectivity during mitophagy. Developmental Cell，17（1）：98-109.

Kawamata T，Kamada Y，Suzuki K，et al，2005. Characterization of a novel autophagy-specific gene，

ATG29. Biochemical and Biophysical Research Communications，338（4）：1884-1889.

Kira S，Tabata K，Shirahama-Noda K，et al，2014. Reciprocal conversion of Gtr1 and Gtr2 nucleotide-binding states by Npr2-Npr3 inactivates TORC1 and induces autophagy. Autophagy，10（9）：1565-1578.

Klionsky D J，Cregg J M，Dunn W A Jr，et al，2003. A unified nomenclature for yeast autophagy-related genes. Developmental Cell，5（4）：539-545.

Kramer M H，Farré J C，Mitra K，et al，2017. Active interaction mapping reveals the hierarchical organization of autophagy. Molecular Cell，65（4）：761-774. e5.

Lassen K G，McKenzie C I，Mari M，et al，2016. Genetic coding variant in GPR65 alters lysosomal pH and links lysosomal dysfunction with colitis risk. Immunity，44（6）：1392-1405.

Lipinski M M，Hoffman G，Ng A，et al，2010. A genome-wide siRNA screen reveals multiple mTORC1 independent signaling pathways regulating autophagy under normal nutritional conditions. Developmental Cell，18（6）：1041-1052.

Lubas M，Harder L M，Kumsta C，et al，2018. eIF5A is required for autophagy by mediating ATG3 translation. EMBO Reports，19（6）：e46072.

Martin K R，Xu Y，Looyenga B D，et al，2011. Identification of PTPsigma as an autophagic phosphatase. Journal of Cell Science，124（Pt 5）：812-819.

McKnight N C，Jefferies H B J，Alemu E A，et al，2012. Genome-wide siRNA screen reveals amino acid starvation-induced autophagy requires SCOC and WAC. The EMBO Journal，31（8）：1931-1946.

Moretti，F，Bergman P，Dodgson S，et al，2018. TMEM41B is a novel regulator of autophagy and lipid mobilization. EMBO Rep，19（9）：e45889.

Morita K，Hama Y，Izume T，et al，2018. Genome-wide CRISPR screen identifies TMEM41B as a gene required for autophagosome formation. The Journal of Cell Biology，217（11）：3817-3828.

Müller M，Kötter P，Behrendt C，et al，2015. Synthetic quantitative array technology identifies the Ubp3-Bre5 deubiquitinase complex as a negative regulator of mitophagy. Cell Reports，10（7）：1215-1225.

New M，van Acker T，Jiang M，et al，2019. Identification and validation of novel autophagy regulators using an endogenous readout siGENOME screen. Methods Mol Biol，1880：359-374.

Okamoto K，Kondo-Okamoto N，Ohsumi Y，2009. Mitochondria-anchored receptor Atg32 mediates degradation of mitochondria via selective autophagy. Developmental Cell，17（1）：87-97.

Orvedahl A，Sumpter R Jr，Xiao G H，et al，2011. Image-based genome-wide siRNA screen identifies selective autophagy factors. Nature，480（7375）：113-117.

Pengo N，Prak K，Costa J R，et al，2018. Identification of kinases and phosphatases that regulate ATG4B activity by siRNA and small molecule screening in cells. Frontiers in Cell and Developmental Biology，6：148.

Rong Y G，Liu M，Ma L，et al，2012. Clathrin and phosphatidylinositol-4，5-bisphosphate regulate autophagic lysosome reformation. Nature Cell Biology，14（9）：924-934.

Shirahama-Noda K，Kira S，Yoshimori T，et al，2013. TRAPP Ⅲ is responsible for vesicular transport from early endosomes to Golgi，facilitating Atg9 cycling in autophagy. Journal of Cell Science，126（Pt 21）：4963-4973.

Shoemaker C J，Huang T Q，Weir N R，et al，2017. A new CRISPR screening approach for identifying novel autophagy-related factors and cytoplasm-to-lysosome trafficking routes. bioRxiv.DOI：10. 1101/229732.

Strohecker A M，Joshi S，Possemato R，et al，2015. Identification of 6-phosphofructo-2-kinase/fructose-2,6-bisphosphatase as a novel autophagy regulator by high content shRNA screening. Oncogene，34（45）：5662-5676.

Sun L L，Li M，Suo F，et al，2013. Global analysis of fission yeast mating genes reveals new autophagy factors. PLoS Genetics，9（8）：e1003715.

Szyniarowski P，Corcelle-Termeau E，Farkas T，et al，2011. A comprehensive siRNA screen for kinases that suppress macroautophagy in optimal growth conditions. Autophagy，7（8）：892-903.

Takeshige K，Baba M，Tsuboi S，et al，1992. Autophagy in yeast demonstrated with proteinase-deficient mutants and conditions for its induction. The Journal of Cell Biology，119（2）：301-311.

Thumm M，Egner R，Koch B，et al，1994. Isolation of autophagocytosis mutants of *Saccharomyces cerevisiae*. FEBS Letters，349（2）：275-280.

Tsukada M，Ohsumi Y，1993. Isolation and characterization of autophagy-defective mutants of *Saccharomyces cerevisiae*. FEBS Letters，333（1/2）：169-174.

Zhu J，Deng S S，Lu P Z，et al，2016. The Ccl1-Kin28 kinase complex regulates autophagy under nitrogen starvation. Journal of Cell Science，129（1）：135-144.

第十七章　蛋白质组学技术与自噬研究

第一节　蛋白质组学与自噬研究概述

细胞自噬是一种进化上高度保守的细胞内降解过程。自噬过程的重要生物功能与健康和疾病密切相关。近年来，基于质谱的蛋白质组学已经成为研究自噬的重要工具，可以通过蛋白质组的大规模、无偏差分析揭示自噬降解底物的范围，或通过高度特异性分析发现重要的自噬分子。目前已有多种质谱-蛋白质组学方法成功应用于自噬研究。本章简要介绍质谱技术原理和蛋白质组学标记与非标记方法，深入介绍质谱技术在鉴定自噬复合体和蛋白质翻译后修饰过程中的应用。

自噬是一个复杂的细胞内生物学过程。它起始于自噬双层膜结构的形成，包裹所要降解的内容物后形成完整自噬体，并运送到溶酶体（酵母和植物中为液泡）进行降解。自噬过程需要众多的自噬分子参与，形成自噬分子机器。基于质谱的蛋白质组学方法不但可以鉴定自噬体内的降解内容物，还可以分析自噬分子机器组分即自噬关键分子及其相应的动态修饰变化。

一、质谱技术与蛋白质组学简介

质谱技术自建立之初就体现出强大的对非生物和生物材料的鉴定能力。随着质谱仪器的发展，各种生物材料如蛋白质、脂类等代谢物的鉴定速度、覆盖度及精确度都有了极大的提高。自噬也受益于质谱技术的进步，使得其分子发现、动态过程、底物范畴等有了更清晰的体现。

（一）质谱技术简介

质谱（mass spectrometry，MS）通过离子化技术将待分析物质在气相中分析从而测量其分子量大小。质谱仪主要由离子源、质量分析器和检测器组成。基于 MS 的蛋白质组水平上的研究在过去的 20 年中得到了显著发展。基于 MS 的蛋白质组学分析可自上而下或自下而上。自上而下的方法是通过质谱直接分析完整的蛋白质或多肽。蛋白质经过电喷雾离子化（electrospray ionization，ESI）或者基质辅助激光解吸电离（matrix-assisted laser desorption ionization，MALDI）处理后，可以用质谱仪对完整的蛋白质进行离子化分析。而自下而上的蛋白质组学分析需要蛋白水解酶（通常是胰蛋白酶）将复杂的蛋白质混合物消化成多肽，然后通过液相色谱分离多肽，并通过串联质谱（MS/MS）进行多肽大小分析，通过将质谱数据与来自使用特定蛋白水解酶理论上切割产生的蛋白质组数据库的理论谱进行匹配来鉴定蛋白质。

（二）基于质谱的蛋白质组学简介

基于质谱的蛋白质组学研究可以对细胞内、亚细胞、细胞外分泌系统等各种体系中的蛋白质进行鉴定，还可以对不同时间、状态下的样品中的蛋白质进行鉴定，以此来揭示细胞等体系的动态生物学过程和功能变化。在初期阶段，双向凝胶电泳技术（2-DE）及在此技术上发展而来的荧光差异凝胶技术（DIGE）是蛋白质组学研究中进行蛋白质分离、鉴定和定量的重要方法。后来基于色谱技术的液相色谱质谱联用（LC-MS）方法逐渐成为主流。LC-MS方法不仅能鉴定到复杂混合物中高丰度蛋白质，更重要的是能够有效检测到样品中低丰度的蛋白质，弥补了2-DE方法的分离、分辨率低和重复性差的缺陷。

二、蛋白质组学技术中的蛋白质标记技术与非标记技术

蛋白质组学研究，一般分为标记和非标记两大类。标记是指培养期间将标记物掺入到细胞中，从而整合到蛋白质进行标记，或者在样品收集后添加标记物进行样品内蛋白质标记。标记方法的优势在于与后续质谱分析可以同时进行，从而减少了质谱分析过程中的误差。缺点是标记物的掺入导致与正常培养条件不完全一致，而样品收集后的标记方法也存在标记效率的问题。非标记方法目前正逐渐成为趋势。非标记方法可以对正常培养或正常处理的样品直接进行质谱定量分析。质谱仪器和分析方法的进步使得相对定量成为可能。

（一）蛋白质标记技术

蛋白质标记技术是指将稳定同位素标记纳入蛋白质或多肽中，以区分和比较实验中不同样品之间的差异。同位素标记方法下的差异标记多肽可以通过MS区分，但是标记蛋白质与非标记蛋白质表现出相同的物理化学性质，因此不影响样品标记处理下细胞的生物活性。可以通过代谢或化学方法掺入同位素。在代谢标记中比较常用的SILAC（stable isotope labeling by amino acids in cell culture，细胞培养氨基酸稳定同位素标记）方法，是将细胞在正常或"重"标记 [^{13}C 和（或）^{15}N] 的氨基酸中培养，标记实验组细胞内的蛋白质组。SILAC通常被认为是同位素标记方法的"金标准"，其优势体现在标记和样品混合在尽可能早的步骤中进行，消除了许多可能的误差来源或下游样品处理的偏差。化学标记方法由于在多元化能力和目标多功能性方面的优势而越来越受欢迎。化学标记方法主要包括同位素亲和标记（isotope coded affinity tag，ICAT）和同量异位标记（isobaric labelling），后者又包括串联质谱标记（tandem mass tag，TMT）和等量异位同位素标记相对和绝对定量（isobaric tags for relative and absolute quantitation，iTRAQ）。化学标记靶向标记蛋白质，通常是在半胱氨酸（在ICAT的情况下）或伯胺（在赖氨酸上的e-氨基或者蛋白N端氨基）应用iTRAQ和TMT。在ICAT的情况下，具有8个氘的正常和"重"标记允许通过MS检测8Da的质量偏移来对两个样品进行双重比较。对于多重iTRAQ和TMT，标记包含独特质量的报告基团，由具有不同质量的平衡基团平衡以得到相同总质量的同量异位标记。商业上可用的同量异位标记使研究具有更大的灵活性，具有高达10种TMT和8种iTRAQ的不同标记可以进行更复杂的比较不同样本状态或者不同时间下的自噬相关性研究。因为不需要代谢掺入同位素标签，包括组织在内的各种样品和体液

可以通过化学方法直接标记，因此与临床相关的实验应用具有较大优势。但是与代谢标记相比，化学标记方法进行标记和样品混合到下游实验中可能引入样品处理变化偏差或误差。

（二）蛋白质非标记技术

顾名思义，蛋白质非标记方法（label-free）可以进行量化而不使用同位素标记。这种方法的一个明显优点在于成本和便利性，它不需要昂贵的标记试剂和蛋白质中用来标记的特殊基团。至关重要的是，除了特定同位素标记实验，非标记方法是目前广泛使用的唯一的可以实现方法多重化和超大规模的基于质谱的蛋白质组学方法，尤其适用于临床试验检测。借助于近年来的迅速发展，非标记蛋白质组学的应用也越来越广泛。与标记方法相比，在定量方面非标记方法稍显不足。但是随着软件分析方法的进步，通过量化来自质谱的光谱计数和离子强度或者两者进行组合分析，可以实现相对定量的目的。尽管具有无法替代的优点，但非标记方法仍然受到精度和动态降低的限制，与同位素标记相比其更易于发生不同样品的实验变异和误差，而且在不同的 LC-MS 分析运行中样品不同批次混入以及分析样品的工作流程的误差和差异也可能导致定量信息的准确性降低。然而，非标记方法由于简单快速仍然具有极大的吸引力。当预期实验组出现蛋白质水平的重大变化时，特别是随着数据处理分析方法和质谱仪性能的进一步提高，非标记方法的定量蛋白质组学逐渐发展成为一种可行和可靠的蛋白质定性和定量分析方法。

第二节　基于质谱的蛋白质组学在自噬研究中的应用

自噬的整个发生发展过程大致分为三个阶段：①在营养缺乏、氧化压力、外界压力等情况下，细胞内的内质网、高尔基体等来源的膜组分形成分隔膜，包围在被降解物（胞内受损细胞器、错误折叠蛋白质等）周围；②分隔膜逐渐延伸，完全包裹被降解的底物从而形成完整的自噬体；③自噬体利用细胞骨架系统运输至溶酶体，形成自噬溶酶体并降解其包容物。基于质谱的蛋白质组学方法已经广泛用于自噬相关研究。其应用可以大致分类如下：①蛋白质鉴定，包括基础或处理后的自噬机器的组分分子和分子间的蛋白质相互作用的鉴定；②研究自噬相关细胞内蛋白质动态，包括基础或处理后蛋白质的合成和降解；③检测自噬机器分子和自噬底物的翻译后修饰。

一、蛋白质组学技术发现自噬机器分子

自噬是一个复杂的膜结构形成的细胞内过程，而且是在受到信号刺激后活性急剧增高的一个动态反应。参与自噬形成的组分分子在自噬激活后会有明显的表达量的提高。在自噬基础和激活条件下，利用质谱技术分析细胞内激活表达的蛋白质组可以推动自噬新分子的鉴定。而通过募集自噬体可以进一步精确地分析形成自噬机器的分子。通过分析自噬体相关蛋白质的变化对各种不同自噬激活因素的响应，如氨基酸饥饿、雷帕霉素（rapamycin）和康卡纳霉素 A（concanamycin A，ConA）处理，可以得到自噬体特异性蛋白质的信息。

（一）蛋白质组学技术推动发现自噬机器分子复合体

亲和纯化和基于 MS 的蛋白质组学方法能够实现无偏差和全面的相互作用蛋白质网络的大规模筛选。在自噬分子机器的发生发展过程中，复杂的自噬分子相互作用网络在时间和空间上推动自噬的进行。亲和纯化 – 质谱（affinity purification-mass spectrometry，AP-MS）在自噬分子机器的网络构建方面取得了重大突破。在具有开创性的 2010 年发表于 *Nature* 的论文中，Behrends 等研究人员第一次建立了自噬交互网络（autophagy interaction network，AIN）。该网络包含 409 对潜在的蛋白质相互作用和自噬基础条件下的 751 对相互作用。研究人员从 32 个已知自噬功能的蛋白质入手，通过 HA 亲和分离鉴定共同纯化蛋白质，通过 MS 鉴定和生物信息学分析，得到了 2553 个相互作用蛋白。紧接着通过 CompPASS 软件进行比较蛋白质组学分析。该软件可以用于识别真实度高的新的蛋白质相互作用。最终研究人员建立了完整的 AIN 网络，同时分析了 10 个相互连接的功能子网络。将 CompPASS 分析数据与已知蛋白质相互作用的数据库包括 BIOGRID、MINT 和 STRING 进行比较，研究者分析得到了 429 对新的潜在蛋白质 – 蛋白质作用对，包括已知自噬相关蛋白、新的蛋白质分子和蛋白质复合物亚基分子。随后，研究人员对新揭示的相互作用蛋白质分子进行了验证。Label-free 定量蛋白质组学方法被用来量化 Torin1 抑制 mTOR 后细胞内蛋白质组水平的变化。进一步验证包括进行体外实验和 RNAi 干扰多个新发现的相互作用分子来验证其在自噬中的功能。这项里程碑式的研究对自噬网络的深度影响说明基于 MS 的蛋白质组学与生物信息学相结合可以很好地帮助研究人员理解细胞内复杂的蛋白质相互作用网络。值得注意的是，在该研究工作中，MS 主要是作为蛋白质鉴定的定性工具而不是基于量化目的。在这种情况下，实验中添加定量元素可以有效减少非特异数据，以此来进一步提高数据的稳定性并去除非特异结合和共洗脱污染物的影响。作为对自噬整个相互作用网络的整体分析的补充，可以通过 AP-MS 鉴定特定自噬相关分子的相互作用蛋白质，这也同样有助于对自噬机器的理解。此外，蛋白质互作研究可以作为表达蛋白质组学研究的自然延伸。例如，Mancias 等使用基于 SILAC 的定量方法用于梯度分离得到的自噬体来鉴定自噬体蛋白质。基于 SILAC 进行细胞标记后给予不同处理如渥曼青霉素（自噬体形成抑制剂）或氯喹（溶酶体抑制剂，以得到最大数量的自噬体），然后通过特异性识别并富集自噬体。轻标记的细胞是经过渥曼青霉素处理的，而重标记细胞是经过氯喹处理的。重与轻的比值，可以指示富集自噬体的特异性。以这种方法定量分析 PANC1 胰腺癌细胞系和 MCF7 乳腺癌细胞系，鉴定到了 50 个高可信度的自噬体特异性分子。其中，发现 NCOA4（nuclear receptor co-activator 4，核受体辅激活因子 4）高可信度被鉴定并且高度富集。进一步通过 AP-MS 加 CompPASS 分析研究 NCOA4 相互作用的蛋白质，最终揭示了 NCOA4 可作为受体分子介导铁蛋白的自噬降解。这些研究都显著表明基于 MS 的相互作用蛋白质组学可以成为自噬机器分子组成研究的有力工具。

（二）蛋白质组学技术鉴定自噬机器分子的修饰

蛋白质翻译后修饰（post-translational modification，PTM）作为一种独立的调节方式，与表达调控一起对众多信号传导途径具有至关重要的细胞功能。自噬机器分子同样受到广泛的翻译后修饰调控。目前研究得比较清楚的是自噬分子的磷酸化、乙酰化、泛素化和糖基化。虽然这些重要修饰对自噬功能的影响已经得到很好的阐明，但是修饰引起的具体功能的机制及自噬过程中蛋白质修饰的全局动态仍然不完整。基于 MS 的定量蛋白质组学可以实现对 PTM 的整体检测，包括蛋白质组水平上修饰蛋白的鉴定及其修饰影响的蛋白网，以及各种修饰在全细胞和特定细胞器水平上的定量比较。蛋白质组学定量方法使得表型之间和不同处理之间的比较成为可能，对于修饰的变化检测则更为重要和有效，因为自噬分子的修饰发生具有明显的动态性和低丰度等特点。

磷酸化是研究相对较为成熟的一种 PTM。在自噬机器分子中，组成整体的组分分子可通过基于 MS 的鉴定来分析其磷酸化的发生与否和发生位点。已经有很多研究表明，在自噬受体分子 LIR 经常会发生磷酸化修饰，来改变这一区域的酸性环境，从而有效结合自噬关键分子 LC3，最终把受体分子介导的底物募集到自噬体中。这类受修饰的受体分子包括 SQSTM1（即 p62）和线粒体自噬受体 BNIP3 等。此外，自噬核心蛋白如 ULK1起始复合体也受到明显的磷酸化修饰调控。在全蛋白磷酸化组水平上，Rigbolt 等将定量的磷酸化蛋白质组学应用于自噬早期信号传导检测。通过比较饥饿诱导和雷帕霉素诱导的自噬，利用 SILAC 标记的 MCF7 细胞进行诱导短时间（5 分钟）和长时间（30 分钟）的修饰变化分析。研究发现了总计 590 种蛋白质上的 930 个磷酸化位点，包括 435 个受雷帕霉素激活的修饰位点、406 个受饥饿激活的位点和 89 个共同刺激激活修饰位点。值得注意的是，230 个位点在激活仅 2 分钟后即可发生超过 2 倍的变化，这说明在自噬刺激后细胞内会立即进行快速磷酸化修饰的改变。通过 GO（gene ontology）分析和 IPA（ingenuity pathway analysis）进一步分析，研究人员揭示了 mTOR 信号传导中广泛的磷酸化调节轴、新的蛋白激酶的磷酸化动态变化组，以及 LC3 相互作用蛋白的磷酸化修饰变化。

在另一项研究中，Harder 等利用基于 SILAC 的定量磷酸化蛋白质组学方法比较分析了 mTOR 依赖和非依赖的自噬起始信号反应，同样为雷帕霉素诱导和饥饿诱导。这项研究揭示了 626 个特异激活的磷酸化修饰位点，提供了大规模的自噬蛋白磷酸化数据集。研究指出，未折叠蛋白反应（unfolded protein response）在 mTOR 非依赖性诱导的自噬中发挥信号传导作用。在饥饿诱导的自噬激活中，内质网应激（ER stress）的标志分子DDIT3 会有很明显的表达水平升高。在自噬特异的子途径水平上，基于 SILAC 的磷酸化蛋白质组学，Papinski 等解释了自噬起始 Atg1 激酶在酵母中对 Atg9 的调控。Feng 等通过 SILAC 比较了野生型和 *Atg1* 缺陷型酵母菌株并鉴定到 Atg1 非依赖性的 Atg9 磷酸化修饰。Heo 等和 Richter 等分别使用 TMT 和 SILAC 介导的定量磷酸化组学方法分析了 TBK1 激酶介导的自噬受体分子 OPTN（optineurin）的磷酸化在线粒体自噬中的功能。在药物分子调控自噬的研究方面，基于 SILAC 的磷酸化蛋白质组学，研究者分析了长寿相关的药剂白藜芦醇（resveratrol）和亚精胺（spermidine）在自噬中的作用、mTOR信号传导及其介导的自噬和凋亡途径之间的关系。目前已知蛋白质泛素化参与调节众多 ATG 蛋白，包括 BECN1（Beclin1）和 ULK1 等。泛素化修饰与自噬特别是选择性自噬的关系逐渐成为自噬研究的焦点之一。在众多类型的选择性自噬中，线粒体自噬作为一种自噬选择性降解的代表性例子。在线粒体自噬中已经清晰发现了 PINK1-PARK2 信号通路。线粒体自噬过程中，PINK1（PTEN-induced putative kinase 1）激活 PARK2 泛素连接酶，然后靶向电势去极化的线粒体，以此来进行自噬降解。利用特有的双甘氨酸

（diGLY）泛素化修饰蛋白多肽和定量标记 SILAC，Sarraf 等开发了定量 diGLY（QdiGLY）富集和分析泛素化蛋白质的方法。PARK2 的泛素化底物表明线粒体自噬过程中泛素化靶标和修饰是高度动态变化的。结合 AP-MS 介导的 PARK2 相互作用蛋白分析，研究进一步确定了数百种受其调控的泛素化修饰位点和蛋白质，包括线粒体膜蛋白、细胞质蛋白、蛋白酶体亚基和自噬受体等。鉴于泛素本身可以进一步泛素化（多聚泛素化）及磷酸基团对泛素化修饰的影响，泛素化与磷酸化的相互作用在线粒体自噬途径中的互相影响突出了这两类修饰之间的反馈机制。此外，去泛素化酶在选择性自噬中也被发现具有重要的作用。通过对去泛素化酶 USP8 在线粒体自噬中的作用检测和量化特定的泛素异构体，揭示了 USP8 可作为特异性和关键的调节因子去除 PARK2 介导的泛素 K6 形式的修饰。这一系列研究证明了全方位定量蛋白质组学对自噬分子修饰鉴定的全面、深入、准确及在动态分析方面的强大能力。与磷酸化修饰的研究类似，对其他类型的选择性自噬中泛素化修饰机制还缺乏深入了解，如异体自噬（病原微生物自噬）和核糖体自噬（核糖体自噬降解）。除磷酸化和泛素化外，其他类型的修饰如乙酰化和类泛素 FAT10 化的 PTM，也各自通过定量蛋白质组学方法进行了检测揭示。自噬过程中其他类型的修饰如糖基化、脂化和氧化还原修饰等尽管仍存在技术挑战，但是对自噬研究的推动将会是巨大的。

二、蛋白质组学促进对自噬底物的发现

作为细胞内高度保守的两个降解机制之一，自噬过程自发现初便被认为是无选择性的批量降解过程。与此相对的是泛素 - 蛋白酶体系统的高度特异性。最初认为细胞内容物如蛋白质、细胞器、膜结构等可以被自噬随机包裹并运送到溶酶体降解。然而，这种简单的观点已经被随后研究所取代，即自噬是一种有序、严格调控的机体细胞反应过程，特异性地进行底物降解，对机体生理和病理具有普遍的影响，特别是在固有免疫和适应性免疫以及癌症、神经退行性疾病等疾病中发挥关键作用。自噬的众多功能与其对众多底物的选择是密切相关的，因此对自噬底物的揭示有助于深入理解自噬的生理功能。

（一）自噬体分离方法发现自噬底物

通过分离各种细胞器和亚细胞组分而进行分析的蛋白质组学研究方法正得到越来越多的应用。这些方法可以提供研究者所感兴趣的科学问题的关键信息，而且更精确地研究相应生物学过程在细胞内发生的具体场所。将细胞器或亚细胞组分分离这种研究策略的优势在于可以提供蛋白质组在时间和空间上的信息，使相应的数据分析可以更精细、深入；缺点是可能会出现细胞器或亚细胞组分之间的交叉污染或者样品制备过程中的分离效率不高。细胞器和亚细胞组分的分离通常是在蔗糖或碘海醇溶液（nycodenz）梯度和（或）亲和基质中采用梯度离心来捕获或富集。

对自噬体的分离可以直接提供自噬体内底物的信息及部分自噬机器的分子信息。一系列研究已经揭示出自噬体包含或结合的蛋白质的种类和数量信息。通过使用 GFP 标记自噬体膜蛋白 LC3，利用免疫结合分离方法纯化 Nycodenz 梯度离心后的自噬体富集组分进行自噬体的分离是一种非常有效的自噬体纯化分析方法。只使用梯度离心方法分离或

者只使用 GFP-LC3 免疫募集在一定程度上也可以实现自噬体纯化。最早报道的自噬体分离方法之一是出自 Stromhaug 等的研究，其使用的方法也成为大多数后续基于自噬体分离的蛋白质组学研究的基础。Dengjel 等全面揭示了自噬体内包含的蛋白质的整体信息。其研究发现了不同自噬诱导激活条件下可以产生不同的自噬体内容物。该研究采用了蛋白质相关性解析（protein correlation profile，PCP）方法来分析密度梯度离心分离得到的组分。PCP 方法假定在不同的分离组分中，来自同一个细胞器的蛋白质 / 多肽会有很大程度上相似的分布。在其研究工作中，研究人员使用 Hank's 平衡盐溶液（HBSS）造成氨基酸饥饿或用雷帕霉素处理及 concanamycin A 处理来诱导自噬体产生和积累。Dengjel 等在募集分离的自噬体中共鉴定出 728 个特异蛋白质，其中 94 个蛋白质在 3 种不同自噬刺激下均被发现。Overbye 等和 Gao 等对自噬体的蛋白质组学研究结果表明自噬体内的底物蛋白数量可能并没有那么多。这两项研究工作分别发现了 39 个和 101 个蛋白质特异富集在自噬体中。以上 3 项研究工作之间重叠鉴定到的自噬体内蛋白质几乎没有，这可能是由于实验方法不同，Overbye 等和 Gao 等主要是分析自噬体膜相关蛋白，而 Dengjel 等针对的是整个自噬体。另外，Overbye 等的研究工作是基于大鼠分离后的原代肝细胞，而且诱导条件是营养饥饿。Gao 等是在 KEK293 细胞和 HCT116 细胞中进行的研究，自噬诱导条件为磷酸钙刺激。Dengjel 等研究中使用 concanamycin A 处理饥饿细胞来去除非自噬体组分的干扰。concanamycin A 阻断自噬体的降解后，细胞内会累积数量众多的成熟自噬体。Dengjel 等的研究结果表明，与雷帕霉素处理或者 concanamycin A 处理相比，饥饿处理后分离鉴定的自噬体蛋白中已知的自噬相关蛋白如 LC3B、p62/SQSTM1 和 GABARAPL2 等数量较少，提示饥饿引发的自噬体中此类蛋白在自噬体形成后会快速脱离。Mancias 等在鉴定铁蛋白自噬降解受体分子 NCOA4 过程中也对自噬体进行了分离和成分分析。在其研究工作中，通过 SILAC 标记的 PANC-1 和 PA-TU-8988T 胰腺细胞以及 MCF7 乳腺癌细胞来进行自噬体密度梯度分离纯化。此外，氯喹也被用来阻断自噬体和溶酶体的融合，从而增加细胞内自噬体的数量。这和前面介绍的 Dengjel 等使用 concanamycin A 来增加自噬体数量的方法类似。Mancias 等的工作揭示了 94 个和自噬体高度结合的蛋白质。

这些自噬体分离鉴定研究方法不但提供了自噬体膜蛋白和自噬体内底物蛋白的信息，同时对自噬的过程也具有一定的提示意义。Dengjel 等的研究表明，基于质谱的自噬体蛋白质组学分析证明了自噬和蛋白酶体具有相互关联，这两种细胞内降解途径不是独立进行的，而是互相影响和调控的。其研究发现，在各种自噬激活刺激后，细胞内蛋白酶体组分蛋白的水平有非常明显的下降。当自噬被阻断如 3- 甲基腺嘌呤（3-MA）处理后，这种下降现象也被阻断。Mancias 等在分析自噬体蛋白后发现 NCOA4 可以非常稳定特异地与自噬体结合，进而揭示了其作为自噬受体分子有效介导铁蛋白的自噬降解。该分子在 Dengjel 等的研究中也被鉴定到，但属于低可信度类别。Dengjel 等将分离鉴定到的自噬体蛋白分为 A 组和其他组。A 组是指高可信度的自噬体蛋白，因为该组蛋白排除了自噬相关膜组分如内质网、高尔基体和内噬体等对自噬体的干扰。在模式生物酿酒酵母（Saccharomyces cerevisiae）中，Suzuki 等通过观测自噬底物 GFP-Ape1 来监测自噬体的分离纯化效率，然后对分离纯化的自噬体进行蛋白质组学鉴定，发现了众多自噬底物蛋白。

（二）溶酶体分离方法发现自噬底物

溶酶体是细胞内的单膜细胞器，而且是细胞内的主要降解场所之一。溶酶体发挥作用是通过与自噬体融合并为自噬体降解提供水解酶，以进行自噬内膜的降解和自溶内容物的降解。水解酶在溶酶体中发挥功能的最佳环境为酸性 pH，许多药物是通过提高溶酶体 pH 来抑制溶酶体的降解功能。溶酶体也在内体降解途径中发挥作用。已发现溶酶体可以影响众多人类疾病和病理过程，如溶酶体贮存症（lysosomal storage disease，LSD）、阿尔茨海默病、神经元蜡样质脂褐质沉积症（neuronal ceroid lipofuscinosis，NCL）和癌症。许多 LSD 也被证明具有伴随发生的自噬途径缺陷。使用经典的生物化学方法，溶酶体内的蛋白质成分已经被广泛研究，但是溶酶体的全部功能分子尚不完全清楚。结合基于质谱的蛋白质组学和基于亲和力的纯化技术，并通过亚细胞分级分离方法鉴定出的溶酶体蛋白数量在逐渐增加。Jaquinod 等概述了基于亲和力的富集方法来纯化分析溶酶体蛋白的方法。该方法提供了各种研究溶酶体可溶性蛋白的基本原理。Bagshaw 等进行了一项蛋白质组学研究，以确定溶酶体膜含有的蛋白质。细胞色素 P450 酶如 CYP2A1、CYP2C13、CYP2D3 和 CYP4A3，以及各种 ATP 合成酶亚基包括 α、β、F1 复合物 O 和 γ 链亚基等已被鉴定。Leighton 等通过使用 Triton WR-1339 方法分离并鉴定了 215 个溶酶体膜蛋白，其中一些蛋白在以前的研究中并未被发现。

其他基于溶酶体分离的蛋白质组学研究也有助于我们认识溶酶体蛋白组成及其功能相关性，比如与自噬的联系。Chapel 等在一项研究中通过差速离心和密度梯度离心分离大鼠肝脏溶酶体，鉴定出了 734 个溶酶体蛋白，其中 207 个蛋白质是已经明确的或者预测的溶酶体相关蛋白，其余 527 个则在之前没有发现与溶酶体相关。该研究还鉴定了 46 个潜在的溶酶体转运蛋白，其中 12 个在 HeLa 细胞中利用过表达和共定位确认证实其的确为溶酶体膜标记分子。Della Valle 等通过使用 iTRAQ 标记和二维肽分离联合 MALDI-TOF 蛋白质组学方法鉴定高可信度的溶酶体蛋白。其方法也涉及差速离心和 Triton WR-1339 处理后的蔗糖密度梯度离心。他们鉴定到的高可信度的溶酶体蛋白包括组织蛋白酶 D（cathepsin D，CTSD），溶酶体酸性磷酸酶 2、5（acid phosphatases 2、5，ACP2，ACP5）和溶酶体相关膜蛋白 2（lysosomal-associated membrane protein 2，LAMP2）。Sleat 等通过比较来自晚期婴儿型神经元蜡样质脂褐质沉积症（late infantile NCL，LINCL）患者和对照的大脑去污剂可溶性提取物，使用甘露糖 -6- 磷酸受体（mannose-6-phosphate receptor，MPR）富集并检测到多个可以被甘露糖 -6- 磷酸（mannose-6-phosphate，M6P）翻译后修饰的蛋白质存在于溶酶体基质中。Naureckiene 等在蛋白质组学研究中发现人附睾特异性蛋白 1（human epididymis-specific protein 1，HE1）可作为一种胆固醇结合蛋白特异定位在溶酶体中。这一发现表明 HE1 可能与溶酶体胆固醇储存相关的溶酶体贮存疾病相关。

（三）全细胞蛋白质组学方法发现自噬底物

鉴于自噬的降解功能，通过分析细胞内整体蛋白质组的变化也可以提供自噬底物的信息。通过高通量 MS 方法量化细胞内蛋白质组随自噬激活时间的变化，可以全方面研究自噬对细胞内蛋白质组动力学或蛋白质稳态的影响。Kristensen 等通过质谱分析了氨基酸饥饿诱导的自噬激活后细胞内整体蛋白质组的动态变化。其利用 SILAC 对 MCF7 细胞进行蛋白质标记，在氨基酸饥饿后的多个时间点（0 小时、3 小时、6 小时、18 小时、36 小时）来分析蛋白质组变化，共发现了 1486 个蛋白会随自噬激活而发生变化。通过 GO 分析，他们发现蛋白质降解与它们的亚细胞分布具有相关性。游离胞质蛋白和蛋白酶体蛋白属于快速降解底物，核糖体蛋白和线粒体蛋白降解稍延迟，而内质网和核相关蛋白保持相对稳定。值得注意的是，蛋白酶体蛋白途径相关分子会被迅速降解，而溶酶体蛋白保持不变甚至有所增加。后续通过比较蛋白酶体抑制和自噬抑制并基于 SILAC 的验证证实在饥饿条件下自噬是主要的细胞内降解途径。除了在压力诱导中的功能，自噬在细胞内质量控制中的生理功能，即基础自噬降解也是细胞稳态调控的重要方面。Zhang 等利用 *ATG5* 敲除和 *ATG7* 敲除的成纤维细胞来定量自噬降解蛋白质的动力学过程。采用 SILAC 方法标记自噬正常和自噬阻断的细胞，并进行随后的全细胞蛋白质组分析。细胞在正常培养条件下进入静息期，然后更换到标记培养基中培养 6 天。在不同的时间点收集细胞后进行 LC-MS/MS 分析，可以观测全细胞蛋白质随时间进行的渐进降解。GO 分析和下游验证表明，基础自噬类似于诱导自噬，对其降解底物也表现出选择性。值得注意的是，某些细胞器特异性自噬如核糖体自噬，在基础自噬中很少发生，表明此类底物的选择性自噬降解有特定的信号分子的参与。

另外一种可以针对蛋白质进行标记的方法被称为生物正交非经典氨基酸标记（bio-orthogonal noncanonical amino acid tagging，BONCAT）。该方法也被用来标记细胞内蛋白质并观测其是否经自噬降解。BONCAT 方法可以将生物基团标记的氨基酸整合到蛋白质中。一种代表性方法就是使用叠氮基高丙氨酸（AHA），一种叠氮化物修饰的甲硫氨酸替代物，其可以化学选择性连接到含炔烃的标签。在不含甲硫氨酸的培养条件下，AHA 被整合到新合成的蛋白质中，随后可以用荧光染料标记或通过连接生物素用于后续的亲和富集。基于 AHA 的 BONCAT 方法提供了一种可行的新型放射性同位素替代品进行定量的自噬降解分析方法。

iTRAQ 方法也被用来定量鉴定自噬底物蛋白和进行降解动力学分析。Zhuo 等利用 iTRAQ 和 LC-MS 来分析野生型小鼠胚胎成纤维细胞（mouse embryonic fibroblast）和 *ATG7* 敲除 MEF 中全细胞蛋白质组的变化。其研究发现了 1234 个变化的蛋白质，并对其中 66 个上调和 48 个下调的蛋白质进行了验证分析，结合特异通路分析（IPA）发现细胞微丝骨架系统被下调降解。在另外一项类似的研究中，Mathew 等比较分析了 RAS 驱动的癌细胞中自噬正常和自噬阻断的全细胞蛋白组的变化，发现自噬对细胞内蛋白质组具有非常大的影响，特别是可以选择性地下调降解压力存活蛋白和自噬体自身蛋白。此外，研究还发现自噬阻断会导致 DDX58/RIG-I 免疫信号通路分子的积累，表明自噬可能通过降解免疫通路分子来抑制固有免疫和干扰素反应。

小　　结

自噬通路依赖于众多自噬蛋白分子参与其中，形成完整的自噬体，运送错误折叠蛋白质等形成的聚集体至溶酶体内进行降解。蛋白质组学技术不但可以鉴定新的参与自噬机制的蛋白分子和复合体，还可以鉴定自噬降解的相关底物蛋白质。随着蛋白质组学特别是标记和质谱技术的进步，对自噬的认识将变得更加清晰。

（四川大学　卢克锋　李绘绘）

参 考 文 献

Alayev A，Doubleday P F，Berger S M，et al，2014. Phosphoproteomics reveals resveratrol-dependent inhibition of Akt/mTORC1/S6K1 signaling. Journal of Proteome Research，13（12）：5734-5742.

Bagshaw R D，Mahuran D J，Callahan J W，2005. A proteomic analysis of lysosomal integral membrane proteins reveals the diverse composition of the organelle. Molecular & Cellular Proteomics，4（2）：133-143.

Behrends C，Sowa M E，Gygi S P，et al，2010. Network organization of the human autophagy system. Nature，466（7302）：68-76.

Bennetzen M V，Mariño G，Pultz D，et al，2012. Phosphoproteomic analysis of cells treated with longevity-related autophagy inducers. Cell Cycle（Georgetown，Tex.），11（9）：1827-1840.

Chapel A，Kieffer-Jaquinod S，Sagné C，et al，2013. An extended proteome map of the lysosomal membrane reveals novel potential transporters. Molecular & Cellular Proteomics，12（6）：1572-1588.

Della Valle M C，Sleat D E，Zheng H Y，et al，2011. Classification of subcellular location by comparative proteomic analysis of native and density-shifted lysosomes. Molecular & Cellular Proteomics，10（4）：M110. 006403.

Dengjel J，Høyer-Hansen M，Nielsen M O，et al，2012. Identification of autophagosome-associated proteins and regulators by quantitative proteomic analysis and genetic screens. Molecular & Cellular Proteomics，11（3）：M111. 014035.

Feng Y C，Backues S K，Baba M，et al，2016. Phosphorylation of Atg9 regulates movement to the phagophore assembly site and the rate of autophagosome formation. Autophagy，12（4）：648-658.

Gao W T，Kang J H，Liao Y，et al，2010. Biochemical isolation and characterization of the tubulovesicular LC3-positive autophagosomal compartment. Journal of Biological Chemistry，285（2）：1371-1383.

Harder L M，Bunkenborg J，Andersen J S，2014. Inducing autophagy：a comparative phosphoproteomic study of the cellular response to ammonia and rapamycin. Autophagy，10（2）：339-355.

Heo J M，Ordureau A，Paulo J A，et al，2015. The PINK1-PARKIN mitochondrial ubiquitylation pathway drives a program of OPTN/NDP52 recruitment and TBK1 activation to promote mitophagy. Molecular Cell，60（1）：7-20.

Jaquinod S K，Chapel A，Garin J，et al，2008. Affinity purification of soluble lysosomal proteins for mass spectrometric identification. Methods in Molecular Biology（Clifton，N. J.），432：243-258.

Kristensen A R，Schandorff S，Høyer-Hansen M，et al，2008. Ordered organelle degradation during starvation-induced autophagy. Molecular & Cellular Proteomics，7（12）：2419-2428.

Leighton F，Poole B，Beaufay H，et al，1968. The large-scale separation of peroxisomes，mitochondria，and lysosomes from the livers of rats injected with triton WR-1339. Improved isolation procedures，automated analysis，biochemical and morphological properties of fractions. The Journal of Cell Biology，37（2）：482-513.

Lieberman A P，Puertollano R，Raben N，et al，2012. Autophagy in lysosomal storage disorders. Autophagy，8（5）：719-730.

Lübke T，Lobel P，Sleat D E，2009. Proteomics of the lysosome. Biochimica et Biophysica Acta（BBA）- Molecular Cell Research，1793（4）：625-635.

Mancias J D，Wang X X，Gygi S P，et al，2014. Quantitative proteomics identifies NCOA4 as the cargo receptor mediating ferritinophagy. Nature，509（7498）：105-109.

Mathew R，Khor S，Hackett S R，et al，2014. Functional role of autophagy-mediated proteome remodeling in cell survival signaling and innate immunity. Molecular Cell，55（6）：916-930.

Naureckiene S，Sleat D E，Lackland H，et al，2000. Identification of *HE1* as the second gene of Niemann-Pick C disease. Science，290（5500）：2298-2301.

Papinski D，Schuschnig M，Reiter W，et al，2014. Early steps in autophagy depend on direct phosphorylation of Atg9 by the Atg1 kinase. Mol Cell，53（3）：471-483.

Richter B，Sliter D A，Herhaus L，et al，2016. Phosphorylation of OPTN by TBK1 enhances its binding to Ub chains and promotes selective autophagy of damaged mitochondria. PNAS，113（15）：4039-4044.

Rigbolt K T G，Zarei M，Sprenger A，et al，2014. Characterization of early autophagy signaling by quantitative phosphoproteomics. Autophagy，10：356-371.

Sarraf S A，Raman M，Guarani-Pereira V，et al，2013. Landscape of the PARKIN-dependent ubiquitylome in response to mitochondrial depolarization. Nature，496（7445）：372-376.

Sleat D E，Zheng H Y，Qian M Q，et al，2006. Identification of sites of mannose 6-phosphorylation on lysosomal proteins. Molecular & Cellular Proteomics，5（4）：686-701.

Strømhaug P E，Berg T O，Fengsrud M，et al，1998. Purification and characterization of autophagosomes from rat hepatocytes. The Biochemical Journal，335（Pt 2）：217-224.

Suzuki K，Nakamura S，Morimoto M，et al，2014. Proteomic profiling of autophagosome cargo in *Saccharomyces cerevisiae*. PLoS One，9（3）：e91651.

Xie Y C，Kang R，Sun X F，et al，2015. Posttranslational modification of autophagy-related proteins in macroautophagy. Autophagy，11（1）：28-45.

Zhang J B，Wang J G，Ng S，et al，2014. Development of a novel method for quantification of autophagic protein degradation by AHA labeling. Autophagy，10（5）：901-912.

Zhang T，Shen S C，Qu J，et al，2016. Global analysis of cellular protein flux quantifies the selectivity of basal autophagy. Cell Reports，14（10）：2426-2439.

Zhuo C，Ji Y，Chen Z，et al，2013. Proteomics analysis of autophagy-deficient Atg7[-/-] MEFs reveals a close relationship between F-actin and autophagy. Biochemical and Biophysical Research Communications，437（3）：482-488.

Øverbye A，Fengsrud M，Seglen P O，2007. Proteomic analysis of membrane-associated proteins from rat liver autophagosomes. Autophagy，3（4）：300-322.

第十八章　生物信息学技术与自噬研究

　　生物信息学是一门由生命科学、医学、计算机科学、信息技术、数学、物理学、化学及统计学等多学科相互交叉融合的新兴学科。其主要研究范畴包括生物医学大数据的收集、整合、质控、注释、维护和分享；针对特定类型数据进行抽象和建模，将生物学问题转化成可求解的计算问题，再结合已有的数学、物理学、计算机科学和统计学方法，设计新颖的生物信息学算法，开发相应工具；围绕特定生物学现象和过程如细胞自噬，开展高通量组学鉴定和生物信息学应用分析，推断重要调控因子，探索重要科学问题。因此，数据、算法和应用是当代生物信息学研究的三大方向，相辅相成、缺一不可。

　　最早的生物信息学相关研究，可以追溯到1962年时任上海中国科学院生物化学研究所的徐京华研究员在《生物化学与生物物理学报》上发表的《生物体负熵输入的计算（以蛋白质营养问题为例）》一文。在该文中，根据食物中蛋白质的氨基酸频率提出了一种潜在有用的、计算进食者负熵输入的信息学方法，并与已知的实验结果有较好的吻合，是最早的蛋白质序列分析研究。伴随着20世纪80年代开始的国际人类基因组计划，生物信息学得到空前的发展机遇，在海量测序数据分析方面独居优势，有力地推动了人类基因组计划的圆满完成。近20年来，生物信息学研究存在两个方面的趋势，一是随着数据类型的不断增加，主流计算研究从核酸、蛋白质序列分析逐步拓展到组学谱数据和生物医学图像数据上来，研究工作的多样性越来越高；二是主流生物信息学者越来越深入到具体的生物医学研究方向中，越来越注重理论计算与实验验证的结合，尝试着做出重要的生物学发现，生物信息学正在积极、主动地汇入主流生命科学与医学之中。

　　与细胞周期和昼夜节律等周期性过程不同，细胞自噬是典型的非周期性过程，因此是极好的生物信息学研究对象，相关计算分析有望为这一类生物学过程提供较为普适的解决方案；饥饿条件下的酵母，通常30分钟左右即可稳定检测到自噬的发生，自噬的应激速度很快，其特异性调控机制有待深入的研究；自噬有非选择性和选择性之分，如何区分两者也是重要的研究挑战。此外，自噬领域鼓励技术创新，在实验材料、试剂和抗体等的分享方面非常慷慨，同行之间的交流平等、密切，对新进者友善。因此，生物信息学者即便对自噬生物学的相关背景知识了解有限，但由于同行之间的帮助也能够较快地适应，从而取得较为突出的成果。

　　2016年，由美国密歇根大学丹尼尔·克利昂斯基（Daniel J. Klionsky）领衔在《自噬》期刊发表的、共有2467位署名作者的论文《自噬检测分析的使用和解读指南（第三版）》，专门辟出一个章节——"自噬检测计算分析的解读"，概述了自噬相关的生物信息学研究进展，主要包括三个方面，即序列比较和比较基因组学方法、自噬相关的网络资源，以及自噬动力学和数学建模。本章第一节"自噬基因的序列分析"即对应上述第一个方面，此外还简要介绍了第二个方面中LIR模体（LC3-interacting region motif）计算识别的原理，以及翻译后修饰（post-translational modification，PTM）位点的预测。近几年来，自噬相关的组学鉴定逐渐开始普及，因此本章第二节"自噬相关组学数据分析"简要介绍了自噬相关转录组、表观组、蛋白质组和修饰组各个层次组学数据的计算分析。第三节"自噬相关数据资源"则概述上述第二个方面自噬基因和相关 RNA 数据库资源。上述第三个方面涉及自噬的系统生物学建模，相关研究还处于起步阶段，本章不做探讨。

第一节　自噬基因的序列分析

序列分析（sequence analysis）是生物信息学最基础也是最重要的核心内容，其中双序列比对（pairwise sequence alignment）、多序列比对（multiple sequence alignment）、分子进化与系统发育分析（evolutionary and phylogenetic analysis）和序列模式识别（sequence pattern recognition）等技术方法，在自噬研究领域都较为常见和实用。本节将以酿酒酵母（*Saccharomyces cerevisiae*）Atg8 蛋白质为例，介绍各种序列分析方法的使用。酵母 Atg8 是重要的自噬分子标记，自噬体形成过程中定位于双层膜的外膜和内膜上，在自噬体与酵母液泡融合之后定位于内膜的 Atg8 会被液泡中酸性的水解酶降解。

在正式阐述之前，先介绍几个重要的基本概念。第一，本节使用的蛋白质序列数据库是 UniProt（https://www.uniprot.org/），该数据库包括两个子库，即包含人工注释和审定的 Swiss-Prot 子库，以及包含自动注释、未经人工审定的 TrEMBL 子库（图 18-1A）。由于人工注释需要耗费大量的时间和精力，所以 Swiss-Prot 子库中包含的蛋白质序列数量远小于 TrEMBL 子库，但前者的数据质量要远高于后者，注释信息也更多。第二，BLAST（Basic Local Alignment Search Tool，基础局部比对检索工具）是最常用的、基于序列的检索工具，这里使用瑞士生物信息学研究所（Swiss Institute of Bioinformatics）ExPASy 网站维护的在线 BLAST 工具（https://web.expasy.org/blast/）（图 18-1B）。第三，序列比对的基本假设是相似序列可能具有相似功能。具有相似功能的相似序列称为同源序列（homolog），同源序列在进化中通常是保守的，所以在生物学里，序列的相似、同源和保守三个名词之间可以混用，不必做区分。同源序列分为直系同源序列（ortholog）

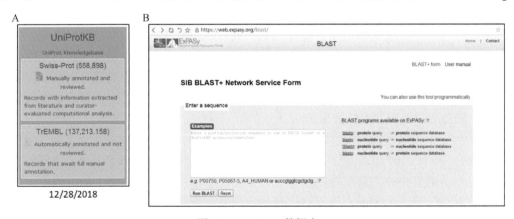

图 18-1　UniProt 数据库

A. UniProt 数据库包含 Swiss-Prot 和 TrEMBL 两个子库，前者由专家手工编审，后者利用软件自动注释；B. ExPASy 网站的在线 BLAST 工具

和旁系同源序列（paralog），前者指两个基因通过物种形成的事件而产生，后者指两个基因在同一物种中通过基因复制事件而产生。例如，人类 ULK1 与酵母 Atg1 互为直系同源序列，而人类 ULK1 与 ULK2、ULK3 和 ULK4 则互为旁系同源序列。

一、自噬基因的同源鉴定

在 UniProt 的检索栏中输入"atg8"，返回的第一个结果即酿酒酵母 Atg8，其 UniProt 标识符为 P38182（图 18-2A）。点击 https://www.uniprot.org/uniprot/P38182 可检索 Atg8 的相关信息（图 18-2B），访问 https://www.uniprot.org/uniprot/P38182.fasta 页面可获得 Atg8 的蛋白质序列（图 18-2C）。主流生物序列数据库，其序列存储格式为 FASTA，即第一行为注释行，由"＞"起头，往下是一行或多行的序列行。这样的序列格式很容易被计算机处理，在 Perl 或 Python 编程语言中，可通过识别开头为"＞"的行，提取该行之下的蛋白质序列，无论多少行，直到识别下一个开头为"＞"的行。因此 FASTA 格式是一种紧凑的、用来存储多序列的文件格式。例如，酵母 Atg8 的 UniProt FASTA 格式的第一行为"sp|P38182|ATG8_YEAST Autophagy-related protein 8 OS=Saccharomyces cerevisiae（strain ATCC 204508/S288c）OX=559292 GN=ATG8 PE=1 SV=1"，其中"sp"是指序列来源于 Swiss-Prot 子库，"P38182"是序列标识符，"ATG8_YEAST"是序列名称，"Autophagy-related protein 8"是蛋白质全名，"OS=Saccharomyces cerevisiae（strain ATCC 204508/S288c）"是物种名称，"OX=559292"是该物种的分类标识符，"GN=ATG8"指基因名称（图 18-2C）。

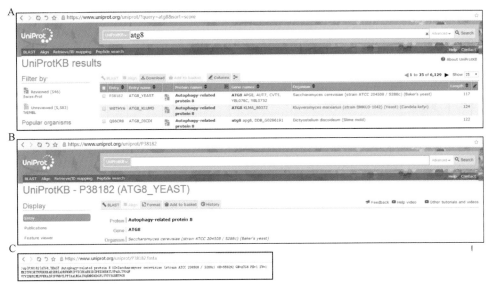

图 18-2　在 UniProt 数据库中检索酵母 Atg8 的蛋白质序列

A. 在 UniProt 数据库中输入"atg8"进行查询，第一条检索结果为酵母 Atg8；B. 酵母 Atg8 的注释页面；C. 酵母 Atg8 的 FASTA 格式序列

（一）序列比对算法

利用酵母 Atg8 的蛋白质序列，在 ExPASy 的 BLAST 工具（https://web.expasy.org/

blast/）中选择物种"Homo sapiens"，在人类蛋白质组中寻找酵母 Atg8 的潜在同源序列（不需要输入 FASTA 序列，可直接输入 Atg8 的 UniProt 标识符 P38182）（图 18-3A）。ExPASy 的 BLAST 工具使用 UniProt 数据库，由于一个基因可翻译成多条蛋白质序列，因此存在可变剪接异构体现象。这里我们仅考虑主异构体（major isoform）。检索到的第一个结果"1.A0A024RAP5（A0A024RAP5_HUMAN）"是 GABARAPL1 的次异构体（minor isoform）。而检索到的第二个结果"2.Q9H0R8（GBRL1_HUMAN）"是 GABARAPL1 的主异构体，因此人类 GABARAPL1 是酵母 Atg8 的同源序列（图 18-3B）。

酵母 Atg8（Query）和人类 GABARAPL1（Sbjct）的蛋白质序列比对结果是怎么来的？结果如何判断？为什么判定两者之间存在同源？基于 BLAST 的序列比对，事实上是将提交的蛋白质序列与数据库中预先存放的许多条序列依次进行比较，也就是多个双序列比对，因此需要先介绍双序列比对算法。首先，蛋白质的三级空间结构决定其功能，因此两条长度相当、功能保守的蛋白质序列，应当具有相似的三级结构。将两个蛋白的结构尽可能地重叠到一起，体现在序列上，每对位置上就存在匹配（即一对氨基酸）或插入/缺失。本例中，酵母 Atg8 的第一位 M 与人类 GABARAPL1 的第一位 M 排列在一起，因此 M-M 对是一个匹配；Atg8 第三位 S 和 GABARAPL1 第三位 F 排列在一起，S-F 对也是一个匹配。插入/缺失现象可参见第 13 个结果"13.Q9BXW4（MLP3C_HUMAN）"，酵母 Atg8 的第 20 位 R 和 21 位 I 之间有 6 个空位，"R------I"与人类 GABARAPL1 从第 22 位 R 开始、29 位 I 结束的"RQEEVAGI"排列在一起（图 18-3C）。

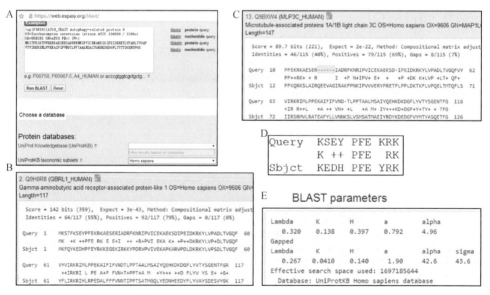

图 18-3 利用 BLAST 检索酵母 Atg8 人类蛋白质组中的同源序列

A. 将酵母 Atg8 的序列用 BLAST 在人类蛋白质组中检索；B. 不考虑次异构体，BLAST 检索结果第二个是酵母 Atg8 在人类中得分最高的同源序列；C. 序列比对的插入/缺失；D.BLAST 的打分原理；E.BLAST 结果页面提供的参数

这样就有两个问题：第一，遇到匹配情况怎么处理？依据生物学家的经验，相似功能的序列比较，理应把更多的、不变化的氨基酸残基比对在一起。M-M 对中因为没有氨基酸组成的变化，因此不会影响蛋白质功能，所以应当是"好的"匹配；而 S-F 对中存在 S 替代成 F 或者反之，可能会影响蛋白质功能，所以是"不好的"匹配。生物信息学需要

将经验和直觉转化成定量、可计算的数值，实现的方法就是构建氨基酸替代矩阵，如最常用的 BLOSUM62 打分矩阵（图 18-4）。BLOSUM62 矩阵是对称的，用来评价氨基酸对的匹配分值。M-M 对里两个残基相同，检索 BLOSUM62 矩阵可看到相应的替代分值为 5；S-F 对里两个残基不同，并且 S 与 F 的理化性质也有很大差异，所以替代分值为 -2。分值越高，说明氨基酸对的保守程度越高。第二，遇到插入或缺失没法查 BLOSUM 62 矩阵，该如何处理？从生物学家的角度来讲，理论上应该是简单粗暴地扣分，出现一个空位扣多少分即可；计算上也是这么做的，只不过后来发现这么扣分过于严格，在实践中通过摸索，如 BLAST 里，改为了出现第一个空位扣 11 分，再出现空位每多一个加扣 1 分。这样酵母的"R------I"与人类 GABARAPL1 的"RQEEVAGI"进行比对，相似性分值为 5（R-R 的替代分值）-11（第 1 个空位）-5（第 2～6 个空位）+4（I-I 的替代分值）=-7。两条完整的蛋白质序列比对在一起之后，相似性分值就是这样计算出来的。

```
#  Matrix made by matblas from blosum62.iij
#  * column uses minimum score
#  BLOSUM Clustered Scoring Matrix in 1/2 Bit Units
#  Blocks Database = /data/blocks_5.0/blocks.dat
#  Cluster Percentage: >= 62
#  Entropy =   0.6979, Expected =  -0.5209
   A  R  N  D  C  Q  E  G  H  I  L  K  M  F  P  S  T  W  Y  V  B  Z  X  *
A  4 -1 -2 -2  0 -1 -1  0 -2 -1 -1 -1 -1 -2 -1  1  0 -3 -2  0 -2 -1  0 -4
R -1  5  0 -2 -3  1  0 -2  0 -3 -2  2 -1 -3 -2 -1 -1 -3 -2 -3 -1  0 -1 -4
N -2  0  6  1 -3  0  0  0  1 -3 -3  0 -2 -3 -2  1  0 -4 -2 -3  3  0 -1 -4
D -2 -2  1  6 -3  0  2 -1 -1 -3 -4 -1 -3 -3 -1  0 -1 -4 -3 -3  4  1 -1 -4
C  0 -3 -3 -3  9 -3 -4 -3 -3 -1 -1 -3 -1 -2 -3 -1 -1 -2 -2 -1 -3 -3 -2 -4
Q -1  1  0  0 -3  5  2 -2  0 -3 -2  1  0 -3 -1  0 -1 -2 -1 -2  0  3 -1 -4
E -1  0  0  2 -4  2  5 -2  0 -3 -3  1 -2 -3 -1  0 -1 -3 -2 -2  1  4 -1 -4
G  0 -2  0 -1 -3 -2 -2  6 -2 -4 -4 -2 -3 -3 -2  0 -2 -2 -3 -3 -1 -2 -1 -4
H -2  0  1 -1 -3  0  0 -2  8 -3 -3 -1 -2 -1 -2 -1 -2 -2  2 -3  0  0 -1 -4
I -1 -3 -3 -3 -1 -3 -3 -4 -3  4  2 -3  1  0 -3 -2 -1 -3 -1  3 -3 -3 -1 -4
L -1 -2 -3 -4 -1 -2 -3 -4 -3  2  4 -2  2  0 -3 -2 -1 -2 -1  1 -4 -3 -1 -4
K -1  2  0 -1 -3  1  1 -2 -1 -3 -2  5 -1 -3 -1  0 -1 -3 -2 -2  0  1 -1 -4
M -1 -1 -2 -3 -1  0 -2 -3 -2  1  2 -1  5  0 -2 -1 -1 -1 -1  1 -3 -1 -1 -4
F -2 -3 -3 -3 -2 -3 -3 -3 -1  0  0 -3  0  6 -4 -2 -2  1  3 -1 -3 -3 -1 -4
P -1 -2 -2 -1 -3 -1 -1 -2 -2 -3 -3 -1 -2 -4  7 -1 -1 -4 -3 -2 -2 -1 -2 -4
S  1 -1  1  0 -1  0  0  0 -1 -2 -2  0 -1 -2 -1  4  1 -3 -2 -2  0  0  0 -4
T  0 -1  0 -1 -1 -1 -1 -2 -2 -1 -1 -1 -1 -2 -1  1  5 -2 -2  0 -1 -1  0 -4
W -3 -3 -4 -4 -2 -2 -3 -2 -2 -3 -2 -3 -1  1 -4 -3 -2 11  2 -3 -4 -3 -2 -4
Y -2 -2 -2 -3 -2 -1 -2 -3  2 -1 -1 -2 -1  3 -3 -2 -2  2  7 -1 -3 -2 -1 -4
V  0 -3 -3 -3 -1 -2 -2 -3 -3  3  1 -2  1 -1 -2 -2  0 -3 -1  4 -3 -2 -1 -4
B -2 -1  3  4 -3  0  1 -1  0 -3 -4  0 -3 -3 -2  0 -1 -4 -3 -3  4  1 -1 -4
Z -1  0  0  1 -3  3  4 -2  0 -3 -3  1 -1 -3 -1  0 -1 -3 -2 -2  1  4 -1 -4
X  0 -1 -1 -1 -2 -1 -1 -1 -1 -1 -1 -1 -1 -1 -2  0  0 -2 -1 -1 -1 -1 -1 -4
* -4 -4 -4 -4 -4 -4 -4 -4 -4 -4 -4 -4 -4 -4 -4 -4 -4 -4 -4 -4 -4 -4 -4  1
```

图 18-4　BLOSUM62 矩阵

接下来，如何把两条蛋白质序列比对到一起呢？经典的、基于动态规划的双序列比对算法包括用于全局双序列比对的 Needleman-Wunsch 算法和用于局部双序列比对的 Smith-Waterman 算法。这两个算法设计理念清晰、运算流程优雅，但最大的缺点是速度慢，所以适合放在教科书里用于教学，便于学生掌握。教科书里的东西，要简单、明确、有美感，这样学生们能够比较容易入门，这两个经典算法是整个序列分析里最核心、最重要的内容。实际应用时需要改进和优化，事实上是做各种妥协，应用性很好但会破坏算法的美感。BLAST 算法是 Smith-Waterman 算法的优化和妥协版本，需要先构建用来搜索的蛋白质序列数据库，在建库时，事先根据 BLOSUM62 矩阵计算任意两条由 3 个氨基酸残基组成的相似性分值，并且要预先设定阈值；待查询序列输入 BLAST 程序之后，先从 N 端开始，每次向 C 端滑动一个残基，切割出 3 个氨基酸的片段，然后在预先算好的分值表里查询，仅保留高于阈值的结果；对每个结果进行两端的延伸，计算相似性分值，保留高分片段对（high-scoring segment pair，HSP），然后再把这些片段尽力连接得更长。以酵母 Atg（Query）和人类 GABARAPL1 的双序列比对为例，第一步查询分值表时，如两条序列的 PFE 之间的相似性分值为 7+6+5=18，超过阈值；然后再向两端延伸，左边是 KSEY-KEDH 对，相似性分值为 5+0+2+2=9，右边 KRK-YRK 对的分值为 -2+5+5=8，总分数为 18+9+8=35（图 18-3D）。这样第一轮算完会得到许多孤立的高分片段对，然后再尝试着加入空位，如果两个相邻的高分片段对在加入空位的罚分之后总分比单个片段高，则保留该结果。这个流程反复操作直到不再有高分片段对能够连接在一起为止。因此，BLAST 输出结果不一定是唯一的，若蛋白质序列上存在低复杂度的重复序列，比对的结果可能会有多个，需要仔细判读才行。BLAST 算法的优点是比 Needleman-Wunsch 和 Smith-Waterman 算法快，并且计算准确性差得并不多。

回到酵母 Atg8 和人类 GABARAPL1 的比对结果，各个参数都代表什么意思呢？第一项 "Score=142bits（359）"，括号里的 "359" 是根据上述讲的，利用 BLOSUM62 矩阵里给定的替代分值累加出来的，被称为 "原始分数"，用 R 来表示；"Score" 是比特分值，指的是以 2 为底的两条序列匹配：不匹配概率的对数。Score=0 表示匹配概率：不匹配概率 =1，因为两条序列要么匹配要么不匹配，总概率为 1，因此两条序列匹配和不匹配从计算上来讲概率各为 50%；Score=142 表示匹配概率：不匹配概率 $=2^{142} \approx 5.6 \times 10^{42}$，因此两条序列不匹配的概率非常小。虽然这个概率极小，但由于输入的蛋白质序列并不仅仅只跟这一条序列比较，需要与数据库中所有的序列进行两两比较，所以是一个多样本的统计问题。这样，生物信息学家们要问的问题是，计算出来的 Score，从统计上来讲，算错的概率有多高，或者说 Atg8 和 GABARAPL1 比对之后的比特分值 Score=142，这两条序列仍然可能是不匹配的概率有多高。这就是第二项 "Expect=3e-43" 里的内容，计算的就是 Score=142 仍然可能不匹配的概率（期望概率），用 E 来表示。"原始分数" R、比特分值 Score（这里用 S 来表示）和期望概率 E 之间有两个换算公式：

$$E(S) \approx Kmne^{-\lambda S} = mn2^{-S}, \quad S = \frac{\lambda R - \ln(K)}{\ln(2)}$$

这两个公式里的 λ 和 K 在 BLAST 工具里事先已经估算过，Atg8 在人类蛋白质组的比对结果页面翻到靠下的部分，其中 "BLAST parameters" 里给出了参数（图 18-3E）。由于我们用的是带空位的 BLAST，因此 "Gapped" 下面的 Lambda（λ）=0.267，K=0.0410。有了这两个参数，先根据 R=359 来计算 S：

$$S = \frac{0.267 \times 359 - \ln(0.041)}{\ln(2)} \approx \frac{95.9 - (-3.2)}{0.7} = \frac{99.1}{0.7} \approx 142$$

然后再根据比特分值 Score/S=142，计算期望概率 E 值，其中 m 指输入待查询序列长度，酵母 Atg8 长度为 117aa，所以 m=117；n 指搜索数据的有效长度，"BLAST parameters" 里 "Number of letters in database" 后面的数字就是有效长度，因此 n=68 195 428。代入公式，计算如下：

$$E(142)=117 \times 68\,195\,428 \times 2^{-142}=1.43 \times 10^{-33}$$

根据公式计算出来的 E 值与网站上给出的 "Expect=3e-43" 不一致。这是因为早期的 ExPASy 的 BLAST 通过这个公式来计算 E 值，实际应用中发现这样算出来的 E 值过于严格，因此第三项 "Method：Compositional matrix adjust" 就是后来发展的对 E 值估算进行修正的方法，从而使得许多实际上存在同源关系的序列能够被灵敏地检测到。

第四项"Identities=64/117（55%）"，指的是两条序列可比对的 117 个位置里有 64 个比对位置的氨基酸对是相同的，没有不同氨基酸的替代。在下面的 Query 和 Sbjct 的结果中，中间一栏用相应的氨基酸来表示。第五项"Positives=92/117（79%）"，指的是 BLOSUM62 矩阵里得分为正值的氨基酸对，所以也囊括不变的氨基酸对。对于不同氨基酸之间的替代，如果得分为正值，在下面的比对结果的中间栏里，用符号"+"来表示；第六项"Gaps=0/117（0%）"表示比对结果中的空位数目是 0。

（二）直系和旁系同源鉴定

地球上的生物是由共同祖先进化而来的，所有的蛋白质之间都存在或远或近的同源关系。因此，从理论上来说，只要是 BLAST 检索出来的结果，与输入序列之间都存在同源关系。但序列比对是希望根据序列相似性发现相似功能的蛋白质，因此泛泛的检索同源序列没有什么意义，这就需要做蛋白质家族的分析。一个蛋白质家族的成员，通常具有相似的一级序列、相似的三级结构和折叠方式，以及相近的生物学功能。蛋白质家族的定义不严格，如人类基因组编码约 520 个蛋白激酶（protein kinase），这些激酶都包含催化蛋白质磷酸化反应的、保守的功能结构域，事实上都属于一个蛋白质家族，但由于蛋白激酶数量太多，所以研究者人为设定了蛋白激酶超家族、家族和亚家族三个层次。蛋白质家族如何定义，取决于具体的科学问题，这里不做深入探讨，可以简单地认为一个保守的蛋白质家族里包含若干成员，这些成员中的部分在其他物种中有功能相同或相似的同源蛋白。

这就需要引入直系同源和旁系同源的概念。前者的关键词是"物种形成"，后者的关键词是"基因复制"。可以想象，在通常的情况下，物种分化前即存在的基因 / 蛋白质，于物种分化后在不同的物种中仍然执行保守的功能，因此不同物种中的直系同源序列的相似性较高；对于旁系同源，由于生物进化的趋异性和经济性，生物体里很难存在两个功能完全相同的基因 / 蛋白质，因此当基因复制事件发生之后，要么其中一个基因保留原有的功能而另一个基因演化出新的功能，要么两个基因都保留原有基因的部分功能并且演化出新功能。这两个假设都有分子进化生物学的证据支持，前者称为新功能化（neofunctionalization），后者称为亚功能化（subfunctionalization）。无论基因复制之后的演化符合哪种假设，由于有新功能产生，序列上都会发生改变，所以旁系同源与直系同源之间的相似性要低。因此，序列比对最重要的目标，就是先确定输入序列在其他物种中的直系同源，因为大多数情况下不同物种的直系同源序列功能相同或高度相似，再推测潜在的旁系同源，根据具体的问题划定蛋白质家族的范围，然后再开展后续的分析。

这里先探讨第一个问题，如何确定酵母 Atg8 在人类蛋白质组中的直系同源序列。最常用的计算方法是双向最优法（reciprocal best hits）（图 18-5）。计算流程是，给定物种 A 中的蛋白质序列 a，用 BLAST 在物种 B 中搜索 a 的同源序列，得分最高的序列为 b；用物种 B 中的 b 序列，反过来在物种 A 中搜索，能够得到一系列同源序列，若得分最高的序列为 a，则表明物种 A 的 a 序列和物种 B 的 b 序列，利用 BLAST 检索互为最优比对结果，因此 a 和 b 是潜在的直系同源序列。双向最优法自 1997 年提出以来，实现过程中做过一些小的修订，但核心思想没有改变过，一直沿用至今。对于酵母 Atg8，之前我们搜索人类蛋白质组，不考虑次异构体情况，人类 GABARAPL1 是利用酵母 Atg8 序列搜索出的最优结果。将人类 GABARAPL1 的 UniProt 标识符 Q9H0R8 输入到 BLAST 中，物种选择为酿酒酵母（图 18-6A），搜索得到的同源序列得分最高的为 Atg8（图 18-6B），因此酵母 Atg8 与人类 GABARAPL1 互为直系同源序列。

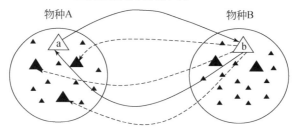

图 18-5　确定不同物种直系同源的计算方法——"双向最优法"

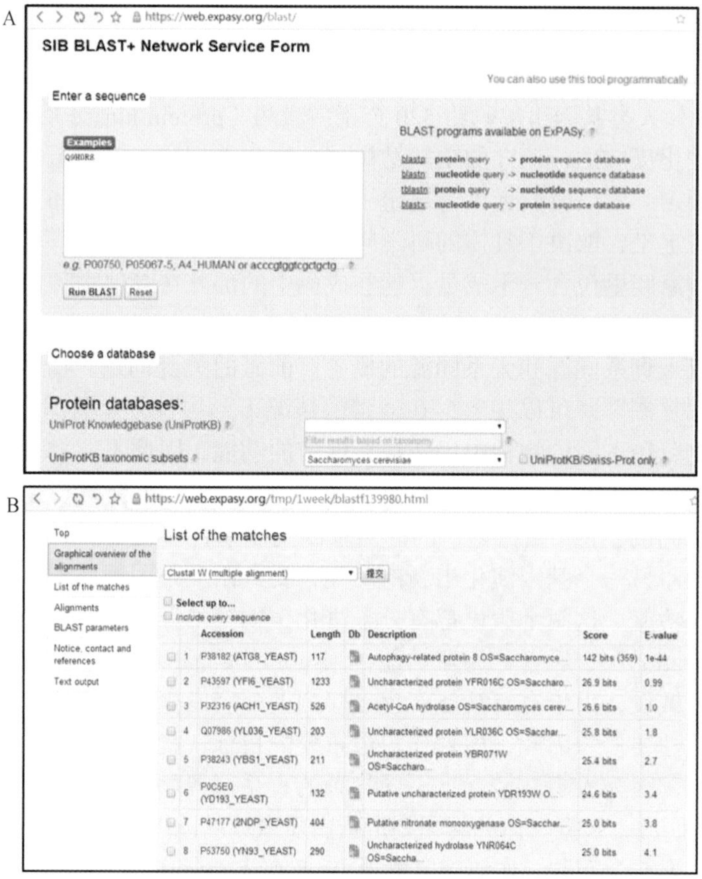

图 18-6　人类 GABARAPL1 在酿酒酵母中的同源检索

A. 将人类 GABARAPL1 在酿酒酵母中检索同源序列；B. 人类 GABARAPL1 在酿酒酵母中得分最高的同源序列为 Atg8

　　这样计算有没有问题？计算过程没有问题，但结果有问题。因为实验研究表明酵母 Atg8 与哺乳动物 LC3B/MAP1LC3B 的功能相同，而不是 GABARAPL1。利用双向最优法寻找直系同源从而找到不同物种中功能保守的序列，在大多数情况下成立，而不是所有情况。所以计算结果需要进一步的实验验证。人类 MAP1LC3B 事实上是 GABARAPL1

的旁系同源，那么如何寻找旁系同源序列呢？用人类 GABARAPL1 在人类蛋白质组中进行 BLAST 搜索（图 18-7A），然后仔细分析结果。从经验上来判断潜在的旁系同源序列，有几个简单的方法：①旁系同源往往与输入序列比较相似，无关的序列则与输入序列相似程度不高，因此分值 Score 急剧下降和期望概率 Expect 急剧上升的地方，往上是潜在的旁系同源（图 18-7B）；②不考虑次异构体、片段序列；③旁系同源通常有相似的功能，所以可以根据基因名称、UniProt 注释做判断。旁系同源鉴定没有"傻瓜"式做法，根据上述几个规则可以鉴定人类 GABARAP、GABARAPL1、GABARAPL2、GABARAPL3、MAP1LC3A、MAP1LC3B 和 MAP1LC3C 共 7 个基因互为旁系同源序列。

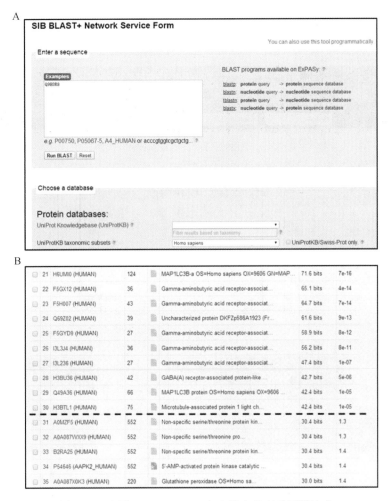

图 18-7　人类 GABARAPL1 在人类中的旁系同源检索

A. 将人类 GABARAPL1 在人类中检索同源序列；B. 旁系同源与亲缘关系较远的序列之间，往往会有 BLAST 分值的剧烈下降

（三）自噬基因家族的进化分析

根据上一步讲的计算规则，可以鉴定酵母 Atg8 在人类、小鼠、果蝇、线虫、裂殖酵母和拟南芥中的直系同源与旁系同源（图 18-8A）。先根据 UniProt 标识符从 UniProt 数

据库中依次获得 FASTA 格式的序列，每条序列的基因名称改为拉丁文首字母 + 基因名，如酵母 Atg8 改为 ScATG8，然后把所有序列存到一个文本文件中，文件的后缀名改为 .fas（图 18-9A）。FASTA 格式是紧凑的、用来存单条或多条序列的主流通用格式。

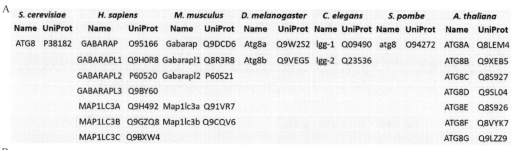

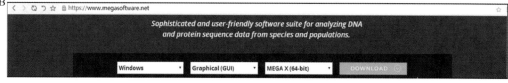

图 18-8　Atg8 家族成员及进化分析软件

A. 酵母 Atg8 在多个模式生物中的直系同源和旁系同源；B. 分子进化分析软件 MEGA 的网站

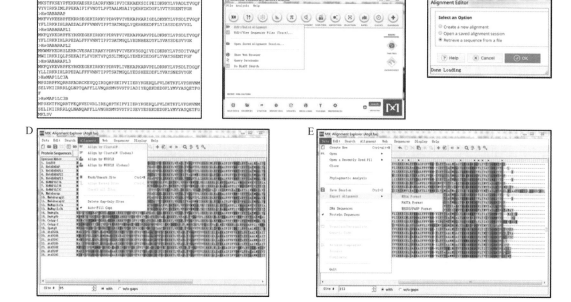

图 18-9　Atg8 家族的多序列比对

A.Atg8 家族蛋白质序列的 FASTA 文件；B. 选择编辑 / 建立比对；C. 选择从文件中提取序列；D. 进行多序列比对；E. 输出结果导出为 MEGA 格式

　　用于系统发育或分子进化分析的软件很多，MEGA 是目前最常用的软件包之一。首先下载最新版本的 MEGA 软件（https://www.megasoftware.net/）（图 18-8B）。安装 MEGA X 之后打开软件，点击 ALIGN，在出现的下拉菜单里，点击"Edit/Build Alignment"（图 18-9B），然后在弹出来的对话框里选择"Retrieve a sequence from a file"（图 18-9C），导入刚才保存的序列文件，如文件为"Atg8.fas"。在弹出的文本框中，点击"Alignment"，选择"Align by ClustalW"，即用 MEGA 自带的 ClustalW 软件进行多序列比对（图 18-9D）。构建进化树之前，多序列比对是必需的。

比对完之后，不要选择保存文件，而是要选择"Export Alignment"，再选择"MEGA Format"，将比对结果导出，存成"Atg8.meg"文件（图 18-9E）。这是因为 MEGA 自身定义了一套文件格式，不转换成 MEGA 格式，软件就无法识别。关闭多序列比对的文本框，回到主界面，把刚才保存的"Atg8.meg"文件用鼠标拖到 MEGA 的主界面里来，选择"PHYLOGENY"，然后选择"Construct/Test Neighbor-Joining Tree..."（图 18-10A）。MEGA 用来做系统发育树或分子进化树的算法有五种，常用的三种是最大似然法、邻接法和最小进化法。这些算法各有优缺点，最大似然法适合亲缘关系较远物种的序列分析，但运算速度较慢；邻接法和最小进化法从计算的原理来讲差别不大，运算速度快，并且准确性也并不比最大似然法差多少。这里选择邻接法。在弹出的对话框里，需要把"Test of Phylogeny"选项改为"Bootstrap method"，把下面的数字改为 5000，然后点击 OK 即可运算（图 18-10B）。这里主要关注"Bootstrap consensus tree"。

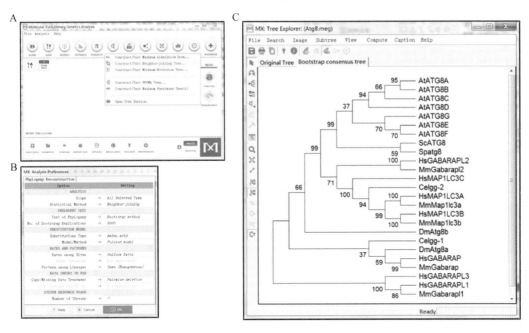

图 18-10　Atg8 家族的进化树构建

A. 构建邻接树；B. 相应的参数设计；C. 通过自展法得到的进化树

分子进化树的结果需要妥善的解释，与已知实验证据有冲突时可能还需要反复多次的重新尝试。例如，在本例中，可以看出芽殖酵母 ScATG8 和裂殖酵母的 Spatg8 的亲缘关系较近，拟南芥的 7 个基因 ATG8A ～ ATG8G 在真菌、植物和动物的分歧之后独立进化（图 18-10C）。动物中进化的模式比较复杂，人类 7 个酵母 Atg8 的同源序列事实上可以分为四个亚家族，即 GABARAPL2、MAP1LC3A/B/C、GABARAP 和 GABARAPL1/3。这 7 个基因在进化树上的进化模式与物种进化没有很好的对应关系，所以不能简单地通过双向最优法预测直系同源来推断酵母 Atg8 究竟与人类 7 个同源序列中的哪一个功能相同。

实验证据表明人类 MAP1LC3B 与酵母 Atg8 功能等同，所以计算预测能够很好地缩小候选范围，但不能完全代替实验。另外，"Bootstrap method" 即自展法，是检验分子进化树可靠性的常用方法，通常是必选项。例如，在图 18-10C 中，有两个进化分歧点的自展值为 37，表明其拓扑结构的可靠性为 37%，也就是可靠性不高。但本例构建的进化树里，绝大多数自展值 > 50，表明结果大体上是可信的。若构建的进化树可信度不高，或与实验证据有冲突，通常的做法有两种：一是增加物种，在更多的物种中寻找直系同源和旁系同源，加入到分子进化的分析中来；二是尝试不同的建树方法，若得到一致的进化树，则表明结果较为可靠。

二、自噬相关序列模体识别

本部分介绍三种序列模体的计算发现方法，包括正则表达式、位置特异性打分矩阵（PSSM）算法和分组预测系统（GPS）算法。蛋白质序列中的短线性模体（short linear motif）是重要的功能元件。Motif 过去通常翻译成"基序"，现在通常音译为"模体"，这样比较容易理解和记忆。这里需要注意"功能结构域"（domain）和"模体"的区别，功能结构域通常具有特定的生物学功能，具有完整独立的三级结构，一般长度为几十到几百个氨基酸，允许插入 / 缺失即空位（gap）的存在；模体通常也具有特定的生物学功能，但不必须具有独立、完整的三级结构，长度一般是几个到几十个氨基酸。功能结构域的预测方法一般是将同一蛋白质家族的成员进行多序列比对，然后用 HMMER（http://www.hmmer.org/）软件包里的 hmmbuild 构建隐马尔可夫模型，再根据构建好的模型用 hmmsearch 来搜索待查询序列。公共数据库如 UniProt 通常预先计算好蛋白质所包含的功能结构域，所以直接查阅相关注释信息即可。蛋白质模体很少有数据库提供详尽的注释，其主要原因：一是潜在的序列模体太多，注释起来很费精力；二是经常会有新的模体发现，数据库来不及进行注释。真核生物蛋白质模体注释最好的数据库之一是 ELM（http://elm.eu.org/）。

这里仅讨论自噬相关的模体识别和预测。目前研究比较多的自噬相关模体有两个，一个是由 5 个氨基酸 "KFERQ" 构成的短序列模体，在分子伴侣介导的自噬（chaperone-mediated autophagy，CMA）的底物中普遍存在，能够被分子伴侣 HSPA8/Hsc70（人类 UniProt 标识符 P11142）特异性识别并转运至溶酶体中降解。另一个也是最重要的模体，即 LIR 模体或 "Atg8 家族相互作用模体"（Atg8-family interacting motif，AIM），通常为 "WXXL"（X 为任意氨基酸）。研究表明，LIR/AIM 模体在许多自噬相关基因和自噬调控因子的蛋白质序列中存在，能够被 LC3B/Atg8 特异性识别，从而介导蛋白质 - 蛋白质相互作用（protein-protein interaction，PPI）。一个主流的假设是自噬分为非选择性和选择性两类，其中选择性自噬的重要功能元件可能为 LIR/AIM 模体，使得特定蛋白质能够与 LC3B/Atg8 相互作用，被招募到自噬体上，转运至溶酶体 / 液泡从而发生降解。经典的 LIR/AIM 模体不甚严格，用来做预测会搜索出许多假阳性结果，因此有学者提出了 xLIR 模体（extended LIR-motif），即 x(2)-[WFY]-x(2)-[LIV]，其中 x 为偏酸性的氨基酸。但实验学家一般定义序列模体不严格，所以事实上论文里使用的模体为 [DE][DEST][WFY][DELIV]X[ILV]。

（一）正则表达式

先介绍第一种序列模式的发现方法，即根据给定的序列模体，在候选蛋白质序列里搜索所有符合该模体的序列，并且记录起始和终止位置。在之前的研究中，Ioanna Kalvari等构建了预测 LIR/AIM 模体的在线工具 iLIR（http://repeat.biol.ucy.ac.cy/iLIR/），共收集了 34 个实验证实的 LIR/AIM 模体作为训练数据。为了简化说明，这里挑选 3 个已知的、包含 LIR 模体的人类蛋白质 ATG13、CALR/Calreticulin 和 FUNDC1 作为后续的讨论对象（图 18-11A）。这 3 个蛋白质分别包含一个实验正式的 LIR 模体。首先从 UniProt 数据库中逐个获得这 3 个蛋白质的序列，复制粘贴到一个文本文件里，文件名为 "LIR.txt"（图 18-11B）。

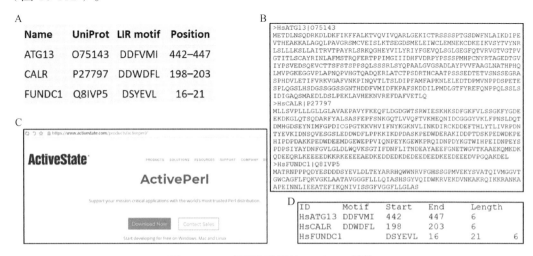

图 18-11　3 条实验验证的 LIR/AIM 模体

A. 3 个实验鉴定的、已知的 LIR/AIM 模体；B. 3 个蛋白质的 FASTA 序列；C. Perl 语言的编译器 ActivePerl，可用来运行 .pl 文件；D. 利用正则表达式搜索出的 LIR/AIM 模体

在 Perl 语言里，基于正则表达式（regular expression）的搜索称为"模式匹配"，模体称为"正则表达式"。例如，实验学家定义的 LIR/AIM 模体为 [DE][DEST][WFY][DELIV]X[ILV]，写成 Perl 的正则表达式则为 [DE][DEST][WFY][DELIV].[ILV]。方括号表示匹配里面任一字符即可，"."号是 Perl 的通配符，表示任意一个字符。参考网上类似的代码（http://liucheng.name/1285/），笔者写了一个从多条蛋白质序列里寻找包含 LIR/AIM 模体的 Perl 小脚本。在使用这个程序之前，需要先安装一个 ActivePerl 软件包（https://www.activestate.com/products/activeperl/），这个是 Perl 程序的解释器（图 18-11C）。安装完可参看下面的代码：

****

```
#LIR/AIM 模体搜索工具
open(Fh,"LIR.txt");# 打开待搜索模体的多序列文件
open(In," > Motif.txt");# 结果输出文件
my $motif="[DE][DEST][WFY][DELIV].[ILV]";# 拟搜索的序列模体
$/=" > ";# Perl 自带的全局变量，即根据 " > " 来分隔行
```

```
print In "ID\tMotif\tStart\tEnd\tLength\n";# 输出标题行
while( ＜ Fh ＞ ){
    if($_=～ /(.*?)\s(.*)/ms){# 第一个括号匹配 ID, 第二个匹配序列
        $id=$1;# 序列 ID
        $seq=$2;# 序列
        $seq=～ s∧s//g;# 把序列里的换行符去掉，变成一行
        while($seq=～m/($motif)/g){# 匹配模体
            $len=length($1);# 返回模体长度
            $end=pos($seq);# 返回模体的终止位置
            $start=$end-$len+1;# 计算起始位置
            print In "$id\t$1\t$start\t$end\t$len\n";# 输出结果
}}}
close(Fh);# 关闭多序列文件，释放内存
close(In);# 关闭输出文件
```

****

读者可以把两行"*"之间的内容拷贝到一个新文本里，注意后缀名要改成".pl"，不能是".txt"，然后双击程序就会自动运行，结果输出到"Motif.txt"这个文件里（图 18-11D）。这个代码并不仅限于搜索 LIR/AIM 模体，只需要修改第三行的正则表达式即可搜索任意想要检索的模体。实验学家掌握一点编程技术是很有必要的，而且诸如 Perl、Python 之类的脚本语言，要比 C++、Java 之类的容易很多，但处理文本文件的能力却非常强大。Perl 的入门书籍 *Beginning Perl For Bioinformatics*，总共包括 13 章的内容。大学学过 C++ 的读者，每天学习一章不会有太多的困难，两周左右就可以初步掌握 Perl 语言的基本编程技巧。另外，写程序与做实验不同，非常注重代码的继承和延续，优秀的程序员通常 80% ～ 90% 的代码会尽量使用网上已有的程序、调用各种函数，自己只写关键的部分，能解决问题就好。这就是程序员世界里"不要重复造轮子"的基本法则。

（二）位置特异性打分矩阵

在 Ioanna Kalvari 等的工作里，除了利用正则表达式做模式匹配之外，还利用 34 个已知的 LIR/AIM 模体构建了 PSSM，用来预测潜在的、新的 LIR/AIM 模体。例如，某个人类蛋白质序列上包含了"DSWDVI"片段，如果不用正则表达式来做匹配，如何预测这段序列是否为 LIR/AIM 模体呢？

在 PSSM 算法里，要根据训练数据集来估算每个位置各种不同氨基酸分别出现的频率。iLIR 工具中，将 34 个已知的、长度为 6 个氨基酸残基的 LIR/AIM 模体排列在一起，然后对每一栏直接计数每种氨基酸的个数，除以总数，即可得到该位置某氨基酸出现的频率。前面已经讲过，假设已知 LIR/AIM 模体只有 3 个该如何构建 PSSM。首先，我们将 3 个已知 LIR/AIM 模体排列在一起（图 18-12A），考虑 23 种可能的氨基酸，字母表中 26 个字母中的 J、O 和 U 没有对应的氨基酸，B 指天冬氨酸 D 或天冬酰胺 N 中的一个，Z 指谷氨酸 E 或谷氨酰胺 Q 中的一个，X 指任意氨基酸。对于第一列，3 个模体都是 D，所以 D 出现的频率为 1，其他氨基酸频率都为 0；第二列，前 2 个模体都是 D，第 3 个为

S，所以 D 的频率为 0.67，S 为 0.33，以此类推即可得到一个位置特异性的氨基酸出现频率矩阵(图 18-12B)。由于这个矩阵是从已知 LIR/AIM 模体中构建出来的，所以称为"前景"（foreground，用"+"来表示），还需要构建"背景"矩阵（background，用"−"来表示）。估算背景的方式有很多种，如从 UniProt 数据库里随机抽取若干长度为 6 个残基的肽段(绝大多数应当为非 LIR/AIM 模体)，组成矩阵后计算每个位置的氨基酸出现的频率。最简单的方法是不考虑位置效应，简单地估算数据库里各种氨基酸出现的频率，作为背景。比如在该例中，经过计算我们得到 D、S、W、V 和 I 5 种氨基酸在 UniProt 数据库里所有蛋白质序列中出现的频率分别为 0.05、0.07、0.01、0.06 和 0.04，则"DSWDVI"序列的 PSSM 分值 R 为

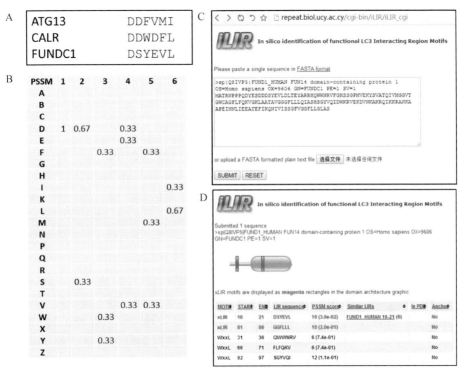

图 18-12 3 个蛋白质的 LIR 模体预测

A. 3 个蛋白质的 LIR 模体排列在一起；B. 前景 PSSM；C. 将人类 FUNDC1 序列输入 iLIR 在线工具；D.iLIR 预测结果

$$R = \frac{P(\text{"DSWDVI"}|+)}{P(\text{"DSWDVI"}|-)} = \frac{1 \times 0.33 \times 0.33 \times 0.33 \times 0.33 \times 0.33}{0.05 \times 0.07 \times 0.01 \times 0.05 \times 0.06 \times 0.04} \approx 931\ 795$$

$$\log_2(R) \approx 19.8$$

$P(\text{"DSWDVI"}|+)$ 指的是"DSWDVI"在前景矩阵里的概率，通过查已构建好的矩阵可以知道，第一位 D 出现的概率为 1，第二位 S 出现的概率为 0.33，第三位 W 出现的概率为 0.33，以此类推，将前景概率连乘即可。$P(\text{"DSWDVI"}|-)$ 指的是背景概率，由于我们没有构建背景矩阵，将每种氨基酸在 UniProt 数据中随机出现的概率连乘即可。计算出来的分值 R 通常是个比较大的数字，所以一般大家会取对数。因此，计算出来的分值越高，待预测的肽段越有可能是真实的 LIR/AIM 模体。在 iLIR 工具中，所

有 > 13 的 PSSM 对数分值的候选序列都会被预测为潜在的 LIR/AIM 模体。另外，iLIR 还利用 ANCHOR 工具（https://iupred2a.elte.hu/）预测了蛋白质无规则区域（disordered region）。iLIR 工具的创作者们认为 LIR/AIM 模体如果有 3 个以上残基落在蛋白质的无规则区域中，则有可能通过与 LC3B/Atg8 相互作用而获得稳定的三级结构。这个预测是参考性的，iLIR 在线工具主要还是通过 PSSM 方法来预测 LIR/AIM 模体。

iLIR 在线工具使用起来很方便，如将人类 FUNDC1 的蛋白质序列提交到在线工具中（http://repeat.biol.ucy.ac.cy/cgi-bin/iLIR/iLIR_cgi）（图 18-12C），会返回 5 个预测结果及相应的 PSSM 对数分值，其中 2 个符合 xLIR 模体，3 个符合经典的 "WXXL" 模体（图 18-12D）。最后，需要注意的是，计算预测不能代替实验。预测出来的 LIR/AIM 模体是否真的与 LC3B/Atg8 相互作用，以及有什么样的生物学功能，必须通过实验来验证。

（三）分组预测系统

分组预测系统（group-based prediction system，GPS）是笔者在 2004 年设计的激酶特异性磷酸化位点预测算法，当时的全称为"基于分组的磷酸化预测和打分方法"（group-based phosphorylation predicting and scoring method），由于名称过于冗长，后来做了简化。GPS 算法是持续更新和完善的，所以有许多版本，但核心的打分思想从未改变。围绕蛋白质翻译后修饰，"酷酷研究组"（The CUCKOO Workgroup，http://www.biocuckoo.org/）前后发布了 14 个预测工具（图 18-13A），包括基于蛋白质一级序列的、预测激酶特异性磷酸化位点的 GPS，结合蛋白质序列与相互作用信息预测位点特异性激酶 - 底物关联的 iGPS，蛋白质精氨酸和赖氨酸甲基化位点预测工具 GPS-MSP，棕榈酰化位点预测工具 CSS-Palm，SUMO 化位点与结合模体预测工具 GPS-SUMO，亚硝基化位点预测工具 GPS-SNO，硝基化位点预测工具 GPS-YNO2，钙蛋白酶 Calpain 切割位点预测工具 GPS-CCD，激酶 PLK 磷酸化和相互作用预测工具 GPS-Polo，原核类泛素化位点预测工具 GPS-PUP，抗原表位预测工具 GPS-MBA，泛素酶复合物 APC/C 底物预测工具 GPS-ARM，硫化位点预测工具 GPS-TSP，以及乙酰转移酶特异性位点预测工具 GPS-PAIL。其还构建了一系列可视化工具和数据库，这些工具和数据库都可以从研究组网站的左边栏中点击访问（图 18-13A）。

GPS 算法的基本假设是相似肽段可能具有相似的生物学功能。所以 GPS 算法关注不同肽段之间的整体相似性。这里仍然以人类 3 个已知的 LIR/AIM 模体为训练数据来说明 GPS 算法如何预测 "DSWDVI" 序列（图 18-13B）。首先，根据 BLOSUM62 矩阵，将 "DSWDVI" 序列与已知的 3 个 LIR/AIM 模体比较，分别计算分值。对于 ATG13 的 "DDFVMI"，与 "DSWDVI" 序列的第一位匹配为 D-D，查 BLOSUM62 矩阵可得替代分值为 6；第二位匹配为 D-S，替代分值为 0，以此类推，可计算两个肽段的整体相似性得分为 9。按相同的方法可以算出 "DSWDVI" 序列与另外 2 个模体的整体相似性分值为 24 和 20。因此 "DSWDVI" 序列与已知 3 个 LIR/AIM 模体的"平均整体相似性"为（9+24+20）/ 3=17.7。计算出来的分值越高，表明给定的序列与已知的模体越相似，就越有可能是真实的 LIR/AIM 模体。其尚未使用 GPS 算法构建 LIR/AIM 模体的预测工具，但 2012 年构建了一个工具 GPS-ARM，可以预测泛素酶复合物 APC/C 底物，这些底物通常包含 "KEN"（KEN-box）或 "RXXL"（D-box）模体，计算原理即如上述。

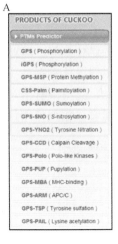
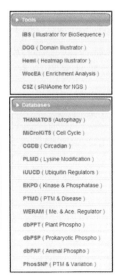

图 18-13　修饰相关资源与 GPS 算法

A. 开发的一系列修饰相关工具和数据库；B. GPS 算法打分规则

GPS 算法用来预测修饰位点也是相同的原理。那么，如何分析蛋白质的翻译后修饰位点，是直接将序列丢入工具里进行预测吗？回答是不推荐这样做。因为修饰位点目前还不能很准确地从蛋白质序列中预测，假阳性率很高；目前已有许多基于高通量质谱的修饰组学鉴定的研究发表，这些研究中通常会报道大量的质谱鉴定的修饰底物和位点。分析蛋白质的修饰位点，建议第一步是查找公共数据库，尽量选择已知的、实验鉴定的修饰位点。例如，查找人类、动物或真菌的磷酸化底物及位点，可以检索 dbPAF 数据库（http://dbpaf.biocuckoo.org/），该数据库包含人类、小鼠、大鼠、果蝇、线虫、裂殖酵母和芽殖酵母 7 种模式生物中 54 148 个蛋白质的 483 001 已知磷酸化位点；查找植物磷酸化底物可检索 dbPPT 数据库（http://dbppt.biocuckoo.org/），该数据库包含 20 种植物 31 012 个蛋白质的 82 175 个已知磷酸化位点；查找诸如泛素化和乙酰化等发生在赖氨酸上的修饰位点，可检索 PLMD 数据库（http://plmd.biocuckoo.org/），该数据库包含 20 种赖氨酸修饰 53 501 个蛋白质的 284 780 个修饰数据。

从公共数据库查找到已知的、实验验证的修饰位点只是万里长征的第一步。位点被哪个修饰酶调控，有什么样的生物学功能，这都需要进一步的分析和实验验证。对于磷酸化位点，可以使用 GPS 或 iGPS 预测潜在的、修饰这些位点的上游激酶；对于乙酰化位点，可以使用 GPS-PAIL 预测潜在的、修饰位点的乙酰转移酶；如果是激酶 PLK 家族的底物或磷酸化结合蛋白质，可以使用 GPS-Polo 预测；如果是 APC/C 的泛素化底物，可以使用 GPS-ARM 进行预测。修饰酶 - 底物调控关系的预测，要远比修饰位点预测复杂和困难，所以目前只有这几个工具可以使用。

使用 GPS 软件，需要限定潜在的、修饰位点的激酶数量，或者利用免疫共沉淀的方法找到待预测底物的相互作用激酶，或者仅考虑在特定生物学过程中有功能的激酶。例如，在 GPS 2.1.2 软件里输入小鼠 Map1lc3a 和 Map1lc3b 的蛋白质序列（图 18-14A），若直接选择所有的激酶，则会给出一堆结果，这样对后续实验没有参考意义。但查阅文

献可知 PKA 参与调控自噬，因此可以在 GPS 软件里只选择 PKA，这样两个蛋白质只有
S12 被预测可能被 PKA 修饰，这样的结果对于后续实验就会很有用处（图 18-14B）。
目前已经确定参与调控自噬的激酶并不多，如 PKA、Akt、mTOR 和 AMPK 等，因此在
预测时可以优先选择这些激酶。iGPS 软件考虑了激酶特异性位点的序列模体和激酶-底
物之间的相互作用信息，理论上不需要限定待预测激酶的范围，但实际使用中有两个问
题：一是 iGPS 使用的蛋白质-蛋白质相互作用信息来自多个公共数据库，相互作用信息

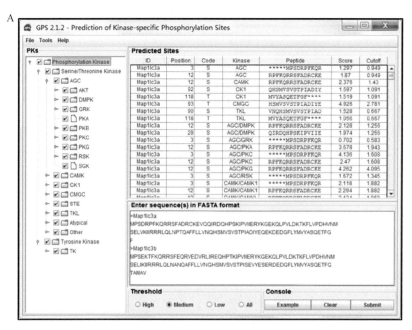

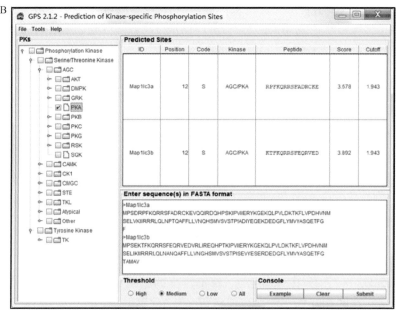

图 18-14　激酶特异性磷酸化位点预测软件 GPS

A. GPS 2.1.2 软件界面，选择所有激酶；B. 仅选择 PKA

可能有误，也不够全面，所以真实的位点特异性激酶－底物关系不一定能预测到；二是如果选择所有的激酶，可能预测出来的结果仍然会很多。例如，我们把小鼠 Map1lc3a 和 Map1lc3b 提交到 iGPS 1.0 中预测，选择所有的激酶（图 18-15）。结果显示，Map1lc3a 的 Y99 和 Y110 可能被多个酪氨酸激酶磷酸化，而实验证实的 PKA 磷酸化 Map1lc3a/b 的位点则无法预测出来。所以，在实际应用的时候，建议综合考虑 GPS 和 iGPS 的预测结果。其他预测工具的使用也一样，预测结果必须谨慎分析方可进行下一步的实验。此外，除了本研究组的资源以外，我们还总结了 233 个他人开发的修饰相关数据库和工具（http://www.biocuckoo.org/link.php），这些资源皆可用于修饰相关的计算分析。

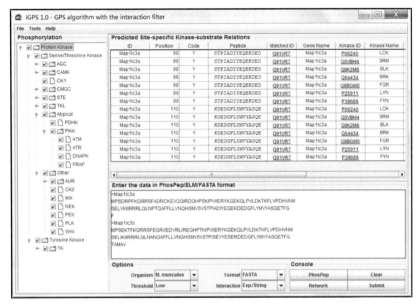

图 18-15　iGPS 软件的预测结果

第二节　自噬相关组学数据分析

一、组学数据分析计算方法

高通量测序技术的兴起及大规模的应用，为生物学实验研究产生大量不同物种、不同组学的数据提供便利的同时，也使得如何在大数据与生物学现象之间建立起有效联系变得越来越重要。以此为前提，基因功能富集分析和网络分析经历了以数据库为起点的从在线平台到应用软件等一系列快速发展的阶段，单细胞测序技术的出现与应用带动了这一领域更多更快速的发展和进步，有助于生物学家开展多基因参与的功能通路与调控网络的系统性研究。

（一）富集分析

富集分析（enrichment analysis）多是以差异表达分析为前提，根据差异表达基因的注释信息，将其聚类为不同的功能簇，常用于分析病例－对照数据。功能富集最常用的注释数据库有 GO 和 KEGG 等，在线方法也有很多，如 DAVID、GOstat、GenMAPP 和 GoMiner 等，研究人员围绕富集分析同样开发了大量的软件和语言包，如 GSEA、MetaCore、GSA 和 clusterProfiler 等，这里以 GSEA 为例。

基因集富集分析（gene set enrichment analysis，GSEA），其原理简单来讲，是在已经排序的差异表达基因集 L 中，从头开始检索是否存在先验定义的背景基因集 S 中的基因，遇到 S 基因集中的基因则增加一个统计量，遇到非 S 基因集中的基因则减少一个统计量，然后计算富集分数（enrichment score，ES）。对富集分数标准化后通过错误发现率（false discovery rate，FDR）控制假阳性率。接下来利用获取的基因信息和位置信息判断基因集 S 是随机分布于 L 中，还是集中分布在 L 的顶端/底部。由于基因集 L 是按照基因之间表达相关性和分类排序的，那么如果 S 随机分布于 L 之中，则 L 对表型的影响并不显著；如果是集中分布在 L 的顶端/底部，则该基因集更接近顶部/底部所代表的表型分类。需要注意的是，增加或减少的统计量并不是绝对的加一或者减一，其幅度取决于该基因与表型之间的相关性。

GSEA 软件下载地址为 http://software.broadinstitute.org/gsea/downloads.jsp，软件运行环境基于 Java，可安装于任何支持 Java 8 的桌面系统（Windows、macOS、Linux 等），当前还不支持在 Java 9 及以上版本运行。桌面运行版本有 4 种内存容量（1GB、2GB、4GB 或 8GB）可以根据实际需要下载安装。安装前确认系统中已经安装 Java 并选择合适的版本（32/64bit）。打开软件后可以看到运行界面左侧有 4 个分区，分别是分析步骤、工具、分析历史及 GSEA 报告（图 18-16A）。

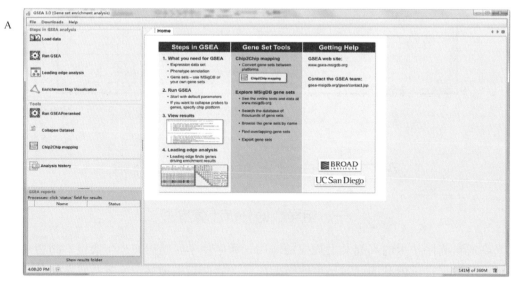

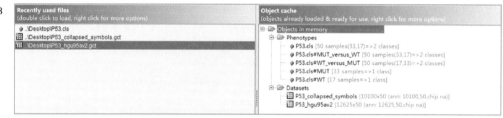

图 18-16　基因集富集分析工具 GSEA：GSEA 初始界面和数据上传界面

A. 运行界面的 4 个分区；B. 已上传的数据

1. 分析步骤之上传数据 GSEA 进行分析前需要准备四类输入文件：

表达谱数据集（expression dataset file），为 .res、.gct、.pcl 或 .txt 格式文件。

表型标签文件（phenotype labels file），为 .cls 格式文件。

基因集数据文件（gene sets file），为 .gmx 或 .gmt 格式文件。

芯片注释文件［chip（array）annotation file］，为 .chip 格式文件。

这四类文件中，gene sets file 可以在软件中在线选择，也可以在 GSEA 网站上下载最新版本。软件下载页面下方有 MSigDB 基因集的所有数据及支持 GSEA 分析的各类数据，包括 GO 基因集［gene ontology（GO）gene sets］、KEGG 基因集、模体基因集（motif gene sets）等。Expression dataset file 可以从 GEO 或 TCGA 等数据库下载处理好的数据集，也可以下载原始数据或者使用自有数据处理成需要的格式；如果上传的是标准化后的表达谱数据集，则 Chip（array）annotation file 也可以不填。对于初次接触 GSEA 软件的读者来说，GSEA 网站（http://software.broadinstitute.org/gsea/datasets.jsp）提供分析案例数据可供下载和练习，这里就以其中 P53 数据为例，下载 P53_hgu95av2.gct、P53_collapsed_symbols.gct、P53.cls 文件。其中"collapsed"指数据集标识符（即 affymetrix 探测集 ID）已被符号替换。通过观察案例数据了解数据格式要求非常重要（http://software.broadinstitute.org/cancer/software/gsea/wiki/index.php/Data_formats）。点击上传数据（Load data）按钮将数据上传，在软件下方左右两个区域可以看到数据情况（图 18-16B）。

2. 分析步骤之运行 GSEA 点击运行 GSEA（Run GSEA）按钮，在 Expression dataset 处选择 P53_collapsed_symbols.gct 文件（图 18-17A）；Gene sets database 处点击在线资

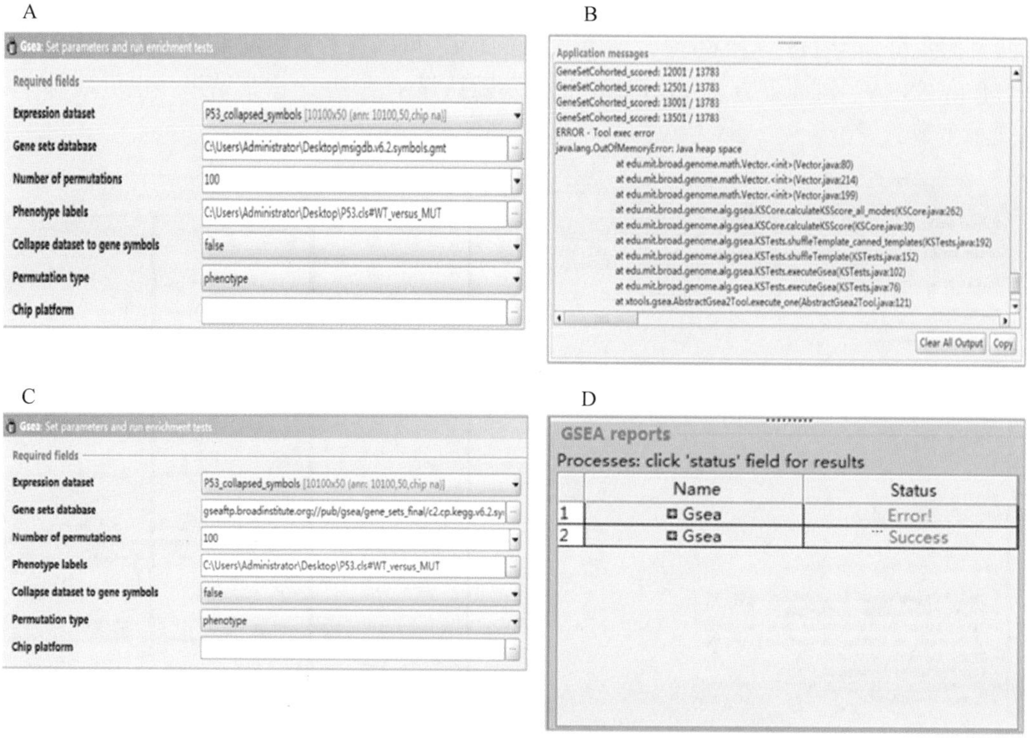

图 18-17 GSEA 的分析步骤：基因集的选择与运行结果

A，C. 所需字段的两种不同组合；B，D. 两种不同的结果

源或者选择本地的数据资源。这里需要注意的是，选择越大的背景集，那么相应所需要占用的内存就越大。比如运行时选择 MSigDB 基因集的所有数据，而 GSEA 版本为仅支持 1G 内存的版本，就会导致出现报错信息（图 18-17B），改成相对较小的"c2.cp.kegg. v6.2.symbols.gmt"数据集则可以运行成功（图 18-17C，D）。所以，在选择 GSEA 版本时根据实际需要考虑所需要的最大内存是非常必要的。

"Number of permutations"最大可以选择 1000，数字越大准确性越高，相对的运行时间也越长。第一次运行一个基因集分析时，可以先选择一个小的数字（如 10），有助于及时发现错误。成功运行后再选择官方推荐的 1000 次，可以避免浪费时间。"Collapse dataset to gene symbols"选择"false"，因为在"Expression dataset"上传的是"collapsed"文件；"Permutation type"可在"phenotype"与"gene_set"之间选择，当每组样本大于 7 个时选择"phenotype"结果更好，否则选择"gene_set"更好。本基因集中共计野生型样本 17 例、突变型样本 33 例，因此选择"phenotype"。将必需的输入信息填写完毕，点击下方运行按钮。对于每一个成功运行的 GSEA 报告，可在"Success"处点击在线查看结果报告（图 18-17D）。结果报告存储在本地文件夹中，可在弹出的页面地址栏查看或在运行按钮上方的"Basic fields"区显示查看。

以 1000 次置换、在线基因集"c2.all.v6.2.symbols.gmt""false""phenotype"的组合为例（图 18-18A），结果报告中比较重要的部分是野生型（WT，17 个样本）和突变型（MUT，33 个样本）在表型上的富集结果（图 18-18B）。结果显示在共计 3363 个基因集中，1503 个基因集在 WT 中上调，1860 个基因集在 MUT 中上调。分别有 8 个和 1 个基因集在 WT 和 MUT 中显著富集（FDR ＜ 0.25）。WT 和 MUT 中名义 P ＜ 0.05 的显著富集基因集分别为 115 个和 60 个。点击"Snapshot"可以查看富集结果图（图 18-18C），在"Run GSEA"页面下方"Advanced fields"默认显示前 20 个富集结果，也可以自行定义显示个数。

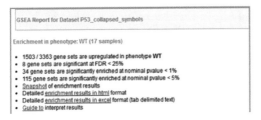

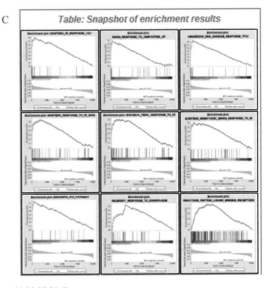

图 18-18　GSEA 的结果报告

A. 所需字段组合实例；B. 结果报告；C. 富集结果图

点击小图可以看到更详细的信息。如果想要看到全部富集结果，可到本地存储结果报告的文件夹查看。选择 WT 中富集基因集 FDR ＜ 0.25 的 8 个基因集中为 MACAEVA_ PBMC_RESPONSE_TO_IR 点击查看，标准化后的富集分数（NES）=2.143 303 9，FDR= 0.013 515 615（图 18-19A），说明该基因集中的基因显著富集于排名列表的上端，与野生型更相关（图 18-19B）。数据集过滤后共获得 46 个基因，其中位于 ES 值左侧的基因有 18 个，在表中标注为"Yes"，背景色为绿色。"RUNNING ES"列显示这 18 个基因对于 ES 值的累积贡献（图 18-19C），可以看到最终 ES 值最高到达 0.6083 后开始下降，所有基因集的这部分基因组成了"leading edge analysis"中的领头亚集（leading edge subset）。基因集中的基因表达值形成的热图，颜色从红色过渡到蓝色表示表达值从高到低。最后是随机 ES 值分布图（图 18-19D，E）。

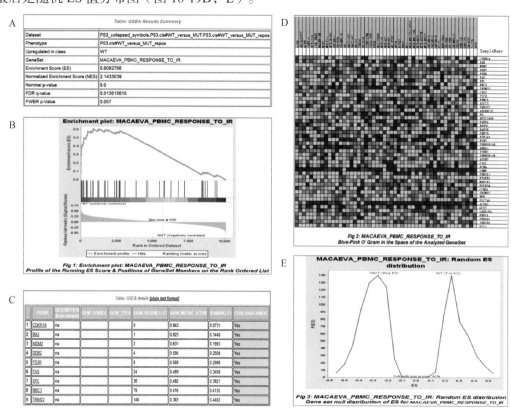

图 18-19　显著富集的基因集

A. 结果简要总结；B. 基因集富集图；C. 基因集中基因排序表；D. 热图；E. 随机 ES 值分布图

3. 分析步骤之 Leading edge 分析　指通过选择一个或多个显著富集的基因集，观察其中 Leading edge 子集基因的表达情况和各基因集之间的基因重叠情况，用于筛选感兴趣的基因（图 18-20A）。热图中的颜色从红色过渡到蓝色表示表达值从高到低，一共有四种颜色：红色、粉色、浅蓝色和深蓝色，分别代表表达值的高、适度、低和最低（图 18-20B）。右上角的三角形图示显示的是不同基因集之间的交集，绿色越深代表交集基因越多，左下角的图是子集中的基因分布，横轴代表基因，纵轴是该基因出现在几个亚集中，右下角的图显示多数子集对没有重叠（Jacquard=0）。

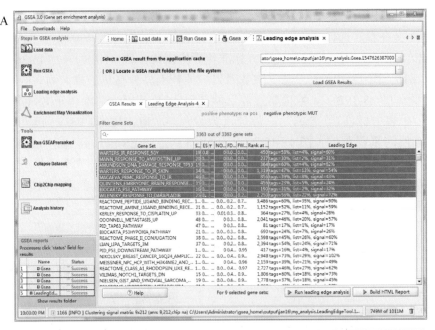

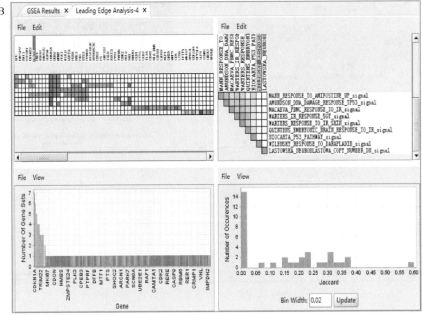

图 18-20 Leading edge 分析

A. GSEA 结果表；B. Leading edge 分析结果

4. 分析步骤之富集网络可视化 GSEA 软件中嵌套了 Cytoscape 软件接口用于富集网络分析的可视化步骤，这将在第二部分网络分析中详细介绍。

（二）网络分析

1. STRING 基于蛋白质层面网络分析可以选择 STRING。从 2000 年开始 STRING 数次更新升级，目前版本是更新于 2017 年 3 月的 V10.5，可通过 https://string-db.org/ 登录。

STRING 页面很简洁，搜索页面支持单个蛋白质名称及序列，多个蛋白质名称及序列，物种、蛋白质家族等多种形式（图 18-21A），可以很好地满足使用者多方面的需求。

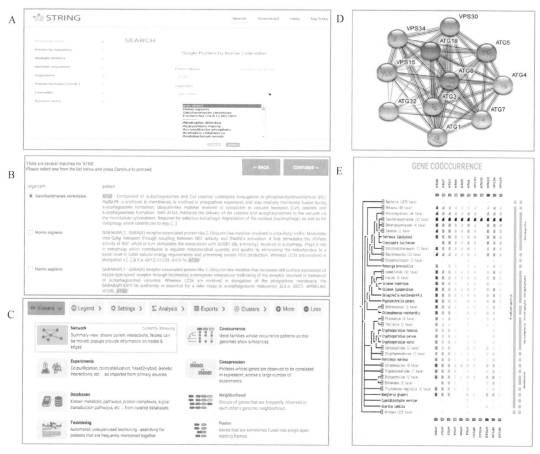

图 18-21 STRING 搜索页面

A. 单个蛋白质名称搜索；B. 选择种属；C. 网络图不同呈现方式选择；D. 蛋白质互作网络图；E. 基因家族共发生模式

以酵母 Atg8 为例，单个蛋白质名称搜索时可以选择"自动检测"和具体物种，在搜索出来的结果中，可以根据兴趣选择想要的物种和涉及的互作蛋白信息，如搜索 "*Saccharomyces cerevisiae*"（酿酒酵母），选择后进入下一步（图 18-21B）。系统默认展示方式为 Network，网络中的点可以随意移动，根据想要突出的重要节点重新分布各个点之间的位置并不会影响整体网络线的布局。单击网络中的每个节点和线可以获得进一步信息，包括已经探明结构的蛋白质三维结构图以及蛋白质序列和同源性列表。网络图下方区域列示很多可以对网络图展示方式及不同内容进行操作的按钮（图 18-21C），简单介绍如下。

Viewers：网络图形展示方式，如 Network、Cooccurrence、Coexpression 等（图 18-21D，E）；Experiments、Databases 分别表示来自酿酒酵母和其他物种相关的实验数据、信息和相关数据库信息，如相关文献挖掘信息、融合基因信息和相邻蛋白质信息等。

Legend：图例信息，如网络图展示模式下点和边的颜色分别代表的含义，是否存在已知或预测的 3D 结构等不同展示方式的说明，当前输入的蛋白质名称、简介、预测的功能伙伴和当前物种信息等。切换展示方式后图例也会随之变化。

Settings：设置网络展示参数。基本设置中设置网络边的展示方式有三种："evidence"是用不同颜色的线代表不同蛋白质之间互作关系证据（图 18-21D），分为已知互作关系、预测互作关系和其他，在图例信息中可以看到详细标识；"confidence"是用线的粗细来表示数据支持强度；"molecular action"则是用不同颜色的线及箭头等方式代表基因间激活、抑制、互作、结合、转录调控等关系。可以设置互作打分的最小阈值（最高置信 =0.9，高置信 =0.7，中置信 =0.4，低置信 =0.15，自定义）。如果互作基因太少不能成图，还可以增加网络内互作蛋白质的个数。高级设置则可以切换 png 图与互动 SVG 模式、隐藏点标识、不展示网络中没有连接上的点。

Analysis：查询网络中功能富集信息，包含 GO 和 KEGG 通路并可以下载到本地计算机。

Exports：将结果图以 8 种方式下载到本地计算机用于后续分析。SVG 模式方便后续用 AI 等软件进一步处理；TSV 模式则可以在 TXT 或 Excel 中打开，查看具体互作之间各项打分及总的打分，也可在下方以表格形式直接查看带有注释信息的互作关系及打分（图 18-22）。

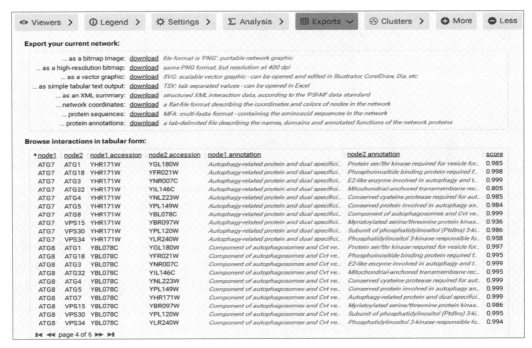

图 18-22　结果输出方式

Clusters：将网络中的节点分簇显示，可选择 kmeans 分簇和 MCL 分簇，默认是 3 个簇（图 18-23A），同一个簇内的蛋白质以相同颜色的点表示（图 18-23B）。可将结果下载成 TSV 格式方便在 Excel 中查看（图 18-23C），其中关于蛋白质的描述可以了解其功能，有助于了解簇内及簇间的共性与区别。

如果是多个基因投入 STRING 进行网络分析，则只需切换到搜索页面下选择 "Multiple proteins" 选项下输入基因名称或上传文件即可。需要注意的是，如果选择输入基因名称

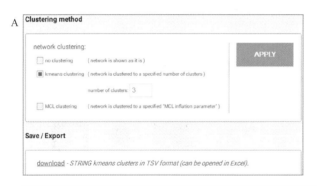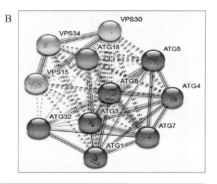

#clustering method	cluster number	cluster color	gene count	protein name	protein identifier	protein description
kmeans	1	Red	7	ATG5	4932.YPL149W	Conserved protein involved in autophagy and the Cvt pathw
kmeans	1	Red	7	ATG8	4932.YBL078C	Component of autophagosomes and Cvt vesicles; undergo
kmeans	1	Red	7	ATG1	4932.YGL180W	Protein ser/thr kinase required for vesicle formation in autop
kmeans	1	Red	7	ATG4	4932.YNL223W	Conserved cysteine protease required for autophagy; cleave
kmeans	1	Red	7	ATG32	4932.YIL146C	Mitochondrial-anchored transmembrane receptor that intera
kmeans	1	Red	7	ATG7	4932.YHR171W	Autophagy-related protein and dual specificity member of t
kmeans	1	Red	7	ATG3	4932.YNR007C	E2-like enzyme involved in autophagy and the cytoplasm-to
kmeans	2	Green	3	VPS15	4932.YBR097W	Myristoylated serine/threonine protein kinase involved in va
kmeans	2	Green	3	VPS30	4932.YPL120W	Subunit of phosphatidylinositol (PtdIns) 3-kinase complexe
kmeans	2	Green	3	VPS34	4932.YLR240W	Phosphatidylinositol 3-kinase responsible for the synthesis
kmeans	3	Dark Cyan	1	ATG18	4932.YFR021W	Phosphoinositide binding protein required for vesicle forma

图 18-23 基因分簇

A. 可选分簇方法；B. K 均值聚类；C. 聚类结果表

的方式，则每行只能输入一个基因名称，可以连续输入多行；如果选择上传文件搜索，则需要提供符合输入格式的文件，如一行一个基因单独列示的 TXT 文档，否则可能面临系统无法识别的问题。后续分析涉及的内容与单个基因搜索下的基本相同。

2. Cytoscape 不同于 GO 富集和 KEGG 富集结果的条状图，Cytoscape 软件提供的可视化网络图将数据集成、分析后，通过点和边的各项设置使整个网络更加直观和生动。与 STRING 相比，Cytoscape 在成图的图形展示上内嵌很多输出小程序，美观程度和展示方式更加优美，当然也依赖于实际使用人的操作和审美。用户可从 https://cytoscape.org/ 获取下载链接，目前版本为 3.7.1，基于 Java 环境运行，目前支持 Java 8 版本运行环境，不支持 Java 9 以上版本，官网的使用说明书目前是 3.7.0 版本。下载安装不多说，直接进入主页面（图 18-24）。

（1）导入数据：用户可选择从网络导入数据或者从本地上传想要进行网络分析的数据文件。如果通过网络导入数据，选择菜单中 "File" — "import" — "network from NDEx" 可进入网络导入数据页面（图 18-25A）。在搜索栏中输入 "autophagy"，搜索到以相关度排序的 41 条数据信息，从中选择想要的数据结果，如来源于加州大学圣地亚哥计算生物学和生物信息学中心（UC San Diego Center for Computational Biology & Bioinformatics，UCSDCCBB）的数据，名为 "TCGA-THYM [miRNA vs RNA] GO: negative regulation of autophagy [2040000731]"。数据包含 36 个点、79 个边，数据也相对较新，是 2017 年 7 月生成的。注意首次使用时不要贪多而选择上万甚至几十万条边的数据进行导入，会耗费较多时间。

数据导入成功后，会直接在页面上显示互作网络图（图 18-25B），对于网络中的点和边，可以在右下角找到两个小图标，通过点亮和关闭这两个小图标实现修改及推拽点

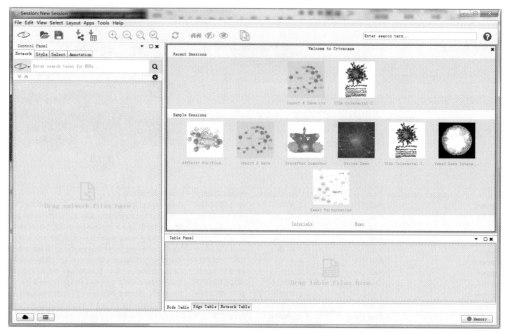

图 18-24　Cytoscape 主页面

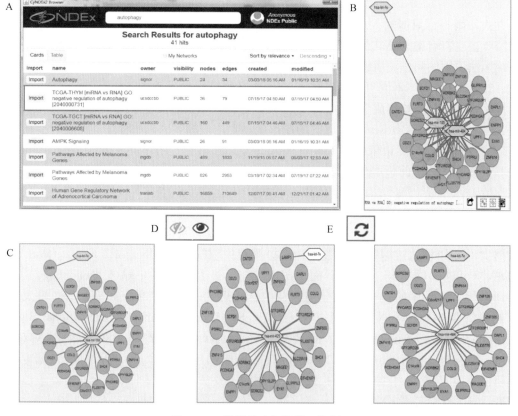

图 18-25　数据导入与隐藏、恢复

A. 数据导入；B. 互作网络图；C. 隐藏部分点和边；D. 隐藏图标；E. 恢复图标

和边的功能。可以看到图中 miRNA 与 RNA 之间呈现复杂交互作用，处于中心的有 3 个 miRNA，分别是 hsa-mir-155、hsa-mir-484 和 has-mir-425（图 18-25C）。如果想进一步详细确认 3 个 miRNA 中每一个所形成的单一调控网络，可在菜单栏中找到如图 18-25D 中所示的图标。左侧的小图标可以将所选中的点连同其连接的边一同隐藏起来，这样就可形成每个 miRNA 单独的调控网络。为了能够清晰地展示，图中并未进行进一步的编辑和美化操作，只是尽可能地让所有的边和点不被盖住，同时暴露没有连接上的点。右侧小图标可以用来将隐藏的点和边重新显示出来。如果感觉对图形的重新排布不满意，可在菜单栏中找到如图 18-25E 所示的图标进行全盘恢复。

（2）控制面板（control panel）：菜单栏下方第一排图标是操作快捷键，从左到右功能分别是从网络导入、打开文件夹、保存、从文件导入、导入表格、放大、缩小、合适页面显示、显示选定内容、恢复原状、显示选定点的第一层邻居节点、隐藏、显示、以选中的点和所有涉及的边重新建立网络（图 18-26A）。每当重新建立网络后，会在左侧原始导入数据后形成的基因集区域出现下层网络显示，包括包含的点和边的个数，如果不想要某一层网络，可以右键单击后选择 "Destroy Network" 将其删除。如果想要改变显示的样式，可以在网络所在层右键单击后选择 "Apply Style" 更换显示样式（图 18-26B ～ D）。

选定样式后可以进一步调整点、边和网络的详细样式，直到成为自己想要的效果（图 18-27A ～ F），包括点的大小、颜色、形状、是否有边框及边框颜色，点标签的字号、颜色等；边的粗细、方向、颜色；背景的颜色，等等。其中，还有带动态效果的样式（图 18-27C），只是在平面上并不能展示出来。重要的是要清晰明了地展示网络互作关系和其中的节点信息，避免部分信息被遮挡住影响后续分析的判断。调整图 18-27F 中的点的位置，可以直观看到每个点连接的线的个数，从而了解与每个节点互作的节点个数，点击每条边则可以方便地观察到两边的节点。

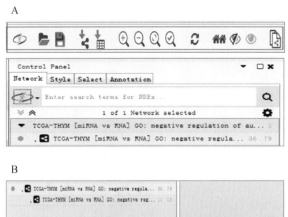

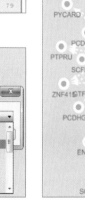

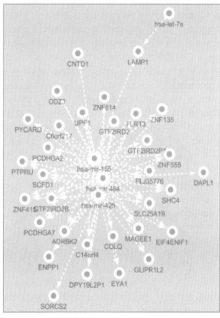

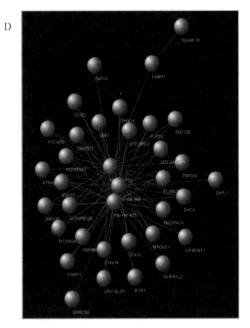

图 18-26 网络可视化风格的选择

A.控制面板；B ～ D.风格和模式图

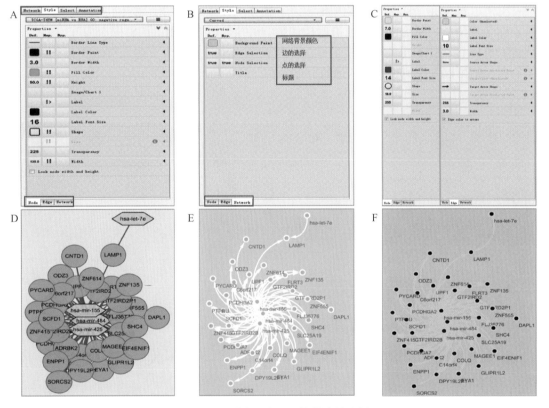

图 18-27 对点、边和网络样式的选择

（3）导出结果：在网络图的下方，有3个以表格形式出现的点、边和网络内详细参数的描述信息。点的表格信息包含基因名称、表达值、分子种类；边的表格信息包含相关性打分和p值；网络表格信息包含数据来源、GO ID、疾病信息、GO富集q值、方法、物种等。表格信息和网络图都可以通过菜单栏中"File"—"Export"—"Table to File..."或"Network to..."将结果导出到本地（图18-28A），也可以通过网络图和表格中间的快捷键将结果导出到本地。网络图导出的格式根据实际需要选择。如果要在AI图形处理软件中进一步处理，可选择SVG模式（图18-28 B～D）。保存的时候选择好路径并重新命名，否则有可能保存失败或者保存后找不到。

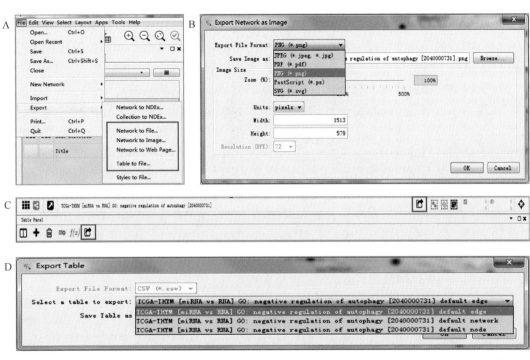

图18-28　结果的导出

A.可选择的输出方式；B.网络图输出；C.输出图标；D.表格的输出

二、自噬转录组和表观组数据分析

转录组学研究和分析一直是生物学家比较看重的部分。紧紧围绕中心法则中的重要一环展开，转录反映了基因的表达，影响着蛋白质的翻译，不同的转录本和可变剪切事件影响着人类乃至所有物种的表型和进化方向。自噬转录组学是转录组学的一个重要分支。自噬是维持生物体稳态的关键，生命早期从胚胎发育开始就有自噬过程的参与，从转录组测序技术（RNA-seq）数据出发，如何分析自噬基因在其中发挥的作用？本部分将主要探讨自噬转录组数据在干细胞领域的分析研究，以两篇发表在《自噬》杂志上的论文为例，讲解RNA-seq与单细胞RNA-seq分析策略。

表观组学同样对于物种的多样性影响甚多。具有相同序列的DNA因等位基因甲基化、乙酰化等修饰作用而对表型产生影响，而且这种作用是可遗传的、具有自我永续性的。双生子、父母、同胞之间的某些表观差异，也可能是因组蛋白修饰的不同而产生的微妙影响，这种修饰有正向积极的意义，同样也有负向引发疾病的风险。这里将针对 N^6-methyladenosine（m^6A）RNA 修饰与自噬之间的关系展开讨论。

（一）RNA-seq 数据分析

从 Northern blot 或定量 PCR 的单个转录本分析，到基因芯片的应用，经历了基于第二代测序技术的 RNA-seq 检测，到前沿的单细胞测序技术的出现，转录组技术为基础研究提供了海量数据，为生物信息学进行大数据分析搭建了应用平台。大型测序公司持续不断地努力提高每一代测序仪的准确性和运行速度，大量测序用的试剂盒也相应问世，使得实验室测序的稳定性得以提高。对于小样本数据和稀缺样本数据，研究人员开发了单细胞分离和测序技术，进一步推动了转录组学的发展。目前 RNA-seq 数据分析已经成为很多前沿科学研究的开端，并最终影响疾病及靶向治疗等临床应用研究。

下面以单核细胞和粒细胞分化过程中自噬基因时间表达模式的转录研究为例进行说明。在造血干祖细胞（hematopoietic stem and progenitor cell，HSPC）分化的过程中，造血干祖细胞在多种因素的相互作用下，通过不同的分化程序逐渐分化为各种类型的淋巴系和髓系细胞。研究表明，自噬参与调节各种类型的干细胞，特别是造血干祖细胞，而且自噬在塑造髓系细胞的特性和功能方面具有更广泛的作用。单核细胞和粒细胞是血液中最常见的髓系细胞，因此研究者通过将 RNA-seq 数据与 $CD34^+$ 造血干祖细胞的单核细胞和粒细胞诱导相结合，对单核细胞和粒细胞分化过程中自噬基因的时间表达进行了整体转录分析。分析采用自组织映射（self-organizing map，SOM）算法，显示 22 个自噬基因在单核细胞和粒细胞分化过程中表现出明显不同的作用，提示这些自噬基因可能是参与髓系祖细胞向单核细胞和粒细胞分化的重要因素。

研究基于人类血液中处于单核和粒细胞分化过程中第 5 天、第 10 天和第 15 天的 $CD34^+$ 造血干祖细胞样本 RNA-seq 数据进行分析，从自噬数据库（Autophagy Database）、自噬调节网络（Autophagy Regulatory Network，ARN）和人类自噬数据库（Human Autophagy Database，HADb）三个数据库中提取 747 个人类自噬基因，检测这 747 个人类自噬基因在样本 RNA-seq 数据中的表达。应用自组织映射（SOM）算法，根据距离相关统计，发现 13 个基因在粒细胞分化过程中表达增强，但在单核细胞分化过程中表达水平下降；相反，另外 9 个基因在单核细胞分化过程中表达逐渐增高，但在粒细胞分化过程中表达降低，进一步通过 qRT-PCR 分析验证了 4 个基因在 RNA-seq 结果中的表达水平，证实其中有 4 个基因在单核细胞和粒细胞分化过程中表现出与 RNA-seq 数据一致的时间表达变化。这 22 个自噬基因在单核细胞和粒细胞分化过程中表现出明显不同的作用，提示这些基因可能是调控粒细胞 - 单核细胞祖细胞分化的重要调节因子。

整个研究过程中，重点和难点除了实验环节提取符合研究要求的造血干祖细胞的实验技术及实验设计外，涉及的 RNA-seq 数据分析的关键就是参考数据库的选择（也就是背景集合）及分析方法的选择，其中隐含的重点是获得的 RNA-seq 数据从原始数据进行预处理和标准化的过程。首先，因为整个实验研究的是自噬相关基因，因此背景集必然是从自噬数据库中获得的，可从几个大型的公认的自噬数据库获得可靠的背景集。选择自组织映射算法，则更看重的是其无监督的学习模型，模拟生物神经网络感知 - 响应模式将输入的信息通过距离远近和余弦相似性的比较，以竞争学习方式体现了获胜即赢得一切的原则，因此在特征构建和取舍方面具有天然的降维优势，使得分类结果更贴近于事物本质特征，也是一种很好的聚类方法。

对这类方法的选择过程，在综合类文章中通常一带而过，尤其是顶刊论文，一篇论文所能够涵盖的知识点绝对是无法在文献中一一讲明的，但就像是实验技术和实验设计的摸索过程一样，当一个成形的流程（pipeline）摆在面前时，很多人不禁感慨原来如此简单。但当自己动手做的时候就会出现各种各样的问题，甚至从哪里下载软件，为什么用这个版本都不知道，只是大家都用这个，那自己只需要拿来实现就好。不可否认的是模仿经典对于科研是有帮助的，在学习的初期可以大大减少弯路的可能性，但当面临来自不同物种、不同实验室、不同研究群体的 RNA-seq 数据进行整合对比分析时，这些数据是应用哪种测序技术、测序是双端还是单端、测序结果中基因 symbol 如何转换和统一等问题，都是在前端处理时更为真实的存在。又例如，对数据进行标准化时应该采用什么方法，拟采用的标准化方法的数据分布前提假设与实际数据是否相符或接近，标准化是否会导致真实数据被过量删除甚至差异消失等问题都需要认真考虑。举个很简单的例子，就像是看到数据就想要使用 t 检验，而选择性忘记 t 检验应用的前提假设是数据服从正态分布，但当数据实际是偏态分布且偏离正态分布较多时，仍然不假思索地直接应用 t 检验，数据分析结果的可靠性显然会大大降低。相信很多人都明白，一个好的分析，绝不仅仅是指程序没报错，得出了结果，如果前端数据处理本身就采用了不合适的方式，那么后续分析再漂亮也可能是偏离事实更远了一些而已。因此，建议读者如果真的想要深入了解生物信息学到底能做什么，还是要花些时间认真了解下分析常用的软件和算法，只有了解了底层数据和算法的基础，才能在层出不穷的新技术和新方法中尽可能快速地找到最适合自己和最适合目前研究设计的方法，坚持具体数据具体处理的原则，可以最大限度地减少数据层面的过度扭曲。

单细胞转录组 RNA-seq 技术的出现是小样本数据的福音，尤其是在实验条件下很难大量获得的细胞类型。从 2009 年的 8 个单细胞到 7 年后基于 10×Genomics 的单细胞基因表达数据库中过百万的单细胞，单细胞 RNA-seq 数据分析的各种 pipeline 也在形成。第二篇文章就是基于单细胞 RNA-seq 数据，研究小鼠胚胎造血干细胞（hematopoietic stem cell，HSC）形成过程中自噬相关基因的转录活性。

造血干细胞是早期从胚胎造血内皮细胞和（或）前体造血干细胞中特化出来的，稀有且难以有效分离，对高通量单细胞 RNA 测序的需求比较高。在小鼠胚胎发生过程中，标准的造血干细胞位点最初出现在 E10.5 主动脉 - 性腺 - 中肾（AGM）区，稍晚于头部、胎盘和卵黄囊。在 E11.5 时，这些血液学位点的成熟造血干细胞开始迁移到胎儿肝脏并进一步扩张。研究选择小鼠胚胎发生过程中与造血干细胞形成有关的 5 个细胞群体进行单细胞 RNA 测序。这五个时期的细胞分别为内皮细胞（endothelial cell）、E11 AGM 区 PTPRC/CD45⁻ 和 PTPRC/CD45⁺ 的前体造血干细胞、E12 和 E14 胎肝成熟的造血干细胞。

从自噬数据库中提取 678 个小鼠胚胎造血干细胞形成过程中自噬相关基因在单细胞水平上的动态表达。其中，有 82 个自噬相关基因的表达在相邻细胞类型之间表现出显著变化并形成 6 个簇。当内皮细胞分化为前体造血干细胞时，转录活性急剧增加，超过一半的自噬相关基因在内皮细胞和 T1 前体造血干细胞之间的表达显著增加。与内皮细胞相比，在 T1 前体造血干细胞中观察到 13 个下调的自噬相关基因和 44 个上调的自噬相关基因，提示在从推测的内皮前体细胞向前体造血干细胞特化的过程中，自噬活性显著增强。研究表明，Notch 信号通路是胚胎发育过程中干细胞维持和分化等许多基本细胞过程的重要调节因子，在造血干细胞的谱系定向中起着关键作用。这里尝试探索检测几种自噬必需基因（ATG 5、ATG 7、Sqstm1/p62 和 Ulk1）和多个 Notch 靶基因（Myc/c-Myc、Ccnd1［cyclin D1］、Hes1 和 Hey1）的表达。选择 17 个前体造血干细胞的表达谱进行层次聚类和相关分析。结果显示，自噬必需基因的表达与 Notch 靶基因的表达呈显著负相关，提示前体造血干细胞的自噬活性可能与小鼠造血干细胞发生过程中 Notch 信号的下调有关。这里应用到的层次聚类和相关分析，也是很基础的分析方法。在生物学研究当中，细胞的动态变化和复杂的相互作用，使得部分复杂的分析方法应用起来效果并不理想，有部分原因就在于越是复杂设计的分析方法所需要遵循的前提假设就越严格，在生命体当中，变化看似有规律可循，但往往复杂疾病中的各种变异代表更多不确定性，因此在一定程度上选择简单而有效的分析方法也能够减少复杂运算对数据结果的影响。如何灵活掌握和应用这些分析方法，也是需要学习和磨炼的地方。

（二）表观组数据分析

表观组学研究中如果涉及机制研究，则实验验证在整篇文章中的比重就会很大，会涉及大量试剂和很多实验验证方法。以 2018 年发表在 Cell Research 上的一篇关于 m^6A RNA 修饰与自噬之间关系的文章为例，文章中出现了各类蛋白质和反应物，在尝试建立机制之前了解其功能和作用很有必要：

N^6- 甲基腺苷（N^6-methyladenosine，m^6A）：由甲基转移酶复合物、去甲基化酶和 RNA 结合蛋白共同调控的一种重要的动态 mRNA 修饰。m^6A 修饰在细胞分化、胚胎发育和应激反应等过程中通过不同的处理、翻译和衰减方式将 mRNA 分组导向不同的命运。

UNC-51 样激酶 1（UNC-51-like kinase 1，ULK1）：一种在自噬刺激下被激活的蛋白激酶，对将其他自噬相关蛋白募集至自噬体形成位点至关重要。

脂肪质量和肥胖相关蛋白（fat mass and obesity associated，FTO）：自噬的正调节因子。

自噬标记轻链 3B（autophagy marker light chain 3B，LC3B）：可用以检测自噬水平。

巴弗洛霉素 A1（bafilomycin A1，Baf A1）：可阻断自噬体的转变。

p62/SQSTM1：自噬底物。

YTHDF2 蛋白：主要与 m^6A 结合介导 mRNA 降解。

YTHDF2 蛋白可识别 m^6A 修饰的 ULK1 mRNA，从而介导 mRNA 的降解，阻止 ULK1 翻译成蛋白质，从而阻断自噬体形成。FTO 可以去除 m^6A 甲基化修饰，使得 ULK1 的转录本可以顺利翻译成蛋白质，ULK1 蛋白募集其他自噬相关蛋白到自噬体形成位点，从而启动自噬。使用小干扰 RNA（siRNA）靶向编码调控 m^6A 的基因，识别到 FTO 蛋白为自噬正向调控因子。FTO 特异性敲减（knock down）可以减少 FTO 对 m^6A 的作用，因此在 FTO siRNA #1 和 FTO siRNA #2 处理细胞后可以观察到 LC3B 点状形成减少。如果 FTO 发生突变，成为催化活性较低的 FTO RQ（R316Q），则不能有效发挥作用，因此 FTO 对于自噬的正向调节作用具有酶活性依赖的特性。同样，ULK1 转录本上的 m⁶A 位点是 FTO 催化去甲基化的直接底物，如果 m⁶A 位点发生突变也会使得野生型 FTO 无法识别。如果 FTO 缺失，则 m⁶A 修饰的 ULK1 mRNA 会被 YTHDF2 蛋白识别并降解，从而使得 ULK1 蛋白减少。在 YTHDF2 基因敲除细胞中，FTO 缺失对 ULK1 蛋白减少的影响几乎被消除，提示 YTHDF2 靶向细胞 m⁶A 结合的 ULK1 转录本。综合来讲，由 FTO 引起的 m⁶A 改变可能通过 YTHDF2 依赖的方式影响 ULK1 转录本的稳定性，从而影响自噬。

　　讲到转录组数据分析，最新发表在《自噬》杂志上的一篇文章中通过营养缺乏细胞的转录和表观遗传学特征分析来识别新的自噬调节因子。研究人员通过对实施过营养剥夺的人类自噬正常细胞和自噬缺陷细胞分别进行 RNA-seq 和 ChIP-seq 测序，发现营养缺乏导致两类细胞均转录诱导大量的自噬相关基因。这种变化反映在表观遗传水平（H3K4me3、H3K27ac 和 H3K56ac）且与自噬通量无关。应用表观组和转录组分析识别 EGR1（early growth response 1，早期生长因子 1）作为自噬候选转录调节子，实验验证 EGR1 的确可以影响自噬相关基因表达和自噬通量。研究人员认为这些数据资料可以用于识别（新）自噬调节子。

　　文章中涉及生物信息学常用分析工具的部分，包括 RNA-seq 数据分析、ChIP-seq 数据分析、motif 富集分析和 GSEA。

　　a. RNA-seq 数据分析部分

　　STAR version 2.4.2a：用于将测序数据与参考基因组 GRCh37 比对。

　　Picard's AddOrReplaceReadGroups（v1.98）：用于将"read groups"（读段分组）添加到 BAM 文件。

　　Sambamba v0.4.5：用于将 BAM 文件排序。

　　HTSeq-count version 0.6.1p1：应用联合模式量化转录本的丰度。

　　edgeR's RPKM 功能：计算 RPKM 值（reads per kilobase million sequenced）。

　　DESeq2 包：识别差异表达基因。

　　b. ChIP-seq 数据分析部分

　　Cisgenome 2.0：用于 ChIP-seq 数据的峰值注释（peak calling）。

　　DESeq：识别含有差异组蛋白修饰占位的峰值（peak）。

　　c. Motif 富集分析部分

　　AME：重叠峰的 motif 富集分析。

　　d. GSEA（前面有介绍）

　　GSEA：使用人类自噬数据库（Human Autophagy Database）中识别到的自噬相关基因，通过 GSEA 1000 次置换计算富集显著性。

　　算法、R 包、在线分析工具的不同组合，可以发挥出各类分析工具的强大运算和数据处理能力，有效缩短时间成本并提供更精确范围的候选基因集。在当前科学研究的发展趋势中，各学科融合必然成为趋势，干湿实验的结合，物理、化学、生物、数学、计算机，甚至光学、机械等各类知识的融合，每一个学科都是工具，同时又是相辅相成的，这样才能更快地推动科学进步和技术突破。

三、自噬蛋白质组和修饰组数据分析

　　自噬相关的蛋白质组或修饰组研究，主要用于检测不同条件下或自噬过程中蛋白质表达水平或修饰水平发生显著变化的基因产物。质谱仍然是蛋白质组和修饰组鉴定的主流技术，结合化学标记如细胞培养氨基酸稳定同位素标记（stable isotope labeling with amino acids in cell culture，SILAC）、等量异位同位素标记相对和绝对定量（isobaric tags for relative and absolute quantitation，iTRAQ）和串联质谱标记（tandem mass tag，TMT），以及无标记（label-free）等技术，定量蛋白质组和修饰组鉴定已成为主流研究方案。这里以三篇已发表的论文为例，重点讲解自噬相关蛋白质组、磷酸化数据分析和乙酰化组数据分析的常用策略。每篇论文拟解决的科学问题不同，这些分析方案并不能简单地生搬硬套，通常需要针对特定的问题进行必要的调整。

（一）蛋白质组数据分析

2014 年，Joseph D. Mancias 等利用定量蛋白质组学技术，发现人类核受体共活化因子 NCOA4 在自噬体上高度富集，与 ATG8 家族成员相互作用将货物 - 受体复合物招募到自噬体上。NCOA4 与铁蛋白（ferritin）的重链和轻链相互作用，介导其通过自噬发生降解，因此 NCOA4 是一个新的、铁蛋白自噬（ferritinophagy）的选择性受体。

这篇文章中，研究者选择了三种人类细胞株，包括两种生存依赖于自噬的胰腺癌细胞株 PANC-1 和 PA-TU-8988T，以及生存不甚依赖于自噬的乳腺癌细胞株 MCF7。该研究采用了 SILAC 技术来标记细胞，不同标记的细胞按 1 ∶ 1 的比例混合后用质谱进行定量。其中，"轻标"用来标记磷脂酰肌醇 3- 激酶（phosphatidylinositol 3-kinase，PI3K）抑制剂渥曼青霉素（wortmannin）处理的、抑制自噬体形成的人类癌症细胞，而用"重标"来标记溶酶体抑制剂氯喹（chloroquine）处理的、显著增加自噬体数据的细胞。赖氨酸的分子式为 $C_6H_{12}ON_2$，精氨酸的分子式为 $C_6H_{12}ON_4$，碳的两种同位素为 ^{12}C 和 ^{13}C，氮的两种同位素为 ^{14}N 和 ^{15}N。所以，轻标就是用 ^{12}C 和 ^{14}N 标记蛋白质序列中的赖氨酸和精氨酸，重标则是在常规赖氨酸和精氨酸缺乏的细胞培养基里加入 ^{13}C 和 ^{15}N 标记的赖氨酸和精氨酸替换原有的残基，这样重标的赖氨酸和精氨酸的分子量要比轻标的分别高 8Da 和 10Da。在这篇文章里，"单标记"（single-label）指仅重标赖氨酸，"双标记"（double-label）指同时标记赖氨酸和精氨酸。SILAC 是相对定量技术，这篇文章里考虑的是 $\log_2$（重标∶轻标）的比率。轻标标记的是较少自噬体的样品，重标标记的是较多自噬体的样本，所以 $\log_2$（重标∶轻标）的比率 > 1 时，重标∶轻标的比率 > 2。

利用单标记氯喹处理 PANC-1 细胞 4 小时或 16 小时的自噬体组分，以及双标记氯喹处理 PANC-1 和 MCF7 细胞 16 小时的自噬体组分，研究者共定量了 > 2000 个蛋白质。这个数目太大，无法从中挑选合适的候选基因开展后续实验，因此研究者对组学结果进行了后续分析，仅保留氯喹处理 MCF7 细胞 16 小时 $\log_2$（重标∶轻标） > 1、氯喹处理 PANC-1 细胞 16 小时 $\log_2$（重标∶轻标） > 1.5，以及氯喹处理 PANC-1 和 PA-TU-8988T 细胞 4 小时 $\log_2$（重标∶轻标） > 0.5 的蛋白质，并且要求每个蛋白质至少有两条鉴定的肽段。这样处理之后，每组数据集大约包含 600 个蛋白质。接下来，需要去除高丰度、可能与自噬无关的蛋白质。研究者开展了 MCF7、PANC-1 和 PA-TU-8988T 三种细胞的全蛋白质组定量，使用双尾学生 t 检验（two-sided student's t-test）与自噬体蛋白质组进行比较，保留 $P < 0.05$ 的结果，即统计显著性富集在自噬体上的蛋白质。这样操作之后，每组数据集大约包含 150 个候选蛋白质。氯喹处理 PANC-1 细胞 16 小时的自噬体蛋白质

组经鉴定有 3 个生物学重复，3 次实验都定量到的蛋白质有 86 个；MCF7 数据集有 2 个生物学重复，2 次都定量到的有 102 个；两者重叠有 33 个，在 PANC-1 或 MCF7 细胞中独有的有 122 个。因此，研究者定义这 155 个蛋白质为 1 型候选自噬体蛋白质（class 1 candidate autophagosomal proteins），定义前 50 个在 3 次以上独立实验中鉴定或已知与自噬有关的蛋白质为 1A 型候选（class 1A candidates）。在 1A 型候选蛋白质中，有 2 个 ATG8 的旁系同源 GABARAPL2 和 MAP1LC3B，4 个已知自噬货物受体 SQSTM1、CALCOCO2、OPTN 和 NBR1，4 个 ATG8 相互作用的货物受体 KEAP1、TMEM59、FYCO1 和 STX17。NCOA4 在 50 个 1A 型候选中变化显著性排在第 7 位，并且之前的相关研究较少，因此成为该工作后续研究的起点。

综上所述，这篇文章在定量蛋白质组学数据分析方面并没用使用非常复杂的计算方法，但因为实验设计考虑得比较周全，有效降低了蛋白质组学鉴定和定量的假阳性结果，从而得到了重要的生物学发现。

（二）磷酸化组数据分析

2017 年，笔者与香港浸会大学李敏教授研究组合作，针对两种从中草药"钩藤"（*Uncaria rhynchophylla*，Gouteng）中分离纯化的、可诱导神经保护性自噬的生物碱柯诺辛碱（corynoxine，Cory）和柯诺辛碱 B（Cory B）开展磷酸化蛋白质组定量，共鉴定了 5413 个磷酸化位点。利用生物信息学的方法预测了潜在的、修饰这些位点的激酶，基于计算模拟的激酶 - 底物调控网络，设计了 iKAP 算法（*in silico* Kinome Activity Profiling），预测了一系列柯诺辛碱或柯诺辛碱 B 特异性调控的蛋白激酶。进一步实验验证表明，柯诺辛碱可上调 MAP2K2/MEK2 和 PLK1 的激酶活性，诱导自噬发生，促进疾病关联蛋白质的溶酶体降解。

上一部分提到，SILAC "轻标"为 $^{12}C_6{}^{14}N_2$- 赖氨酸和 $^{12}C_6{}^{14}N_4$- 精氨酸，记为"K0，R0"；"重标"为 $^{13}C_6{}^{15}N_2$- 赖氨酸和 $^{13}C_6{}^{15}N_4$- 精氨酸，记为"K8，R10"。"中标"为 $^{13}C_4{}^{14}N_2$- 赖氨酸和 $^{13}C_6{}^{14}N_4$- 精氨酸，这样标记的赖氨酸和精氨酸分子质量要比轻标的分别高 4Da 和 6Da，记为"K4，R6"。本研究中选择小鼠神经母细胞瘤 N2a 细胞株（mouse neuroblastoma cell line N2a），使用"轻标"和"中标"分别标记柯诺辛碱和柯诺辛碱 B 处理 3 小时的 N2a 细胞，用"重标"标记未处理细胞作为对照。三种标记的细胞按 1 : 1 : 1 的比例混合，然后用质谱鉴定了 5328 个在三个样本中都能检测到且定量的磷酸肽，将这些磷酸肽映射到小鼠蛋白质组上，获得 2233 个磷酸化蛋白质的 5413 个位点，包括 4749 个磷酸化丝氨酸（87.7%）、643 个磷酸化苏氨酸（11.9%）和 21 个磷酸化酪氨酸（0.4%）。

根据结果，柯诺辛碱上调 126 个和下调 103 个位点的磷酸化水平，而柯诺辛碱 B 上调 91 个和下调 98 个位点的磷酸化水平。利用 GSEA 方法，发现柯诺辛碱和柯诺辛碱 B 参与截然不同的生物学过程。使用第一节第三部分"分组预测系统"里介绍的 iGPS 软件预测潜在的、调控磷酸化位点的激酶，构建了激酶 - 位点磷酸化网络，共包括 360 个激酶和 1524 个位点。在 iKAP 算法里，对于每一个激酶的底物，所有上调位点的定量值总和记为 x，所有下调位点的定量值倒数的总和记为 y；1524 个位点里，上调位点定量总和记为 X，下调定量值总和记为 Y，这样就等于把问题转化成了一个 2×2 表，可以用卡方检验来获得统计显著性（χ^2 test, http://www.quantpsy.org/chisq/chisq.htm），看这个激酶在统计上与上调还是下调显著相关，可以看成是另类的富集分析。结合 iKAP 算法和文献证据，最后预测柯诺辛碱可能上调 7 个和下调 12 个激酶，而柯诺辛碱 B 上调 2 个和下调 11 个激酶。通过比较发现，MAP2K2 和 PLK1 可能被柯诺辛碱上调，而不被柯诺辛碱 B 调控，这两个激酶与自噬的关系之前报道较少，所以成为后续实验的候选。

这项工作中的磷酸化组学实验设计比较简单、直接，在数据分析方面，设计了一个有针对性的新算法，但原理并不复杂，仍然在富集分析的范畴里。设计新算法、新工具或新的数据资源，通常是生物信息学家与实验学家合作论文里经常会出现的环节，原因有两个：一是生物信息学家会有来自同行的压力，不做新算法跟不上发展步伐；二是术业有专攻，通常生物信息学家对自己所从事领域的已有方法学的局限比较清楚，设计有针对性的新算法能够更好地进行预测，这也是领域发展的需要。

（三）赖氨酸修饰组数据分析

赖氨酸修饰有许多种，常见的有乙酰化、泛素化和 SUMO 化等。这里以一项自噬相关的乙酰化组学分析为典型来介绍相关组学的数据分析方法。2011 年，Eugenia Morselli 等发现乙酰转移酶抑制剂亚精胺（spermidine）在人类、酵母和线虫细胞中可诱导自噬发生。与另一种自噬诱导剂白藜芦醇（resveratrol）不同，亚精胺诱导的自噬不依赖去乙酰转移酶 SIRT1。通过定量乙酰化蛋白质组分析，研究者发现这两个化合物都能促进胞质蛋白质的去乙酰化，促进细胞核内的乙酰化，两者对乙酰化的调控有趋同的机制。

这篇文章主要是发现亚精胺诱导自噬不依赖于 SIRT1，而白藜芦醇诱导自噬依赖于 SIRT1，并且亚精胺诱导自噬的机制在真核生物中保守。为了揭示两者如何调控乙酰化，研究者使用了 SILAC 三标来标记人类结肠癌 HCT 116 细胞株，其中"重标"（K8，R10）标记 100μmol/L 亚精胺处理 2 小时的细胞，"中标"（K4，R6）标记 100μmol/L 白藜芦醇处理 2 小时的细胞，"轻标"标记为处理的细胞作为对照。三种标记的细胞按 1 ∶ 1 ∶ 1 比例混合，进行亚细胞分组，分成胞质、线粒体和细胞核，然后再用质谱分别鉴定和定量乙酰肽。利用这样的方法，研究者发现亚精胺或白藜芦醇能够诱导 375 个乙酰化蛋白质 560 个位点的乙酰化水平发生变化，这里的变化指的是乙酰化修饰水平上调或下调 ≥ 1.2 倍。其中，170 个蛋白质在之前他人报道的人类自噬蛋白质网络之中，89 个蛋白质与网络中至少 10 个蛋白质有相互作用，因此在网络中具有重要地位。该研究者发现，自噬底物如 ATG5 和 LC3 的乙酰化 / 去乙酰化受到亚精胺或白藜芦醇调控。研究者用 Motif-X（序列模体提取和可视化软件，http://motif-x.med.harvard.edu/）分析了亚精胺或白藜芦醇调控的乙酰化位点的序列模体，发现两者之间没有显著区别，都能识别 K（F/Y）模体。这里定义胞质内乙酰化上调的蛋白质数量为 x，下调数量为 y；细胞核内乙酰化上调蛋白质数量为 X，下调数量为 Y，这样又把问题转化成可用卡方检验统计显著性的 2×2 表。利用这个方法，研究者比较了胞质和细胞核的乙酰化组数据，$P < 0.001$ 即为显著，研究发现亚精胺和白藜芦醇主要促进胞质蛋白质的去乙酰化，也都促进核蛋白的乙酰化。接着研究者对乙酰化和去乙酰化蛋白质使用费歇尔精确检验（Fisher's exact test, http://www.langsrud.com/fisher.htm）做了基于基因本体的富集分析，发现去乙酰化蛋白质在代谢相关的生物学过程中显著富集。

综上所述，首先，乙酰化组与磷酸化组、蛋白质组数据的分析并没有本质上的不同，得到质谱鉴定的数据之后，先是找存在显著差异的蛋白质或修饰肽，这里的"显著"如何界定，需要结合具体的生物学问题，不是任何时候都简单地选择 2 倍差异。其次，富集分析很有用，因为蛋白质组和修饰组数据大多数时候都可以将问题转化成 2×2 表求统计显著性，卡方检验、费歇尔精确检验和超几何检验都是既简单又有效的统计方法。

第三节　自噬相关数据资源

自噬相关数据资源涉及从基因、蛋白质、序列、结构到相互作用等很多方面，每一方面都有特定的角度和方向，目前很多都可以在线获得。生物信息学本身是跨学科跨领域的融合，因此包括数据库、算法、工具软件等在内的各类研究成果的应用范围并不仅限于单一领域的研究人员，可以作为工具的同时也是基础研究建设的重要组成部分。生物学各类资源数据库的建立、维护和更新是生物信息学家对一个领域信息资源整合结果的体现。对于生物数据库来讲，定期更新、提高数据和注释质量是其中比较重要的两点。基于 Web 的各类自噬相关资源，如人类自噬数据库（Human Autophagy Database，HADb，http://autophagy.lu/）发表于 2011 年，收集了超过 200 个与自噬相关的人类基因 / 蛋白质，但后续没有进一步更新的信息出现；日本国家遗传学研究所开发的自噬数据库（Autophagy Database，http://www.tanpaku.org/autophagy/index.html）定期更新，已收录 582 条经过审查的蛋白质条目信息，如果加上其包含的直系同源 / 同源蛋白质及预测的同源蛋白质，则条目已超过 52 000 条。各类新开发的自噬相关数据库资源持续出现，对于数据库的质量和所涵盖的信息量的要求也越来越高。前文中提到的 2016 年由美国密歇根大学丹尼尔·克利昂斯基（Daniel J. Klionsky）领衔在《自噬》期刊发表的、共有 2467 位作者署名的论文《自噬检测分析的使用和解读指南（第三版）》中，关于自噬相关数据资源重点强调了两个方面：①是否提供了识别新的自噬相关蛋白质的可能性；②是否描述了可能连接特定蛋白质与自噬过程的特征。自噬相关 RNA 数据库应用案例将在本节第二部分介绍。本节中关于数据库的介绍并不涉及底层构建平台代码和算法的内容，主要以基本内容和实际应用为主，对网站构建等方面内容感兴趣的读者可以到文献和网站上寻找所需要的信息。

一、自噬基因数据库

（一）The THANATOS Database

自噬是一种高度保守的"自食"过程，它控制溶酶体和液泡内细胞质含量的降解，保证细胞内的稳态和大分子成分的循环。在某些状态下，自噬可通过过度降解细胞内含物诱导程序性细胞死亡（programmed cell death，PCD）。除自噬性细胞死亡外，凋亡和坏死也可引发细胞自杀，是另外两种类型的 PCD。自噬、凋亡和坏死之间具有复杂的串扰以确定细胞存活或自杀。除了自噬相关基因外，许多调节因子及各种翻译后修饰也参与了自噬。自噬相关基因和自噬过程被修饰、转录调节、转录后调控和蛋白质 - 蛋白质相互作用广泛控制，而数百种化学物质可以诱导或抑制自噬。THANATOS 数据库基于文献收集了在自噬和细胞死亡途径中被调控的蛋白质 4237 种，通过计算识别已知蛋白质的潜在同源物，构建了 The Autophagy，Necrosis，ApopTosis OrchestratorS（THANATOS）综合数据库，包含 191 543 个可能与 164 种真核生物自噬细胞死亡途径相关的蛋白质（图 18-29）。

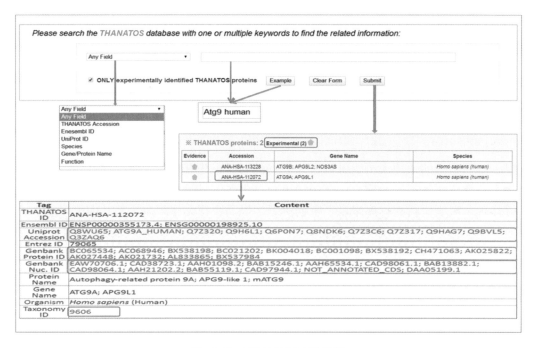

图 18-29　THANATOS 数据库

1. 界面介绍　网址链接：http://thanatos.biocuckoo.org。进入主页面，"HOME"按钮下方汇集了该研究组的已有工作，包括翻译后修饰（PTM）预测软件、工具和数据库三个部分。其中，数据库板块下第一个数据库就是 THANATOS 数据库。

2. Search 流程　Search 界面（图 18-29）在数据库的主页上，通过点选和输入进行提交（Submit），可选择通过 ID、种属、基因或蛋白质的名称及功能等方式来缩小查找的范围，页面上提供的例子（Example）提供了输入的格式："Atg9 human"。提交后可以看到所输入关键字对应的蛋白质条目，其中经过实验验证的条目前面"Evidence"列内会标注一个五边形的符号作为区分。选择感兴趣的蛋白质条目进一步浏览详细信息。

以 THANATOS ID：ANA-HSA-112157 为例，详细信息中包括主要公众平台上该蛋白质的不同编号（ID），提供一键直达链接。其他部分详细信息内容如下：

"ANA Regulation"指查询的蛋白质在参与"Autophagy，Necrosis，Apoptosis"三类 PCD 过程中的调控作用分类，如 AT+ 为自噬阳性 / 正向调控，NE- 为坏死阴性 / 负向调控，AP+ 为凋亡阳性 / 正向调控（图 18-30A）。

PTM：翻译后修饰，显示查询的蛋白质所涉及的 PTM 相关激酶及其数量。

PPI：可展示查询的蛋白质与其他蛋白质的互作网络，其中红色的点为查询的蛋白质；其他连接的点在选中后会在下方提供对应的 THANATOS ID，点击后可以跳转到该蛋白质详细信息页面（图 18-30B）。

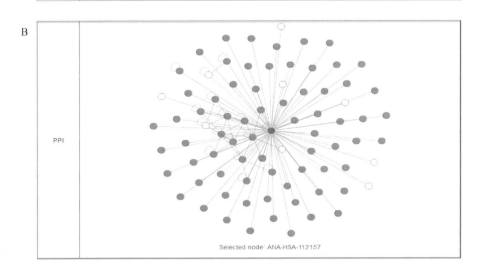

	Type	PMID/Evidence
ANA Regulation	NE−	Ortholog
	AT+	[55]; [72]
	AP+	[63]
	AP−	[17]
	NE+	[17]

图 18-30 THANATOS 数据库中的调控信息与分子网络

A. ANA 调控分类；B. PPI 网络

KEGG、GO：提供 KEGG 和 GO 富集通路链接。

Ortholog Gene：列示查询基因的直系同源基因，并提供链接查看详细信息。

3. Browse 流程 可选择按照过程浏览和按照种属浏览，包含自噬、凋亡和坏死三个过程。其中，自噬包括 10 个物种下 2501 个经实验验证的具有 AT+、AT- 功能的 unqiue 蛋白质；凋亡包括 8 个物种下 2700 个经实验验证的具有 AP+、AP- 功能的 unqiue 蛋白质；坏死包括 8 个物种下 575 个经实验验证的具有 NE+、NE- 功能的 unqiue 蛋白质。如果不勾选实验验证选项，则总体上可扩大到 164 个物种的分类（图 18-31）。种属按照动物、植物和真菌三大类提供，每个类别下按照 PCD 过程调控作用进行进一步分类（图 18-32）。

4. 高级搜索 该选项可增加搜索限制条件，进一步定制感兴趣的各种组合选项，如想要了解 *TP53* 基因在实验验证条件下与自噬功能相关的蛋白质列表，或者想要知道 *TP53* 基因在实验验证条件下参与自噬以外的功能包含哪些蛋白质等（图 18-33）。

Batch search：提供组合关键词浏览。

BLAST search：当以 FASTA 格式输入一个未知蛋白质序列时，在数据库内会匹配相似蛋白质，提供相似度评价。以 ANA-HSA-112772 的序列信息为例（图 18-34），可以看到下方给出的相似基因排名及打分，ANA-HSA-112772 在第一行，相似度 100%，分值（Score）最高。

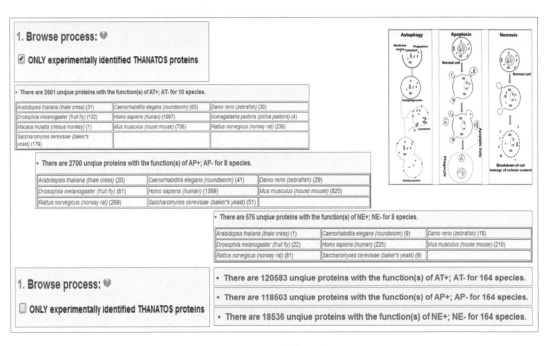

图 18-31　浏览页面

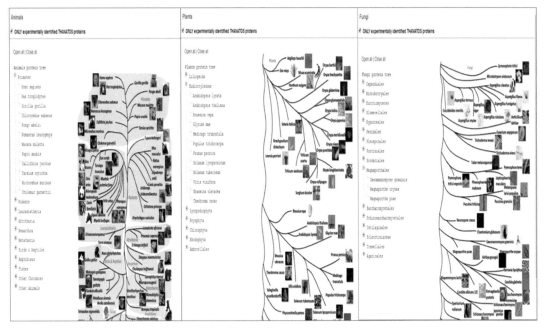

图 18-32　按照种属浏览图

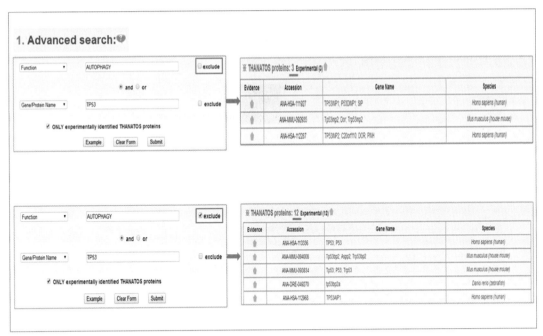

图 18-33　高级搜索页面

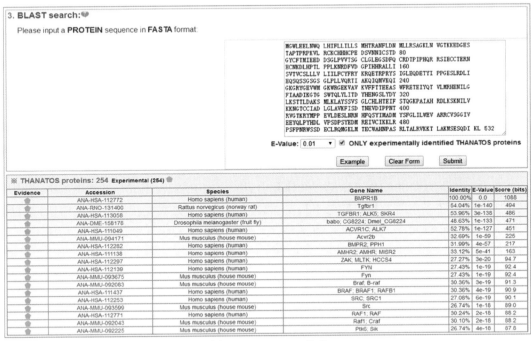

图 18-34　BLAST 搜索

（二）Human Autophagy Database（HADb）

　　网址链接：http://autophagy.lu/，该数据库包含 200 多个与自噬相关的人类基因 / 蛋白质条目，来自生物医学文献和其他在线资源的手工收集整理。该数据库发布于 2011 年，未有信息显示有进一步更新。

网站首页是自噬概念和数据库基本信息的简单介绍。首页的模块中，Database 模块下没有内容。基因查找模块下提供了几种查找方式："Symbol or Synomyn"、"Accession"、"Chromosome"和"keyword"（图 18-35）。

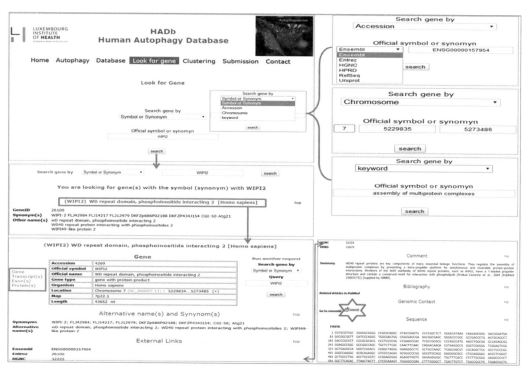

图 18-35 基因查找模块

"Symbol or Synomyn"方式下以网站自带的 *WIPI2* 基因为例，返回的唯一一条信息中，点击上方红色字体的基因名称行，可以查看基因的详细信息（图 18-35）。详细信息有四种呈现方式：基因、转录本、外显子和蛋白质，可分别点选进行查看（图 18-36）。基因方式查看时，下方提供 ensemble 链接和序列信息（可在 FASTA 格式与连续碱基格式间切换）。当选择转录本时，每个转录本行都可以点击切换下方对应转录本详细信息，如基本信息、外显子信息（提供详细信息链接）、变异信息（提供详细信息链接）及序列信息（可在 FASTA 格式与连续碱基格式间切换）。外显子方式对应转录本下的外显子，蛋白质方式下会提供各种外部链接、功能注释信息、不同转录本下蛋白质信息、序列注释信息（如重复区域、位置、长度、变异、氨基酸修饰等）及序列信息。

"Clustering"模块下分为基因列表和蛋白质两种模式。基因列表以英文 26 个字母顺序为索引，点击后进入与基因查找功能相同的页面。蛋白质模式下进一步分为"Motifs"（模体）、"Domains"（结构域）和"Sites"（位点）三类（图 18-37），将这三类结构对应的蛋白质分别进行归类展示。分子生物学中，模体对应蛋白质二级结构，具备特定空间构象、特定功能；结构域对应蛋白质三级结构，是功能独立、结构紧密、稳定的区域。三种分类方式在页面上呈现的区别在于其中包含的蛋白质多少，每个蛋白质点击后可进入与基因查找功能相同的页面，此处不再重复。

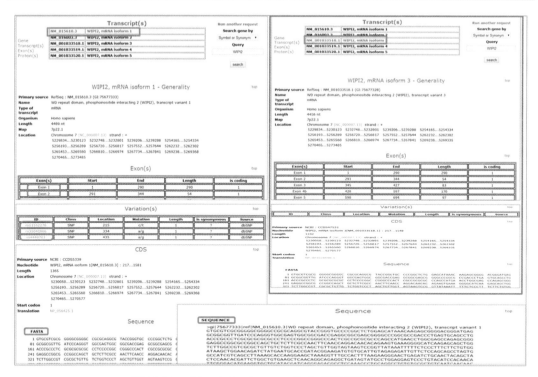

图 18-36 "Symbol or Synomyn"方式下基因详细信息

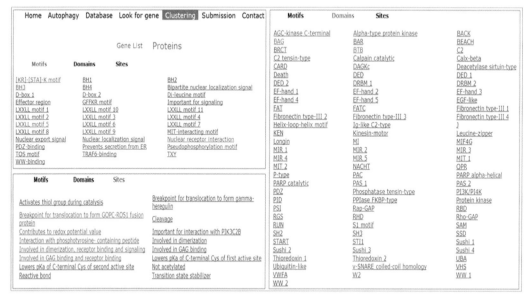

图 18-37 "Clustering"模块

（三）The Autophagy Database

网址链接：http://www.tanpaku.org/autophagy/index.html，该数据库是日本国家遗传学研究所在日本教育、文化、体育、科学和技术部（MEXT）靶向蛋白质研究计划的支持下开发的，所提供的最新自噬相关信息中包含蛋白质结构信息。数据库定期更新，截至2017年1月18日，已收录582条经过审查的自噬相关蛋白质条目信息、42 007条同源预测信息等，总条目数52 021条（在编写这部分内容时，笔者遭遇了360浏览器、Google Chrome相继出现该网站搜索、查询不响应的情况，最终在火狐浏览器中搜索成功，因此如果读者在实际操作中遇到这个问题，可以尝试更换浏览器或者更换一台机器登录网址后查询）。

1. 自噬相关蛋白质列表（Protein List） 包含的物种分为原生生物（protista）、真菌（fungi）、植物（plantae）、无脊椎动物（invertebrata）、脊索动物（chordata）、哺乳动物（mammalia）六大类，共计69个物种（图18-38）。

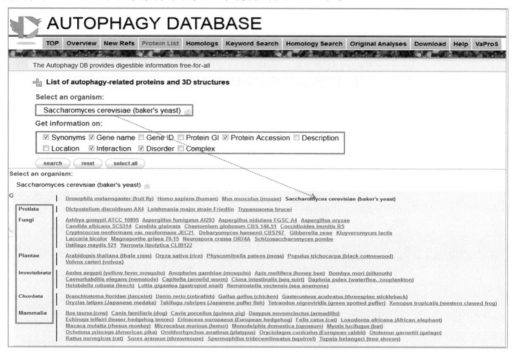

图18-38 自噬相关蛋白质列表中所有物种

以酿酒酵母为例，仅选择"Synonyms"选项时，列示包含其他信息在内的11行信息，其中每行描述内容包括功能、簇、基因名称、同义词（即代表同一基因的不同名称）、PDB结构［提供通往日本蛋白质结构数据库（PDBj: Protein Data Bank Japan）的链接］等（图18-39）。

如果将所有信息展示的项目都点选，则有部分原来在名称链接里的项目会直接在页面展示出来，也可进一步查看蛋白质互作信息和DICHOT结果。

2. 自噬相关基因的同源性 这一功能用于发现在每个物种中哪些蛋白质可能是其他物种中特定自噬相关蛋白的功能同源物。蛋白质列表部分是按照69个物种分别列示，而基因同源性部分则是在69个物种中选择感兴趣的物种一起列示。以智人和小家鼠为例（图18-40），图例中经过审查的同源基因条目标记为黑色字体，直系同源基因条目为蓝色字体，同源基因条目为绿色字体，其他条目为灰色字体。*Atg8*结合系统中可以同时看到四种类型基因条目。即使是同时选择了69个物种进行同源性列示，也可以比较快地获得页面反馈信息。

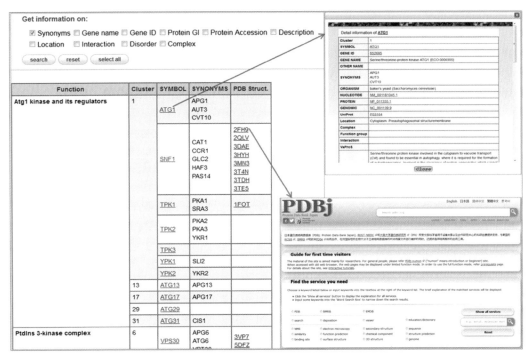

图 18-39　酿酒酵母蛋白质列表页面

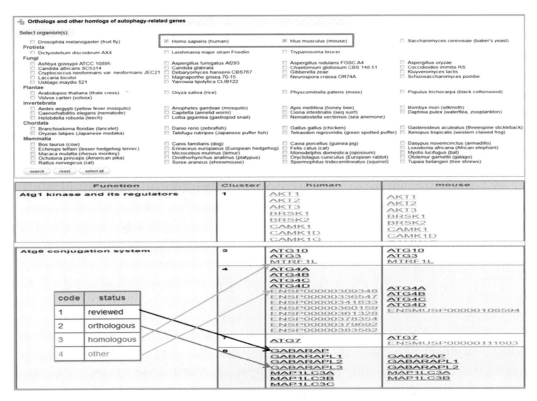

图 18-40　同源基因

3. 关键词搜索 / 同源搜索自噬相关蛋白质　以 *Atg8* 为例，关键词搜索选择精确匹配基因 / 蛋白质名称、不过滤物种的方式搜索，返回 17 条结果，分别属于不同物种中参与 Atg8 结合系统功能的蛋白质。同源搜索则是输入氨基酸序列以找到蛋白质，网站提供了两个例子——"sample1：ATG1 yeast；sample2：ULK2 human"。选择第二个例子，并用智人物种作为过滤条件，可获得所查找序列的同源基因结果，最右侧"Score"是对结果的打分情况（图 18-41）。

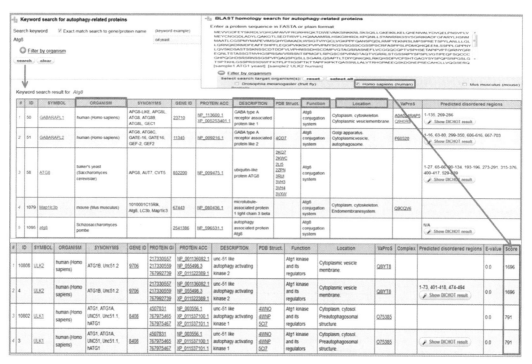

图 18-41　关键词搜索自噬相关基因 *Atg8*

（四）The Autophagy Regulatory Network（ARN）

网址链接：http://arn.elte.hu/，为侧重于分析自噬蛋白调控网络的数据库。网站数据统计显示共计存储 14 018 个蛋白质和 386 个微 RNA（miRNA），提供自噬调节子与互作关系及其预测条目、自噬蛋白质的一步邻居网络、转录因子与互作关系、miRNA 与互作关系、miRNA 调控的转录因子及互作关系、通路蛋白与互作关系等共计 397 764 条互作关系。这里仅介绍其搜索页面。

以 ATG7 为例，仅可提供智人物种搜索（图 18-42）。网站除了外部链接外，几乎所有展示页面均在一个平面上提供，因此每一个可以点击的位置都不能轻易忽视。

"ATG7"基因信息下方有隐藏注释信息（show annotations）。62 个互作关系的 5 种分类里，每种都有下拉页面，第一层下拉页面中还有第二层下拉菜单的三角箭头符号。通路（pathway connections）除了可以有下拉菜单外，还有不同通路的切换按钮，如"RTK"通路、"Notch"通路、"TGF"通路等。通路中每个基因名字和调控方向箭头在鼠标停留时会出现注释信息，点击调控箭头可以链接到新的页面，提供正反两个方向的调控关

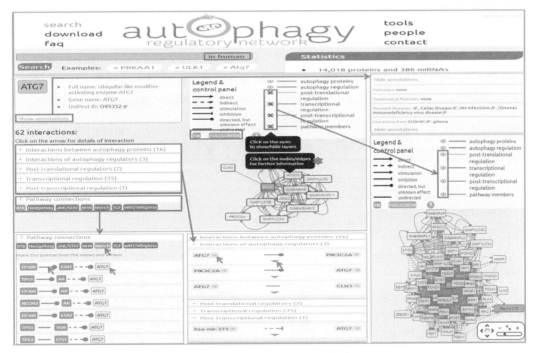

图 18-42　ARN 网站搜索 *ATG7* 结果图示

系信息。互作关系网基础展示只有自噬蛋白质和自噬调控子，另外 4 项展示内容可以点击图例中眼睛形状的符号来选择是否增加，全部开放展示后的互作关系网庞大而复杂，实用性并不高。可点击网络图中的点和边来获得进一步的信息，也可以全屏查看。

二、自噬相关 RNA 数据库

The ncRNA-associated cell death database（ncRDeathDB）

非编码 RNA（non-coding RNA，ncRNA）是一类功能广泛的 RNA 分子，包括 miRNA、基因间区长链非编码 RNA（incRNA）和小核仁 RNA（snoRNA）等，它们不转化为蛋白质，但对编码基因的表达起着重要的调节作用。越来越多的证据表明，ncRNA 的异常表达调控了 PCD 的不同途径。基于 miRDeathDB 开发的 ncRDeathDB 数据库，与 miRDeathDB 相比拥有更大数据量，共存储了 12 个物种超过 4600 条 ncRNA 介导的 PCD 条目。通过检索更多参考文献、增加同源预测，同时覆盖 lncRNA 和 snoRNA 等更多 RNA 类型，这些资源将有助于可视化和浏览关于细胞死亡和自噬非编码 RNA 组分的知识，揭示 ncRNA 相关细胞死亡系统的一般组织原理，并产生有价值的生物学假设。

1. 界面介绍　网址链接：http://www.rna-society.org/ncrdeathdb/index.php。数据库主页面包含三个板块：介绍、统计信息和课题组的其他姐妹数据库。统计信息部分分别按照 miRNA、lncRNA 和 snoRNA 相关的条目统计信息，以及凋亡、自噬和坏死相关的条目统计信息列示。

2. Search 流程　搜索页面分为三种搜索方式：通过关键词搜索、按照死亡途径（凋亡、自噬、坏死）搜索和高级搜索。

（1）关键词搜索：关键词的类型包括 ncRNA 名称、蛋白质名称、物种和死亡途径几种，支持模糊查询。以 *ATG7* 为例进行搜索，可得到 152 个与 *ATG7* 互作的 ncRNA 条目，条目信息包含 ncRNA 名称、RNA 种类、物种、死亡途径、有文献支持的 PubMed ID 或是预测条目以"prediction"标识。选择第一个条目 *let-7a* 的 Detail 信息进一步查看，Detail 信息又包含三个部分：基本信息（detail）、结合位点（binding）和网络（network）（图 18-43）。

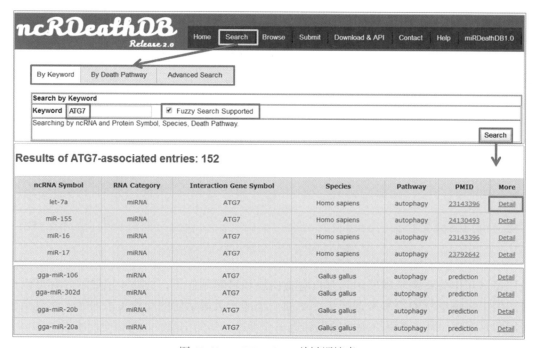

图 18-43　ncRDeathDB 关键词搜索

Detail 展示互作关系参与的死亡路径（自噬，autophagy）、表达上下调方向（下调，down）、物种（智人，*Homo sapiens*）、组织（人宫颈癌传代细胞，HeLa cell）等信息，细节描述为参考文献中对于两者之间互作关系的描述（图 18-44）。点击 *let-7a* 名称和 *ATG7* 名称可以获得单独的描述链接，可根据兴趣继续跟踪提供的各类链接，如 *let-7a* 对应的前体 miRNA 和成熟 miRNA 的 miRBase 接口链接，以及功能分析中的 KEGG 和 GO 富集通路接口链接；*ATG7* 互作基因和网络可视化信息，等等。Binding 基于 RIsearch 提供不同名称下 ncRNA 的成熟体与互作基因不同转录本之间的预测结合位点并打分（图 18-45）；Network 通过选择中心点和邻居层数进行可视化展示。

（2）死亡途径搜索：以人类自噬为例，共查询到 619 个条目。细节展示与关键词搜索相同（图 18-46）。

（3）高级搜索：搜索选项包括物种、死亡途径、结果展示（列表展示、直接及间接网络展示）（图 18-47）。将两侧 ncRNA 和基因的名称通过选择增加键放入中间区域，提交后列示有互作关系的条目。

3. Browse　浏览是将内容分门别类地以组合的方式呈现出来，分为三种方式：按照 ncRNA 类别浏览、按照物种浏览和按照死亡途径浏览，直接通过链接浏览即可（图 18-48）。

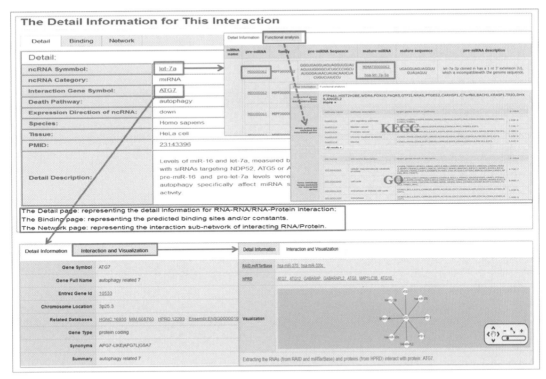

图 18-44　Detail 展示互作关系

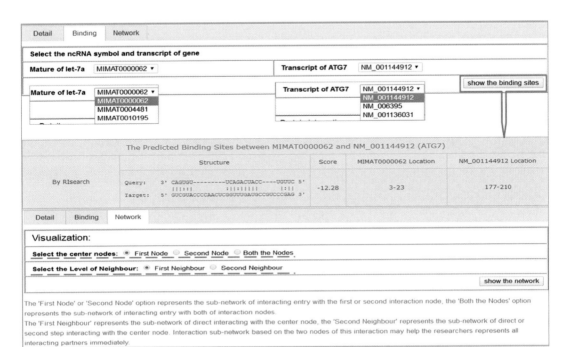

图 18-45　Binding 位点和可视化入口

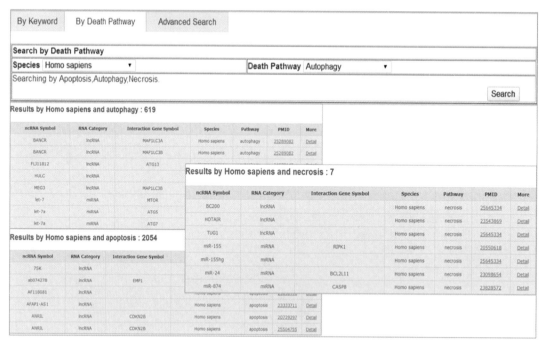

图 18-46　死亡途径搜索

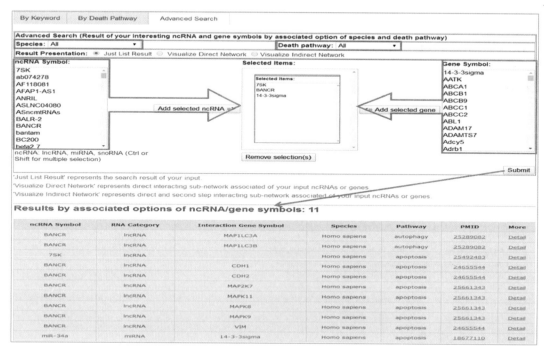

图 18-47　高级搜索

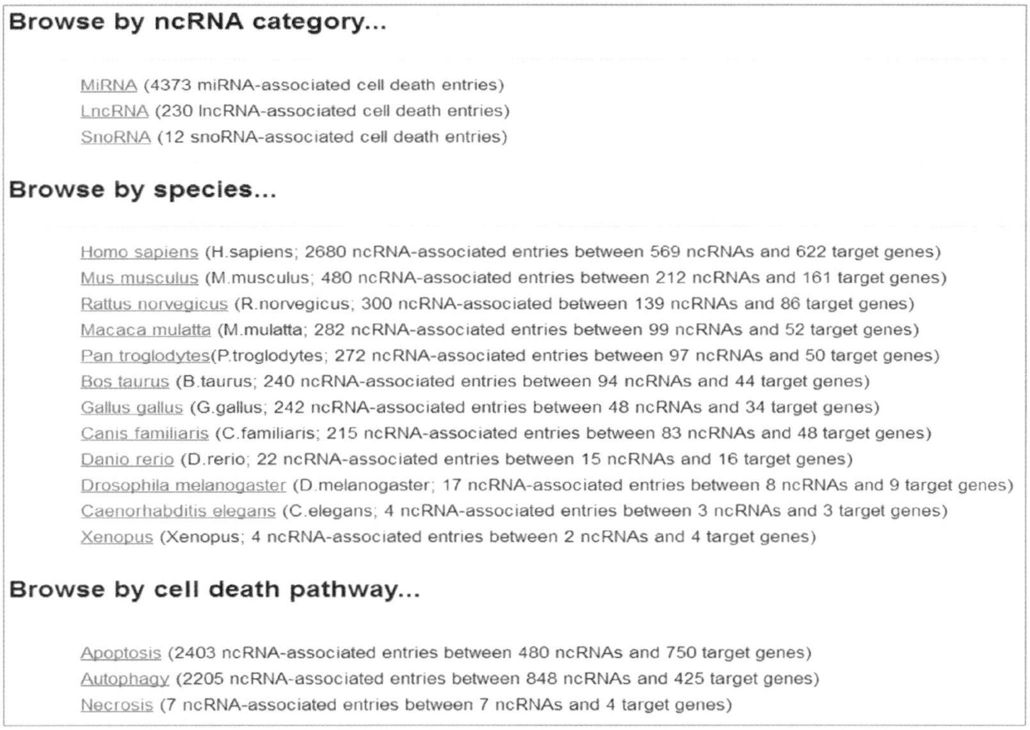

Browse by ncRNA category...

MiRNA (4373 miRNA-associated cell death entries)
LncRNA (230 lncRNA-associated cell death entries)
SnoRNA (12 snoRNA-associated cell death entries)

Browse by species...

Homo sapiens (H.sapiens; 2680 ncRNA-associated entries between 569 ncRNAs and 622 target genes)
Mus musculus (M.musculus; 480 ncRNA-associated entries between 212 ncRNAs and 161 target genes)
Rattus norvegicus (R.norvegicus; 300 ncRNA-associated between 139 ncRNAs and 86 target genes)
Macaca mulatta (M.mulatta; 282 ncRNA-associated entries between 99 ncRNAs and 52 target genes)
Pan troglodytes(P.troglodytes; 272 ncRNA-associated entries between 97 ncRNAs and 50 target genes)
Bos taurus (B.taurus; 240 ncRNA-associated entries between 94 ncRNAs and 44 target genes)
Gallus gallus (G.gallus; 242 ncRNA-associated entries between 48 ncRNAs and 34 target genes)
Canis familiaris (C.familiaris; 215 ncRNA-associated entries between 83 ncRNAs and 48 target genes)
Danio rerio (D.rerio; 22 ncRNA-associated entries between 15 ncRNAs and 16 target genes)
Drosophila melanogaster (D.melanogaster; 17 ncRNA-associated entries between 8 ncRNAs and 9 target genes)
Caenorhabditis elegans (C.elegans; 4 ncRNA-associated entries between 3 ncRNAs and 3 target genes)
Xenopus (Xenopus; 4 ncRNA-associated entries between 2 ncRNAs and 4 target genes)

Browse by cell death pathway...

Apoptosis (2403 ncRNA-associated entries between 480 ncRNAs and 750 target genes)
Autophagy (2205 ncRNA-associated entries between 848 ncRNAs and 425 target genes)
Necrosis (7 ncRNA-associated entries between 7 ncRNAs and 4 target genes)

图 18-48　浏览

小　结

　　作为典型的非周期性生物学过程，自噬是生物信息学研究的理想对象。相关的研究包括但不限于从已发表的文献中收集、编审、整合和注释实验验证的自噬基因及调控因子；基于核酸或蛋白质一级序列信息，预测已知自噬基因和调控因子在其他物种中的直系同源序列并开展蛋白质家族的进化分析；根据实验确定的序列模体如 LIR 模体，预测可被 LC3/Atg8 特异性识别的、包含 LIR 模体的自噬相关蛋白质；利用富集分析和网络分析等方法，整合自噬相关的各个层面的组学数据，预测潜在的、新的调控因子。目前，许多自噬相关的生物信息学研究成果已经发表，这些工作为进一步研究自噬功能和调控机制提供了重要的工具和数据资源。

　　随着生物信息学技术的迅猛发展，未来仍有许多自噬相关的生物信息学研究值得开展。首先，目前预测 LIR 模体和翻译后修饰位点的算法，主要还是经典的机器学习算法（machine-learning algorithm）或者统计算法（statistical algorithm）。由于近几年来深度学习算法（deep-learning algorithm）越来越受到广泛关注，可以预见在未来的几年内，利用深度学习算法预测自噬相关的序列模体或修饰位点将成为重要的方向之一。其次，目前自噬相关的组学数据分析，主要还集中在单一层面的组学分析。如何高效地整合跨层次的多组学数据，从而更精准地预测潜在的、新的自噬调控因子，这将是自噬生物信息学方向的热点问题。再次，自噬作为重要的细胞过程，利用荧光显微镜实时观测自噬表型是常规的实验操作。但是由于不同学者的研究经验不同，秉持的判断标准未必相同，人工解读和分析这些海量的影像学数据，研究效率低、错误率高，研究结果也很难保证可重复性。因此，使用机器学习算法尤其是深度学习算法，高通量、自动识别自噬表型，能够显著提高研究效率、精准定量自噬表型，并保证结果的可重复性。此外，探索自噬过程的动力学，需要引入新的数学、物理学方法，从系统的层面开展建模和仿真。这方面也是值得期待的重要方向。

最后，无论何种生物信息学计算或预测，都存在一定程度的不确定性，相关结果必须经过实验验证，才能确定其可靠性。无论如何，生物信息学作为一个新兴的学科，受重视程度与日俱增，其融入主流生命科学研究领域的速度也不断地加快。以生物信息学方法作为工具探索自噬领域的重要科学问题，有力地推动了自噬研究的发展。我们有理由相信，在未来自噬的研究中，生物信息学将发挥更大的作用。

（华中科技大学　薛　宇，南方医科大学　王　栋，华中科技大学　彭　迪）

参 考 文 献

Chen L L，Wang Y B，Song J X，et al，2017. Phosphoproteome-based kinase activity profiling reveals the critical role of MAP2K2 and PLK1 in neuronal autophagy. Autophagy，13（11）：1969-1980.

Deng W K，Ma L L，Zhang Y，et al，2018. THANATOS：an integrative data resource of proteins and post-translational modifications in the regulation of autophagy. Autophagy，14（2）：296-310.

Homma K，Suzuki K，Sugawara H，2011. The Autophagy Database：an all-inclusive information resource on autophagy that provides nourishment for research. Nucleic Acids Research，39（Database issue）：D986-D990.

Hsu C H，1962. The negentropy intake of biological systems（As shown by the problems of protein nutrition）. Acta Biochim Biophys Sin（Shanghai），2：11-20.

Hu Y F，Huang Y，Yi Y，et al，2017. Single-cell RNA sequencing highlights transcription activity of autophagy-related genes during hematopoietic stem cell formation in mouse embryos. Autophagy，13（4）：770-771.

Huang Y，Tan P W，Wang X S，et al，2018. Transcriptomic insights into temporal expression pattern of autophagy genes during monocytic and granulocytic differentiation. Autophagy，14（3）：558-559.

Jin S H，Zhang X Y，Miao Y Y，et al，2018. m6A RNA modification controls autophagy through upregulating ULK1 protein abundance. Cell Research，28（9）：955-957.

Kalvari I，Tsompanis S，Mulakkal N C，et al，2014. iLIR：a web resource for prediction of Atg8-family interacting proteins. Autophagy，10（5）：913-925.

Kiselev V Y，Andrews T S，Hemberg M，2019. Challenges in unsupervised clustering of single-cell RNA-seq data. Nature Reviews. Genetics，20（5）：273-282.

Klionsky D J，Abdelmohsen K，Abe A，et al. 2016. Guidelines for the use and interpretation of assays for monitoring autophagy（3rd edition）. Autophagy，12（1）：1-222.

Mancias J D，Wang X X，Gygi S P，et al，2014. Quantitative proteomics identifies NCOA4 as the cargo receptor mediating ferritinophagy. Nature，509（7498）：105-109.

Morselli E，Mariño G，Bennetzen M V，et al，2011. Spermidine and resveratrol induce autophagy by distinct pathways converging on the acetylproteome. The Journal of Cell Biology，192（4）：615-629.

Moussay E，Kaoma T，Baginska J，et al，2011. The acquisition of resistance to TNF α in breast cancer cells is associated with constitutive activation of autophagy as revealed by a transcriptome analysis using a custom microarray. Autophagy，7（7）：760-770.

Peeters J G C，Picavet L W，Coenen S G J M，et al，2019. Transcriptional and epigenetic profiling of nutrient-deprived cells to identify novel regulators of autophagy. Autophagy，15：98-112.

Shannon P，Markiel A，Ozier O，et al，2003. Cytoscape：a software environment for integrated models of biomolecular interaction networks. Genome Research，13（11）：2498-2504.

Snel B，Lehmann G，Bork P，et al，2000. STRING：a web-server to retrieve and display the repeatedly occurring neighbourhood of a gene. Nucleic Acids Research，28（18）：3442-3444.

Subramanian A，Tamayo P，Mootha V K，et al，2005. Gene set enrichment analysis：a knowledge-based approach for interpreting genome-wide expression profiles. Proceedings of the National Academy of Sciences of the United States，102（43）：15545-15550.

Tang F C，Barbacioru C，Wang Y Z，et al，2009. mRNA-Seq whole-transcriptome analysis of a single cell. Nature Methods，6（5）：377-382.

Tatusov R L，Koonin E V，Lipman D J，1997. A genomic perspective on protein families. Science，278（5338）：631-637.

Türei D，Földvári-Nagy L，Fazekas D，et al，2015. Autophagy Regulatory Network：a systems-level bioinformatics resource for studying the mechanism and regulation of autophagy. Autophagy，11（1）：155-165.

Wu D，Huang Y，Kang J J，et al，2015. ncRDeathDB：a comprehensive bioinformatics resource for deciphering network organization of the ncRNA-mediated cell death system. Autophagy，11（10）：1917-1926.

Xu J，Li Y H，2012. miRDeathDB：a database bridging microRNAs and the programmed cell death. Cell Death and Differentiation，19（9）：1571.

缩略词表

缩略词	英文全称	中文全称
$[Ca^{2+}]cyt$	cytoplasmic calcium concentration	细胞质钙离子浓度
3-MA	3-methyladenine	3- 甲基腺嘌呤
4E-BP1	eIF4E-binding protein 1	真核起始因子 4E 结合蛋白 1
4-HNE	4-hydroxynonenal	4- 羟基壬醛
A2AR	adenosine A2A receptor	腺苷 A2A 受体
AAPH	2, 2′-azobis（2-amidinopropane）dihydrochloride	2, 2′- 偶氮脒（2- 氨基丙烷）二盐酸盐
ACD	autophagic cell death	自噬性死亡
AD	Alzheimer's disease	阿尔茨海默病
AIM	Atg8-family interacting motif	Atg8 家族相互作用模体
AIN	autophagy interaction network	自噬交互网络
Akt/PKB	protein kinase B	丝氨酸 / 苏氨酸蛋白激酶或蛋白激酶 B
Ald6	acetaldehyde dehydrogenase 6	乙醛脱氢酶 6
ALFY	autophagy-linked FYVE protein	自噬连接 FYVE 蛋白
ALP	alkaline phosphatase	碱性磷酸酶
ALR	autophagic lysosome reformation	自噬溶酶体再生
ALS	amyotrophic lateral sclerosis	肌萎缩侧索硬化（症）
AMBRA1	autophagy and Beclin1 regulator 1	自噬及 Beclin1 调节因子 1
AMP	adenosine monophosphate	腺苷一磷酸
AMPK	AMP-activated protein kinase	腺苷一磷酸活化蛋白激酶
Ams1	α-mannosidase	α- 甘露糖苷酶
AP2	adaptin 2	衔接蛋白 2
APC	antigen presenting cell	抗原呈递细胞
Ape1	aminopeptidase I	氨肽酶 I
AP-MS	affinity purification-mass spectrometry	亲和纯化 – 质谱
APP-CTF	amyloid precursor protein-C terminal fragment	淀粉样前体蛋白 -C 端片段
ARM	armadillo repeat	犰狳重复结构
ARN	Autophagy Regulatory Network	自噬调节网络

ASC	apoptosis-associated speck-like protein containing CARD	凋亡相关斑点样蛋白
AST	astragaloside	黄芪甲苷
ATF4	activating transcription factor 4	活化转录因子 4
ATF6	activating transcription factor 6	活化转录因子 6
ATG	autophagy-related	自噬相关
Atg14/Atg14L	autophagy related 14	自噬相关 14
Atg16L1	autophagy related 16-like 1	自噬相关 16 样蛋白 1
ATGL	adipose triglyceride lipase	甘油三酯脂肪酶
ATM	ataxia telangiectasia mutated	毛细血管扩张性共济失调突变激酶
ATP	adenosine triphosphate	腺苷三磷酸
Aβ	β-amyloid peptide	β 淀粉样蛋白
Baf A1	bafilomycin A1	巴弗洛霉素 A1
BAG1	Bcl-2-associated athanogene 1 protein	Bcl-2 相关永生基因蛋白 1
bam	bag of marbles	一袋玻璃球（基因名）
BAM	binary alignment/map	二进制比对 / 回帖
BATS	Barkor/Atg14(L) autophagosome targeting sequence	Barkor/Atg14(L) 自噬体靶向序列
bchs	blue cheese	蓝芝士（基因名）
BHMT	betaine homocysteine methyltransferase	甜菜碱高半胱氨酸甲基转移酶
Bif-1	Bax-interacting factor 1	Bax 相互作用因子 1
BNIP3	Bcl-2/adenovirus E1B 19kDa interacting protein 3	Bcl-2/ 腺病毒 E1B 19kDa 结合蛋白 3
BNIP3L	Bcl-2/adenovirus E1B 19kDa interacting protein 3 like	Bcl-2/ 腺病毒 E1B 19kDa 结合蛋白 3 类似物
Bruce	BIR repeat containing ubiquitin-conjugating enzyme	含有 BIR 重复序列的泛素连接酶
c-Abl-GSK3β	non-receptor tyrosine kinase Abelson -glycogen synthase kinase-3beta	非受体型酪氨酸蛋白激酶 - 糖原合酶激酶 3β
cac	cacophony	噪声（基因名）
CACNA1A	calcium voltage-gated channel subunit alpha1A	钙离子电压门控通道 α1A
cAMP	cyclic adenylic acid	环腺苷酸
Ccz1	caffeine, calcium, zinc sensitivity 1	咖啡因钙锌敏感因子 1
CEP	cepharanthine	千金藤碱
CHIP	carboxyl terminus of Hsp70-interacting protein	Hsp70 的 C 端互作蛋白
CHMP2A	charged multivesicular body protein 2A	带电的多囊泡体蛋白 2A
CK2	casein kinase-2	酪蛋白激酶 2
CLEM	correlative light and electron microscopy	光电联合显微镜

clu	clueless	无线索（基因名）
CMA	chaperone-mediated autophagy	分子伴侣介导的自噬
ConA	concanamycin A	康卡纳霉素 A
COP	coatomer protein	衣被蛋白
Cory	corynoxine	柯诺辛碱
CQ	chloroquine	氯喹
CTL	choline transporter-like protein	胆碱转运蛋白样蛋白
Cvt	cytoplasm to vacuole targeting	细胞质到液泡的靶向运输
DA	dopamine	多巴胺
DAG	diacylglycerol	甘油二酯
DAMP	damage-associated molecular pattern	损伤相关分子模式
DC	dendritic cell	树突状细胞
DFCP1	double FYVE domain containing protein 1	双 FYVE 结构域蛋白 1
DGAT	diacylglycerol acyltransferase	甘油二酯酰基转移酶
DIC	differential interference contrast	微分干涉差
DNA	deoxyribose nucleic acid	脱氧核糖核酸
Dox	doxorubicin	多柔比星（阿霉素）
Drp1	dynamin related protein 1	动力素相关蛋白 -1
dTRAF2	*Drosophila* tumor necrosis factor receptor-associated factor 2	果蝇肿瘤坏死因子受体相关因子 2
E.coli	*Escherichia coli*	大肠埃希菌
EAT	early autophagy targeting/tethering	早期自噬定向 / 捆绑
EB	enteroblast	成肠细胞
EC	enterocyte	肠上皮细胞
EE	enteroendocrine	肠内分泌细胞
EEA1	early-endosome-associated protein 1	早期内体相关蛋白 1
EGR1	early growth response 1	早期生长因子 1
eIF2α	eukaryotic initiation factor 2α	真核起始因子 2α
EMS	ethyl methane sulfonate	甲基磺酸乙酯
ENMA	endosome-mediated autophagy	内体介导的自噬
EPG5	ectopic P-granules autophagy protein 5	异位 P 颗粒自噬蛋白 5
ER	endoplasmic reticulum	内质网
ERES	endoplasmic reticulum exit site	内质网排出位点
ERGIC	endoplasmic reticulum-Golgi intermediate compartment	内质网 - 高尔基体中间体

ERMES	endoplasmic reticulum-mitochondrial encounter structure	内质网－线粒体结合结构
ERS	endoplasmic reticulum stress	内质网应激
ES	enrichment score	富集分数
ESCRT	endosomal sorting complex required for transport	内体分拣转运复合体
ESI	electrospray ionization	电喷雾离子化
Fbxo7	F-box protein 7	F-box 蛋白 7
FDR	false discovery rate	错误发现率
FIP200	focal adhesion kinase family interacting protein of 200kDa	分子质量为 200kDa 的黏着斑激酶家族相互作用蛋白
FKBP12	FK506 binding protein 12	FK506 结合蛋白 12
FLIP	fluorescence loss in photobleaching	光漂白荧光损失
FLP	flippase	转位酶
FRET	fluorescence resonance energy transfer	荧光共振能量转移
FRT	flippase recognition target	转位酶反应靶点
FSC	follicle stem cell	卵泡干细胞
FTO	fat mass and obesity associated	脂肪质量和肥胖相关蛋白
FUNDC1	FUN14 domain-containing 1	含有 FUN14 结构域蛋白 1
GABARAP	gamma-aminobutyric acid receptor-associated protein	γ- 氨基丁酸受体相关蛋白
GAP	GTPase-activating protein	GTP 酶激活蛋白
GAPDH	glyceraldehyde-3-phosphate dehydrogenase	甘油醛 -3- 磷酸脱氢酶
GCN	general control of nutrient	普通营养调控
GDI	GDP dissociation inhibitor	GDP 解离抑制因子
GDP	guanosine-5'-diphosphate	鸟苷二磷酸
GEF	guanine nucleotide exchange factor	鸟苷酸交换因子
GFP	green fluorescent protein	绿色荧光蛋白
GPS	group-based prediction system	分组预测系统
GSEA	gene set enrichment analysis	基因集富集分析
GSK-3β	glycogen synthesis kinase3β	糖原合酶激酶 -3β
GTP	guanosine triphosphate	鸟苷三磷酸
HADb	Human Autophagy Database	人类自噬数据库
HD	Huntington's disease	亨廷顿病
HDAC6	histone deacetylase 6	组蛋白脱乙酰酶 6
Her2	human epidermal growth factor receptor 2	人表皮生长因子受体 2
HERC2	HECT and RLD domain containing E3 ubiquitin protein ligase 2	含 HECT 和 RLD 结构域的 E3 泛素蛋白连接酶 2

Hh	Hedgehog	刺猬（基因名）
HIF	hypoxia-inducible factor	缺氧诱导因子
HMGB1	high mobility group box 1	高迁移率族蛋白 1
HO-1	heme oxygenase-1	血红素氧合酶 1
HOP	Hsc70-Hsp90 organizing protein	Hsc70-Hsp90 组织蛋白
HOPS	homotypic fusion and vacuole protein sorting	同型融合和液泡蛋白分选
Hsc70	heat shock cognate protein of 70kDa	热休克同源蛋白 70
HSC	hematopoietic stem cell	胚胎造血干细胞
HSL	hormone-sensitive lipase	激素敏感性脂肪酶
HSP	high-scoring segment pair	高分片段对
Hsp40	heat shock protein of 40kDa	热休克蛋白 40
Hsp90	heat shock protein of 90kDa	热休克蛋白 90
HspA8	heat shock protein family A （Hsp70） member 8	热休克蛋白家族 A8
HSPC	hematopoietic stem and progenitor cell	造血干祖细胞
HSV-1	herpes simplex virus type 1	1 型单纯疱疹病毒
HT	HaloTag	卤素标签
Htt	huntingtin	亨廷顿蛋白
ICAT	isotope coded affinity tag	同位素亲和标记
ICC	immunocytochemistry	免疫细胞化学
IF	immunofluorescence	免疫荧光
IHC	immunohistochemistry	免疫组织化学
IIS	insulin/insulin-like growth factor 1 signaling	胰岛素 - 胰岛素样生长因子 1 信号
iKAP	*in silico* Kinome Activity Profiling	激酶组活性分析算法
IL-6	interleukin-6	白介素 -6
IM	isolation membrane	分隔膜
IMPase	inositol monophosphatase	肌醇单磷酸酶
IMS	mitochondrial intermembrane space	线粒体膜间隙
INPPE	inositol polyphosphate-5-phosphatase E	肌醇多磷酸 5- 磷酸酶 E
IP1	inositol monophosphate 1	肌醇单磷酸 1
IP3	inositol triphosphate	三磷酸肌醇
IPPase	inositol polyphosphate1-phosphatase	肌醇多磷酸 1- 磷酸酶
IRE1	inositol-requiring enzyme 1	肌醇需求酶 1
IRI	ischemia-reperfusion injury	缺血再灌注损伤
ISC	intestinal stem cell	肠道干细胞

iTRAQ	isobaric tags for relative and absolute quantitation	等量异位同位素标记相对和绝对定量
JIP1	JNK interacting protein 1	JNK 相互作用蛋白 1
JNK	c-Jun N-terminal kinase	c-Jun N 端激酶
KFERQ	Lys-Phe-Glu-Arg-Gln	赖氨酸－苯丙氨酸－谷氨酸－精氨酸－谷氨酰胺
KSHV	Kaposi's sarcoma-associated herpesvirus	卡波西肉瘤相关疱疹病毒
LAL	lysosomal acid lipase	溶酶体酸性脂肪酶
LAMP1	lysosome-associated membrane protein 1	溶酶体相关膜蛋白 1
LAMP2	lysosome-associated membrane protein 2	溶酶体相关膜蛋白 2
Lap3	leucine aminopeptidase 3	亮氨酸氨肽酶 3
LD	lipid droplet	脂滴
LDH	lactate dehydrogenase	乳酸脱氢酶
Lgp120	lysosomal glycoprotein of 120kDa	溶酶体糖蛋白 120
LIF	leukemia inhibitory factor	白血病抑制因子
LIR	LC3-interacting region	LC3 相互作用区域
LN	late nucleophagy	晚期细胞核自噬
LOV2	light-oxygen-voltage 2	光氧电压 2
LOVTRAP	LOV2 trap and release of protein	LOV2 诱捕并释放蛋白
LPS	lipopolysaccharide	脂多糖
LRR	leucine-rich repeat	富含亮氨酸的重复结构
LRRK2	leucine-rich repeat kinase 2	富含亮氨酸重复序列激酶 2
LRS	LC3 recognition sequence	LC3 识别序列
LSD	lysosomal storage disease	溶酶体贮积症
m^6A	N^6-methyladenosine	N^6- 甲基腺苷
MAM	mitochondria-associated endoplasmic reticulum membrane	线粒体相关的内质网膜
MAP1LC3/LC3	microtubule-associated protein 1 light chain 3	微管相关蛋白轻链 3
Marf	mitochondrial assembly regulatory factor	线粒体组装调节因子
MDC	monodansylcadaverine	单丹磺酰戊二胺
MDS	myelodysplastic syndrome	骨髓增生异常综合征
Mff	mitochondrial fission factor	线粒体分裂因子
MFN1	mitofusin 1	线粒体融合蛋白 1
MFN2	mitofusin 2	线粒体融合蛋白 2
MIL	membrane-impermeable HaloTag ligand	膜不渗透卤素标签配体

MIP	myo-inositol-1-phosphate	肌醇 -1- 磷酸盐
MIPA	micropexophagic membrane apparatus	微小过氧化物酶体自噬膜装置
miR14	mir-14 stem loop	mir-14 茎环
Miro	mitochondrial movement Rho GTPase	线粒体运动 ρ 鸟苷三磷酸酶
mLST8	mammalian lethal with SEC13 protein 8	哺乳动物致命 SEC13 蛋白 8
MOI	multiplicity of infection	感染复数
Mon1	monensin sensitivity 1	莫能菌素敏感因子 1
MPL	membrane-permeable HaloTag ligand	膜渗透卤素标签配体
MPP	mitochondrial processing protease	线粒体加工蛋白酶
MPP$^+$	1-methyl-4-phenylpyridine ion	1- 甲基 -4- 苯基吡啶离子
mRNA	messenger RNA	信使 RNA
MS	mass spectrometry	质谱
mSin1	mammalian stress-activated protein kinase-interacting protein 1	哺乳动物应激活化蛋白激酶相互作用蛋白 1
mtDNA	mitochondrial DNA	线粒体 DNA
MTOC	microtubule organizing center	微管组织中心
mTOR	mammalian target of rapamycin	哺乳动物雷帕霉素靶蛋白
MUL1	mitochondrial E3 ubiquitin protein ligase 1	线粒体 E3 泛素蛋白连接酶 1
MVB	multivesicular body	多泡体
MYO1C	myosin Ⅰ C	肌球蛋白 Ⅰ C
MYO6	myosin Ⅵ	肌球蛋白 Ⅵ
NCOA4	nuclear receptor co-activator 4	核受体辅激活因子 4
ncRNA	non-coding RNA	非编码 RNA
NF-κB	nuclear factor-kappa B	核转录因子 κB
NGF	nerve growth factor	神经生长因子
NLR	NOD-like receptor	NOD 样受体
NMM2A	non-muscle myosin Ⅱ A	非肌性肌球蛋白 Ⅱ A
NPF	nucleation-promoting factor	成核促进因子
NS5A	non-structural protein 5A	非结构蛋白 5A
NTOMM20	N terminus of the mitochondrial outer membrane protein TOMM20	线粒体外膜蛋白 TOMM20 的 N 端
NUFIP1	nuclear fragile X mental retardation-interacting protein 1	细胞核脆性 X 智力低下互作蛋白 1
NVJ	nucleus-vacuole junction	细胞核与液泡连接处
OCT	octreotide	奥曲肽
OGD	oxygen and glucose deprivation	糖氧剥夺

OGT	*O*-linked *N*-acetylglucosamine（*O*-GlcNAc）transferase	*O* 连接的 *N*- 乙酰葡糖胺转移酶
OMM	outer mitochondrial membrane	线粒体外膜
OPTN	optineurin	视神经蛋白
orb	oo18 RNA-binding protein	oo18 RNA 结合蛋白
p70S6K	ribosomal protein S6 kinase	核糖体蛋白 S6 激酶
PACER	protein associated with UVRAG as autophagy enhancer	与 UVRAG 结合的自噬增强蛋白
PAMP	pathogen-associated molecular pattern	病原体相关分子模式
park	parkin	帕金（基因名）
PARL	presenilin-associated rhomboid-like protein	早老蛋白相关菱形样蛋白
PAS	phagophore assembly site	吞噬泡组装位点
PB1	Phox and Bem1p	Phox 和 Bem1p
PC	phosphatidylcholine	磷脂酰胆碱
PCD	programmed cell death	程序性细胞死亡
PD	Parkinson's disease	帕金森病
PDBj	protein data bank Japan	日本蛋白质结构数据库
PDK1	phosphatidylinositol dependent kinase 1	磷脂酰肌醇依赖激酶 1
PE	phosphatidylethanolamine	磷脂酰乙醇胺
PERK	protein kinase R-like endoplasmic reticulum kinase	蛋白激酶 R 样内质网激酶
PG	prodigiosin	灵菌红素
PI	phosphatidylinositol	磷脂酰肌醇
PI(4, 5)P2	phosphatidylinositol 4, 5-bisphosphate	磷脂酰肌醇（4,5）二磷酸
PI3K	phosphatidylinositol 3-kinase，phosphoinositide 3-kinase	磷脂酰肌醇 3- 激酶或磷酸肌醇 3- 激酶
PI3KC3	class Ⅲ phosphatidylinositol 3-kinase	Ⅲ 型磷脂酰肌醇 3- 激酶
PI3P	phosphatidylinositol 3-phosphate	磷脂酰肌醇 3- 磷酸
PINK1	PTEN-induced putative kinase 1	PTEN 诱导的激酶 1
PIS	phosphatidylinositol synthase	磷脂酰肌醇合成酶
PK	protease K	蛋白酶 K
PLEKHM1	pleckstrin homology domain containing protein	含 PH 结构域的蛋白
PMN	piecemeal microautophagy of the nucleus	细胞核的碎片状自噬
PMSF	phenylmethanesulfonyl fluoride	苯甲基磺酰氟
polyQ	polyglutamine	多聚谷氨酰胺
PPI	protein-protein interaction	蛋白质 - 蛋白质相互作用
prApe1	precursor aminopeptidase Ⅰ	氨肽酶 Ⅰ 前体
PRAS40	proline-rich Akt substrate of 40kDa	40kDa 富含脯氨酸的 Akt 底物

PrP	prion protein peptide	朊蛋白肽
PRR	pattern recognition receptor	模式识别受体
PS	phosphatidylserine	磷脂酰丝氨酸
PSSM	position-specific scoring matrix	位置特异性打分矩阵
PTEN	phosphatase and tensin homolog deleted on chromosome ten	人第 10 号染色体缺失的磷酸酶及张力蛋白同源物
PTM	post-translational modification	翻译后修饰
PTPIP51	protein tyrosine phosphatase interacting protein 51	蛋白酪氨酸磷酸酶相互作用蛋白 51
RA	rheumatoid arthritis	类风湿关节炎
Rab	Ras analog in brain	大脑中的 Ras 类似物
Rack 1	receptor for activated C kinase 1	活化的蛋白激酶 C 受体 1
RAPA	rapamycin	雷帕霉素 / 西罗莫司
Ref(2)P	refractory to sigma P	sigma P 病毒复制抵抗（基因名）
RFP	red fluorescent protein	红色荧光蛋白
RILP	Rab interacting lysosomal protein	与 Rab 互作的溶酶体蛋白
RLR	RIG-Ⅰ-like receptor	RIG-Ⅰ 样受体
RNA	ribonucleic acid	核糖核酸
RNAi	RNA interference	RNA 干扰
ROS	reactive oxygen species	活性氧
RPC	receptor protein complex	受体蛋白复合物
RPKM	reads per kilobase million sequenced	每百万读段中来自某基因每个碱基长度的读段数
S. typhimurium	*Salmonella typhimurium*	鼠伤寒沙门氏菌
SCV	*Salmonella*-containing vacuole	沙门氏菌囊泡
SILAC	stable isotope labeling with amino acids in cell culture	细胞培养氨基酸稳定同位素标记
SIM	structured illumination microscope	结构化照明显微镜
SIRT3	sirtuin 3	去乙酰化酶 3
SLR	p62-like receptor	p62 样受体
SM protein	Sec1/Munc18 protein	Sec1/Munc18 蛋白
SMER	small molecule enhancer rapamycin	小分子雷帕霉素增强剂
SMURF1	smad ubiquitin regulatory factor 1	smad 泛素调节因子
SNAP29	synaptosome associated protein 29	突触小体相关蛋白 29
SNARE	soluble *N*-ethylmaleimide sensitive factor attachment protein receptor	可溶性 *N*-乙基马来酰亚胺敏感因子附着蛋白受体
SNX18	sorting nexin 18	分选链接蛋白 18

SOD1	superoxide dismutase 1	超氧化物歧化酶 1
SOM	self-organizing map	自组织映射
Spns1	sphingolipid transporter 1	神经鞘脂转运蛋白 1
SQSTM1	sequestosome 1	隔离子 1（基因名）
SR	scavenger receptor	清道夫受体
STAT3	signal transduction and activator of transcription	信号转导与转录激活因子
STED	stimulated emission depletion microscopy	受激发射损耗显微镜
STORM	stochastic optical reconstruction microscopy	随机光学重构显微镜
Stx17	syntaxin 17	突触融合蛋白 17
TBC1D14	TBC1 domain family member 14	TBC1 结构域家族 D14 蛋白
TCA	trichloroacetic acid	三氯乙酸
TEM	transmission electron microscopy	透射电子显微镜
TFEB	transcription factor EB	转录因子 EB
TGN	*trans*-Golgi network	反面高尔基网
TLR	Toll-like receptor	Toll 样受体
TMT	tandem mass tag	串联质谱标记
TNF	tumor necrosis factor	肿瘤坏死因子
TOR	target of rapamycin	雷帕霉素靶点
TRAPP	transport protein particle	转运蛋白颗粒
TSC	tuberous sclerosis complex	结节性硬化复合体
TSE	transmissible spongiform encephalopathy	传染性海绵状脑病
Ty1 VLP	Ty1 virus-like particle	Ty1 病毒样颗粒
Tβ4	thymosin beta 4	胸腺素 β4
Uba1	ubiquitin activating enzyme 1	泛素激活酶 1
UBD	ubiquitin-binding domain	泛素蛋白结合结构域
UBQLN2	ubiquilin 2	泛醌蛋白 2
UCSDCCBB	UC San Diego Center for Computational Biology & Bioinformatics	加州大学圣地亚哥计算生物学和生物信息学中心
ULK1	UNC-51-like kinase 1	UNC-51 样激酶 1
ULK2	UNC-51-like kinase 2	UNC-51 样激酶 2
UPR	unfolded protein response	未折叠蛋白反应
UPS	ubiquitin-proteasome system	泛素蛋白酶体系统
USP30	ubiquitin specific protease 30	泛素蛋白酶 30
UVRAG	UV-resistance associated gene	抗紫外线相关基因
VAMP	vesicle-associated membrane protein	囊泡相关膜蛋白

VAMP7	vesicle-associated membrane protein 7	囊泡相关膜蛋白 7
VAPA	vesicle-associated membrane protein associated protein A	囊泡相关膜蛋白相关蛋白 A
V-ATPase	vacuolar type H^+-ATPase	囊泡型 H^+-ATP 酶
VCP	valosin-containing protein	含缬酪肽蛋白
VDAC1	voltage-dependent anion channel 1	电压依赖的阴离子通道蛋白 1
VGCC	voltage-gated calcium channel	电压门控钙通道
VPS34	vacuolar protein sorting 34	液泡分选蛋白 34
WIPI2	WD repeat domain phosphoinositide-interacting protein 2	WD 重复域磷酸肌醇结合蛋白 2
YAC	yeast artificial chromosome	酵母人工染色体
Ypt	yeast protein transport	酵母蛋白运输
ZFYVE1	zinc finger FYVE-type containing 1	锌指 FYVE 型蛋白 1
αSNAP	soluble NSF attachment protein α	可溶性 NSF 附着蛋白 α
$\Delta \Psi_m$	mitochondrial membrane potential	线粒体膜电势